高等职业教育中医药类创新教材

人体解剖学

（供中医学、针灸推拿、中医骨伤、护理等专业用）

主　　编　孟繁伟　郭新庆

副主编　田荆华　常欣峰　王家增　裴林国　陈丹丹

编　　委　（以姓氏笔画为序）

于　宁（山东中医药高等专科学校）

王家增［山东医学高等专科学校（临沂）］

田荆华（菏泽医学专科学校）

张海钰［山东医学高等专科学校（临沂）］

陈丹丹（山东中医药高等专科学校）

孟繁伟（山东中医药高等专科学校）

柳　挺（南阳医学高等专科学校）

夏　菁（重庆三峡医药高等专科学校）

郭新庆（菏泽医学专科学校）

常欣峰（江苏医药职业学院）

裴林国（南阳医学高等专科学校）

学术秘书　于亚男（山东中医药高等专科学校）

中国健康传媒集团
中国医药科技出版社

内容提要

本教材是高等职业教育中医药类创新教材之一，根据中医人才培养教学大纲的基本要求和课程特点编写而成，内容涵盖细胞、基本组织、运动系统、消化系统、呼吸系统、泌尿系统、生殖系统、循环系统、感觉器、内分泌系统、神经系统和胚胎学概要等。本教材具有定位清晰、特色鲜明、理论与实践相结合的特点，为书网融合教材，配套有丰富的数字资源，使教学资源更加多样化、立体化。本教材供中医学、针灸推拿、中医骨伤、护理等专业用。

图书在版编目（CIP）数据

人体解剖学 / 孟繁伟，郭新庆主编 . — 北京：中国医药科技出版社，2022.8

高等职业教育中医药类创新教材

ISBN 978-7-5214-3177-3

Ⅰ. ①人… Ⅱ. ①孟… ②郭… Ⅲ. ①人体解剖学—高等职业教育—教材 Ⅳ. ①R322

中国版本图书馆 CIP 数据核字（2022）第 078601 号

美术编辑 陈君杞

版式设计 南博文化

出版 **中国健康传媒集团** | 中国医药科技出版社

地址 北京市海淀区文慧园北路甲 22 号

邮编 100082

电话 发行：010-62227427 邮购：010-62236938

网址 www.cmstp.com

规格 889 × 1194mm $^{1}/_{16}$

印张 20

字数 573 千字

版次 2022 年 8 月第 1 版

印次 2022 年 8 月第 1 次印刷

印刷 北京盛通印刷股份有限公司

经销 全国各地新华书店

书号 ISBN 978-7-5214-3177-3

定价 79. 00 元

数字化教材编委会

主　编　孟繁伟　郭新庆

副主编　田荆华　常欣峰　王家增　裴林国　陈丹丹

编　委　（以姓氏笔画为序）

于　宁（山东中医药高等专科学校）

于亚男（山东中医药高等专科学校）

王家增［山东医学高等专科学校（临沂）］

田荆华（菏泽医学专科学校）

张海钰［山东医学高等专科学校（临沂）］

陈丹丹（山东中医药高等专科学校）

孟繁伟（山东中医药高等专科学校）

柳　挺（南阳医学高等专科学校）

夏　菁（重庆三峡医药高等专科学校）

郭新庆（菏泽医学专科学校）

常欣峰（江苏医药职业学院）

裴林国（南阳医学高等专科学校）

出版说明

中医药职业教育是医药职业教育体系的重要组成部分，肩负着培养中医药行业多样化人才、传承中医药技术技能、促进就业创业的重要职责。为深入贯彻落实国务院印发的《中医药发展战略规划纲要（2016—2030年）》《国家职业教育改革实施方案》和教育部等九部门印发的《职业教育提质培优行动计划（2020—2023年）》等文件精神，充分体现教材育人功能，适应“互联网+”新时代要求，满足中医药事业发展对高素质技术技能中医药人才的需求，在“高等职业教育中医药类创新教材”建设指导委员会的指导下，中国医药科技出版社启动了本套教材的组织编写工作。

本套教材包含21门课程，主要特点如下。

一、教材定位明确，强化精品意识

本套教材认真贯彻教改精神，强化精品意识，紧紧围绕专业培养目标要求，认真遵循“三基”“五性”和“三特定”的原则，在教材内容的深度和广度上符合中医类专业高职培养目标的要求，与特定学制、特定对象、特定层次的培养目标相一致，力求体现“专科特色、技能特点、时代特征”。以中医药类专业人才所必需的基本知识、基本理论、基本技能为教材建设的主题框架，充分体现教材的思想性、科学性、启发性、先进性和适用性，注意与本科教材和中职教材的差异性，突出理论和实践相统一，注重实践能力培养。

二、落实立德树人，体现课程思政

党和国家高度重视职业教育事业的发展，落实立德树人是教材建设的根本任务。本套教材注重将价值塑造、知识传授和能力培养三者融为一体，在传授知识和技能的同时，有机融入中华优秀传统文化、创新精神、法治意识，弘扬劳动光荣、技能宝贵、创造伟大的时代风尚，注重加强医德医风教育，着力培养学生“敬佑生命、救死扶伤、甘于奉献、大爱无疆”的医者精神，弘扬精益求精的专业精神、职业精神、工匠精神和劳模精神，以帮助提升学生的综合素质和人文修养。

三、紧跟行业发展，精耕教材内容

当前职业教育已经进入全面提质培优的高质量发展阶段。教育部印发的《“十四五”职业教育规划教材建设实施方案》强调：教材编写应遵循教材建设规律和职业教育教学规律、技术技能人才成长规律，紧扣产业升级和数字化改造，满足技术技能人才需求变化，依据职业教育国家教学标准体系，对接职业标准和岗位能力要求。本套教材编写以学生为本，以岗位职业需求为标准，以促进就业和适应产业发展需求为导向，以实践能力培养为重点，增加实训内容和课时的设置，力争做到课程内容与职业标准对接、教学过程与生产过程对接，突出鲜明的专业特色。内容编写上注意与时俱进，注重吸收融入行业发展的新知识、新技术、新方法，以适应当前行业发展的趋势，实现教材与时代的融合，以提高学生创造性解决实际问题的能力。

四、结合岗位需求，体现学考结合

为深入贯彻执行《国家职业教育改革实施方案》中推动的1+X证书制度，本套教材充分考虑学生考取相关职业资格证书、职业技能等级证书的需要，将岗位技能要求、劳动教育理念、国家执业助理医师资格考试等有关内容有机融入教材，突出实用和实践。教材理论内容和实训项目的设置涵盖相关考试内容和知识点，做到学考结合，满足学生在学习期间取得各种适合工作岗位需要的职业技能或资格证书的需求，以提升其就业创业本领。

五、配套数字教材，丰富教学资源

本套教材为书网融合教材，编写纸质教材的同时，重视数字资源配套增值服务的建设，通过教学课件PPT、思维导图、视频微课、题库等形式，丰富教学资源，利用中国医药科技出版社成熟的“医药大学堂”智能化在线教学平台，能够实现在线教学、在线评价、在线答疑、在线学习、在线作业、在线考试、在线互动等功能，极大提升教学手段，满足教学管理需要，为提高教育教学水平和质量提供支撑。

六、以学生为本，创新编写形式

本套教材在编写形式上坚持创新，在内容设置上注重模块化编写形式，整套教材设立相对统一的编写模块，模块设计分为“必设模块”和“选设模块”两种类型。“必设模块”是每本教材必须采用的栏目，使整套教材整齐划一。“选设模块”是每本教材根据课程的特点自行设计，目的是增强课堂互动和教材的可读性，提高学习的目的性和主动性。模块设置注重融入中医经典，融入课程思政，融入职业技能与中医助理执业医师资格考试内容，凸显本轮中医学专业教材编写的“传承创新”特色。

为编写出版一套高质量的精品教材，本套教材建设指导委员会的专家给予了很多宝贵的、建设性的指导意见，参编的几十所院校领导给予了大力支持和帮助，教材的编写专家均为一线优秀教师，他们业务精良，经验丰富，态度认真严谨，为本套教材的编写献计献策、精益求精、无私奉献，付出了辛勤的汗水和努力，在此一并表示衷心感谢。

本套教材目标明确，以满足高等职业院校中医药类专业教育教学需求和应用型中医药学人才培养目标要求为宗旨，旨在打造一套与时俱进、教考融合、特色鲜明、质量优良的中医类高职教材。希望本套教材的出版，能够得到广大师生的欢迎和支持，为促进我国中医类相关专业的职业教育教学改革和人才培养做出积极贡献。希望各院校师生在教材使用中提出宝贵意见或建议，以便不断修订完善，为下一轮教材的修订工作奠定坚实基础。

中国医药科技出版社

2022年6月

PREFACE 前言

为了更好地贯彻落实国务院印发的《中医药发展战略规划纲要(2016—2030年)》《国家职业教育改革实施方案》和教育部等九部门印发的《职业教育提质培优行动计划(2020—2023年)》等文件精神，充分体现教材育人功能，适应“互联网+”时代要求，满足中医药事业发展对高素质技术技能中医药人才的需求，在“高等职业教育中医药类创新教材”建设指导委员会的指导下，确立了本教材的编写任务和特色。

人体解剖学主要阐述正常人体结构、位置及毗邻关系，是医学生的一门重要的专业基础课程。学生在学习过程中，只有在充分认识正常人体形态与结构的基础上才能更好地学习其他课程。

本教材的编写紧扣高职高专中医药人才的培养目标，力求体现鲜明的高职高专特色。注意教材编写的思想性、科学性、实用性、启发性、先进性。在编写内容的选择上，基本理论秉持“必需、够用”的原则，强调基本技能，体现职业岗位所需能力，注重教材内容与职业准入的有效衔接。本教材以系统解剖学知识为主，介绍正常人体的形态结构，适当介绍组织胚胎学内容；组织学主要介绍基本组织、主要器官的微细结构；胚胎学根据专业需要，只介绍人体胚胎发育概要。本教材适用于中医学、针灸推拿、中医骨伤、护理等专业用，也可用于成人教育及职业培训与考试等。本教材为书网融合教材，即纸质教材有机融合数字教材、配套数字资源（PPT、微课、视频、图片、题库等），实现数字化教学服务（在线教学、在线作业、在线考试）。

本教材在编写过程中，得到了中国医药科技出版社和各编者所在院校的大力支持和帮助，全体编写人员付出了辛勤的劳动，在此一并致谢。其中，绪论和第一章细胞由孟繁伟及于亚男编写，第二章基本组织由裴林国编写，第三章运动系统由张海钰编写，第四章消化系统由郭新庆编写，第五章呼吸系统由田荆华编写，第六章泌尿系统由常欣峰编写，第七章生殖系统由王家增编写，第八章循环系统由夏菁编写，第九章感觉器和第十章内分泌系统由于宁编写，第十一章神经系统由陈丹丹编写，第十二章胚胎学概要由柳挺编写。

我们希望为教学提供一本切合实际的教材，但是鉴于资源、水平和能力所限，疏漏之处在所难免，恳请广大读者给予批评指正。

《人体解剖学》编委会

2022年5月

CONTENTS 目录

绪 论

PPT

学习目标

知识要求：

1. 掌握解剖学姿势和方位术语；人体的组成；组织、器官、系统的概念。
2. 熟悉人体的分部。
3. 了解正常人体结构的学习方法。

技能要求：

学会运用HE染色技术、光镜技术观察细胞及组织。

一、正常人体结构的研究内容

正常人体结构是研究正常人体形态结构、发生发育及与其功能相关结构的科学，是由人体解剖学、组织学和胚胎学有机结合的一门重要医学基础课程。其主要任务是探讨和阐明人体各器官、组织的形态特征、位置毗邻、发生发育规律及其功能意义。医学生只有正确认识人体各器官、组织的形态结构，才能对人体各器官和系统的生理功能、病理发展过程以及疾病的诊断和治疗有充分的理解。

人体解剖学主要是用手术器械解剖及肉眼观察的方法，来研究正常人体形态、结构的科学，属于生物学中的形态学范畴，是学习其他基础医学和临床医学的形态学基础。按照人体各器官功能系统（如运动系统、消化系统）描述人体器官形态结构及位置的科学称为系统解剖学；按照人体某一局部（如胸部、腹部），描述各器官的分布、位置关系的科学称为局部解剖学。随着科学的进步及对人体奥秘的不断揭示，一些新学科从解剖学中分化出来，比如断层解剖学、临床解剖学、机能解剖学及运动解剖学等。

组织学是借助光学显微镜或电子显微镜研究人体微细结构、超微结构或分子水平的结构及相关功能关系的科学。组织学的发展与解剖学、细胞学及胚胎学的发展密不可分，同时与生理学、生物化学、免疫学、病理学、生殖医学等相关学科交叉渗透。组织学的发展突飞猛进，目前人体微细结构的研究已经发展到亚细胞和分子水平。

胚胎学是研究人体胚胎发生、发展及其机制规律的科学，包括生殖细胞发生、受精、胚胎早期发生、各器官系统的发育、胚体与母体的关系以及先天畸形等内容。现代胚胎学在临床应用中意义深远，例如辅助生殖技术就是通过体外受精、早期胚胎体外培养、胚胎移植等技术获得新个体。医学生可通过对胚胎学的学习去了解体内各细胞、器官和系统的发生及演变过程，从而理解解剖学、组织学、病理学、遗传学及免疫学等学科的有关内容。

恩格斯说："没有解剖学就没有医学。"医学中1/3以上的名词来自人体解剖学及组织胚胎学，所以，学习正常人体结构是医学生走进医学大门的"敲门砖"，是重要的医学必修课。医学生只有正确理解和掌握人体各器官系统的正常形态结构特征、位置、毗邻与生长发育规律，才能进一步认识和掌握生命活动的过程、疾病发生发展的规律，才能正确判断人体的正常与异常，鉴别生理与病理状态，从而有效采取防病、治病及护理措施，增进人类健康，提高生活质量。

二、人体的组成和分部

（一）人体的组成

细胞是人体最基本的结构和功能单位，构成人体的细胞大小不一，形态多种多样，功能各异。组织由形态和功能相似的细胞和细胞间质共同构成，人体四种基本组织包括上皮组织、结缔组织、肌组织和神经组织。器官是由几种不同的组织有机组合成具有一定形态和功能的结构，如心、肝、脾、肺、肾等。系统是由若干个器官联合在一起从而完成某种共同生理功能，人体分为九大系统：运动、消化、呼吸、泌尿、生殖、循环、神经、内分泌系统以及感觉器官。其中消化系统、呼吸系统、泌尿系统和生殖系统的所属器官大部分位于胸、腹和盆腔内，与外界直接或间接相通，故总称为内脏。在神经–体液的调节下，具有不同形态结构特征和功能的器官、系统构成一个完整统一的有机体，以进行正常的生命活动。

（二）人体的分部

人体按外部形态可分为四部分：头、颈、躯干和四肢。头前部称为面，颈后部称为项。躯干前面是胸部和腹部，后面是背部和腰部。四肢分为上肢和下肢，上肢分为肩、臂、前臂和手；下肢分为臀、股（大腿）、小腿和足。

三、解剖学姿势和常用术语

（一）解剖学姿势

解剖学姿势是指人体直立，两眼直视前方，双上肢自然下垂于躯干两侧，掌心朝前，双足并立，足趾向前的姿势。解剖学姿势是用以说明人体各结构或器官之间位置关系的特定标准姿势，在描述人体器官时，无论所描述的标本、模型、局部或临床患者处于何种位置，都应以解剖学姿势为标准（绪图–1）。

（二）常用方位术语

根据解剖学姿势，常用方位术语如下。

1. **上和下** 描述部位高低关系的名词，近头顶者为上，近足底者为下。如眼位于鼻之上，而口位于鼻之下。

2. **前和后** 近身体腹面者为前，近身体背面者为后。前、后也可分别称腹侧和背侧。

3. **内侧和外侧** 描述各部位与人体正中面相对的位置关系时，近身体正中面者称内侧，远者为外侧。在四肢，前臂内侧称尺侧，外侧称桡侧；小腿内侧称胫侧，外侧称腓侧。

4. **内和外** 描述空腔器官以及器官与体腔的相互位置关系时，腔内者为内，腔外者为外。如舌在口腔内；心在胸腔内。

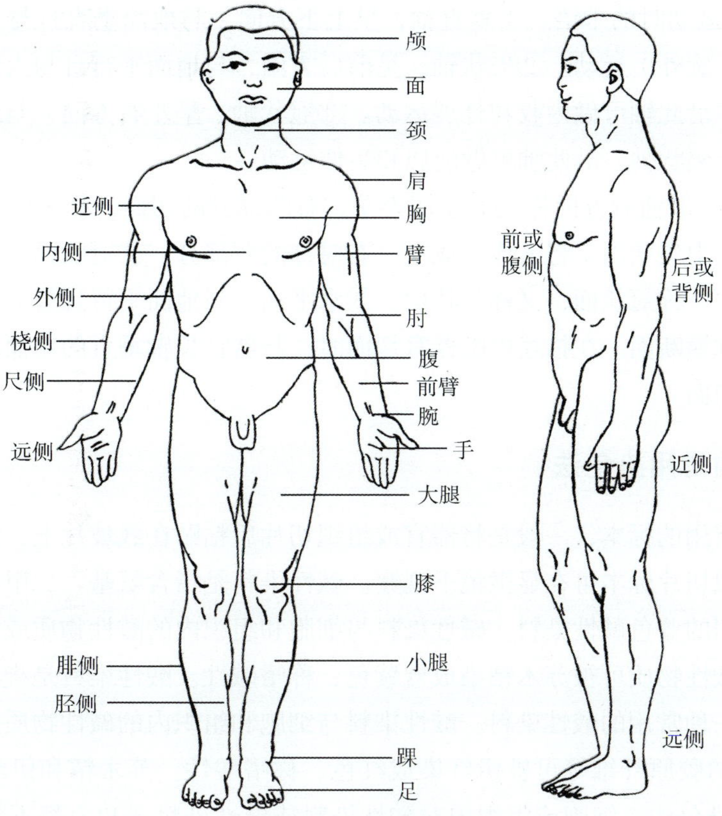

绪图 -1 解剖学姿势

5. 浅和深 描述器官或结构与体表的位置关系时，以体表为准，近体表者称浅，相对深入内部者为深。

6. 近侧与远侧 在四肢，近躯体附着点者为近侧，反之为远侧。

（三）轴和面

根据解剖学姿势，人体或局部均可设置为3个互相垂直的轴和面（绪图 -2）。

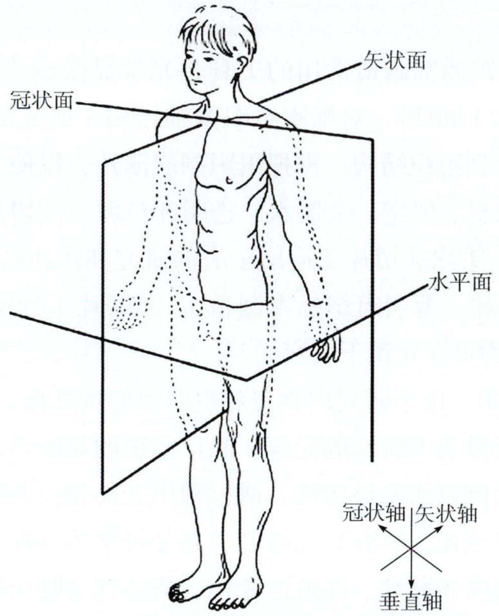

绪图 -2 人体的轴和面

1. 轴 描述关节运动时的术语。①垂直轴，呈上下方向，与地面垂直且与人体长轴平行的轴。沿此轴可做旋转（旋内、旋外）运动。②矢状轴，呈前后方向，与地面平行且与人体长轴垂直的轴。躯干沿此轴可做侧屈，肢体沿此轴可做内收和外展运动。③冠状轴，呈左右方向，与地面平行且垂直于矢状轴和垂直轴的轴，又称额状轴。沿此轴可做前屈和后伸运动。

2. 面 ①矢状面，沿前后方向将人体纵切为左、右两部分的切面，称矢状面。其中，通过人体正中线的矢状面，称为正中矢状面，将人体分成左、右对称的两部分。②冠状面，沿左右方向将人体纵切为前、后两部分的切面，称冠状面，又称额状面。③水平面，与地面平行且与矢状面和冠状面相互垂直的面，称水平面，又称横断面。在描述内脏器官切面时，与器官长轴垂直的切面称为横切面，与器官长轴平行的切面称为纵切面。

四、组织切片的常用染色法

组织学镜下观察所用的标本，一般是将器官或组织切片后粘贴在载玻片上，然后再经过染色等一系列特殊处理，最后组织切片标本可在显微镜下观察。碱性染料是指含氨基、二甲氨基等碱性助色团的染料，苏木精是一种常用的蓝色碱性染料。碱性染料与细胞和组织内的酸性物质或结构的亲和力强，如细胞内颗粒和胞质内的酸性物质可被苏木精染成蓝紫色，称嗜碱性。酸性染料是指含羧基、羟基等酸性助色团的染料，伊红是一种常用的酸性染料。酸性染料与细胞和组织内的碱性物质或结构亲和力强，如细胞质、基质及间质内的胶原纤维等可被伊红染成红色，称嗜酸性。苏木精和伊红染色（简称HE染色）是组织学上最常用的染色法。细胞或组织内对酸性染料或碱性染料亲和力都不强的一些成分称为中性物质。

此外，为便于镜下观察到不同的细胞或结构，可通过不同的染色方法处理组织切片。例如：大脑皮质经硝酸银处理（又称银染）后呈黑色，称嗜银性；肥大细胞用甲苯胺蓝等碱性染料染色后不显蓝色而显紫红色，此现象称异染性。

五、正常人体结构常用的研究技术和方法

（一）光学显微镜技术

1. 普通光学显微镜技术 观测细胞最常用的工具是光学显微镜（简称光镜），光镜的最高分辨率约为0.2 μm，可将组织结构放大1500倍。对细胞组织微细结构（或光镜结构）的观察需借助光镜，在应用光镜技术时，为更好地观察到组织结构，需把组织制成薄片，以便光线透过。石蜡切片法是最常用的，其制备程序大致包括：①取材、固定。②脱水、透明和包埋。③切片、染色和封固。

其他的薄片制作方法包括：①冰冻切片（运用于酶的研究和快速病理诊断）。②涂片（运用于液体标本制备）。③铺片（运用于柔软、薄层组织标本制备）。④磨片（运用于坚硬组织标本制备，如骨和牙）。以上各种制片，经染色后均可在光镜下观察。

2. 常用特殊光学显微镜技术 由于研究内容与观察对象的特殊性，需借助特殊的显微镜进行观察，常用的有：①荧光显微镜，是指设置了特殊的光源、滤片系统的显微镜，观察对象需经过自发荧光物质或经荧光素染色或标记处理。②倒置相差显微镜，通过利用光的相位差原理对活细胞的形态及生长情况进行观察。③激光共聚焦扫描显微镜，具有高光敏度、高分辨率的特性，对细胞内的微细结构可以更准确地检测与识别，同时对细胞的受体移动、膜电位变化、酶活性及物质转运等方面也可进行检测，并能利用激光对细胞及染色体进行切制、分离、筛选和克隆，对采集到图像进行分析处理。

（二）电子显微镜技术

电子显微镜（简称电镜）的分辨率比光镜高1000倍，将光源替换为电子发射器，光线替换为电子束，光学透镜替换为电磁透镜，放大的物像投射到荧光屏上进行观察。在电镜下所见的结构称为超微结构。实验中常用的电镜有透射电镜和扫描电镜，透射电镜常用于观察细胞内部超微结构，扫描电镜主要用于观察组织、细胞和器官表面的立体结构。

知识拓展

显微镜

最早的显微镜是16世纪末期在荷兰制造出来的。发明者可能是一个名为札恰里亚斯·詹森的荷兰眼镜商，或者是另一位荷兰科学家汉斯·利珀希，他们用两片透镜制作了简易的显微镜，但并没有用这些仪器做过任何重要的观察。后来有两个人开始在科学上使用显微镜。第一个是意大利科学家伽利略，他通过显微镜观察到一种昆虫后，第一次对它的复眼进行了描述。第二个是荷兰亚麻织品商人安东尼·范·列文虎克，他自己学会了磨制透镜，并第一次描述了许多肉眼所看不见的微小植物和动物。1931年，恩斯特·鲁斯卡发明了电子显微镜，在生物学史上引起了一场革命，使得科学家能观察到像百万分之一毫米那样小的物体。1986年恩斯特·鲁斯卡被授予诺贝尔奖。显微镜是人类20世纪最伟大的发明之一，在它发明出来之前，人类关于周围世界的观念局限在肉眼观察基础上，而显微镜的发明使人类开始微观看世界。

（三）组织化学和细胞化学技术

组织化学和细胞化学技术是应用物理、化学反应原理，研究细胞、组织内某种化学物质的分布和数量，从而探讨与其相关的功能活动。可概括分为以下三类。

1. 一般组织化学和细胞化学技术 在组织切片上加入特定的试剂，使其与某种化学物质发生反应，并在原位形成有色沉淀产物，通过对该产物的标定可对目标化学成分进行定位、定性及定量研究。

2. 荧光组织化学技术 是用荧光色素对标本染色后，在荧光显微镜下观察标本。荧光显微镜光源的紫外线可激发标本内的荧光物质，使其在镜下呈现荧光图像，借以了解标本中不同化学成分的分布部位。

3. 免疫细胞化学技术 是一种新兴技术，其基本原理是抗原与抗体特异性结合，进而对标本中某种抗原或抗体成分进行检测。该方法具有特异性强、敏感度高的特性，是生物学及医学领域的重要研究手段之一。

除上述实验中常用的技术方法外，还有放射自显影技术、显微分光度测量术、流式细胞术、形态计量术及组织培养技术等也广泛应用于形态学研究。

六、人体器官的变异、异常与畸形

根据中国人体质调查资料，通常把统计学上占优势的结构称为正常。有些人某些器官的形态、结构、位置、大小与正常形态相比可能有较大差距，但与正常值相比较为接近，相差并不显著，对其正常生理功能无影响，称之为变异。若超出一般变异范畴，统计学上出现率极低甚至影响其正常生理功能者，常称之为异常或畸形。

七、学习正常人体结构的基本观点与方法

（一）结构与功能相联系的观点

人体功能与其形态结构密不可分。一定的形态结构决定细胞、组织和器官的功能，如骨骼肌细胞结构具有收缩作用，因而以骨骼肌细胞为主所组成的肌肉，与机体运动功能密切相关。反之，功能的改变，人体形态结构在一定程度上也可发生变化，如经常参加体育锻炼的运动员，骨骼肌较粗、肌发达，长期卧床的患者，骨骼肌较细弱、肌萎缩。由此可见，结构与功能相互联系，相互制约。

（二）局部与整体统一的观点

人体是由许多器官和系统构成的有机整体，任何器官或局部都是整体不可分割的一部分，每一个器官、系统的功能并非独立存在，而是相互之间存在着密切而又错综复杂的联系。因此，在学习过程中，要从局部与整体相统一的观点出发，以局部理解整体，由整体深入局部，夯实基础理论和知识。

（三）进化发展与环境统一的观点

在进化史上，人类是由灵长类古猿进化而来，在形态结构上还保留了灵长类哺乳动物的部分结构特点，如身体左右两侧对称、体腔分为胸腔和腹腔等。为与环境相适应，现代人类的形态结构仍在不断地发展和变化，如人体的细胞、组织和器官一直处于新陈代谢或分化发育的动态之中。

人类在不断变化的自然和社会的大环境中生活，不仅要与外界环境进行物质交换，而且时刻被自然规律、社会现象所影响。人体在神经系统和内分泌系统的调控下，不断地维持人体内环境的稳态，以适应周围环境；在科技日新月异的今天，更应注意科学发展与环境保护相统一，营造绿色和谐社会，保障人人享有健康生活。

（四）理论联系实际的学习方法

学习正常人体结构的目的是为了临床实际应用。在学习中要注重理论联系实际，通过对大体标本、模型、组织切片等的观察，加深对理论知识的理解；通过解剖与临床的反复联系，对照分析，归纳总结，举一反三，进而对解剖知识点牢牢把握。人体解剖学及组织胚胎学研究的都是正常人体结构，而自己的身体就是最好的教材，结合解剖图谱，可在自身活体上反复触摸，准确定位，把书本知识与自己的身体结合起来进行实践学习，学习效果便会事半功倍。在获得课本知识的同时，还应涉猎相关的参考书，拓宽知识面；参与研究性学习，活跃学习思路；积极参加社会实践，达到学以致用的目的。

目标检测

答案解析

一、单项选择题

1．人体的四大基本组织包括（ ）

A．上皮组织　B．结缔组织　C．神经组织　D．肌组织　E．以上都是

2．关于解剖学姿势，描述错误的是（ ）

A．身体直立　B．双眼平视前方

C．双上肢自然下垂于躯干两侧　D．掌心朝内

E．足尖朝前

3．在左右方向上垂直纵切，将人体分为前、后两部分的切面，称（　）

A．矢状面　　B．冠状面　　C．水平面　　D．横切面　　E．垂直面

4．根据解剖学姿势，在躯体的两点中，靠近人体正中面的一点是（　）

A．内侧　　B．外侧　　C．近侧　　D．远侧　　E．内

二、简答题

1．什么是解剖学姿势？

2．简述人体各系统的名称，内脏包括哪几个系统？

（孟繁伟　于亚男）

书网融合……

知识回顾　　微课　　习题

第一章　细　胞

PPT

学习目标

知识要求：

1. 掌握细胞的基本结构。
2. 熟悉细胞器的结构和功能。
3. 了解细胞的增殖周期。

技能要求：

1. 学会在光镜下观察细胞，并辨认细胞的结构。
2. 学会将细胞器的类型、数量与细胞的功能相联系。

细胞是人体形态结构、功能活动及生长发育的基本单位。组成人体的细胞形态各异，大小不一。细胞可呈立方形、高柱状、杯状、圆球形、星形等。细胞的平均直径大多为10~20μm，但也有大的细胞直径超过100μm，如成熟的卵细胞，小的细胞直径不到5μm，如小淋巴细胞。

人体细胞的多样性是逐渐发育分化而形成的，这与其执行的功能和所处的环境相适应。最初它们均来自单一的受精卵，随着不断发育，数量增多，进而形成形态多样且执行不同功能的细胞，这种现象称为细胞分化。

第一节　细胞的结构

人体细胞一般由细胞膜、细胞质和细胞核三部分构成（图1-1-1）。少数细胞，如成熟的红细胞等没有细胞核。

一、细胞膜

细胞膜是包绕在人体细胞的最外层结构，又称质膜，主要由脂质、蛋白质和少量的糖类物质构成。

（一）细胞膜的形态结构

电子显微镜下观察，细胞膜可以分为三层结构，呈现出“两暗夹一明”的图像特点：膜内外两侧的电子致密带，中间夹有的透明带，一般把这三层结构称为单位膜。细胞质内某些细胞器如内质网、高尔基复合体等的膜性结构，也是单位膜，故又统称为生物膜。

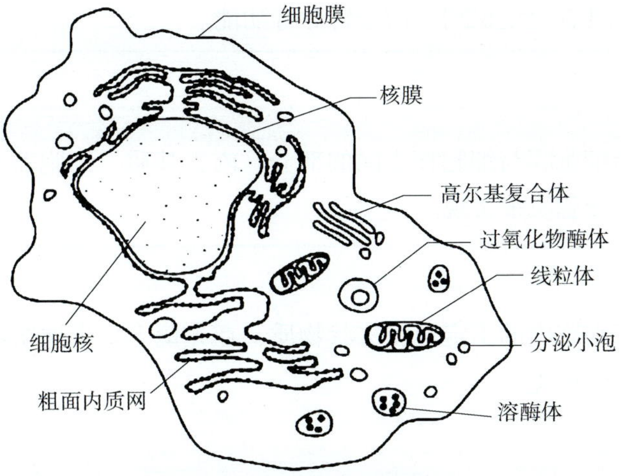

图1-1-1 细胞的结构模式图

（二）细胞膜的分子结构

细胞膜结构不仅存在于细胞表面，在细胞内也含有丰富的膜性结构，如线粒体膜、核膜等。细胞膜的结构形式，目前比较公认的是1972年Singer和Nicolson提出的液态镶嵌模型（图1-1-2）。该模型的基本内容是：液态的脂质双分子层构成细胞膜的基本骨架，其中镶嵌有不同结构、不同功能的蛋白质。

1. 脂质 脂质分子排列成双层，主要由磷脂、胆固醇和少量的糖脂构成。每层脂质分子的亲水基团分别朝向细胞内、外，疏水基团相互靠近朝向膜的内部。因脂质的熔点较低，在体温条件下脂质双分子层既具有固体分子排列的有序性，又具有流动性特点。

2. 蛋白质 蛋白质分子以各种方式附着、镶嵌或是贯穿脂质双分子层。

3. 糖 糖以糖链的形式分别与细胞膜上的脂质或蛋白质结合，形成糖脂和糖蛋白。

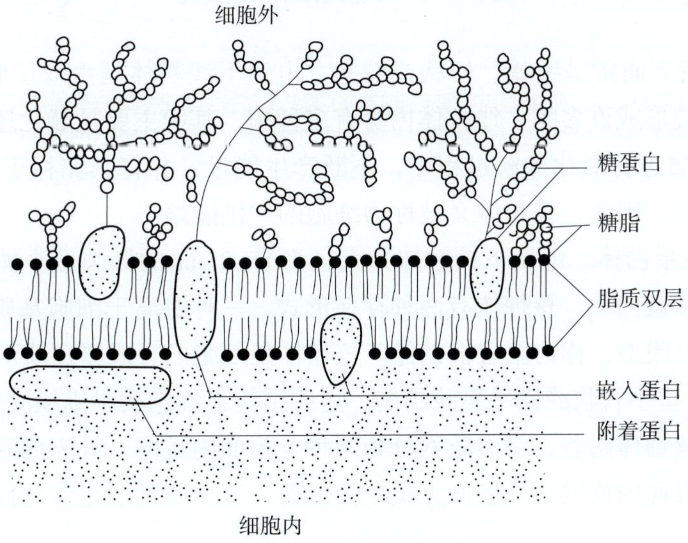

图1-1-2 细胞膜液态镶嵌模型图

（三）细胞膜的功能

细胞膜具有维持细胞的特定形态、阻挡外界有害物质入侵的防御功能；具有选择性通透作用，能够实现细胞内外的物质交换；具有免疫识别、信号转导等功能。

二、细胞质

细胞质又称胞浆，是指细胞膜与细胞核之间的部分，内含基质、细胞器和包含物等。细胞的各种生理功能和代谢过程主要通过细胞质来实现。

（一）细胞基质

基质即细胞液，是位于细胞内的不定形胶冻状物质，在光镜下呈半透明状，主要由水、无机盐、糖类等物质组成，构成细胞的内环境。

（二）细胞器

细胞器是细胞质中具有一定形态和功能的结构（图1-1-3）。

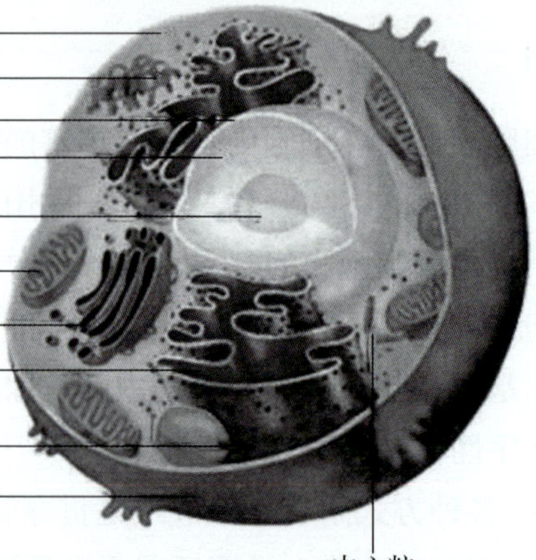

图1-1-3 细胞超微结构模式图

1. 线粒体 在光镜下通常呈线状、杆状或粒状，电镜下线粒体是由双层膜构成的长椭圆形小体，外膜光滑，内膜向内折叠形成许多嵴，线粒体内含有多种酶，其中主要是氧化还原酶。线粒体对细胞摄入的糖类、脂类和蛋白质进行氧化分解过程中，不断产生能量，并将其储存于三磷酸腺苷（ATP）中，供给细胞各种活动的需要。因此，线粒体又被称为细胞的“供能站”。

2. 核糖体 又称核蛋白体。电镜下核糖体是直径为15~25nm的椭圆形小体。核糖体的主要化学成分为核糖核酸（RNA）和蛋白质。核糖体有两种存在形式，一种游离于细胞基质中，称游离核糖体，另一种附着在内质网和核外膜上，称为附着核糖体。核糖体是细胞内合成蛋白质的场所。

3. 内质网 电镜下呈小管状或扁平囊状结构，这些结构在细胞质中纵横交错，互相沟通连接成网。根据内质网膜表面有无核糖体附着，将内质网分为两种：粗面内质网，外表面附着有核糖体，主要与分泌蛋白质的合成有关；滑面内质网，外表面无核糖体附着，其主要功能是参与固醇类、脂类、糖原、激素的合成和分泌。

4. 高尔基复合体 光镜下观察，高尔基复合体位于细胞核的周围或一侧。电镜下由扁平囊泡、小泡和大泡组成，故称复合体。高尔基复合体参与细胞的分泌活动及溶酶体形成，对细胞分泌物，主要是对内质网合成的分泌蛋白进行加工、浓缩、包装，形成分泌颗粒，并进行运输，是细胞的“加工厂”。

5. 溶酶体 电镜下观察，溶酶体是由单层膜围成的囊状小体。溶酶体含有多种水解酶，可以分解蛋白质、脂类、多糖及核酸等几乎所有生物大分子物质。溶酶体还可以消化分解细胞吞噬的异物以及细胞内衰老、损伤的细胞器等。因此，溶酶体有细胞内的“消化器”之称。

6. 中心体 光镜下观察中心体由1~2个中心粒组成。电子显微镜下可以看到，每个中心粒由9组微管如风车旋翼一样斜向排列形成。中心粒与细胞分裂时期纺锤体的形成及染色体移动有关，参与细胞分裂。

7. 细胞骨架 电镜下观察，细胞骨架是细胞质内的丝状或管状纤维系统，主要包括微丝、微管和中间丝三种结构组分。细胞骨架参与维持细胞的形状，对细胞的收缩、运动、胞内物质运输等都起着重要作用。

8. 过氧化物酶体 电镜下，过氧化物酶体是单层膜包裹的卵圆形小体，直径0.2~0.7μm。过氧化物酶体内含有过氧化物酶和过氧化氢酶等多种酶，主要功能是分解细胞内的过氧化物和过氧化氢，起到抗氧化、保护细胞的作用。

（三）包含物

包含物是细胞质内有一定形态表现的各种代谢产物的总称，如糖原、脂滴、色素颗粒、蛋白质等。

三、细胞核

除了成熟的红细胞外，人体内成熟的细胞都有细胞核。细胞核是细胞生长、代谢、遗传和繁殖的控制中心，在细胞生命活动中起决定性的作用。间期细胞核的结构包括核膜、核仁、染色质和核基质四部分。

（一）核膜

核膜是包被在核表面的一层薄膜。电镜下观察，核膜由内、外两层单位膜组成，两层膜之间有间隙，称核周隙。核膜上有小孔，称核孔，它是胞核与胞质之间物质交换的孔道。核膜的主要作用是包裹核内容物，控制核内外的物质交换作用。

（二）核仁

核仁呈圆形，一般细胞有1~2个核仁。电镜下观察，核仁无膜包裹，呈一团海绵状。核仁由核糖核酸和蛋白质组成。核仁是合成核糖体的场所。

（三）染色质与染色体

染色质和染色体主要由脱氧核糖核酸（DNA）和蛋白质组成，是同一种物质在细胞周期不同阶段的两种表现形式。光镜下观察，在细胞分裂间期，染色质易被碱性染料染成深蓝色，呈颗粒状或块状。在分裂期，染色质呈细丝螺旋盘曲缠绕成为条状或短棒状的染色体。

染色体的数目是恒定的。人体体细胞有46条染色体，组成23对，称二倍体，其中常染色体22对，性染色体1对，男性为XY，女性为XX。人体成熟的生殖细胞有23条染色体，称单倍体，其中常染色体22条，性染色体1条，男性为Y，女性为X。每条染色体由两条染色单体组成，借一个狭窄的浅染色部分（称着丝粒）彼此连接。根据着丝粒的位置不同，染色体的两条单体可区分出长臂和短臂。

（四）核基质与核内骨架

核基质是细胞核内液态的透明的胶冻状物质，由水、无机盐、各种酶和由酸性蛋白构成的核内骨架等组成。

第二节 细胞增殖

细胞增殖是指机体细胞通过分裂，增加数量，以补充和更新细胞。细胞增殖是一个复杂的周期性变化。

一、细胞周期

在机体的生命过程中，细胞不断地进行生长、分裂，且具有周期性。从细胞上一次分裂结束产生新细胞开始，到下一次分裂结束为止的细胞生命过程，称为细胞增殖周期，简称细胞周期。

细胞周期可分为两个阶段：分裂间期和分裂期。分裂间期以细胞内部DNA合成为依据，又可分为DNA合成前期（G1期）、DNA合成期（S期）、DNA合成后期（G2期）。其中最关键的是S期。分裂期（M期）则以染色体的形成和变化过程为主要依据，可再分为前、中、后、末四个时期。正常细胞周期的平均时间以M期最短，G1期历时较长。

二、分裂间期细胞各期特点

1. G1期 又称DNA合成前期。G1期是从上一次细胞周期结束后开始的，刚形成的两个子细胞，其体积较原有的细胞小。该期特点是没有DNA复制，但有RNA和蛋白质合成，物质代谢活跃。为下阶段S期的DNA复制做好物质和能量的准备。

细胞进入G1期后，并不是都进入下一期的继续增殖，在此时可能会出现三种不同前景的细胞：①增殖细胞，这种细胞能及时从G1期进入S期，并保持旺盛的分裂能力，例如消化道上皮细胞及骨髓细胞。②暂不增殖细胞或休止期（G0期），这类细胞进入G1期后不立即转入S期，在需要时，如损伤、手术等，才进入S期继续增殖，例如肝细胞等。③不增殖细胞，此种细胞进入G1期后，失去分裂能力，终身处于G1期，最后通过分化、衰老直至死亡，例如高度分化的神经细胞、肌细胞及成熟的红细胞等。

知识拓展

干细胞

受精卵发育为胚胎的过程以及成年动物组织、器官的修复再生都要依赖具有自我更新和分化潜能的细胞，这类细胞统称干细胞。干细胞有两大特点：一是可以自我复制，即干细胞分裂产生的子细胞中至少有一个或者两个均保持干细胞的状态，维持自身数量和功能的稳定；二是在特定条件下，干细胞又可分化为具有特定形态和功能的成熟细胞，如造血干细胞可分化为红细胞、白细胞等。根据细胞来源不同，干细胞可分为胚胎性干细胞和成体干细胞，胚胎性干细胞存在于早期胚胎中，成体干细胞分布在特定的组织或器官内。

近年来，干细胞移植替代损伤或病变细胞成为研究的热点。目前造血干细胞移植治疗血液系统相关疾病已成功应用于临床，神经干细胞治疗老年性疾病如阿尔茨海默病、帕金森病、脑卒中等在动物实验中已取得一定的效果。

2. S期 又称DNA合成期。主要特征是复制DNA，使DNA含量增加一倍。S期是细胞周期的关键时期，只要DNA的复制一开始，细胞增殖活动就会进行下去。S期细胞含有一种因素能诱导DNA合成，细胞融合实验证明，G1细胞在与S期细胞融合后能加速其核内DNA复制的起点启动。S期不同阶段复制的DNA碱基组成是不同的，早期复制的DNA富有G–C碱基，晚期复制的DNA富有A–T碱基，即常染色质比异染色质复制较早。如果受到某些因素干扰，可影响DNA的复制，进而引起细胞的变异或分裂异常终止。

3. G2期 又称DNA合成后期。此期主要为分裂期做准备，细胞里含有两套完整的二倍体染色体，不再进行DNA合成，但合成少量RNA和蛋白质，可能与构成纺锤体的微管蛋白有关。

三、分裂期细胞各期特点

细胞分裂增殖的方式有三种：无丝分裂、有丝分裂和减数分裂。有丝分裂是细胞分裂的主要形式。细胞在G2期完成后进入有丝分裂。有丝分裂是一个连续变化的过程，因在染色体的分裂过程中有纺锤丝的出现，故称有丝分裂（图1–2–1）。

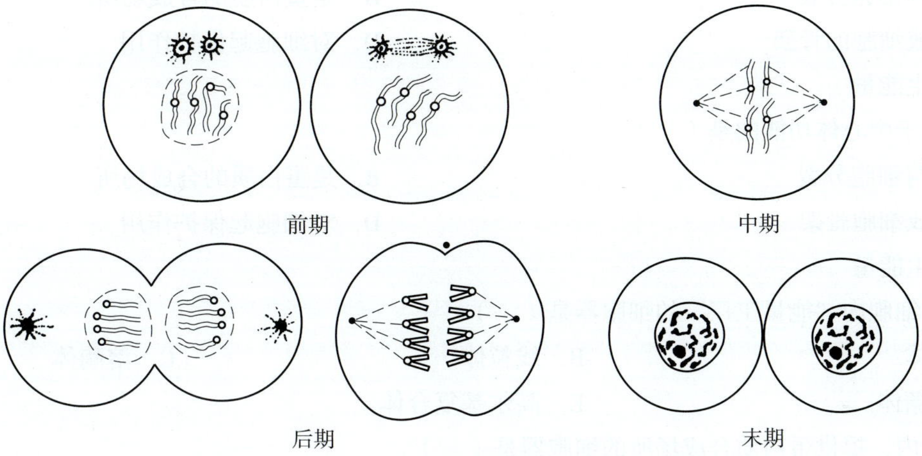

图1–2–1 细胞有丝分裂示意图

1. 前期 自分裂期开始到核膜解体为止的时期。核的体积增大，染色质细丝螺旋化，形成具有一定数量和形态的染色体。中心体复制成双，向细胞两极移动，纺锤体（由纺锤丝构成）开始出现，核膜和核仁逐渐消失。

2. 中期 自核膜破裂起到染色单体开始分向两极之前。核膜和核仁消失，染色体已移到细胞中央（即赤道平面），每条染色体纵裂为两条染色单体，但仍有着丝粒相连。两个中心体分别移到细胞两极，有纺锤丝与染色体着丝粒相连构成纺锤体。

3. 后期 每条染色体的两条姊妹染色单体分开并移向两极的时期。纺锤丝收缩，两条染色单体分离，并移向细胞两极，全部染色体分成相等的两群，分别集聚于两极。与此同时，细胞拉长，细胞中部的细胞膜下环行丝束收缩，该部细胞质逐渐缩窄。

4. 末期 从子染色体到达两极开始至形成两个子细胞为止称为末期。染色体解除螺旋化，重新形成染色质。核膜和核仁重新出现。细胞中部继续缩窄形成分裂沟，最后完全分裂为两个子细胞。

在细胞周期中，分裂间期的主要生理意义是合成DNA，复制两套遗传信息；而分裂期的主要意义是通过染色体的形成、分裂和移动，把两套遗传信息准确地分到两个子细胞，使子细胞具有与母细胞完全相同的染色体，保持了遗传的稳定性和特异性。

目标检测

答案解析

一、单项选择题

1. 人体的基本结构和功能单位是（　）

A. 组织　B. 细胞　C. 器官　D. 系统　E. 细胞器

2. 下列属于粗面内质网功能的是（　）

A. 参与细胞分裂　B. 合成和输送蛋白质

C. 构成细胞的骨架　D. 对细胞起保护作用

E. 分解外源性有害物质

3. 下列属于线粒体功能的是（　）

A. 参与细胞分裂　B. 是蛋白质的合成场所

C. 构成细胞的骨架　D. 对细胞起保护作用

E. 产生能量

4. 下列属于中心体功能的是（　）

A. 参与细胞分裂　B. 是蛋白质的合成场所

C. 构成细胞骨架　D. 对细胞起保护作用

E. 产生能量

5. 被称为细胞内“能量工厂”的细胞器是（　）

A. 微体　B. 线粒体　C. 溶酶体

D. 核糖体　E. 高尔基复合体

6. 在细胞内，提供蛋白质合成场所的细胞器是（　）

A. 线粒体　B. 核糖体　C. 高尔基复合体　D. 微体　E. 溶酶体

7. 高尔基复合体的主要功能是参与（　）

A. 蛋白质的合成　B. 蛋白质的加工、浓缩　C. 蛋白质的消化

D. 能量转化　E. 支持作用

8. 下列属于溶酶体功能的是（　）

A. 参与细胞分裂　B. 提供蛋白质合成的场所

C. 对细胞起保护作用　D. 消化分解胞质内衰老的细胞器和异物

E. 清除细胞内的过氧化物

9. 细胞内遗传物质存在的结构是（　）

A. 核仁　B. 核膜　C. 核液

D. 染色质或染色体　E. 细胞质

10. 男性体细胞的正常染色体数目是（　）

A. 46，XX　B. 46，XY　C. 23，X　D. 23，Y　E. 46，X

二、简答题

1. 简述细胞的基本结构。

2．简述染色体与染色质的关系。

3．常见的细胞器有哪些，它们的功能分别是什么？

（孟繁伟 于亚男）

书网融合……

知识回顾 微课 习题

第二章 基本组织

PPT

学习目标

知识要求：

1. 掌握上皮组织的分类和构造特点；内皮、间皮、腺上皮、腺的概念；结缔组织的分类；血液的组成，血浆和血清的概念；血细胞的分类、形态、正常值和功能；肌组织的一般结构和分类；神经元的形态和分类；神经纤维的概念、构造和分类。

2. 熟悉各类被覆上皮的构造；疏松结缔组织的结构；骨骼肌、平滑肌和心肌的微细构造；神经末梢和突触的概念。

3. 了解各类被覆上皮的分布；致密结缔组织、网状组织和脂肪组织的构造特点；软骨、骨组织的一般构造；神经胶质细胞的功能。

技能要求：

1. 学会利用光学显微镜观察组织切片。

2. 学会在光学显微镜下观察各类被覆上皮构造特点、疏松结缔组织结构特点、各类血细胞形态特点、各类肌纤维和神经元形态特点。

第一节　上皮组织

上皮组织由上皮细胞及细胞间质组成。上皮组织的细胞数量多，排列紧密，细胞间质少；神经末梢丰富，一般无血管；细胞呈极性，分为游离面和基底面，基底面借基膜与结缔组织相连。上皮组织具有保护、吸收、分泌、排泄和感觉等功能。

上皮组织按其分布和功能可分为被覆上皮、腺上皮和特殊上皮。

一、被覆上皮的分类

被覆上皮广泛被覆于人体的表面和衬在各种管、腔、囊的内表面。

（一）单层上皮

1. 单层扁平上皮　由一层扁平细胞组成。从表面看，细胞呈多边形且不规则，相互嵌合，边缘呈锯齿状；从侧面看，细胞呈扁平形，细胞核呈长扁圆形，位于细胞中央（图2-1-1）。分布于心、血管和淋巴管内表面的单层扁平上皮称内皮，内皮薄而光滑，可减缓血液和淋巴流动时的摩擦，并且有利于毛细血管内外的物质交换；分布于胸膜、腹膜和心包膜等处的单层扁平上皮称间皮，间皮表面光滑、湿润，可减少器官活动时的摩擦。

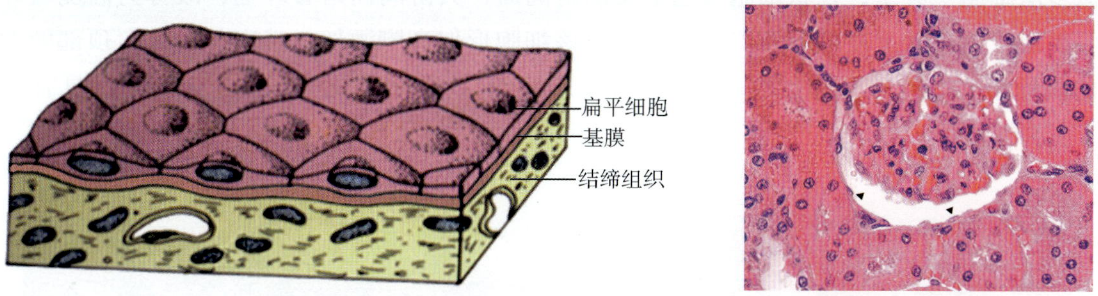

a. 模式图　　b. 光镜图（肾小囊壁层）（高倍）

图2-1-1　单层扁平上皮

2. 单层立方上皮　由一层立方形细胞组成。从表面看，细胞近似六边形或多边形；从侧面看，细胞近似立方形，排列整齐，细胞核呈球形，位于细胞中央（图2-1-2）。单层立方上皮主要分布于甲状腺滤泡和肾小管等处，具有吸收和分泌功能。

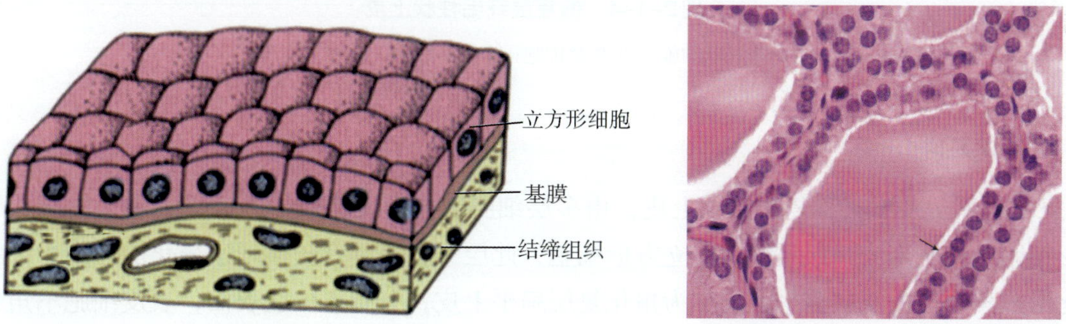

a. 模式图　　b. 光镜图（甲状腺滤泡）（高倍）

图2-1-2　单层立方上皮

3. 单层柱状上皮　由一层高柱状细胞组成。从表面看，细胞呈六边形或多边形；从侧面看，细胞呈高柱状，排列紧密，细胞核为椭圆形，靠近细胞基底部，其长轴与细胞长轴方向一致（图2-1-3）。单层柱状上皮主要分布于胃、肠、子宫和输卵管等器官的内表面，具有吸收和分泌功能。

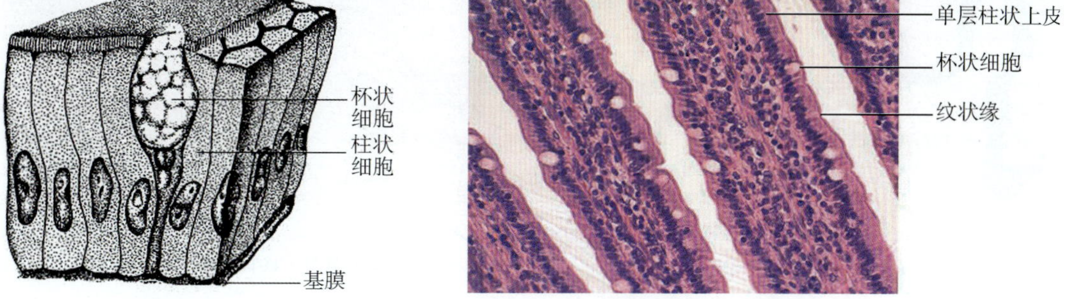

a. 模式图　　b. 光镜图（小肠）（低倍）

图2-1-3　单层柱状上皮

4. 假复层纤毛柱状上皮 由高柱状细胞、梭形细胞和锥形细胞等多种类型的细胞组成，所有类型的细胞均附着于基膜上。由于各类型细胞的高矮不同，从垂直面看，细胞核排列在不同的水平面上，形似多层细胞。其中，柱状细胞可达上皮的游离面，其游离面附着纤毛，故称为假复层纤毛柱状上皮。假复层纤毛柱状上皮内分布着杯状细胞，该细胞形似高脚酒杯，基底部尖细，顶部膨大且充满了大量的黏原颗粒，能够分泌黏液（图2-1-4）。该上皮主要分布在呼吸道的内表面，具有保护和分泌功能。

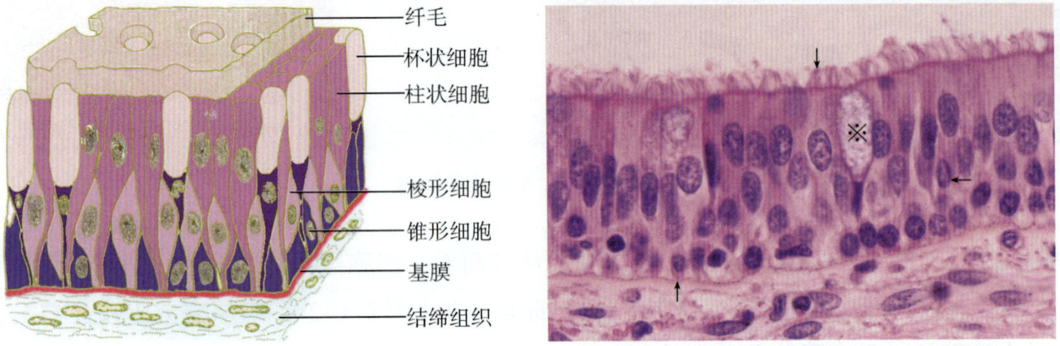

a. 模式图　　b. 光镜图（人气管）（高倍）

图2-1-4　假复层纤毛柱状上皮

↓纤毛柱状细胞；※ 杯状细胞；↑锥形细胞；← 梭形细胞

（二）复层上皮

1. 复层扁平上皮 又称复层鳞状上皮，由多层细胞组成。表面数层为扁平细胞，中间数层为梭形或多边形细胞，基底部为一层矮柱状或立方形细胞，此层细胞是具有较强增殖分化能力的干细胞。表皮细胞角化形成角质层的复层扁平上皮称为角化复层扁平上皮，分布于皮肤表面；表皮细胞不角化的复层扁平上皮称为未角化复层扁平上皮，分布于口腔、食管、阴道等耐摩擦处。复层扁平上皮与结缔组织的连接面凹凸不平，这样既扩大了两者的接触面，又使两者的连接更加牢固（图2-1-5）。

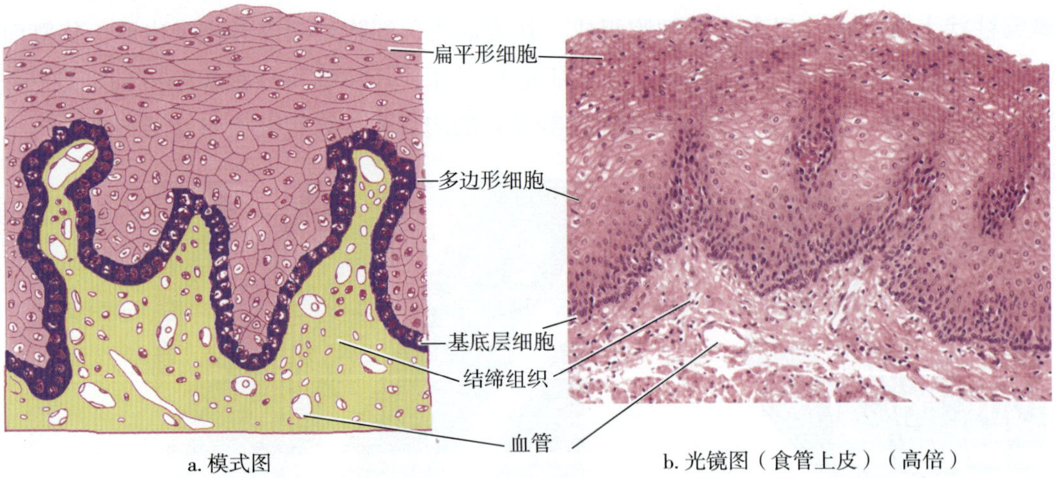

a. 模式图　　b. 光镜图（食管上皮）（高倍）

图2-1-5　复层扁平上皮

2. 复层柱状上皮 表层为柱状细胞，中间是数层多边形细胞，基底部为一层矮柱状细胞。此种上皮主要分布于睑结膜、男性尿道和一些腺体的大导管等处。

3. 变移上皮 又名移行上皮，由表层细胞、中间层细胞和基底层细胞组成（图2–1–6）。表层细胞大且呈立方形，称为盖细胞。变移上皮主要分布于肾盂、肾盏、输尿管和膀胱的腔面。细胞的形状和层次可随器官的功能状态改变而改变。当膀胱空虚时，上皮变厚，细胞可达5~6层；当膀胱充盈时，上皮变薄，仅有2~3层。

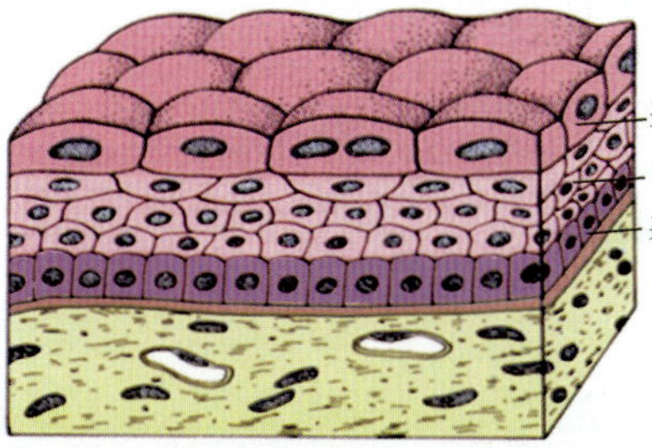

a. 模式图

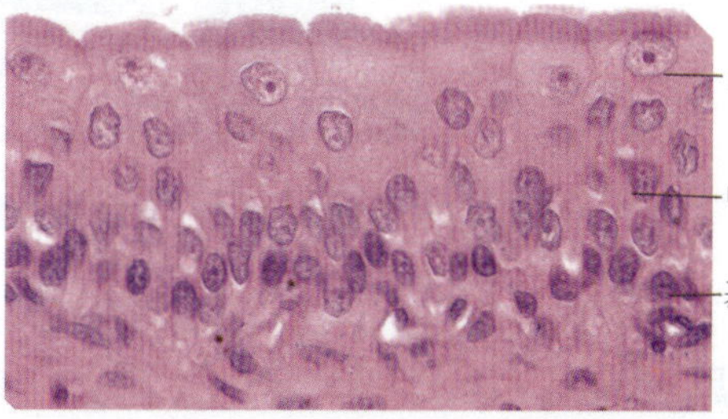

b. 光镜图（空虚膀胱）（高倍）

图2–1–6 变移上皮

二、上皮组织的特殊结构

（一）上皮细胞的游离面

1. 微绒毛 微绒毛是游离面的细胞膜和细胞质伸出的微小突起，呈指状。小肠柱状上皮细胞的纹状缘和肾小管的刷状缘，即是微绒毛。微绒毛的主要功能是扩大细胞的表面积，有利于吸收。

2. 纤毛 为呼吸道上皮细胞游离面的细胞膜和细胞质共同伸出的能摆动的指状突起，比微绒毛粗且长。纤毛具有节律性摆动的能力，其向喉口方向摆动，推送排出黏附于细胞表面的分泌物或异物。

（二）上皮细胞的侧面

上皮细胞的相邻面存在特殊构造的细胞连接，主要有紧密连接、中间连接、桥粒和缝隙连接等（图2–1–7）。这些细胞连接既能防止大分子物质进入细胞间隙，又能在相邻细胞间进行物质交换和信息传递。

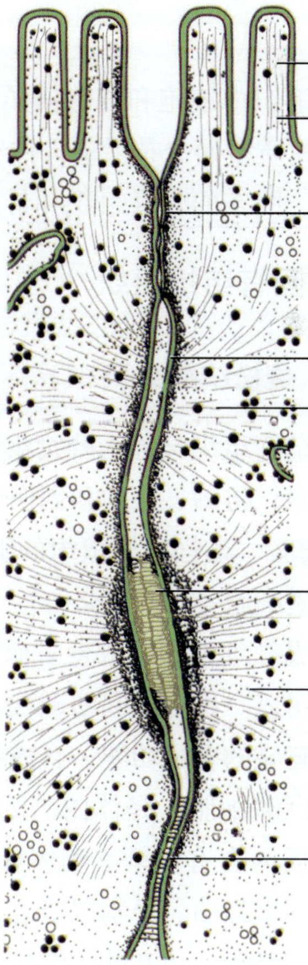

图2–1–7 上皮细胞的特化结构

（三）上皮细胞的基底面

1. 基膜 上皮细胞基底面与结缔组织之间存在着一层薄膜，这既对上皮细胞起连接和支持作用，又有利于上皮细胞与结缔组织之间进行物质交换。

2. 质膜内褶 上皮细胞基底面的细胞膜向胞质内凹陷，形成质膜内褶（图2–1–8），这扩大了细胞基底面的表面积，有利于物质交换。

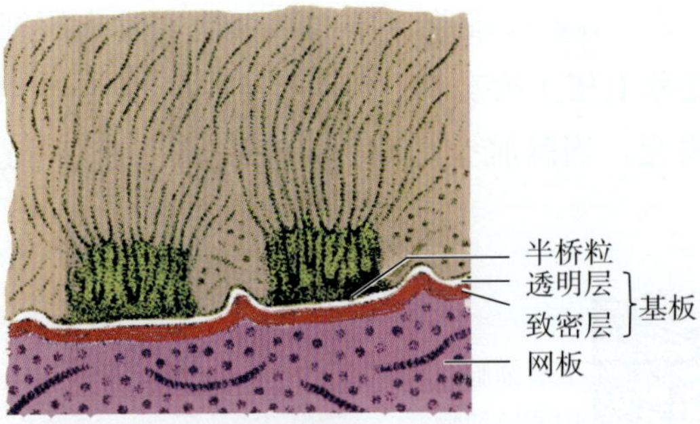

图2-1-8　上皮细胞基底面质膜内褶结构

三、腺上皮和腺

具有分泌功能的上皮称为腺上皮。以腺上皮为主要成分构成的器官称为腺或腺体。根据分泌物的排出方式不同，腺体可分为外分泌腺和内分泌腺。外分泌腺通过导管将分泌物排到器官的腔面或身体的表面，如汗腺、唾液腺和胰腺等。内分泌腺无导管，分泌物直接渗入血管或淋巴管，并被输送至全身，如甲状腺、肾上腺、垂体等。

第二节　结缔组织

结缔组织由细胞和细胞间质组成，细胞间质由基质和纤维组成。结缔组织的细胞数量少，而种类多，细胞间质多而分布稀疏；神经末梢和血管丰富；形态多样，包括纤维态的固有结缔组织、液态的血液和淋巴、固态的软骨组织和骨组织等。结缔组织具有连接、支持、营养、运输、保护等多种功能。

一、固有结缔组织

（一）疏松结缔组织

疏松结缔组织又称为蜂窝组织，广泛存在于器官与器官、组织与组织及细胞与细胞之间，有支持、连接、营养、防御、保护和创伤修复等功能。

1. 细胞　疏松结缔组织的细胞包括成纤维细胞、巨噬细胞、浆细胞、肥大细胞、脂肪细胞和未分化的间充质细胞等（图2-2-1）。

（1）成纤维细胞　数量多而分布广。胞体大而扁平，呈星状，多突起。核大，呈卵圆形，染色浅，核仁大且明显。细胞质弱嗜碱性，内有丰富的粗面内质网、游离核糖体和发达的高尔基复合体。成纤维细胞具有旺盛的合成功能，合成纤维和基质。

（2）巨噬细胞　是体内广泛存在的一种免疫细胞。细胞呈圆形、椭圆形或不规则形。核小，染色深。细胞质内含有大量溶酶体颗粒、吞噬体和吞饮小泡等，多为嗜酸性。巨噬细胞具有强大的吞噬功能，能够吞噬细菌、异物以及衰老、死亡的细胞；还具有抗原呈递作用，引起免疫应答。

（3）浆细胞　由B淋巴细胞分化形成。细胞呈椭圆形或圆形。核内染色质粗大，排列成车轮状，偏于细胞一侧；细胞质嗜碱性，内有丰富的粗面内质网、游离核糖体和发达的高尔基复合体。浆细胞具有旺盛的合成功能，合成与分泌免疫球蛋白，参与体液免疫和调节炎症反应。

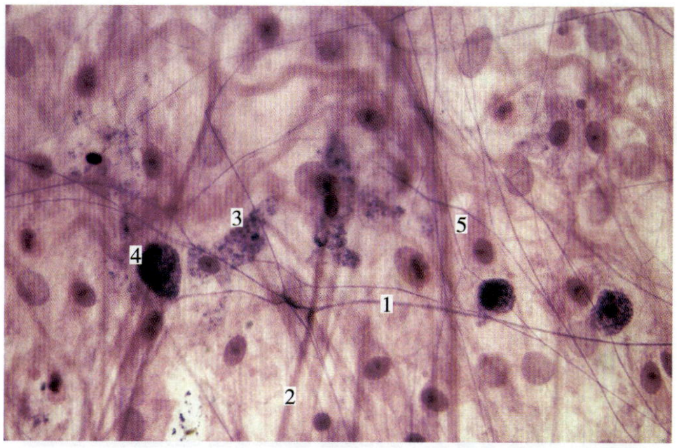

图2-2-1　疏松结缔组织光镜图（高倍）

疏松结缔组织铺片（鼠活体注射台盼蓝，醛复红等染色）（高倍）
1. 弹性纤维；2. 胶原纤维；3. 巨噬细胞；4. 肥大细胞；5. 成纤维细胞

（4）肥大细胞　位于小血管周围。细胞呈圆形或椭圆形。核小且染色较浅。细胞质内充满粗大而密集的嗜碱性颗粒，颗粒内含组织胺、白三烯和慢反应物质等。肥大细胞可引起过敏反应。

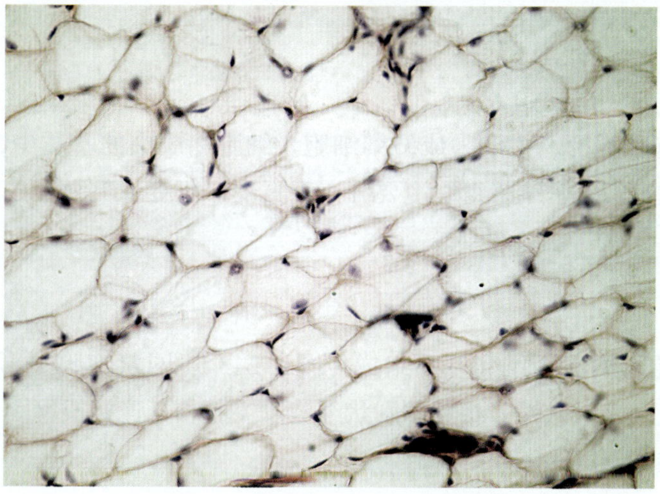

图2-2-2　脂肪组织光镜图（高倍）

（5）脂肪细胞　细胞大，呈圆形或多边形。细胞核和细胞器常被脂滴挤压到细胞的一侧。在HE染色标本上，脂滴已被溶解呈空泡状（图2-2-2）。脂肪细胞具有合成和贮存脂肪、参与脂类代谢的功能。

（6）未分化的间充质细胞　形态似纤维细胞。具有多向分化的潜能，在炎症及创伤修复时大量增殖，可分化为成纤维细胞、内皮细胞和平滑肌细胞，参与结缔组织和小血管的修复。

2. 纤维　结缔组织中有胶原纤维、弹性纤维及网状纤维等。

（1）胶原纤维　新鲜时呈白色，故名白纤维。HE染色呈浅红色波浪状，相互交织分布（图2-2-1）。胶原纤维韧性大，抗拉力强。

（2）弹性纤维　新鲜时呈黄色，故名黄纤维。弹性纤维较胶原纤维细，有分支，交织成网（图2-2-1）。弹性纤维富有弹性。

（3）网状纤维　用镀银法染色呈黑色，故名嗜银纤维（图2-2-3）。网状纤维分支多，较细，相互交织成网。网状纤维主要分布于结缔组织与其他组织交界处。

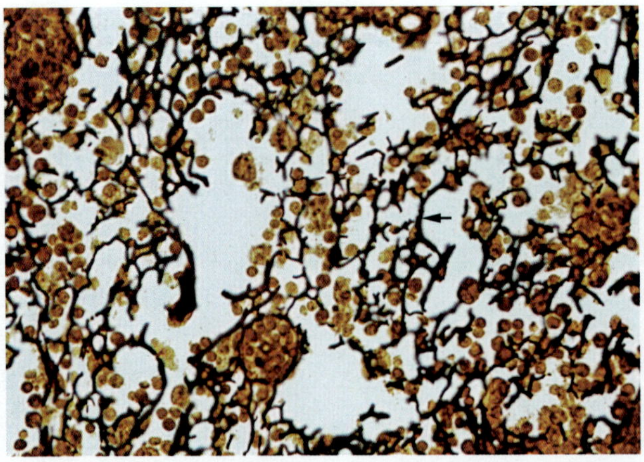

图2-2-3　网状组织（淋巴结）光镜图（镀银染色）（高倍）

←网状组织

3. 基质　基质是无定形的胶状物，填充于纤维和细胞之间，主要成分是蛋白多糖和糖蛋白。蛋白多糖由透明质酸、硫酸软骨素等与蛋白质结合形成。可使小于其孔隙的物质通过，利于物质交换；可阻碍大于其孔隙的物质，起屏障作用。基质内含有大量从毛细血管渗透出来的组织液。组织液在组织和细胞的物质交换中起着重要的媒介作用。

（二）致密结缔组织

致密结缔组织的细胞种类少，主要为成纤维细胞。细胞间质中的基质少，纤维以胶原纤维和弹性纤维为主，粗大且排列致密。致密结缔组织主要分布于真皮、肌腱、巩膜等处，起连接、支持和保护等功能。

（三）网状组织

网状组织由网状细胞、网状纤维和基质组成（图2-2-3）。网状细胞星形多突起，核大，染色浅，核仁明显，细胞质较丰富，略呈碱性。相邻的网状细胞以突起相互连接成网。网状组织主要分布于骨髓和淋巴器官等处，构成这些器官的支架结构。

（四）脂肪组织

脂肪组织由大量脂肪细胞组成（图2-2-2），排列密集，被疏松结缔组织分隔成许多脂肪小叶。脂肪组织主要分布于皮下、网膜、系膜及肾脂肪囊等处，具有贮存脂肪、支持、保护和维持体温等作用，并参与能量的代谢，是人体内最大的“能量库”。

二、软骨组织与软骨

软骨组织由软骨细胞和细胞间质组成。细胞间质呈均质状，由基质和纤维组成。基质呈凝胶状，由蛋白多糖组成，基质内包埋着纤维。

软骨细胞位于基质的软骨陷窝内，其形态、大小及分布不一。越靠近软骨表面的细胞体积越小，越幼稚，呈扁圆形，单个分布。越靠近软骨中央的细胞体积越大，越成熟，呈圆形或卵圆形，成群分布。细胞质内含有丰富的粗面内质网和发达的高尔基复合体，能够合成基质和纤维（图2-2-4）。

软骨组织和软骨膜共同构成软骨。根据软骨基质内纤维的种类和数量的不同，把软骨分为透明软骨、弹性软骨和纤维软骨。

（一）透明软骨

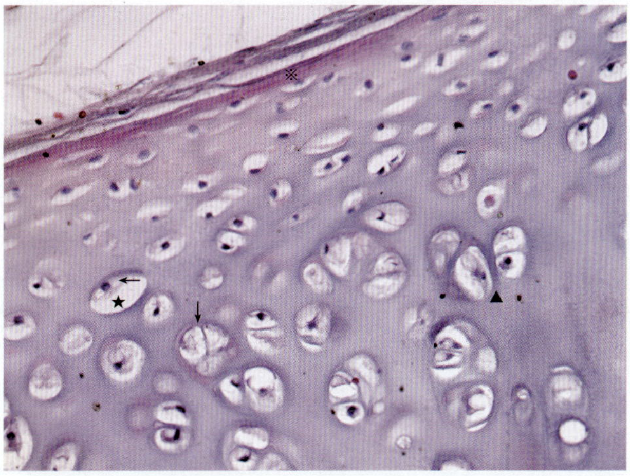

图2-2-4　透明软骨（气管软骨）光镜图（高倍）

▲ 软骨囊；↓同源细胞群；★ 软骨陷窝；← 软骨细胞；※ 软骨膜

透明软骨的基质中包埋着胶原原纤维，这种软骨在新鲜时呈淡蓝色半透明状，主要分布于鼻、喉、气管和支气管。此外，关节软骨和肋软骨也是透明软骨。

（二）弹性软骨

弹性软骨的基质中含有大量交织成网的弹性纤维（图2-2-5），这种软骨的弹性较大，主要分布在耳廓、外耳道、咽鼓管和会厌等处。

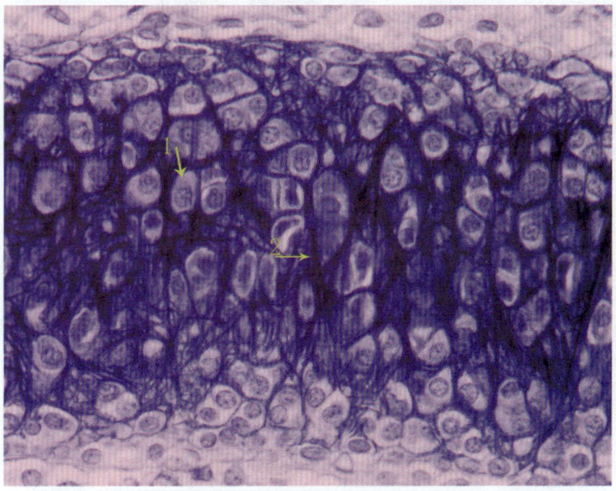

图2-2-5　弹性软骨光镜图（特殊染色）（高倍）

↓ 软骨细胞；→ 弹性纤维

（三）纤维软骨

纤维软骨的基质中含有成束的胶原纤维，常呈平行或交叉排列（图2-2-6），这种软骨的韧性强，主要分布在椎间盘、耻骨联合、关节盘以及某些肌腱和韧带附着于骨的部位等处。

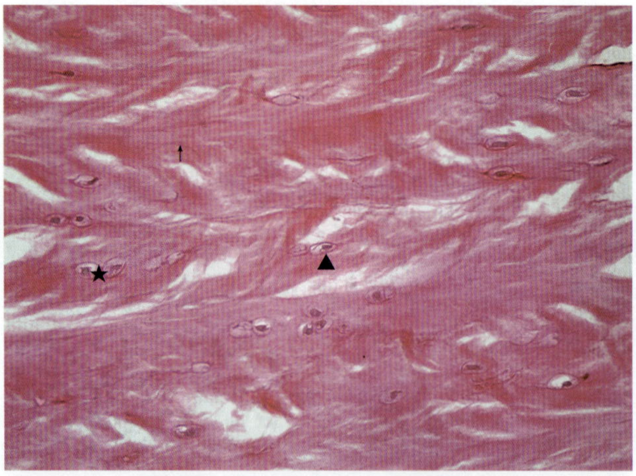

图2-2-6　纤维软骨光镜图（高倍）

↑ 胶原纤维束；★ 软骨细胞；▲ 软骨囊

三、骨组织与骨

骨组织是骨的主要成分。

（一）骨组织

骨组织由骨细胞和细胞间质组成。

1. **骨细胞**　位于骨陷窝内。细胞呈扁椭圆形，细胞核染色较深，呈椭圆形。骨细胞表面有很多细长的突起，这些突起伸入骨小管内，相邻骨细胞的突起相互连接（图2-2-7）。骨陷窝和骨小管内含组织液，可营养骨细胞并运输代谢产物。骨细胞具有溶骨和成骨作用，调节钙、磷平衡。

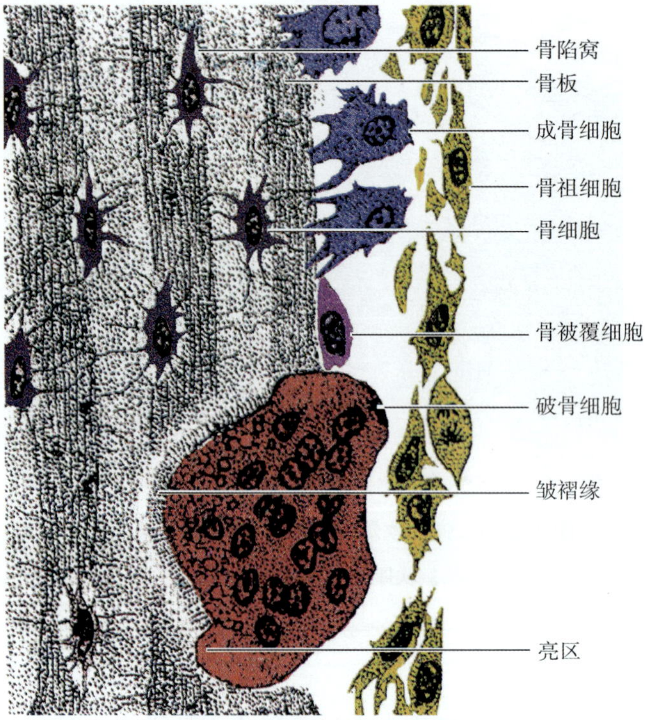

图2-2-7　骨组织的细胞模式图

2. 细胞间质　由基质和纤维（骨胶原纤维）组成。基质的主要成分是糖胺多糖，呈凝胶状，有黏合纤维的作用。基质上有大量钙盐（羟磷灰石结晶）沉积，因此骨组织是人体最坚硬的组织之一。

（二）骨

骨的细胞间质分层且规则地排列，形成薄板状结构，称为骨板。骨板是骨基质的基本结构形式。根据骨板排列方式的不同，可将骨组织分为骨密质和骨松质。

1. 骨密质　主要分布于长骨骨干，骨板排列方式有下列几种（图2-2-8）。

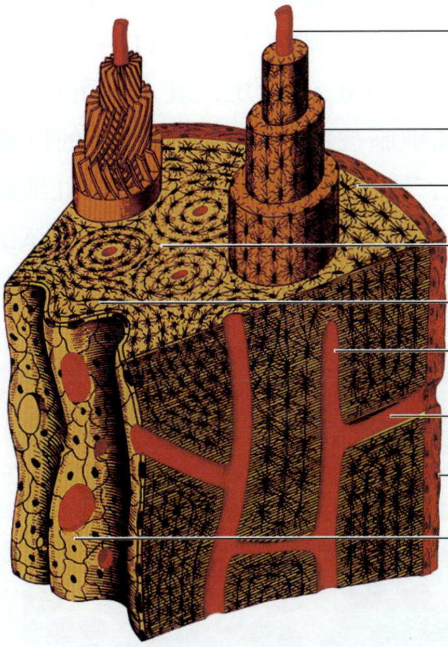

图2-2-8　长骨骨干结构模式图

（1）环骨板　分为外环骨板和内环骨板。外环骨板较厚，约有数层或十数层，较整齐地环绕骨干平行排列。内环骨板由数层不甚完整的骨板环绕骨髓腔面排列，不规则。

（2）骨单位　位于外环骨板和内环骨板之间，其中央有一条纵行的小管，称中央管。中央管周围为多层圆筒形骨板，呈同心圆排列。

（3）间骨板　充填在骨单位之间，形状不规则。

2. 骨松质　分布于骨的内部。骨松质由片状及针状的骨小梁连接而成，骨小梁之间的腔隙内含红骨髓和血管。骨小梁由成层排列的骨板和骨细胞组成。

四、血液

血液是红色液态结缔组织，成人血液总量为4000~5000ml，占体重的7%~8%。血液由血细胞和血浆组成。

（一）血浆

血浆为淡黄色的液体，相当于结缔组织的细胞间质，约占血液容积的55%。血浆中约90%是水，其余成分是血浆蛋白（白蛋白、球蛋白、纤维蛋白原等）、酶、激素、糖、脂类、维生素、无机盐及代谢产物等。正常情况下，血浆的理化性质保持相对恒定。

当溶解状态的纤维蛋白原转变为不溶状态的纤维蛋白，血液就凝固成块，在血液凝固过程中析出的淡黄色透明液体，称血清，相当于结缔组织的基质。血清中不含纤维蛋白原和被消耗的凝血因子，其他成分及含量与血浆相同。

（二）血细胞

血细胞（图2-2-9）悬浮于血浆中，约占血液容积的45%。当机体发生某些疾病时，血细胞的形态结构、数量和比例就会发生明显变化，因此血液检查是疾病诊断和预后评估最常用的方法之一。

1. 红细胞 成熟的红细胞呈双面凹陷的圆盘状，直径约7.5 μm，无细胞核及细胞器。红细胞含有大量的血红蛋白，成年男性为120~160g/L，成年女性为110~150g/L。血红蛋白具有运输氧气和二氧化碳的功能。如果红细胞的数量少于3.0×10^{12}/L，或血红蛋白含量低于100g/L，即诊断为贫血。红细胞的寿命约120天，衰老的红细胞被肝、脾、骨髓等处的巨噬细胞所吞噬。

正常人血液中，存在着网织红细胞，该细胞是尚未完全成熟的红细胞，离开骨髓后24小时即完全成熟。网织红细胞占红细胞总数的0.5%~1.5%，新生儿可达3%~6%，该细胞是判断骨髓生成红细胞能力的一种指标。

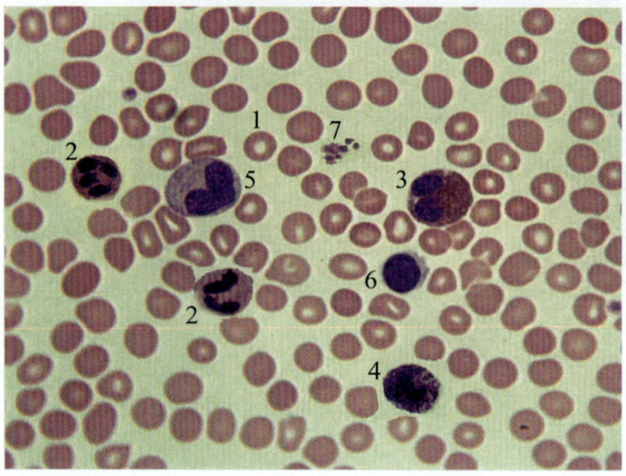

图2-2-9 血细胞光镜图（Wright 染色）（高倍）

1.红细胞；2.中性粒细胞；3.嗜酸性粒细胞；4.嗜碱性粒细胞；5.单核细胞；6.淋巴细胞；7.血小板

知识拓展

贫血

贫血是指人体的外周血中红细胞容积减少，低于正常范围下限，导致组织缺氧的综合征。临床上常以血红蛋白（Hb）浓度来代替红细胞容积的测量，在我国海平面地区，成年男性Hb低于120g/L，成年女性（非妊娠）Hb低于110g/L，孕妇Hb低于100g/L即为贫血。要注意的是，婴幼儿及妊娠女性的Hb浓度比成人低，久居高原地区的人们Hb浓度比海平面居民高。同时，在妊娠、低蛋白血症、充血性心力衰竭和血浆容量增加时，即使红细胞容积正常，但因血液被稀释导致Hb浓度降低，容易被误诊为贫血。在脱水或失血等循环血容量减少时，血液浓缩导致了Hb浓度增高，即使红细胞容积减少，贫血也不容易表现出来。

2. 白细胞 具有防御和免疫功能。根据细胞质内有无特殊颗粒，可将白细胞分为有粒白细胞和无粒白细胞两大类，前者常简称为粒细胞。粒细胞按其细胞质内颗粒的嗜色性，分为中性粒细胞、嗜酸性粒细胞和嗜碱性粒细胞。无粒白细胞包括淋巴细胞和单核细胞。在疾病状态下，白细胞总数及各种白细胞的比值皆可发生改变。

（1）中性粒细胞　数量最多，占白细胞总数的50%~70%。细胞核呈杆状或分叶状，着色较深。细胞质中充满着细小且分布均匀的淡紫红色中性颗粒，颗粒内含有碱性磷酸酶和溶菌酶等。中性粒细胞具有活跃的变形和吞噬能力，其吞噬了大量细菌后，自身解体死亡，称为脓细胞。

（2）嗜酸性粒细胞　占白细胞总数的0.5%~3%。细胞核多为两叶。细胞质内含有粗大、分布均匀的红色嗜酸性颗粒，颗粒内含有溶酶体酶、组胺酶和多种水解酶等。嗜酸性粒细胞能灭活组胺并抑制其释放，从而减轻过敏反应；还能杀伤寄生虫及吞噬抗原抗体复合物。

（3）嗜碱性粒细胞　占白细胞总数的0~1%。细胞核呈“S”形或不规则形。细胞质内充满大小不一、分布不均的紫蓝色嗜碱性颗粒，常遮盖细胞核。颗粒内含有肝素、组胺和慢反应物质等。嗜碱性粒细胞参与机体过敏反应。

（4）淋巴细胞　占白细胞总数的25%~30%。细胞核呈圆形或椭圆形，占据细胞大部分，核染色质致密，染成深蓝色。细胞质很少，嗜碱性，染成天蓝色。产生于胸腺的淋巴细胞称为胸腺依赖淋巴细胞（简称T淋巴细胞），约占血液淋巴细胞的75%，参与细胞免疫；产生于骨髓的淋巴细胞称为骨髓依赖淋巴细胞（简称B淋巴细胞），占血液淋巴细胞的10%~15%，受抗原刺激后增殖分化为浆细胞，产生抗体，参与体液免疫。自然杀伤细胞发生于骨髓，约占10%，能直接杀伤某些肿瘤细胞和病毒感染的细胞。

（5）单核细胞　是血液中体积最大的细胞，呈圆形或椭圆形，占白细胞总数的3%~8%。细胞核呈肾形、马蹄形或卵圆形，染色浅淡。细胞质丰富，常染成淡灰蓝色，内含嗜天青颗粒，颗粒内含有过氧化物酶和溶菌酶等。单核细胞具有活跃的趋化性、吞噬能力和杀菌功能，穿过毛细血管壁进入组织后转化为巨噬细胞。

思政课堂

最美逆行者

巨噬细胞源自血液中的单核细胞，巨噬细胞和单核细胞均为吞噬细胞，主要参与非特异性免疫和特异性免疫。它们主要清除衰老的细胞及病原体等，并激活其他免疫细胞。巨噬细胞在体内不停地游走，依靠活跃的吞噬能力守护着机体的安宁。

它们让我们不由得想起在抗击疫情一线的最美逆行者们。医护人员冲锋陷阵，以职业操守和专业能力守护着人民群众的健康，口罩在脸上留下的压痕是他们战斗的勋章，全力以赴救治患者是他们的使命与承诺，万家团圆日子里的挥手告别是他们无私奉献精神的诠释。广大的医务人员将个人的信仰融入保卫人民安康的伟大斗争中。他们不怕牺牲，勇于担当，甘于奉献的精神时刻激励着我们奋进。

3. 血小板　双凸圆盘状，直径2~4μm，无核，表面有完整的细胞膜。血小板是由骨髓内巨核细胞脱落的胞质小块。血小板能维持血管壁的完整性，并参与止血和凝血过程。血小板数量显著减少或功能障碍时，可引起皮下和黏膜出血等现象。

第三节　肌组织

肌组织由肌细胞和肌细胞间质组成。肌细胞呈细长的纤维状，又称肌纤维。细胞膜称肌膜，肌细胞质称肌浆。肌浆内的滑面内质网称肌浆网。根据结构和功能的不同，肌组织分为骨骼肌、平滑肌和心肌三类。骨骼肌受躯体神经支配，属于随意肌；平滑肌和心肌受自主神经支配，属于不随意肌。

一、骨骼肌

（一）骨骼肌纤维的一般结构

骨骼肌纤维呈细长的圆柱状，长的可达10㎝以上。一条肌纤维含有数个甚至上百个细胞核，这些细胞核呈扁椭圆形，位于肌膜下（图2-3-1）。肌浆内有大量与肌纤维长轴平行呈细丝状的肌原纤维，每条肌原纤维上都有明带（I带）和暗带（A带）相间排列，这些明带和暗带都相应地排列在同一平面上，使整个肌纤维呈现明暗相间的横纹。

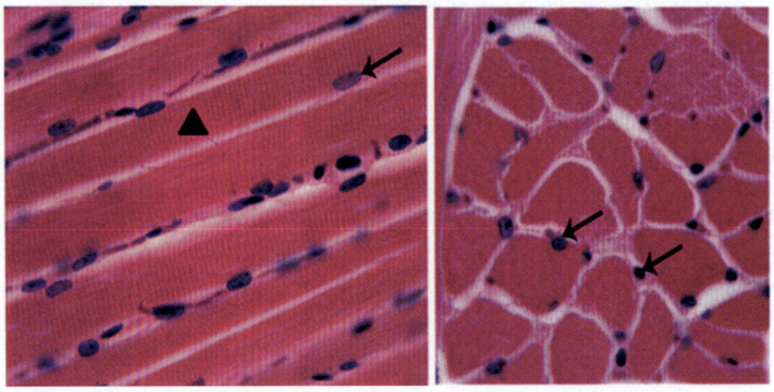

a. 纵切面　　b. 横切面

图2-3-1　骨骼肌纤维光镜图（油镜）

▲ 骨骼肌纤维；→ 细胞核

在暗带中间色淡的区域，称H带。在H带的中央有一色深的M线。明带中央有一色深的Z线。两条相邻Z线之间的一段肌原纤维称为肌节（图2-3-2）。每个肌节包括1/2明带+暗带+1/2明带。肌节是骨骼肌结构和功能的基本单位，是骨骼肌纤维收缩和舒张运动的结构基础。

（二）骨骼肌纤维的微细结构

1. 肌原纤维　由粗肌丝和细肌丝构成。粗肌丝构成暗带（A带），其中央固定于M线，两端游离（图2-3-2）。粗肌丝由肌球蛋白分子组成，大量肌球蛋白分子平行排列，集合成束，其头部形成横桥，并且具有ATP酶活性。当头部横桥与细肌丝的结合位点接触时，ATP酶被激活并分解ATP释放能量，使横桥发生摆动。细肌丝一端固定于Z线，另一端游离，伸入粗肌丝之间并与之平行（图2-3-2）。细肌丝由肌动蛋白、原肌球蛋白和肌钙蛋白构成。肌动蛋白呈双股螺旋链结构，由两列连接成串珠状的球形肌动蛋白单体组成。原肌球蛋白是两条多肽链相互缠绕形成的双股螺旋状分子，嵌于肌动蛋白双股螺旋链的浅沟内（图2-3-3）。

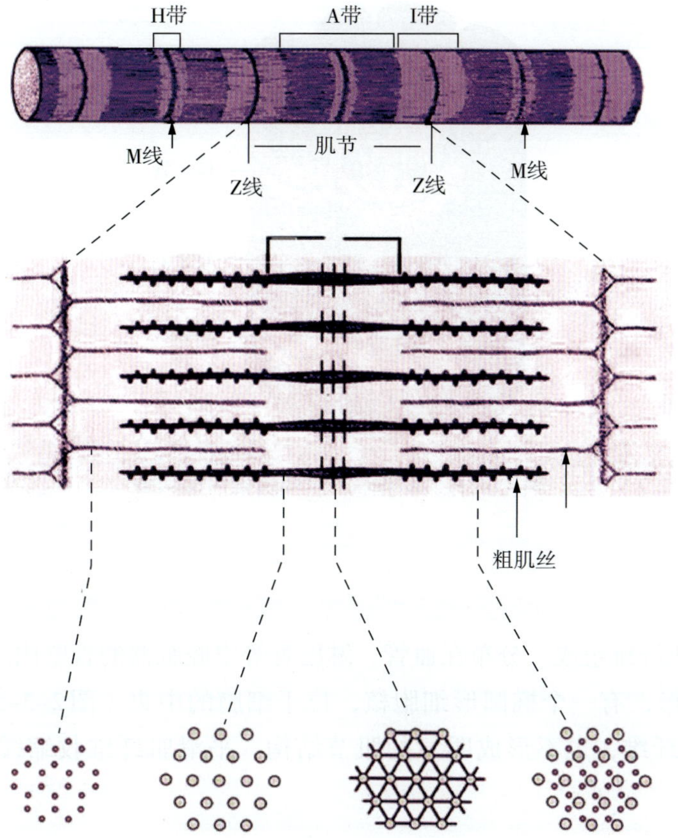

图2-3-2　骨骼肌纤维模式图

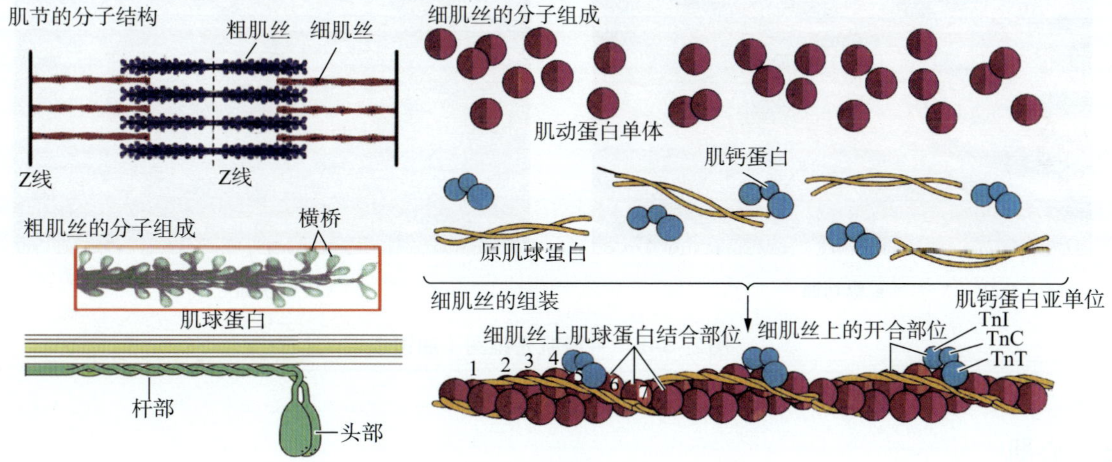

图2-3-3　粗、细肌丝结构模式图

2. **横小管**　位于明、暗带交界处（图2-3-4）。横小管又称为T小管，为肌膜向肌浆内凹陷形成的小管，其走行方向与肌纤维的长轴垂直。横小管可将肌膜的兴奋迅速传入肌纤维内部。

3. **肌浆网**　位于肌原纤维周围，两条横小管之间。肌浆网大致呈纵行排列，又称为纵小管。靠近横小管两端的肌浆网扩大呈囊状，称终池。每条横小管及其两侧的终池共同组成三联体（图2-3-4）。肌浆网可调节肌浆中Ca^{2+}的浓度。

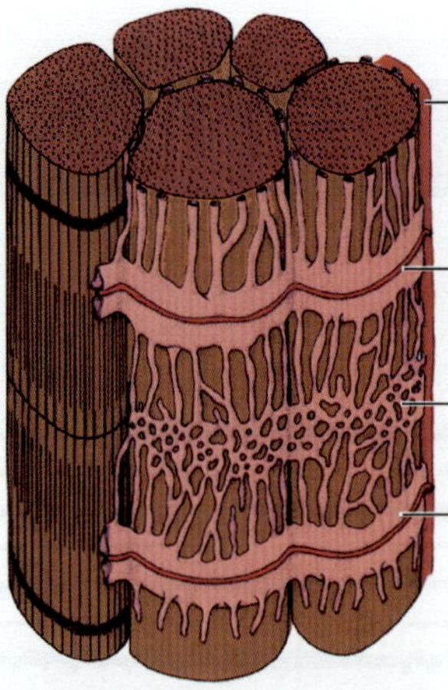

图2-3-4 骨骼肌纤维超微结构模式图

二、平滑肌

平滑肌主要由平滑肌纤维组成，分布在血管、淋巴管等空腔脏器的管壁内。

平滑肌纤维呈长梭形，有一个椭圆形细胞核，位于细胞的中央（图2-3-5）。平滑肌纤维无横纹，肌浆网不发达，无肌原纤维，也不形成明显的肌节结构。平滑肌纤维收缩缓慢而持久，有较大的伸展性。

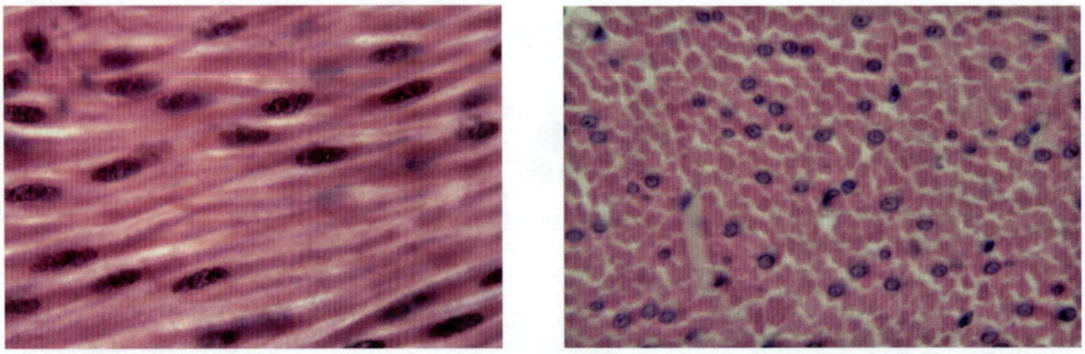

a. 纵切面　　b. 横切面

图2-3-5 平滑肌光镜图（油镜）

三、心肌

心肌主要由心肌纤维组成，分布于心壁。心肌收缩有节律性，不易疲劳。

心肌纤维呈短柱状，有分支并互相连接成网。心肌纤维一般有一个细胞核，呈椭圆形，位于肌纤维中央。肌原纤维粗细不等，横纹不明显。横小管较粗，位于Z线。肌浆网较稀疏，纵小管不发达，与横小管紧贴形成二联体。心肌纤维的互相连接处有一染色较深的带状结构，称闰盘（图2-3-6）。闰盘起着牢固的连接作用，同时又有利于细胞间的信息传递，是心房肌和心室肌整体的收缩和舒张同步化的结构基础。

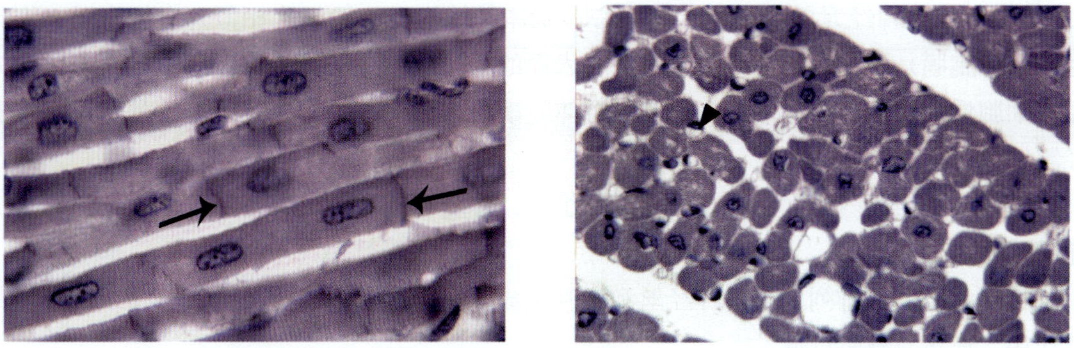

a. 纵切面　　b. 横切面

图2-3-6　心肌纤维光镜图（碘酸钠-苏木精染色）（油镜）

→闰盘；▲毛细血管

第四节　神经组织

神经组织主要由神经细胞和神经胶质细胞组成。神经细胞又称神经元，具有接受刺激、传导冲动的功能，是神经系统结构和功能的基本单位。神经胶质细胞对神经元起着支持、营养、绝缘和保护的作用。

一、神经元

（一）神经元的形态结构

神经元由胞体和突起两部分组成，突起又分为树突和轴突（图2-4-1）。

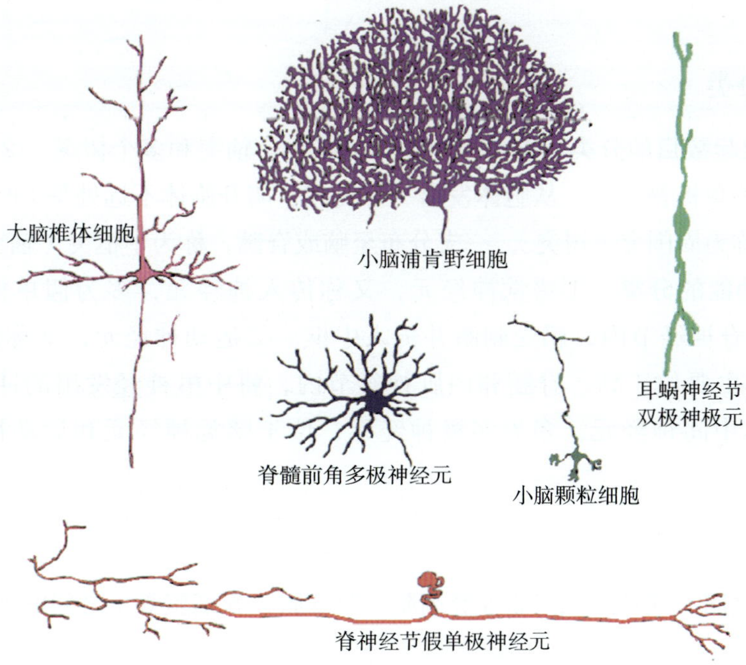

图2-4-1　神经元结构模式图

1. 胞体 胞体是神经元的代谢和营养中心。胞体的结构与一般细胞相似，有细胞膜、细胞质和细胞核。胞体的细胞膜是可兴奋的生物膜，与突起表面的膜相连续。细胞核大而圆，位于胞体中央，核仁大而明显。细胞质内除含有线粒体、高尔基复合体、溶酶体和中心体等一般细胞器外，还有丰富的尼氏体和神经原纤维（图2–4–2）。

（1）尼氏体 由粗面内质网和游离的核糖体组成，颗粒状或块状的强嗜碱性物质，具有合成蛋白质和神经递质的功能。

（2）神经原纤维 由排列成束的神经丝和微管组成，呈细丝状，在胞体内互相交织成网。其对神经元起支持作用，还参与物质运输。

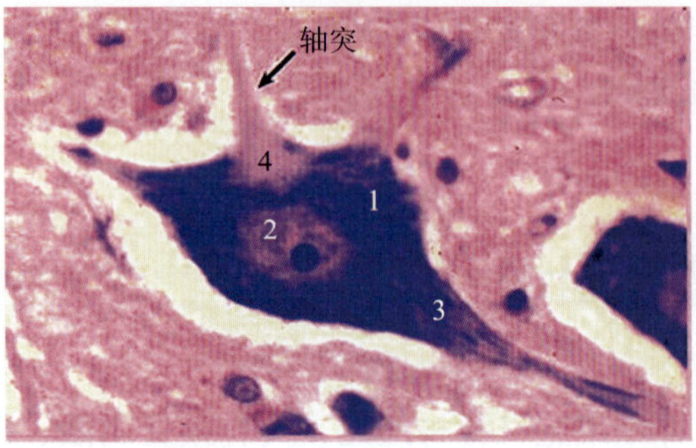

a. HE染色

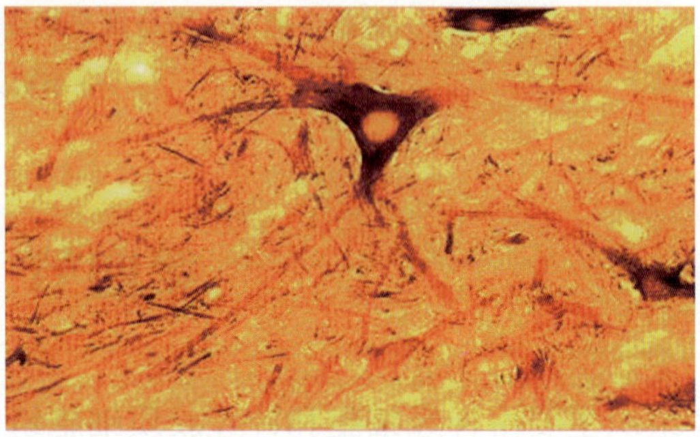
b. 镀银染色

图2–4–2 神经元光镜图（高倍）

1.尼氏体；2.细胞核；3.树突；4.轴丘

2. 突起 可分为轴突和树突。

（1）树突 一个神经元可有一至多个树突，呈树枝状，其内部结构与胞体相似。树突具有接受刺激并将冲动传向胞体的功能。

（2）轴突 一个神经元只有一个轴突，内部无尼氏体。轴突可将胞体发出的神经冲动传递给其他神经元或效应器。

（二）神经元的分类

1. 根据神经元突起数目的分类 ①多极神经元，有一个轴突和多个树突。②双极神经元，有一个轴突和一个树突。③假单极神经元，从胞体发出一个突起，离开胞体不远处呈T形分为两支，一支分布到周围器官或组织，称为周围突（树突），一支分布至脑或脊髓，称为中枢突（轴突）。

2. 根据神经元功能的分类 ①感觉神经元，又称传入神经元，多为假单极神经元或双极神经元，其胞体位于脑和脊神经节内，感受刺激并传入中枢。②运动神经元，又称传出神经元，一般为多极神经元，其胞体主要位于脑、脊髓和内脏神经节内，将中枢神经发出的冲动传到外周效应器。③联络神经元，又称中间神经元，多为多极神经元，位于感觉神经元和运动神经元之间，起联络作用。

（三）突触

神经元与神经元之间，或神经元与非神经细胞（肌细胞、腺细胞等）之间的细胞连接结构，称突触（图2–4–3）。

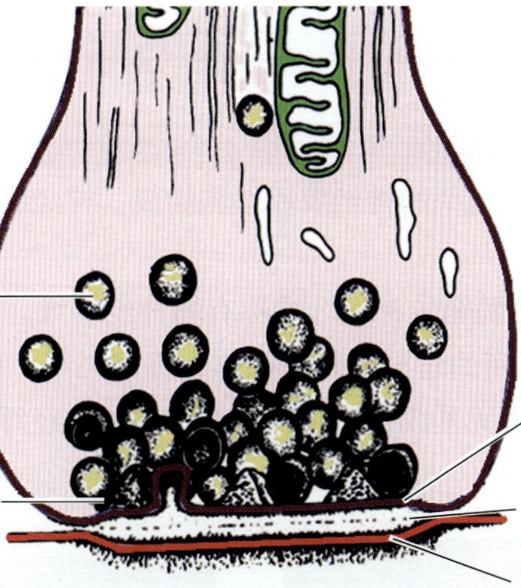

图 2-4-3 突触超微结构模式图

突触是传递信息的重要结构，最常见的是轴-树突触或轴-体突触，此外还有轴-轴和树-树突触等。根据神经冲动传导的方式，突触可分为化学突触和电突触。化学突触是以神经递质传递信息的，电突触是以电流传递信息的。人体内多数突触是化学突触。

化学突触的结构包括突触前膜、突触间隙和突触后膜。

突触前膜：突触前神经元轴突末端的球形膨大，称为突触小体，其细胞质内含有较多的线粒体和突触小泡，突触小泡内含有神经递质。突触小体与突触后神经元的树突或胞体相接处的轴膜称为突触前膜。

突触后膜：与突触前膜相接处的突触后神经元的树突或胞体的膜，称为突触后膜。突触后膜上有接受相应神经递质的受体。

突触间隙：突触前膜和突触后膜之间的间隙，宽 15~30nm。

当神经冲动传到突触前膜时，突触小泡释放神经递质，神经递质通过突触间隙后与突触后膜的受体结合，从而将信息传给后一个神经元或效应细胞。

二、神经胶质细胞

神经胶质细胞有突起，但无树突和轴突之分，无传导神经冲动的功能，其广泛分布于神经系统。

（一）中枢神经系统的胶质细胞

1. **星形胶质细胞** 突起伸展填充在神经元胞体和突起之间，交织成网，起支持和绝缘的作用。有些突起末端膨大形成脚板，构成血脑屏障，可阻止某些物质由血液进入脑组织。星形胶质细胞还能分泌神经营养因子，维持神经元的功能活动。

2. **少突胶质细胞** 分布在中枢神经系统白质纤维之间和灰质神经元胞体的周围，参与形成中枢神经系统的髓鞘。

3. **小胶质细胞** 分布于大脑、小脑和脊髓的灰质内，由血液中单核细胞迁入演变而来，具有吞噬功能。

4. **室管膜细胞** 分布在脑室和脊髓中央管的腔面，形成单层上皮（即室管膜），具有分泌功能。

（二）周围神经系统的胶质细胞

1. **施万细胞** 又称神经膜细胞，参与周围神经系统中神经纤维的构成，并形成有髓神经纤维的髓鞘。

2. **卫星细胞** 又称被囊细胞，在神经节内包裹神经元，对神经节有支持和保护作用。

三、神经纤维和神经

（一）神经纤维

由神经元的长突起及其周围所包绕的神经胶质细胞构成。神经纤维可分为有髓神经纤维和无髓神经纤维。

1. **有髓神经纤维** 表面包绕髓鞘的神经纤维称有髓神经纤维。髓鞘呈节段性，有保护和绝缘作用（图2-4-4）。髓鞘节段与节段之间的缩窄部轴膜裸露，称郎飞结。中枢神经系统有髓神经纤维的髓鞘由少突胶质细胞构成，髓鞘外表面无基膜；周围神经系统有髓神经纤维的髓鞘由施万细胞构成，髓鞘外表面包有基膜（图2-4-5）。

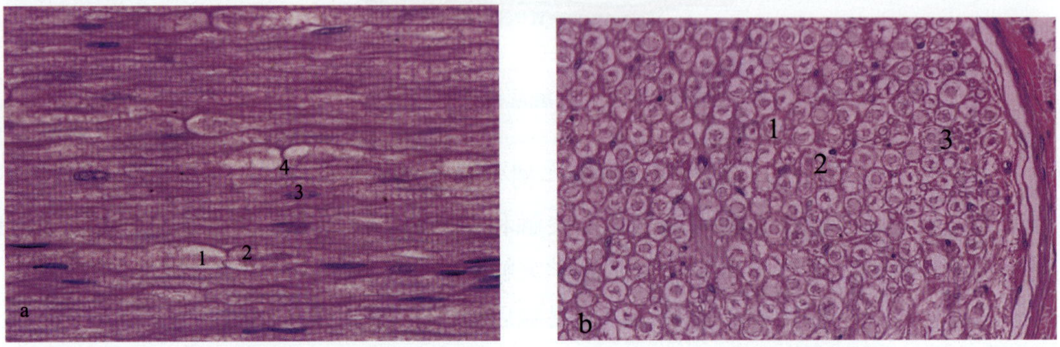

a. 纵切面　　b. 横切面

图2-4-4　周围有髓神经纤维（坐骨神经）光镜图（高倍）

1. 轴突；2. 髓鞘；3. 施万细胞；4. 郎飞结

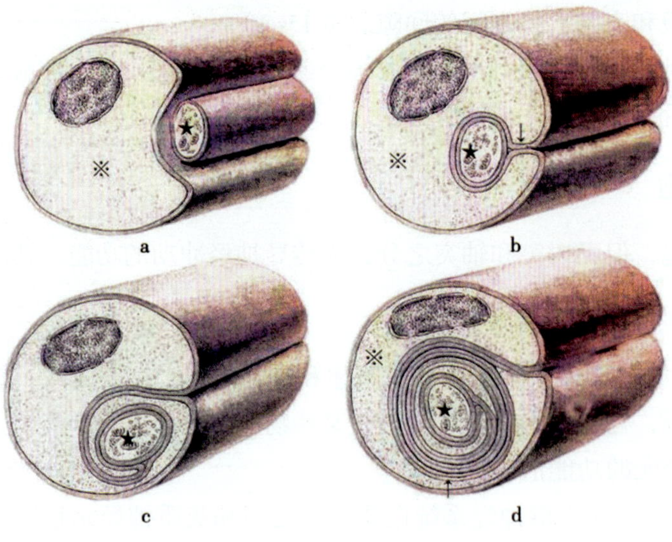

图2-4-5　周围神经系统髓鞘形成模式图

a、b、c、d. 髓鞘发生过程

★ 轴突；※ 施万细胞；↓ 轴突系膜；↑ 髓鞘板层

2. **无髓神经纤维** 表面无特异性神经胶质细胞包绕的神经纤维称无髓神经纤维。中枢神经系统的无髓神经纤维的轴突裸露地走行于有髓神经纤维或神经胶质细胞之间；周围神经系统的无髓神经纤维含多条轴突，施万细胞表面有数量不等、深浅不同的纵沟，轴突被包绕在纵沟内（图2-4-6）。

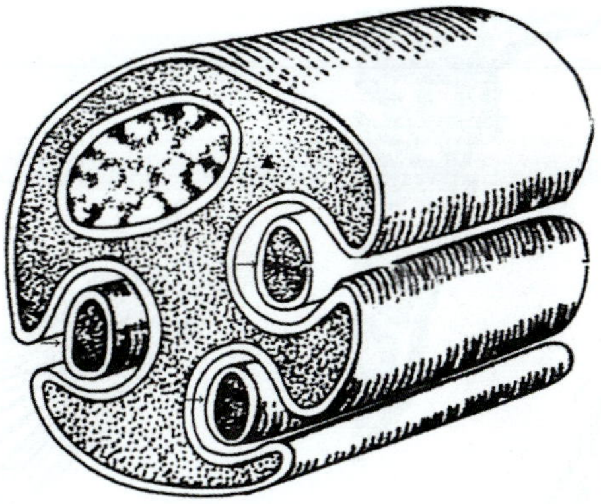

图2-4-6　周围神经系统无髓神经纤维形成模式图

▲ 施万细胞；→ 轴突

神经纤维的功能是传导神经冲动。神经冲动在有髓神经纤维上从一个郎飞结传导到下一个郎飞结，呈现跳跃式传导，传导速度快；无髓神经纤维因无髓鞘和郎飞结，神经冲动只能沿轴膜连续传导，传导速度慢。

（二）神经

周围神经系统的神经纤维聚合成束，外包结缔组织膜构成神经。根据所含神经纤维种类的不同，神经可分为感觉神经、运动神经和混合神经。

四、神经末梢

周围神经纤维的终末部分，称为神经末梢。按其功能分为感觉神经末梢和运动神经末梢。

（一）感觉神经末梢

感觉神经末梢可分为游离神经末梢（图2-4-7）和有被囊的神经末梢（图2-4-8），能感受体内、外环境的变化，并将刺激转化为神经冲动。

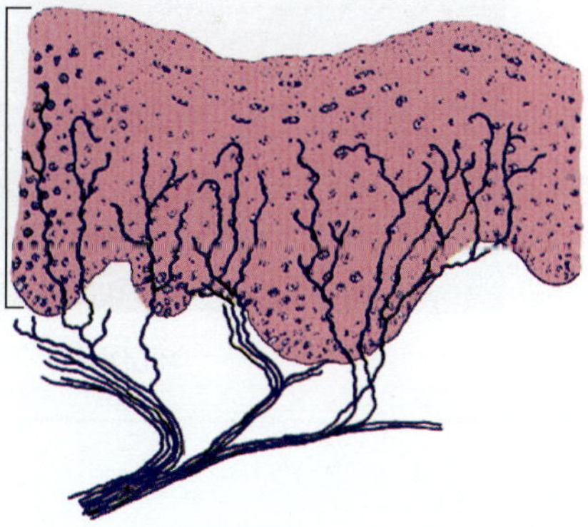

图2-4-7　游离神经末梢模式图

1. 游离神经末梢　神经纤维的终末部分脱髓鞘，反复分支形成树枝状。多分布于上皮组织和结缔组织中，能感受疼痛和冷、热的刺激。

2. 有被囊的神经末梢　触觉小体为椭圆形小体，多分布于真皮乳头层内，以手指掌侧和足趾底面最多，有感受触觉的功能。环层小体多分布于手掌、足趾的皮下组织及内脏结缔组织中，有感受压觉和振动觉的功能。肌梭分布于骨骼肌内，呈梭形，能感受骨骼肌的舒缩状态，传递各部位的姿势和位置状态。

（二）运动神经末梢

运动神经末梢是运动神经元轴突的终末部分，支配肌肉的收缩和腺体的分泌。运动神经末梢按分布部位分为躯体运动神经末梢和内脏运动神经末梢。分布于骨骼肌的运动神经末梢称为躯体运动神经末梢，呈爪样附于骨骼肌纤维的表面，形成椭圆形的板状隆起，又称为运动终板（图2-4-9）。分布于心肌、平滑肌和腺体等处的运动神经末梢称为内脏运动神经末梢。

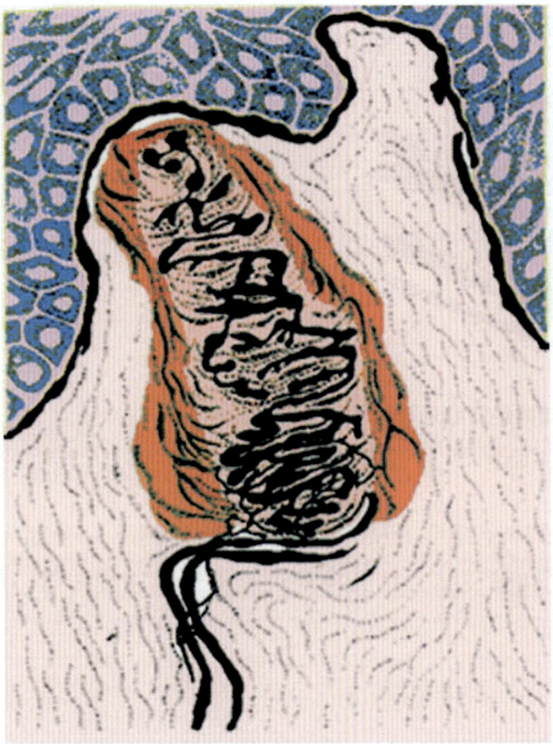

触觉小体

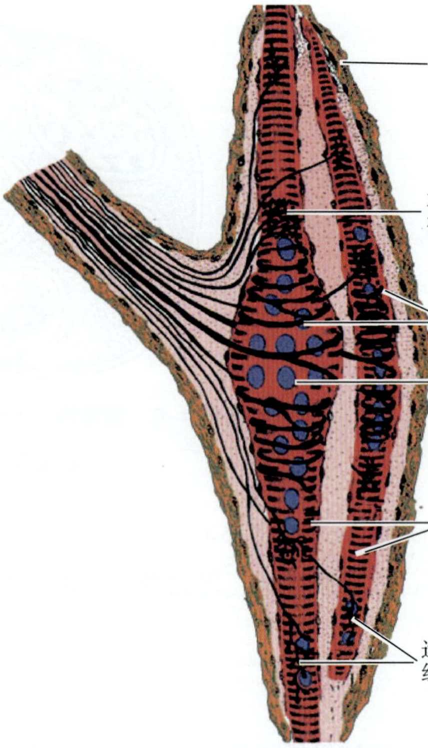

肌梭模式图

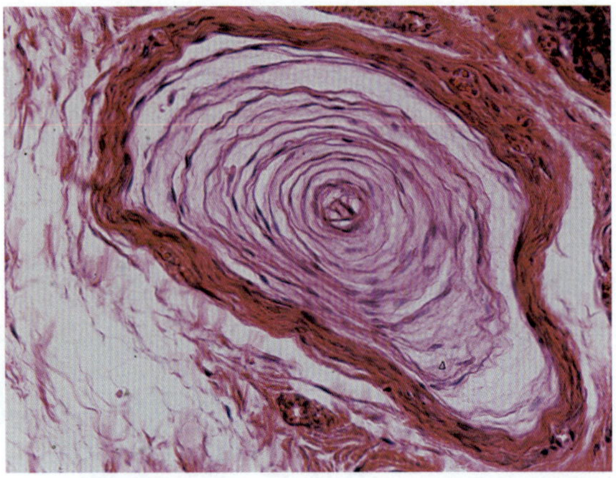

环层小体

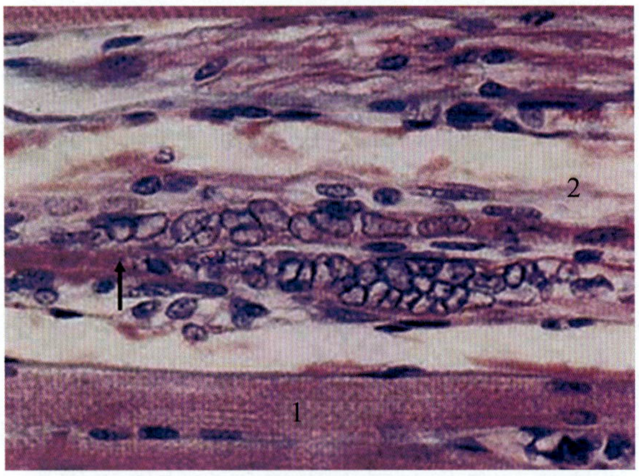

肌梭光镜图

1. 梭外肌纤维；2. 结缔组织被囊；↑梭内肌纤维

图2-4-8 有被囊神经末梢

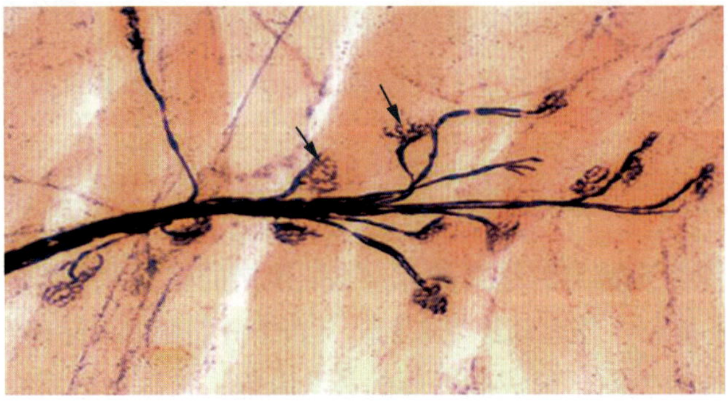

图2-4-9 运动终板光镜图（骨骼肌压片）（镀银染色）（高倍）

实训实练一　基本组织的显微镜观察

【实训目的】

1. 观察各类上皮组织的结构特点。
2. 观察疏松结缔组织的纤维及各种细胞成分结构特点。
3. 观察平滑肌、骨骼肌及心肌三种肌纤维的结构特点。
4. 观察神经元的结构特点、尼氏体及神经原纤维的形态与分布。

【实训用品】

1. 显微镜。
2. 单层扁平上皮切片、甲状腺切片、单层柱状上皮切片（小肠切片）、气管切片、复层扁平上皮切片（食管切片）和膀胱切片。
3. 疏松结缔组织切片、透明软骨切片、骨磨片、血涂片、骨骼肌横切片、平滑肌切片、心肌横切片。
4. 脊髓灰质涂片、脊髓横切片和运动终板（氯化金法）。

【实训方法】

1. 上皮组织

（1）单层扁平上皮　先低倍镜观察，再高倍镜观察。

（2）单层立方上皮　先用低倍镜在甲状腺切片上找到滤泡，再用高倍镜观察滤泡壁。

（3）单层柱状上皮　先用低倍镜选择黏膜面完整的纵切突起，再用高倍镜观察。

（4）假复层纤毛柱状上皮　先用肉眼辨别朝向气管腔的黏膜层，用低倍镜观察假复层纤毛柱状上皮，再用高倍镜观察上皮细胞的形状、胞核所处的位置及细胞顶端所达到的部位。

（5）复层扁平上皮　先用肉眼辨别朝向食管腔的黏膜层，用低倍镜观察管壁黏膜的最内面着色较深的一层即复层扁平上皮，再用高倍镜观察。

（6）变移上皮　先用肉眼辨别朝向膀胱腔的黏膜层，用低倍镜在黏膜层表面寻找上皮，再用高倍镜观察。

2. 结缔组织

（1）疏松结缔组织　先用低倍镜观察，再用高倍镜观察，先区分纤维，然后区分细胞。

（2）软骨　先用低倍镜观察基质和软骨细胞，再用高倍镜观察胶原纤维、软骨囊和软骨陷窝。

（3）骨组织　先用低倍镜观察骨单位，再用高倍镜观察骨陷窝、骨小管。

（4）血液　先用低倍镜分辨红细胞和白细胞，再用高倍镜观察。红细胞小而圆，无胞核，浅红色，中央部分着色浅；中性粒细胞胞质中含有细小且分布均匀的浅紫红色颗粒，胞核分叶，叶间有染色质丝相连；嗜酸性粒细胞胞质中有粗大的橘红色颗粒，胞核紫红色，分两叶；嗜碱性粒细胞胞质中含有大小不等的颗粒，胞核不规则，被颗粒掩盖；淋巴细胞胞质极少，天蓝色，胞核圆形或肾形，染色深；单核细胞核大，呈肾形、马蹄形或不规则，染色质颗粒细而松散，着色浅，常偏位。

3. 肌肉组织

（1）平滑肌纤维切片观察　先用低倍镜找到有平滑肌纤维的部位，再用高倍镜观察平滑肌纤维的形状和结构。

（2）骨骼肌纤维切片观察　先用低倍镜找到纵切（肌纤维长条形）及横切（肌纤维多边形）的肌纤

维，再用高倍镜比较纵切面和横切面上结构的差异。

（3）心肌切片观察　先用低倍镜找到纵、横、斜等切面，纵切面心肌纤维为呈分支带状，再用高倍镜观察心肌纤维的结构特点和闰盘。

4. 神经组织

（1）脊髓灰质涂片　在低倍镜下可见多突起的多极神经元，选一个较大而清晰的神经元换用高倍镜观察，胞质内含有的许多不规则的深染小体即尼氏体。

（2）脊髓横切片　肉眼可见脊髓横切面中央呈“I”形，灰质较宽的一端为脊髓灰质前角，用低倍镜观察灰质前角，寻找多极神经细胞，找一个突起较多并切到胞核的神经细胞，换用高倍镜观察，胞体和突起内均可见棕褐色细线状的结构，即为神经原纤维。

（3）运动终板　低倍镜下发现神经纤维的末端成爪状分支，附于肌纤维表面与附着处形成板状隆起，再用高倍镜观察，发现运动终板的爪状分支末端常呈纽扣状膨大。

【思考题】

1．各类型上皮组织的结构特点如何？

2．疏松结缔组织有哪些细胞及纤维成分？

【技能测试】

绘制神经元细胞的光镜图，并注明各部结构。

答案解析

目标检测

一、单项选择题

1．有关上皮组织的特点，以下不正确的是（　）

A．由大量的细胞和少量的细胞间质构成　B．细胞排列成层或膜状
C．上皮细胞有极性表现　D．有丰富的毛细血管
E．有保护、分泌、吸收和排泄功能

2．假复层纤毛柱状上皮分布于（　）

A．消化道内面　B．气管　C．膀胱　D．血管　E．食管

3．关于腺的说法错误的是（　）

A．以腺上皮为主构成的器官称腺　B．内分泌腺是指有导管的腺
C．可分为外分泌腺和内分泌腺　D．外分泌腺是指有导管的腺
E．内分泌腺的分泌物称激素

4．分布于食管的上皮是（　）

A．复层扁平上皮　B．单层柱状上皮　C．单层立方上皮
D．假复层纤毛柱状上皮　E．变移上皮

5．分布于腹膜的上皮是（　）

A．复层扁平上皮　B．单层扁平上皮　C．单层立方上皮
D．假复层纤毛柱状上皮　E．变移上皮

6．在创伤和修复中起重要作用的细胞是（　）

A．成纤维细胞　B．巨噬细胞　C．浆细胞　D．肥大细胞　E．脂肪细胞

7. 能合成抗体（免疫球蛋白）的细胞是（ ）

A. 成纤维细胞 B. 巨噬细胞 C. 浆细胞 D. 肥大细胞 E. 脂肪细胞

8. 多分布于淋巴组织、淋巴器官和骨髓的是（ ）

A. 疏松结缔组织 B. 脂肪组织 C. 致密结缔组织 D. 网状组织 E. 肌组织

9. 血液属于（ ）

A. 上皮组织 B. 结缔组织 C. 肌组织 D. 神经组织 E. 液体组织

10. 白细胞中百分比最大，有吞噬、防御功能的细胞是（ ）

A. 红细胞 B. 中性粒细胞 C. 嗜酸性粒细胞 D. 嗜碱性粒细胞 E. 淋巴细胞

11. 参与止血凝血的血细胞是（ ）

A. 红细胞 B. 中性粒细胞 C. B淋巴细胞 D. T淋巴细胞 E. 血小板

12. 肌原纤维的结构和功能的基本单位是（ ）

A. 肌纤维 B. 肌原纤维 C. 粗肌丝 D. 细肌丝 E. 肌节

13. 骨骼肌三联体的结构和功能是（ ）

A. 一个横小管（传递兴奋）和两侧的终池（储存释放钙离子）

B. 二个横小管（传递兴奋）和一个终池（储存释放钙离子）

C. 一个横小管（传递兴奋）和一个终池（储存释放钙离子）

D. 一个横小管（储存释放钙离子）和一个终池（传递兴奋）

E. 二个横小管（储存释放钙离子）和一个终池（传递兴奋）

14. 心肌纤维彼此相连形成功能整体的结构是（ ）

A. T小管 B. 肌浆网 C. 闰盘 D. 肌丝 E. 二联体

15. 双极神经元具有（ ）

A. 一个轴突和多个树突板 B. 一个轴突和一个树突

C. 一个树突和两个轴突 D. 一个轴突和两个树突

E. 多个轴突和一个树突

16. 突触中，与神经递质相结合的受体位于（ ）

A. 突触前膜 B. 突触间隙 C. 突触后膜 D. 突触微管 E. 突触微丝

17. 神经元内合成蛋白质和神经递质的结构是（ ）

A. 嗜染质（尼氏体） B. 神经元纤维 C. 线粒体

D. 内质网 E. 中心体

（裴林国）

书网融合……

知识回顾 微课1 微课2 微课3 微课4 微课5 习题

第三章 运动系统

PPT

学习目标

知识要求：

1. 掌握运动系统的组成；骨的形态分类和构造；躯干骨的名称、数目和位置；胸骨的位置和形态；上肢骨的组成；肩胛骨、肱骨、尺骨和桡骨的主要结构；下肢骨的组成；髋骨、股骨、胫骨的主要结构；颅的组成和分部；新生儿颅骨的特征；关节的基本结构和运动形式；脊柱的组成；椎间盘的结构；胸廓的组成和形态；肩关节、肘关节和桡腕关节的组成、结构特点和运动；骨盆的组成和分部；髋关节、膝关节、距小腿关节的组成、结构特点和运动；颞下颌关节的组成、结构特点和运动；肌的形态和构造；斜方肌、背阔肌、竖脊肌、胸锁乳突肌、胸大肌、肋间外肌、肋间内肌、膈、三角肌、肱二头肌、肱三头肌、臀大肌、股四头肌、小腿三头肌的位置和作用；胸骨角、肋弓、翼点、鼻旁窦、颅囟的概念。

2. 熟悉骨的化学成分和物理特性；各部椎骨的特点；肋的数目和形态；颅的整体观；脊柱的整体观；全身各部肌和肌群的名称、位置和作用。

3. 了解骨的发生和生长；关节的辅助装置；椎骨的连结；手关节的名称和位置；足弓的构成；肌的辅助结构。

技能要求：

1. 学会结合标本描述椎骨、胸骨、肋骨、肩胛骨、肱骨、尺骨、桡骨、髋骨、股骨、胫骨、腓骨、下颌骨、颞骨的主要形态结构。

2. 学会结合标本描述脊柱、胸廓、肩关节、肘关节、桡腕关节、骨盆、髋关节、膝关节、距小腿关节的组成和结构特点。

3. 学会在活体上确认下颌角、下颌头、骶角、颈静脉切迹、胸骨角、剑突、肋骨、锁骨、肩胛冈、肩峰、肩胛骨下角、肱骨内上髁、肱骨外上髁、尺骨鹰嘴、尺骨头、尺骨茎突、桡骨头、桡骨茎突、掌骨、髂嵴、髂前上棘、髂后上棘、髂结节、坐骨结节、耻骨结节、股骨大转子、髌骨、胫骨粗隆、胫骨前缘、内踝、腓骨头、外踝、跟骨、乳突、枕外隆凸等骨性结构。

4. 学会在标本上描述斜方肌、背阔肌、竖脊肌、胸锁乳突肌、胸大肌、肋间外肌、肋间内肌、膈、三角肌、肱二头肌、肱三头肌、臀大肌、股四头肌、小腿三头肌的位置和作用。

5. 学会在活体上确认斜方肌、背阔肌、胸锁乳突肌、胸大肌、腹直肌、三角肌、肱二头肌及肌腱、肱三头肌及肌腱、掌长肌腱、桡侧腕屈肌腱、尺侧腕屈肌腱、指浅屈肌腱、指伸肌腱、臀大肌、股四头肌及肌腱、小腿三头肌、半腱肌腱、半膜肌腱、股二头肌腱、腓肠肌、跟腱、胫骨前肌及肌腱、跗长伸肌腱、颞肌、咬肌等肌性标志。

第一节　概　述

一、运动系统的组成

运动系统由骨、骨连结和骨骼肌组成，占成人体重的60%~70%，构成人体的基本轮廓。

二、运动系统的主要功能

运动系统对人体起着运动、支持和保护作用。骨与骨之间的连接装置，称为骨连结。全身各骨通过骨连结构成骨骼，成为人体的支架，支撑体重，保护内脏，维持体姿。骨骼肌附于骨，在神经系统支配下收缩牵拉其所附着的骨，从而改变位置，产生运动。骨骼与骨骼肌共同赋予人体的基本外形，并构成体腔（如颅腔、胸腔、腹腔和盆腔）的壁，以保护脑、心、肺、肝、脾、膀胱等器官。在运动中，骨起杠杆作用，骨连结是运动的枢纽，骨骼肌是动力器官。能在体表看到或摸到的一些骨的突起或肌的隆起，称为体表标志。它们对于定位体内的器官、结构等具有标志性意义。

知识拓展

中医学对运动系统的有关记载

中医学对骨、骨连结、骨骼肌也有叙述，并且很多西医解剖学中关于运动系统的名词都来源于中医学。譬如《素问·生气通天论篇》曰："是以圣人陈阴阳，筋脉和同，骨髓坚固，气血皆从"，提出来"骨髓"一词。西医解剖学中的"肋骨"也是沿用的中医学解剖术语，如《针灸甲乙经》卷一《精神五脏论第一》曰："两胁肋骨不举。"中医学称骨连结为"属骨""属"，如《灵枢·卫气失常》谓之："然皮有部，肉有柱，血气有输，骨有属。"中医学也指出人身有许多关节，故用"百节"来指全身关节，如《备急千金要方》云："三黄汤，治中风，手足拘挛，百节疼痛，烦热心乱，恶寒，经日不欲饮食。"《黄帝内经》认为："肝主筋，肾主骨，脾主肉，心主脉，肺主皮毛。"中医学和西医解剖学对运动系统的描述，在名称和形态上存在某些差异，但在功能上无较大区别，主要功能都是支持、运动和保护。

第二节　骨　学

骨是一种器官，有一定的形态和构造，含有丰富的血管、淋巴管和神经，能不断进行新陈代谢和生长发育，具有修复、再生和重塑能力以及造血、储备钙和磷的功能。经常锻炼能促进骨的发育，长期废用则易出现骨质疏松。

一、概述

成人共有206块骨，其重量约占人体重的20%，分布在颅、躯干和四肢（图3-2-1）。

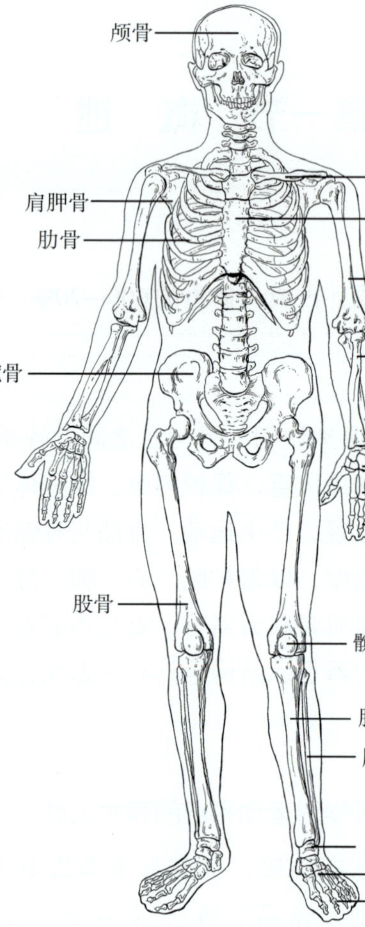

图3-2-1 全身骨骼

（一）骨的分类

骨按分布的部位可分为颅骨、躯干骨和四肢骨三部分。前两者称为中轴骨，四肢骨又称附肢骨。骨按照形态分为长骨、短骨、扁骨和不规则骨。

1. 长骨 呈长管状，分一体两端，多分布于四肢。长骨中部细长部分称为体或骨干，骨质致密，内有空腔称髓腔。两端膨大称骺，有光滑的关节面。骨干与骺相邻的部位，称干骺端，幼年时保留一片骺软骨，随年龄增长，骺软骨骨化，骨干和骺融合为一体。

2. 短骨 形似立方体，多成群分布于连接牢固且较灵活部位，如腕骨和跗骨。

3. 扁骨 呈板状，主要构成颅腔、胸腔和盆腔的壁，起保护作用，如胸骨和肋骨。

4. 不规则骨 形状不规则，如椎骨。有些不规则骨内含有空腔，称含气骨，如额骨和筛骨。

另外，位于某些肌腱内的扁圆形小骨，称籽骨，如髌骨等。

（二）骨的表面形态

骨的表面常有肌肉附着、血管和神经通过，或与邻近器官接触，这些因素会影响并赋予骨特征性的形态。

1. 骨面的突起 由于肌腱或韧带的牵拉，骨的表面形成程度不同的隆起，其中明显突出于骨面的称突，较尖锐的小突起称棘，基底部较广的突起称隆起，其表面粗糙不平的称粗隆或结节，有方向扭转的粗隆称转子，长线形的高隆起称嵴，低而粗涩的嵴称线。

2. 骨面的凹陷 由于与邻位器官、结构相接触或肌肉附着而形成。大而浅的光滑凹面称窝，略小的窝称凹或小凹，长的凹称沟，浅凹陷称压迹。

3. 骨的腔洞 由于容纳某些结构或空气，或由于某些结构穿行所形成。一般将较大的空间称为腔、窦、房，小者称小房，长的通道称管或道，腔或管的开口称口或孔，边缘不完整的孔称裂孔。

4. 骨端的标志 骨端圆形的膨大称头或小头，多为被覆着软骨的关节面。头下方较狭细处称颈，椭圆形的膨大称髁，髁的突出处称上髁。

5. 其他特征 较平滑的骨面称面，多为肌肉的附着处。骨的边缘称缘，缘的缺口或凹入都称切迹，常是血管、神经或肌腱的通过处。

（三）骨的构造

骨主要由骨质、骨膜和骨髓三部分构成（图3-2-2）。

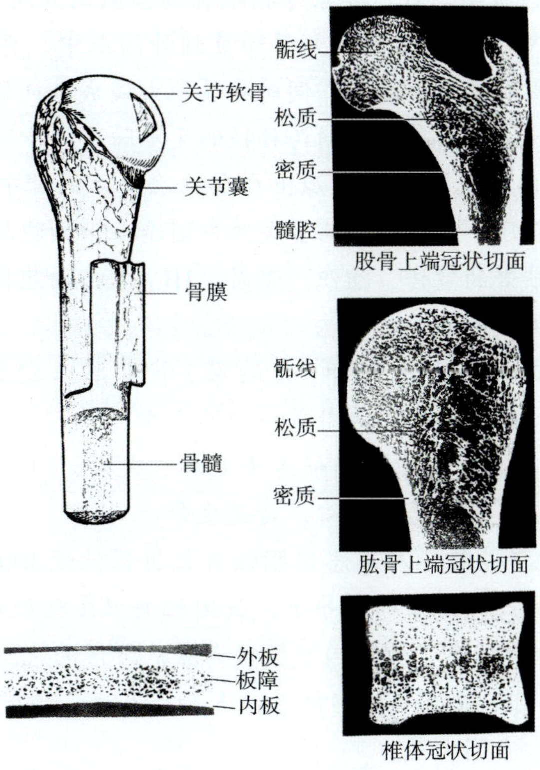

图3-2-2 骨的构造

1. 骨质 骨质是骨的主要成分，分为骨密质和骨松质。骨密质质地致密，抗压性强，分布于骨的表面，由紧密排列的骨板构成。骨松质呈海绵状，由大量交错排列的骨小梁构成，分布于长骨两端内部和短骨、扁骨、不规则骨的内部。

2. **骨膜** 骨膜是一层致密的结缔组织膜，覆盖于除关节面以外的骨表面，含有血管、神经和淋巴管，对骨的营养、再生和感觉有重要作用。骨膜可分内、外两层，外层致密，并有许多胶原纤维束穿入骨质，使之固定于骨面，内层疏松，含有成骨细胞等，参与骨的生长、再生、修复和愈合。手术时应尽量保留骨膜。

3. **骨髓** 骨髓充填于髓腔和骨松质间隙内，分为红骨髓和黄骨髓。胎儿和幼儿的骨髓全是红骨髓，含有大量不同发育阶段的红细胞和其他幼稚型细胞而呈红色，有造血功能。5岁以后，长骨骨干内的红骨髓逐渐被脂肪组织代替，呈黄色，变成黄骨髓，失去造血能力。当大量失血或重度贫血时，部分黄骨髓可转化为红骨髓，恢复造血功能。成人红骨髓主要分布于长骨的两端、扁骨和不规则骨的骨松质内，如肋骨、髋骨等。临床常选髋骨的髂前上棘、髂后上棘等处进行骨髓穿刺，检查骨髓象，以协助血液系统相关疾病的诊断。

思政课堂

人间大爱——骨髓移植

造血干细胞移植是指对患者实施大剂量化疗和（或）放疗的预处理后，通过移植骨髓或外周血中的造血干细胞等，以重建造血及免疫功能的方法。由于骨髓中含有丰富的造血干细胞，因此骨髓移植是最常用的造血干细胞移植方法，外周血及脐带血中也含有一定量的造血干细胞。

骨髓移植是白血病、再生障碍性贫血、地中海贫血、重症放射病等人体造血系统及免疫系统严重疾病患者继续生存的希望。目前非亲缘捐献骨髓多采用外周血采集造血干细胞的方法，通过科学方法先将骨髓血中的造血干细胞大量动员到外周血中，再从捐献者手臂静脉处采集全血，通过血细胞分离机提取造血干细胞，同时将其他血液成分回输捐献者体内。

长久以来，移植供者的选择困难成为制约移植的主要障碍。中国造血干细胞捐献者资料库（简称“中华骨髓库”），前身是1992年经原卫生部批准建立的“中国非血缘关系骨髓移植供者资料检索库”，2001年12月，中央编办批准成立中国造血干细胞捐献者资料库管理中心，统一管理和规范开展志愿捐献者的宣传、组织、动员，HLA（白细胞抗原）分型，为患者检索配型相合的捐献者及移植相关服务等。

2015年世界骨髓捐献者协会把每年9月的第3个星期六定为“世界骨髓捐献者日”（WMDD）。设立这个纪念日的主题是感谢每一位造血干细胞捐献者，也感谢等待志愿捐献、参加志愿服务的人们。在现代社会中，捐献者用无私、大爱，“以己血、救人命”，用一袋袋红色的造血干细胞，传递真善美，传递爱心，传递生命。

截至2021年12月，中华骨髓库入库志愿捐献者数据累计近300万人份，累计捐献造血干细胞达12437例。在中国共产党的正确领导下，我国相关卫生健康部门始终坚持“人民至上、生命至上”，任何困难，都阻挡不了我们国家救助血液病群体的决心，延缓不了医疗进步、科技向善的时代趋势，更抑制不住国人撸起袖子，发扬“人道、博爱、奉献”的精神，人人为我，我为人人，骨髓移植，人间大爱。

（四）骨的化学成分和物理性质

骨含有有机质和无机质两种化学成分。有机质主要有骨胶原纤维和黏多糖蛋白，使骨具有韧性和弹性；无机质主要是以碱性磷酸钙为主的钙盐，使骨有硬度和脆性。两种成分的比例随年龄增长而发生变化，成年人骨有机质和无机质的比例约为3 ：7，最为合适。年幼者有机质的比例高，韧性大，易变形；年龄越大，其无机质的比例越高，脆性增大，易发生骨折。

知识拓展

青枝骨折

青枝骨折多见于儿童，由于儿童骨骼中有机物含量高，约占骨质的一半，加之骨外膜特别厚，因此在力学上就具有很好的弹性和韧性，不容易折断，遭受暴力发生骨折就会出现与春天树木的青枝一样折而不断的情况，临床上把这种特殊的骨折称之为青枝骨折。青枝骨折时，骨骼虽“折”却仍然未“断”，因而一般都属于稳定骨折，通常不需要手术治疗。四肢骨的青枝骨折用石膏外固定治疗可以取得很好的疗效。

（五）骨的发生和生长

骨发生于中胚层间充质。自胚胎第8周开始，间充质呈膜状分布，并逐渐骨化，称膜化骨，或首先发育成软骨，继续骨化称软骨化骨。

1. 膜化骨　颅顶骨和面颅骨的发生属于此型。胚胎时期膜性骨的一定部位的细胞，分化出成团的成骨细胞，成骨细胞产生胶原纤维和基质，基质内钙盐渐沉积，形成骨质。初始化骨的部位称骨化点。骨膜下还分化出一种破骨细胞，在成骨细胞不断造骨的同时，破骨细胞破坏已建成的骨质并将之吸收，在这样不断造骨又不断破坏骨的过程中，骨不断生长，同时被改建和重建，最终塑造成体骨的形态。

2. 软骨化骨　四肢骨（锁骨除外）和颅底骨的发生属于此型。胚胎早期在膜性骨的基础上形成与成体骨形状相似的软骨性骨，表面覆以软骨膜。软骨化骨由软骨膜和软骨内同时进行。软骨膜化骨形成骨密质及其外层的骨膜。软骨内化骨形成骨松质及充填于其内的骨髓。到降生前后，软骨的两端也出现骨化中心，叫初级骨化中心，先进行软骨内化骨，然后进行软骨膜化骨，形成骨骺。当骨干和骨骺两者的骨化都接近完成时，中间仍保留一层软骨，叫作骺软骨。

骨的发育基于两种机制：一种是骺软骨不断增生，骨干端又不断骨化，使骨得以不断加长，直至成年，骺软骨不再增长也被骨化，骨干与骨骺之间遗留一骺线（在X射线下不显影，呈空节）；另一种是骨膜内层不断地造骨与改建，其内部骨髓腔也不断造骨、破骨与改建，从而使骨干不断增粗，骨髓腔也不断扩大。

二、躯干骨

躯干骨共有51块，包括24块椎骨、1块骶骨、1块尾骨、1块胸骨和12对肋。

（一）椎骨

椎骨在幼年时为32或33块，即颈椎7块、胸椎12块、腰椎5块、骶椎5块和尾椎3~4块。成年后，5块骶椎融合成1块骶骨，3~4块尾椎融合成1块尾骨。

1. 椎骨的一般形态　椎骨由前方的椎体和后方的椎弓组成，椎体和椎弓围成椎孔，各椎孔上下贯通，构成容纳脊髓的椎管。椎体呈短圆柱状，是椎骨负重的主要部分。椎弓是弓形骨板，由椎弓根和椎弓板构成。椎弓根较细，其上、下缘分别为椎上、下切迹，相邻椎骨的椎上、下切迹围成椎间孔。椎弓上有7个突起，向后的突起称棘突，向左、右两侧的突起，称横突，向上、下各发出1对上关节突和下关节突（图3-2-3）。

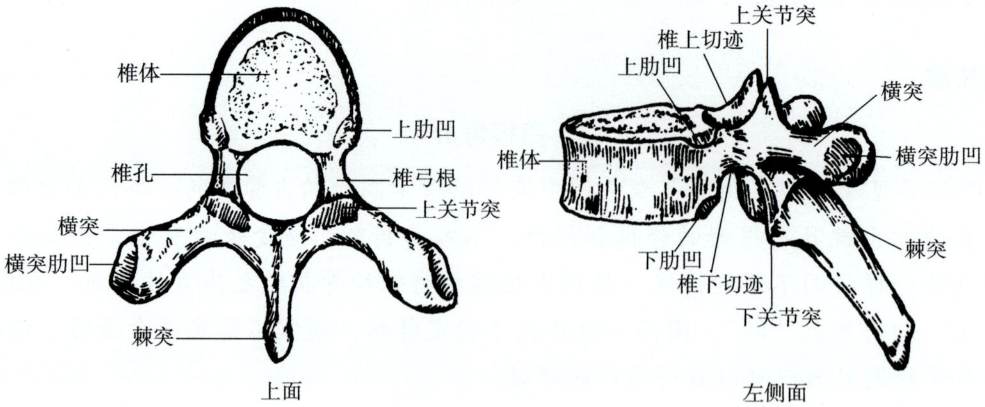

图3-2-3 椎骨的一般形态

2. 各部椎骨的主要特征

（1）颈椎 椎体较小，椎孔相对较大，横突上有横突孔，孔内有椎动脉和椎静脉通过。第2~6颈椎的棘突较短，末端分叉。第3~7椎体上面的两侧缘向上微突，称钩突，若过度增生肥大，可使椎间孔狭窄，压迫脊神经（图3-2-4）。

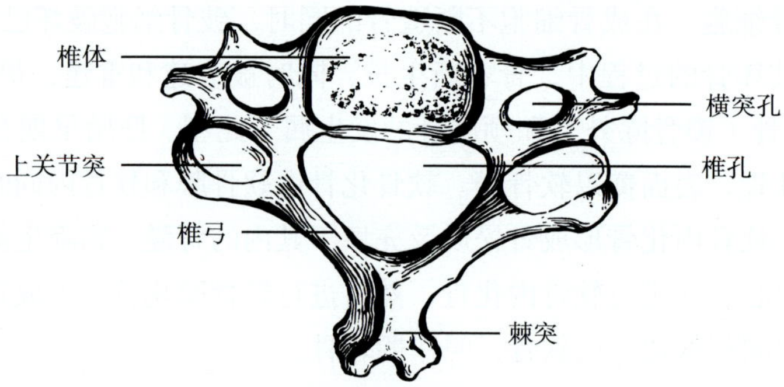

图3-2-4 颈椎（上面观）

第1颈椎又称寰椎，无椎体、棘突和关节突，由前弓、后弓及侧块构成，前弓后面正中有齿突凹（图3-2-5）。

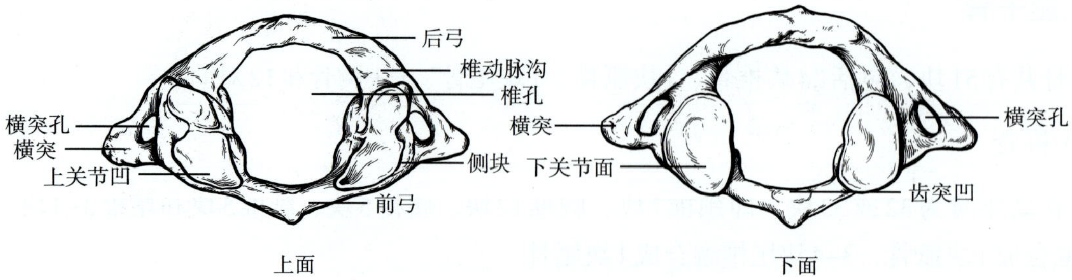

图3-2-5 寰椎（上面观、下面观）

第2颈椎又称枢椎，椎体向上发出的指状突起称齿突，与寰椎的齿突凹构成寰枢关节（图3-2-6）。

第7颈椎又名隆椎，棘突长，末端不分叉，易于触及，临床常作为计数椎骨序数的标志（图3-2-7）。

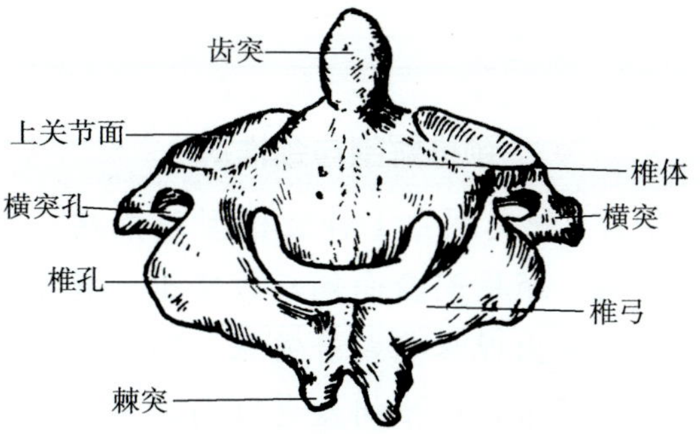

图3-2-6 枢椎（上面观）

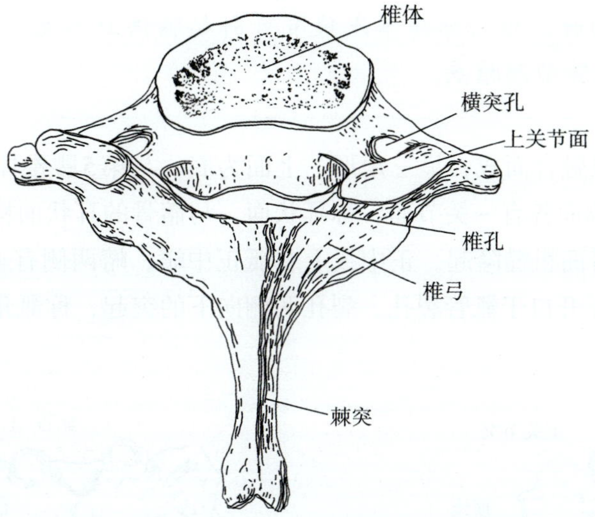

图3-2-7 隆椎（上面观）

（2）胸椎　在椎体侧面后份的上、下缘各有一浅凹，分别称为上、下肋凹，与肋头相关节。在横突末端的前面有一偏圆形的横突肋凹，与肋结节相关节。胸椎棘突较长，斜向后下，各相邻棘突呈叠瓦状排列（图3-2-3）。

（3）腰椎　椎体粗壮，椎孔大，呈三角形。上、下关节突粗大，关节面基本呈矢状位。棘突宽扁呈板状，水平伸向后方，各棘突的间隙较宽，临床上常利用此间隙做腰椎穿刺术（图3-2-8）。

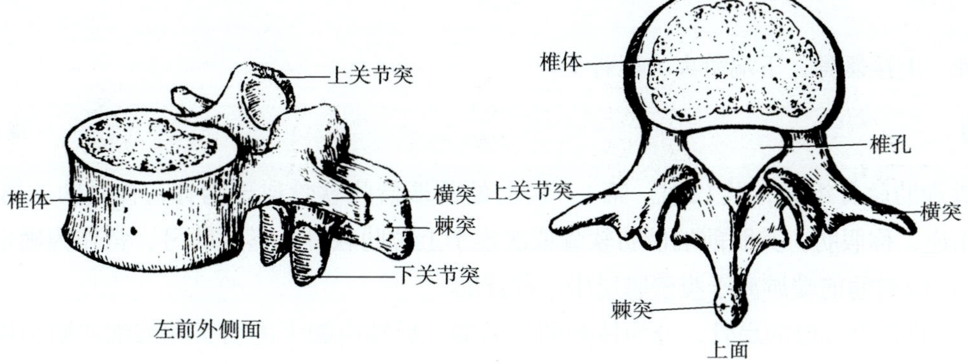

图3-2-8 腰椎

知识拓展

颈椎解剖与颈椎病

颈椎病临床常见，主要分为4种类型：①神经根型颈椎病；②脊髓型颈椎病；③交感神经型颈椎病；④椎动脉型颈椎病。颈椎间盘向侧后方突出、钩椎关节增生等可压迫椎间孔中的神经根，临床常表现为颈肩背部出现疼痛或者酸胀，颈部活动受限，并向上肢放射使上肢也出现麻木无力，此为神经根型颈椎病；椎间盘也可向后突出压迫椎管内的脊髓，临床常表现为四肢乏力麻木、行走不稳等，此为脊髓型颈椎病；交感神经型颈椎病可表现为心慌、胸闷、多汗、血压升高等症状，临床比较少见；椎关节退行性改变、颈椎横突孔增生狭窄刺激或压迫横突孔内的椎动脉，椎动脉痉挛或狭窄可引起脑供血不足，患者常伴有头晕、头痛、黑蒙等症状，此为椎动脉型颈椎病。

（4）骶骨　由5块骶椎融合而成，呈三角形，上面为底，与第5腰椎体相连，下端接尾骨。骶骨上缘中份向前隆凸，称岬。侧面各有一关节面，称耳状面，与髂骨的耳状面构成骶髂关节。骶骨前面光滑微凹，可见4对骶前孔，后面粗糙隆起，正中线上有骶正中嵴，嵴两侧有4对骶后孔。各骶椎的椎孔连接成骶管，上接椎管，向下开口于骶管裂孔。裂孔两侧向下的突起，称骶角，是骶管麻醉确定进针部位的标志（图3-2-9）。

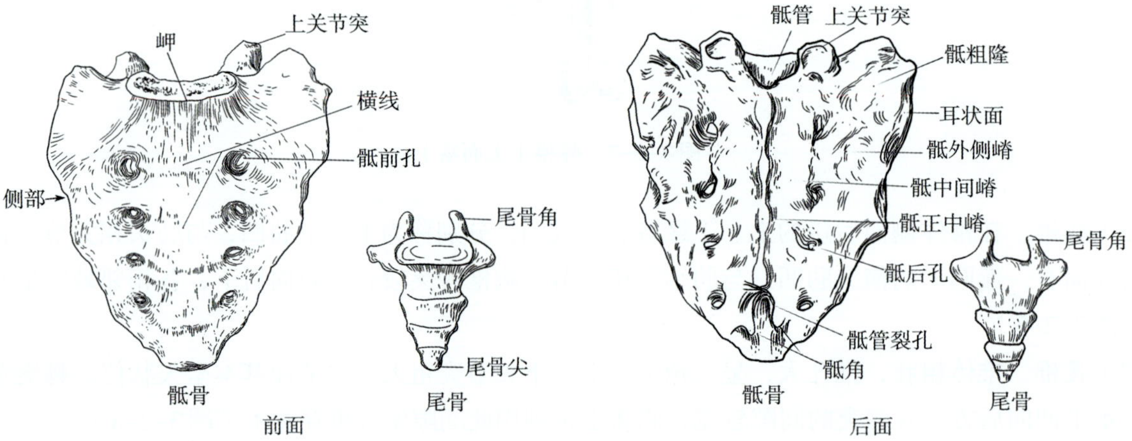

图3-2-9　骶骨和尾骨

（5）尾骨　上接骶骨，下端游离为尾骨尖。

（二）肋

肋由肋骨和肋软骨组成，共12对。第1~7对肋的前端借肋软骨连于胸骨，称真肋。第8~10对肋不与胸骨直接相连，称假肋，其肋前端借肋软骨依次连于上位肋软骨，形成肋弓，常作为确定肝、脾位置的标志。第11~12对肋前端游离于腹壁肌层中，称浮肋。

1. 肋骨　肋骨为弓形的扁骨，分为体和前、后端。后端由膨大的肋头和缩细的肋颈构成。肋颈外侧的粗糙突起，称肋结节。体介于颈与前端之间，分内、外两面和上、下两缘。内面近下缘处有神经、血管通过的肋沟。肋体向外转为向前的转弯处，称肋角（图3-2-10）。

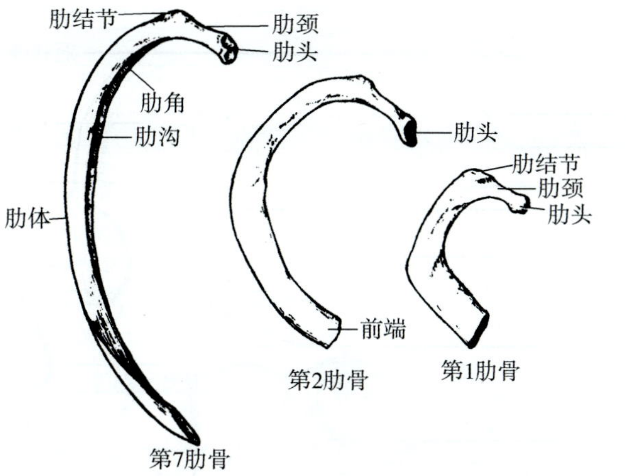

图3-2-10　肋骨

2. **肋软骨**　肋软骨位于各肋骨的前端，由透明软骨构成，终生不骨化。

（三）胸骨

胸骨位于胸前壁正中，为长方形扁骨，自上而下分为柄、体和剑突三部分。胸骨柄上缘中份凹陷，称颈静脉切迹。柄与体连接处微向前凸，称胸骨角，两侧平对第2肋，可在体表扪及，是计数肋的重要标志。剑突扁薄，下端游离（图3-2-11）。

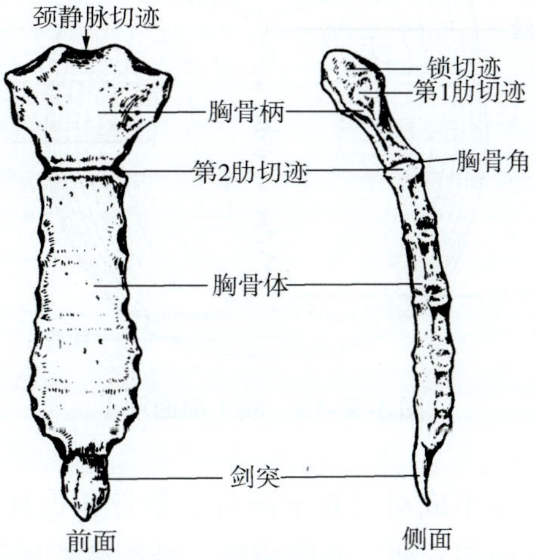

图3-2-11　胸骨（前面观）

三、颅

颅由23块颅骨组成（不含听小骨），均属扁骨和不规则骨。彼此借骨连结构成颅，对脑、视器等器官起支持和保护作用。颅由后上部的脑颅骨和前下部的面颅骨两部分构成（图3-2-12）。

（一）颅的组成

1. **脑颅骨**　共8块，其中成对的有顶骨和颞骨，不成对的有额骨、筛骨、蝶骨和枕骨。脑颅骨围成颅腔，容纳脑。颅腔的顶，称颅盖，由前往后依次为额骨、顶骨和枕骨。颅腔的底，称颅底，由颅底中部的蝶骨、前部的筛骨和额骨、两侧的颞骨和后面的枕骨构成（图3-2-12，图3-2-13，图3-2-14）。

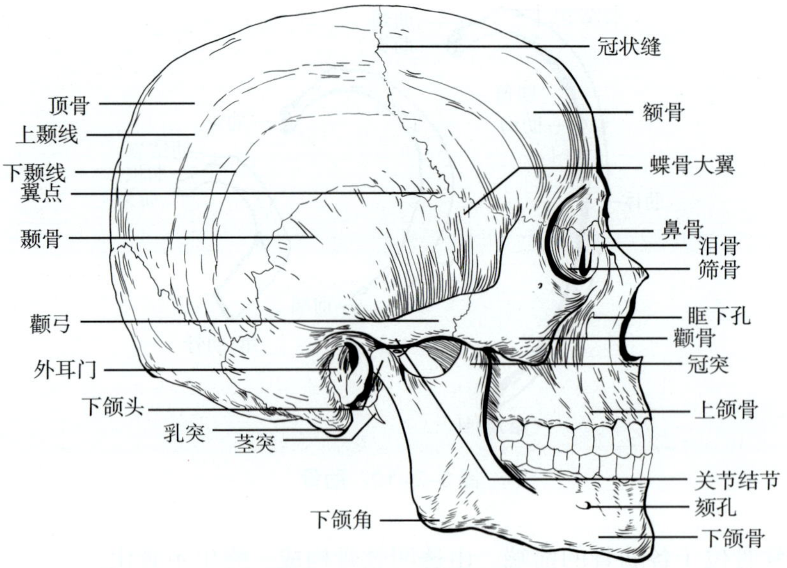

图3-2-12 颅（侧面观）

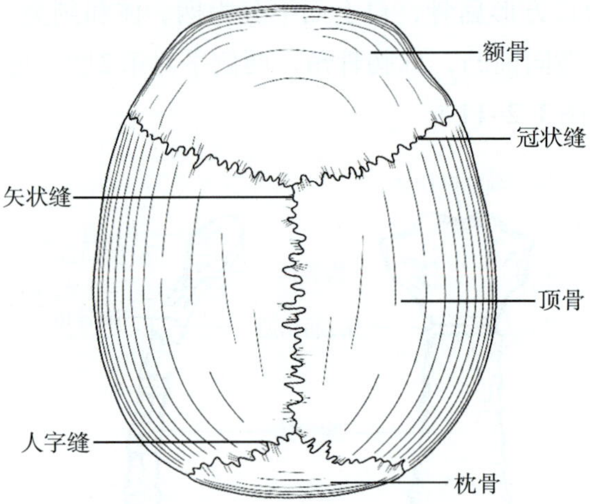

图3-2-13 颅（顶面观）

2. **面颅骨** 面颅骨15块，其中不成对的有下颌骨、犁骨和舌骨，成对的有上颌骨、鼻骨、泪骨、颧骨、腭骨和下鼻甲。面颅骨构成面部支架，并围成眶、骨性鼻腔和骨性口腔。

（二）部分颅骨的形态

1. **下颌骨** 位于上颌骨的下方，呈马蹄铁形，分一体两支，体与支相交处为下颌角。下颌体的下缘圆钝，为下颌底，上缘构成牙槽弓。体的前外侧面有一对颏孔。下颌支向上有2个突起，前方的称冠突，后方的称髁突，髁突上端的膨大为下颌头，头下方缩细，称下颌颈。下颌支内面中央有开口向后上方的下颌孔，此孔有下牙槽血管和神经通过，再经下颌管通颏孔（图3-2-15）。

2. **舌骨** 位于下颌骨后下方，借肌连于下颌骨及颅底。中间部称舌骨体，向后外侧延伸的长突为大角，向上的短突为小角。

（三）颅的整体观

1. **顶面观** 颅顶有3条缝。额骨与两侧顶骨之间的缝，称冠状缝；两侧顶骨之间的缝，称矢状缝；

两侧顶骨与枕骨之间的缝，称人字缝（图3-2-13）。

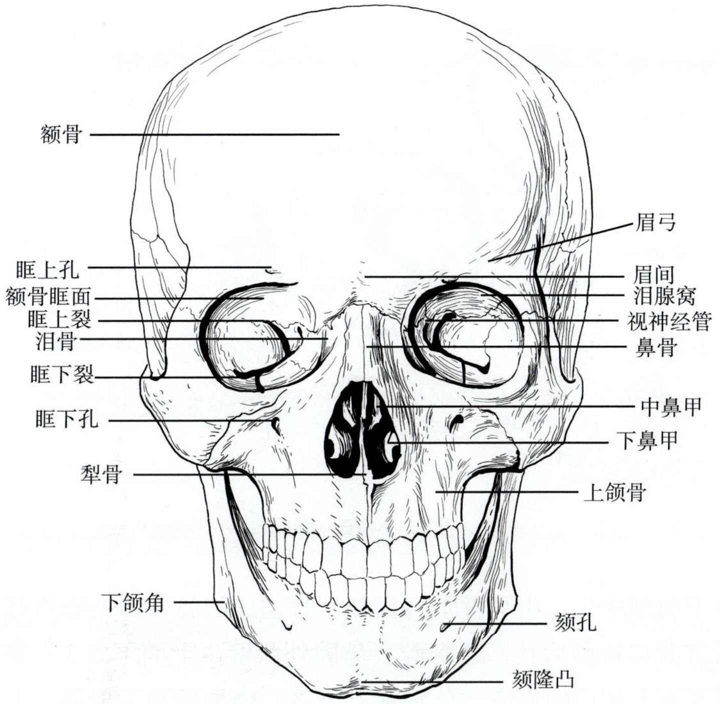

图3-2-14　颅（前面观）

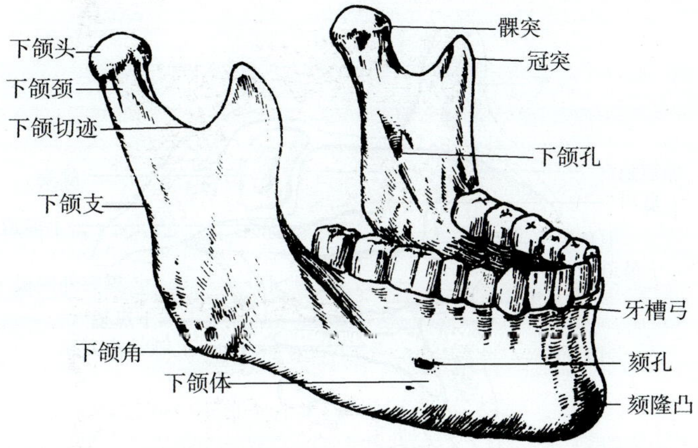

图3-2-15　下颌骨

2. 侧面观　侧面中部可见外耳门，向内通向外耳道，其后下方大的突起称乳突，前方的弓形骨梁称颧弓，两者均易触及。颧弓上方的凹陷，称颞窝，下方的称颞下窝。颞窝前下部较薄，额骨、顶骨、颞骨和蝶骨的会合处呈“H”形的缝，称翼点，此处骨板薄弱，骨折时易损伤其内面走行的脑膜中动脉前支，引起颅内出血（图3-2-12）。

3. 前面观

（1）眶　又称眼眶，容纳视器，呈四面锥体形，可分为眶尖、眶底和四壁。眶尖向后，有视神经管通颅中窝。底即眶口，形成四边形眶缘，在眶上缘有眶上孔或眶上切迹，在下缘中份下方有眶下孔，均有血管和神经通过。上壁前外侧部有泪腺窝；内侧壁前下部有泪囊窝，此窝向下经鼻泪管通鼻腔；壁中部有眶下沟；外侧壁较厚。上壁与外侧壁交界处后份的裂隙为眶上裂，通颅中窝。下壁与外侧壁交界处有眶下裂，通翼腭窝和颞下窝（图3–2–14，图3–2–16）。

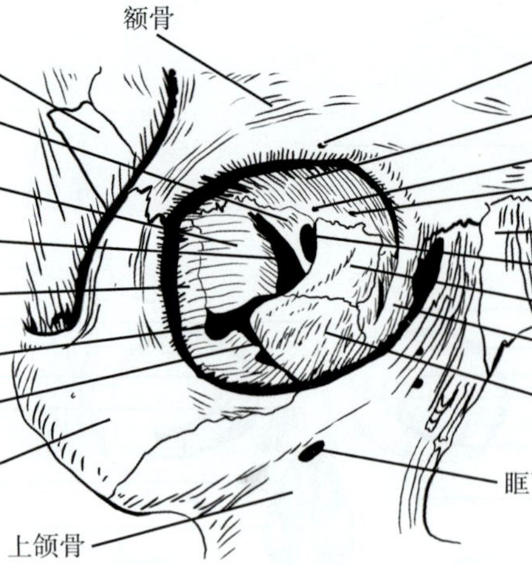

图3–2–16　眼眶

（2）骨性鼻腔　位于面颅中央，由筛骨垂直板和犁骨构成的骨性鼻中隔将其分为左、右两半。鼻腔前方开口称梨状孔，后方开口称鼻后孔，通咽腔。鼻腔外侧壁由上而下有3个突起，分别称上鼻甲、中鼻甲和下鼻甲。各鼻甲下方为相应的通道，分别称上鼻道、中鼻道和下鼻道。上鼻甲后上方与蝶骨间的间隙，称蝶筛隐窝（图3–2–17）。

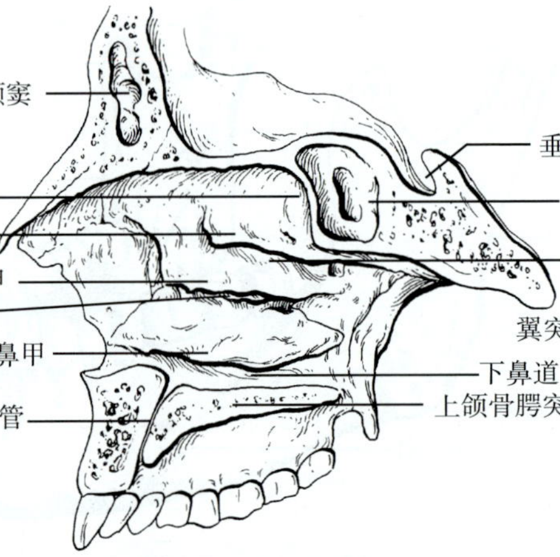

图3–2–17　鼻腔外侧壁

（3）鼻旁窦　位于鼻腔周围并与鼻腔相通的含气空腔，包括上颌窦、额窦、筛窦和蝶窦各1对，分别位于同名骨内（图3–2–18）。

4. 颅底内面观　颅底内面凹凸不平，呈阶梯样排列，由前向后分颅前窝、颅中窝和颅后窝（图3–2–19）。

（1）颅前窝　位置最高，中部稍凹陷处为筛骨的筛板，上有许多筛孔，通鼻腔。正中线上筛骨有一向上的突起，称鸡冠。

（2）颅中窝　中部有蝶鞍，其中央凹陷处为垂体窝，窝的前外侧有视神经管，两侧由前向后依次有眶上裂、圆孔、卵圆孔和棘孔。

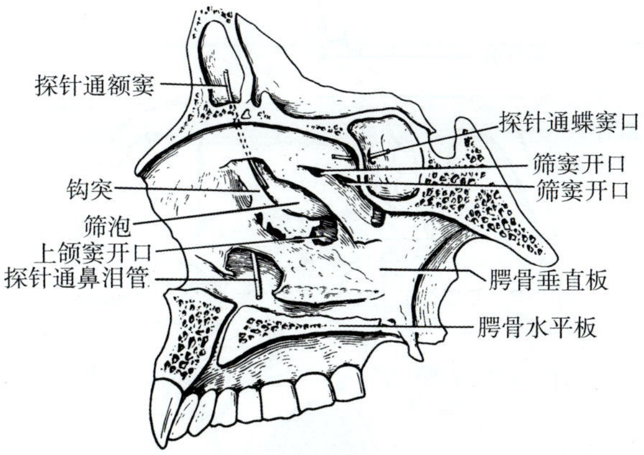

图3-2-18　鼻旁窦开口

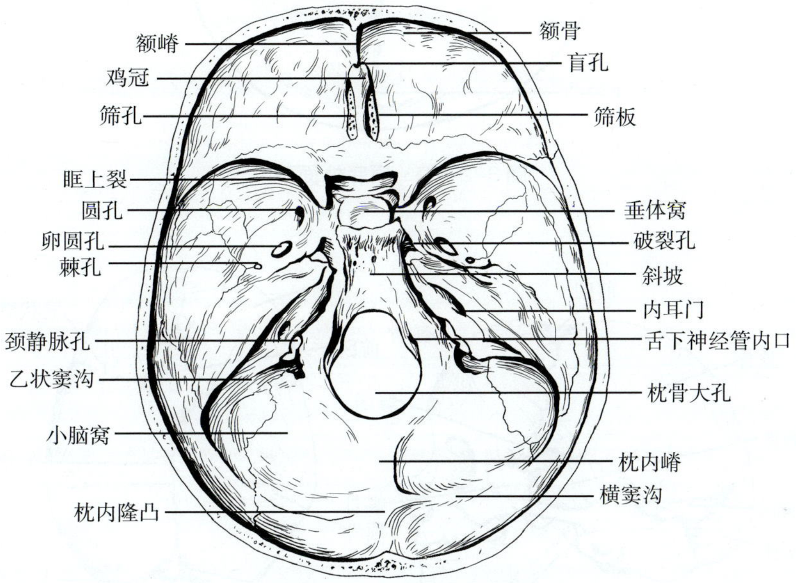

图3-2-19　颅底内面观

（3）颅后窝　位置最低，窝中央有枕骨大孔，孔前上方的平坦斜面，称斜坡。孔的前外侧缘有舌下神经管内口。孔后上方有“十”字形隆起，其交会处称枕内隆凸。此凸向两侧续于横窦沟，横窦沟继续弯向前下改称乙状窦沟，末端终于颈静脉孔。颅后窝前外侧壁上有内耳门，通入内耳道。

5. 颅底外面观　颅底外面后部正中可见枕骨大孔，其两侧的椭圆形关节面，称枕髁。枕髁根部有舌下神经管外口。前外侧有颈静脉孔，此孔前方有颈动脉管外口，后外侧有细长的茎突，茎突根部后方有茎乳孔。颧弓根部后方有下颌窝，窝前缘的横行隆起，称关节结节。颅底前部称骨腭，其前端有切牙孔（图3-2-20）。

（四）新生儿颅骨的特征

新生儿面颅较小，脑颅相对较大（图3-2-21）。新生儿面颅占全颅的1/8，而成人为1/4。新生儿的颅顶各骨尚未发育完全，其间连有致密的结缔组织膜，此膜在多骨交会处较大，称颅囟。其中位于矢状缝与冠状缝会合处的，称前囟，最大，呈菱形，于生后1~2岁时闭合。位于矢状缝与人字缝相接处的，称后囟，呈三角形，于出生后不久闭合。

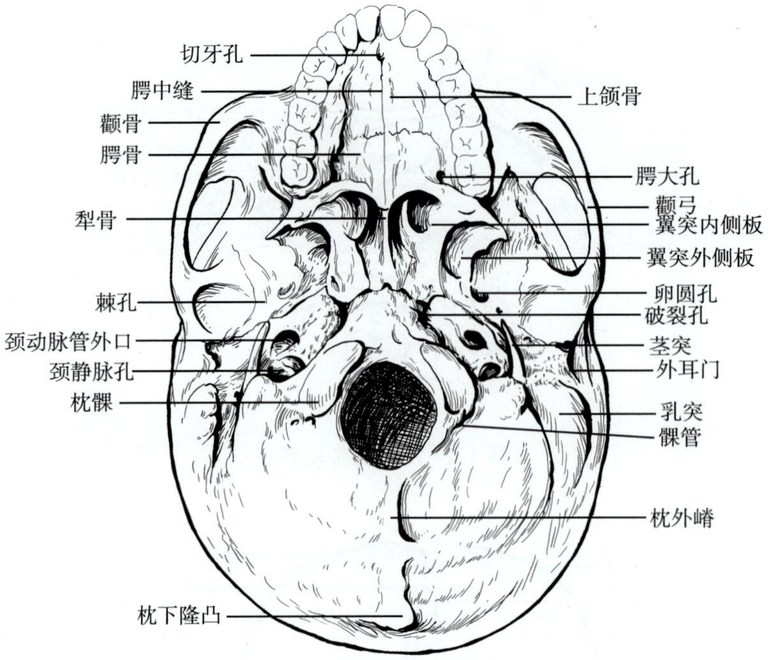

图3-2-20　颅底外面观

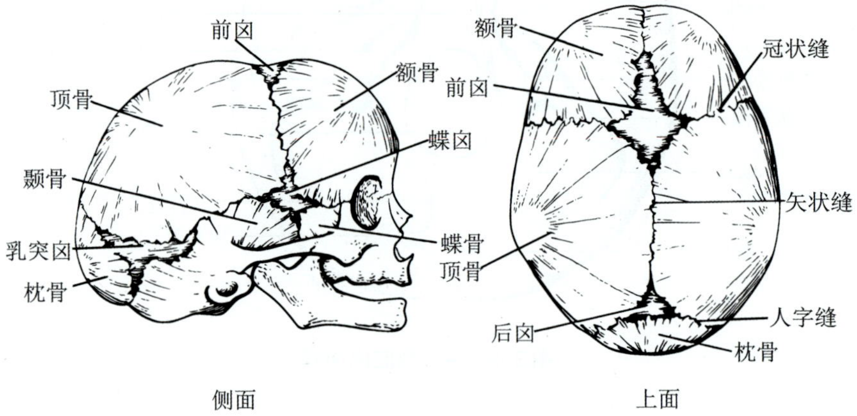

图3-2-21　新生儿颅

四、四肢骨

（一）上肢骨

上肢骨每侧有32块，又可分为与躯干直接相连的上肢带骨（锁骨、肩胛骨）和自由上肢骨（肱骨、尺骨、桡骨、手骨）。

1. 上肢带骨

（1）锁骨　呈横“~”形，位于颈、胸部交界处，全长可扪及。内侧端粗大，称胸骨端，与胸骨柄相关节；外侧端扁平，称肩峰端，与肩峰相关节。锁骨内侧2/3凸向前，外侧1/3凸向后，二部交界处易发生骨折（图3-2-22）。

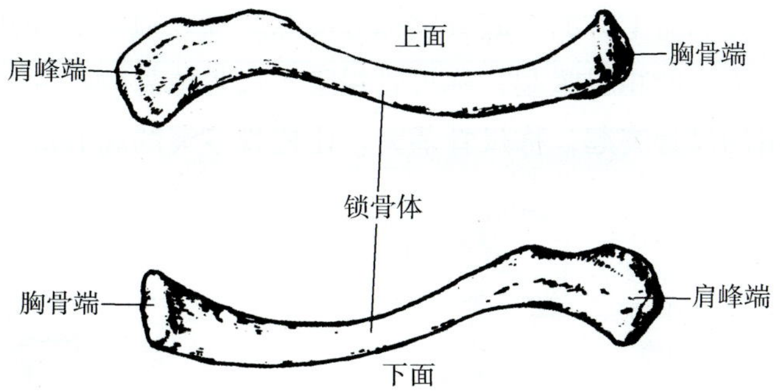

图3-2-22　锁骨

（2）肩胛骨　为三角形扁骨，贴于胸廓后外上面，可分为两面、三缘和三个角。肩胛骨前面为一大而浅的窝，称肩胛下窝。后面上部有一横嵴，称肩胛冈，其向外侧延伸的扁平突起，称肩峰，是肩部的最高点。肩胛冈上、下方的凹陷分别称冈上窝和冈下窝。外侧缘肥厚，邻近腋窝，又称腋缘。内侧缘薄而锐利，邻近脊柱，又称脊柱缘。上缘短而薄，外侧份有肩胛切迹，自切迹外侧向前伸出的指状突起，称喙突。上角为上缘与内侧缘会合处，平对第2肋。下角为内侧缘与外侧缘会合处，平对第7肋或第7肋间隙，为计数肋的标志。外侧角为上缘与外侧缘会合处，肥厚，有梨形浅窝，称关节盂，与肱骨头构成肩关节（图3-2-23）。

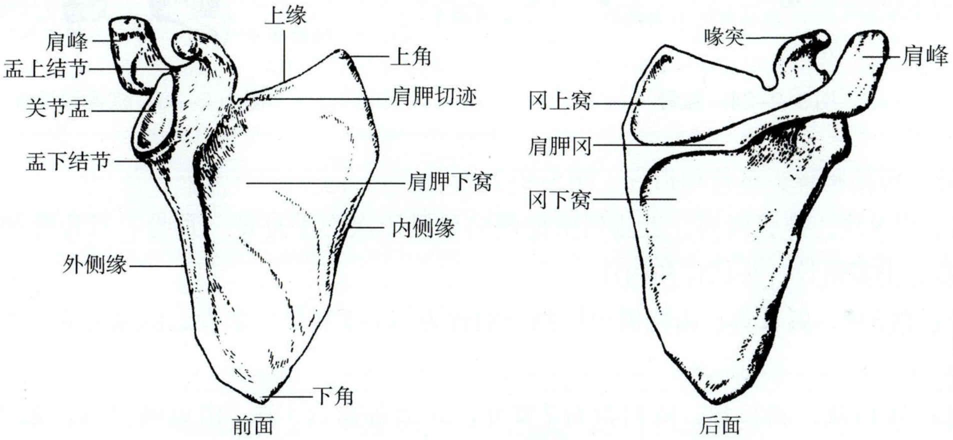

图3-2-23　肩胛骨

2. 自由上肢骨

（1）肱骨　是臂部的长骨。上端有朝向内后上方呈半球形的肱骨头，头周围的环形浅沟，称解剖颈。上端向外侧的隆起，称大结节，向前的隆起称小结节，二者之间的纵沟，称结节间沟。上端与体交界处稍细，称外科颈，为骨折易发部位。肱骨体中部外侧面有粗糙的三角肌粗隆，后面中部有自内上斜向外下的桡神经沟，内有桡神经和肱深动脉通过。肱骨中段骨折易损伤桡神经。

下端外侧部为半球形的肱骨小头，内侧部有肱骨滑车，滑车前面上方有冠突窝，后面上方有大而深的鹰嘴窝。下端两侧的突起，分别称内上髁和外上髁。内上髁后下方的浅沟称尺神经沟，内有尺神经通过（图3-2-24）。

（2）桡骨　是位于前臂外侧部的长骨。上端膨大称桡骨头，头上面有关节凹，周围有环状关节面。头下方略细，称桡骨颈。颈下方的内侧有桡骨粗隆。桡骨体的内侧缘有薄锐的骨间缘。下端外侧向下的突起，称桡骨茎突，内侧面有尺切迹，下面有腕关节面（图3-2-25）。

（3）尺骨　是位于前臂内侧的长骨。上端粗大，下端细小，体呈三棱柱状。上端前面有半月形的深凹，称滑车切迹，切迹前下方和后上方的突起分别称冠突和鹰嘴。冠突的外侧面有桡切迹，与桡骨头的环状关节面构成关节。冠突下方的粗糙隆起，称尺骨粗隆。尺骨体外侧缘为骨间缘。下端有位于外侧略呈球形的尺骨头和向下伸出的尺骨突起，称尺骨茎突，比桡骨茎突约高1cm（图3-2-25）。

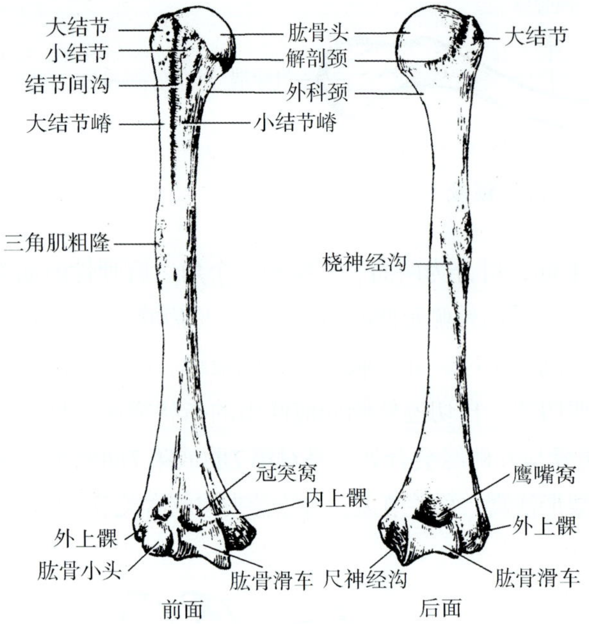

图3-2-24 肱骨

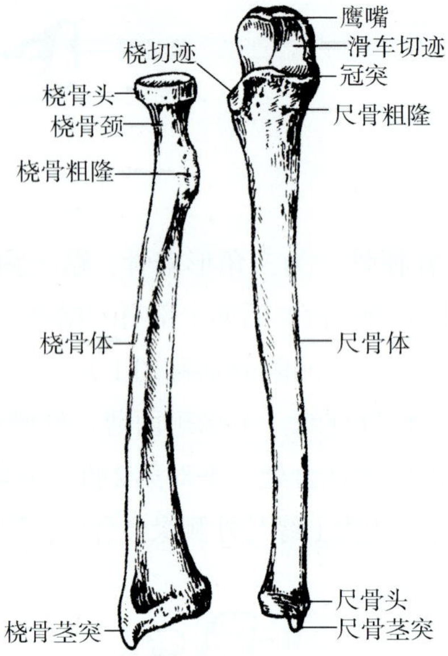

图3-2-25 桡骨和尺骨

（4）手骨 包括腕骨、掌骨和指骨（图3-2-26）。

1）腕骨：共8块，排成两列，近侧列由桡侧向尺侧依次为手舟骨、月骨、三角骨和豌豆骨，远侧列为大多角骨、小多角骨、头状骨和钩骨。

2）掌骨：共5块，属长骨，由桡侧向尺侧分别称为第1~5掌骨。掌骨近侧端为底，中部为体，远侧端为头。

3）指骨：共14块，属长骨，除拇指有2节外，其余各指为3节，由近侧至远侧依次为近节指骨、中节指骨和远节指骨。每节指骨分为底、体和滑车，远节指骨的远侧端没有滑车，称为粗隆。

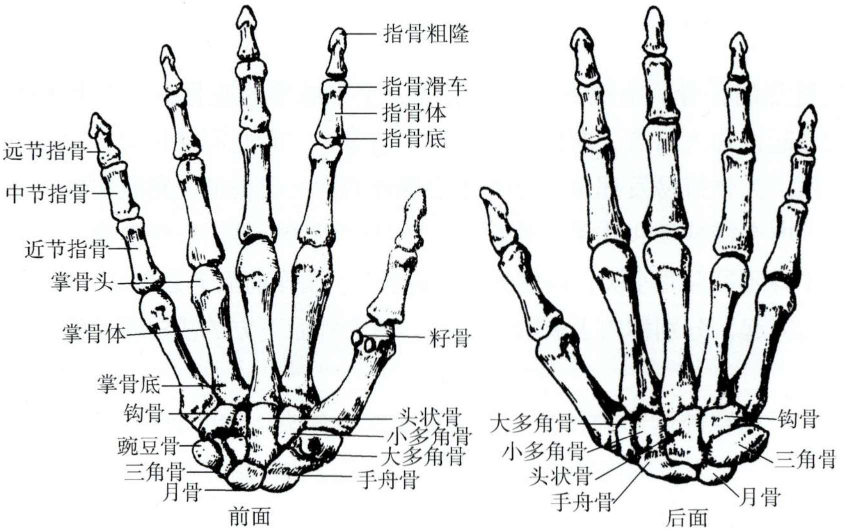

图3-2-26 手骨

（二）下肢骨

每侧有31块，又可分为下肢带骨（髋骨）和自由下肢骨（股骨、胫骨、腓骨和足骨以及髌骨），下肢骨较上肢骨粗壮。

1. 下肢带骨　髋骨为不规则骨，上部扁阔，中部窄厚，有朝向下外侧的深窝，称髋臼。下部有一大孔，称闭孔。髋骨由髂骨、坐骨和耻骨组成，3块骨在幼年时借软骨结合，16岁左右完全融合（图3-2-27）。

（1）髂骨　构成髋骨上部，分体、翼两部分。髂骨体构成髋臼的上部。髂骨翼是髂骨上方的扁阔部，其上缘肥厚称髂嵴，其前、后端及其下方各有1对突起，分别称髂前上棘、髂前下棘、髂后上棘和髂后下棘。两侧髂嵴的最高点连线，约平第4腰椎棘突，是临床上做腰椎穿刺和计数椎骨的定位标志。髂骨翼内面的浅窝，称髂窝，后方有耳状面。髂窝下界有圆钝的骨嵴，称弓状线。髂前上棘后方5~7cm处，髂嵴外侧唇向外突起，称髂结节，是重要的体表标志，临床上常选择其为骨髓穿刺点。

（2）坐骨　构成髋骨后下部，分体、支两部分。坐骨体构成髋臼的后下部，后缘有尖形的坐骨棘。坐骨棘与髂后下棘之间为坐骨大切迹，与坐骨结节间的为坐骨小切迹。自体向后下延续为坐骨支，其下端粗大，称坐骨结节。

（3）耻骨　构成髋骨前下部，分体和上、下两支。耻骨体构成髋臼的前下部，从体向前内伸出耻骨上支，再转向下为耻骨下支。二者移行处的内侧有一椭圆形的粗糙面，称耻骨联合面。耻骨上支的上缘锐薄，称耻骨梳。耻骨梳前端有一隆起，称耻骨结节。由耻骨和坐骨围成的孔叫闭孔。

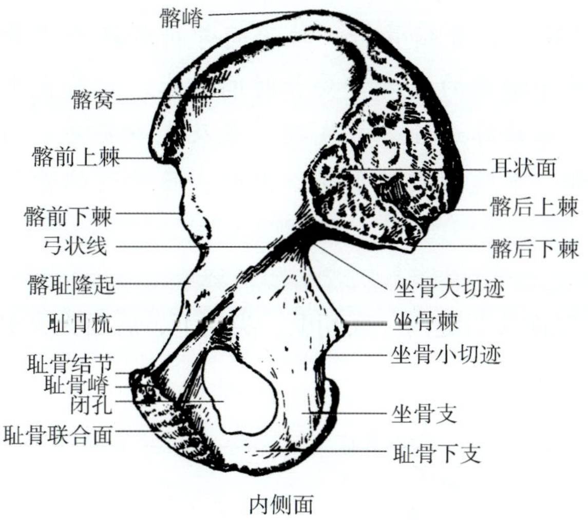

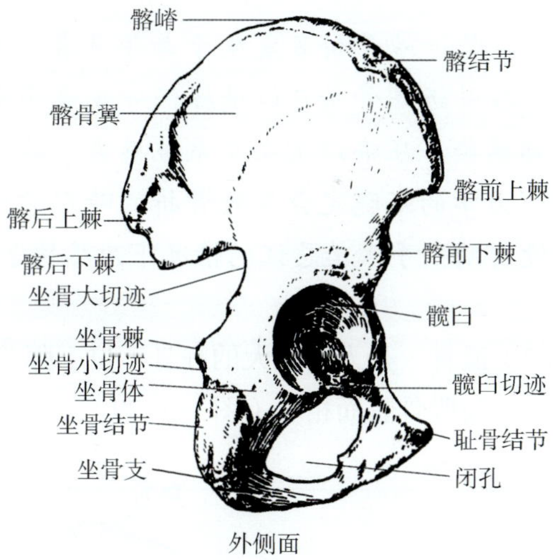

图3-2-27　髋骨

2. 自由下肢骨

（1）股骨　是人体最长的骨，约占身高的1/4，分为一体两端。上端有朝向内前上方的股骨头，头中央稍下方有一小凹称为股骨头凹，股骨头韧带附着于此。头下外侧较细部，称股骨颈。颈与体交界处有向上外侧的方形隆起，称大转子，在体表易触及，其内下方为小转子。大、小转子之间，前面有转子间线，后面有转子间嵴。股骨体粗壮，为略弓向前的圆柱形骨管，前面光滑，后面有纵行的骨嵴，称粗线，此线向上外延续粗糙的突起为臀肌粗隆。下端有两个弯向后下的膨大，分别称内侧髁和外侧髁，两髁之间深的凹陷称髁间窝。两髁侧面的最突起处，分别称内上髁和外上髁，体表可触及（图3-2-28）。

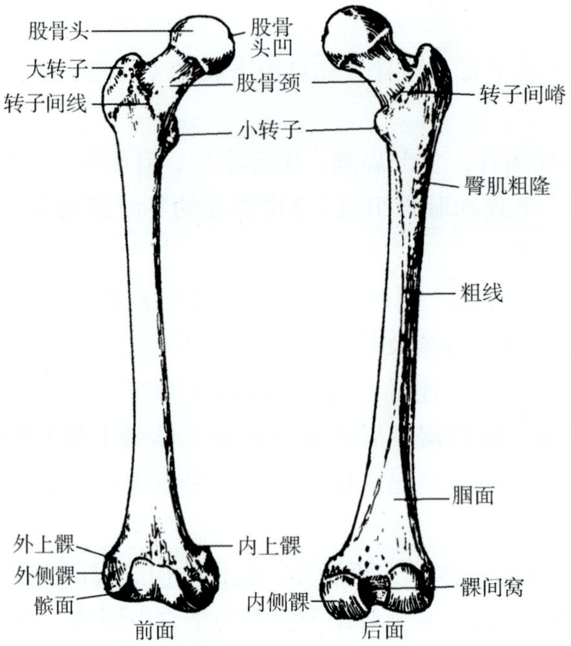

图3-2-28 股骨

知识拓展

股骨近端骨折

股骨近端骨折多发生于老年患者，主要分为3种：股骨颈骨折、转子间骨折和转子下骨折。股骨近端骨折可以选择保守或者手术治疗。保守治疗的患者需要长时间卧床，容易发生肺部感染、压疮以及泌尿系统感染，甚至发生下肢深静脉血栓等并发症，危及生命安全。同时，力学的不稳定会导致骨折的畸形愈合、髋内翻、下肢短缩畸形等。因此，股骨近端骨折在没有明确手术禁忌证的情况下应尽快手术治疗。

（2）髌骨　是人体最大的籽骨，位于膝关节前方的股四头肌腱内。底朝上，尖向下，后面为光滑的关节面，与股骨髌面相对（图3-2-29）。

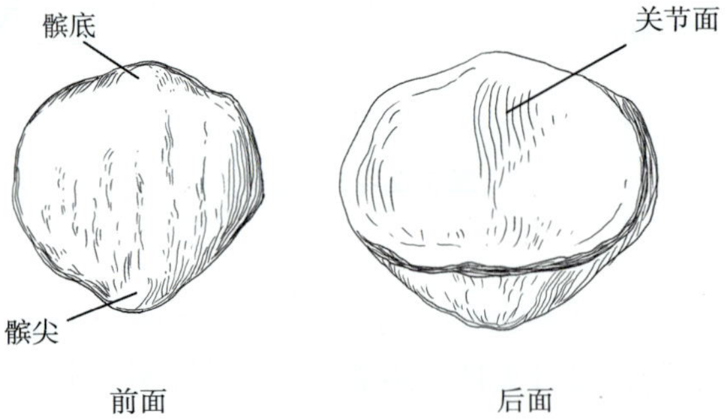

图3-2-29 髌骨

（3）胫骨　是位于小腿内侧粗大的三棱形长骨。上端膨大，向两侧突出，形成与股骨相对应的内侧髁和外侧髁。两髁之间向上的粗糙隆起，称髁间隆起。外侧髁的后面有一小关节面，与腓骨头相关节。

上端前面的隆起，称胫骨粗隆。胫骨体的外侧缘称骨间缘。下端稍膨大，其内下方的突起，称内踝；外侧有一与腓骨相连接的三角形凹陷，称腓切迹（图3-2-30）。

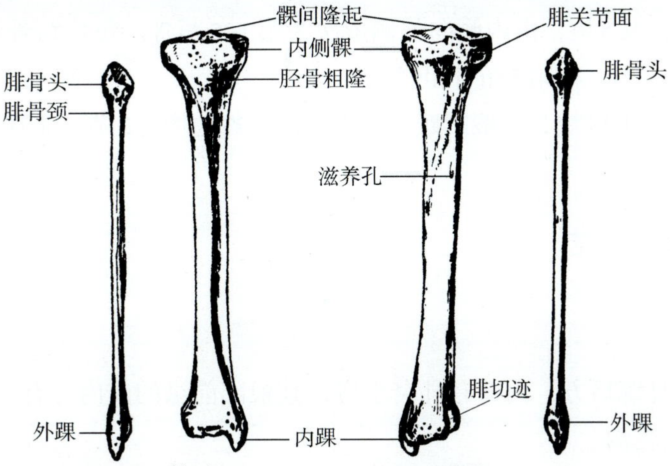

图3-2-30　胫骨和腓骨

（4）腓骨　是位于小腿外侧部的长骨。上端稍膨大称腓骨头，头下方缩窄称腓骨颈。下端膨大为外踝。临床上常截取一段带血管的腓骨，作为自身移植的供骨（图3-2-30）。

（5）足骨　包括跗骨、跖骨和趾骨（图3-2-31）。

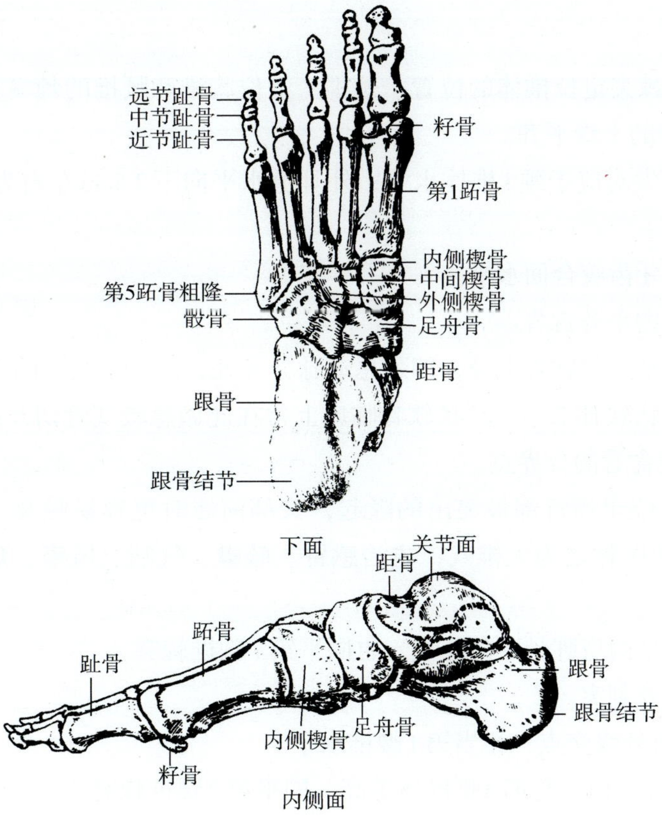

图3-2-31　足骨

1）跗骨：属于短骨，共7块，相当于腕骨，但体积较大，主要功能是支持体重。分前、中、后3列。后列包括上方的距骨和下方的跟骨。中列为足舟骨，位于距骨前方偏内侧。前列由内侧向外侧依次为内侧楔骨、中间楔骨、外侧楔骨和骰骨。跟骨后下方的隆凸称跟骨结节。

2）跖骨：属于长骨，共5块，由内侧向外侧依次为第1~5跖骨。每块跖骨近端为底，中部为体，远端称头。第5跖骨底向后突出，称第5跖骨粗隆。

3）趾骨：属于长骨，共14块，一般踇趾为2节，其余各趾均为3节，临床上常截取第2趾代替手的拇指再造。

五、全身重要的骨性标志

（一）颅部

1. 颞骨乳突 位于耳廓后方，内部有乳突小房，其根部前缘的前内方有茎乳孔，面神经由此出颅。乳突深面的后半部为乙状窦沟。

2. 下颌角 为下颌支后缘与下颌体下缘转折之处，此处骨质较薄，容易骨折。

3. 枕外隆凸 位于枕部向后最突出的隆起，其深面为窦汇。

4. 颧弓 位于眶下缘和枕外隆凸之间连线的同一水平面上，上缘后端即耳廓前方，可触及颞浅动脉的搏动，下方一横指处有腮腺导管横过咬肌表面。

5. 翼点 为顶骨、额骨、蝶骨和颞骨四骨相汇合处，在颧弓中点上方3~4cm处，是颅骨的薄弱部位，其深面附近的沟内有脑膜中动脉的前支经过。

（二）躯干部

1. 椎体的定位 以棘突定位椎体的位置，颈椎、上位胸椎和腰椎的棘突与同位椎体平齐；中、下位胸椎棘突与下一位椎体的下缘平齐。

（1）颈1椎体 乳突尖对应于颈1椎体水平；外耳道水平向下2.5cm左右为颈1椎体水平；颈1椎体平上腭。

（2）颈2椎体 约平牙齿咬合面水平。

（3）颈3~4椎间隙 约平齐舌骨。

（4）第4颈椎上缘 平甲状软骨上缘，即颈总动脉分叉处；前正中线上的突起为喉结。

（5）颈6椎体 平环状软骨水平。环状软骨临床上常在此做急救气管切开或用粗针头穿入，以解救窒息；是喉与气管、咽与食管的分界点。

（6）第7颈椎棘突 位于颈背部最突出的隆起，头部前屈时更容易触及，为计数椎骨的标志。该棘突体表下面的凹陷，中医称之为大椎穴，主治感冒、咳嗽、气喘、风疹、疟疾及颈项强痛、肩背疼痛等。

（7）第8胸椎椎体 平两肩胛骨下角连线，也同平第7胸椎棘突。

（8）第9胸椎体 平齐剑突。

（9）第12肋与竖脊肌外缘交点 相当第1腰椎水平。

（10）两肋弓下缘连线平面 与第3腰椎体等高，同平第2腰椎棘突。

（11）脐 约平齐第腰3~4椎间隙。

（12）两髂嵴最高点连线 平第4腰椎棘突，腰椎穿刺可通过髂嵴定位。

（13）第2骶椎棘突　与髂后上棘平齐，为蛛网膜下腔的终点。

2. 颈动脉结节　即第6颈椎横突前结节，位于胸锁乳突肌前缘深处，正对环状软骨平面。颈总动脉经其前面上行，当头部大出血时，可在此压迫颈总动脉进行暂时止血。

3. 颈静脉切迹　位于胸骨柄的上缘，两侧胸锁关节之间的凹陷，向后平对第2胸椎体，其上方为胸骨上窝。

4. 胸骨角　位于胸骨柄与胸骨体的连接处向前的横向突起，自颈静脉切迹向下约两横指处，是重要的骨性标志。胸骨角的两侧接第2肋软骨，为计数肋和肋间隙的重要标志。向后平对第4胸椎体下缘的水平，也是气管杈、主动脉弓的前后端、心脏上界、食管的第2个狭窄处和胸导管左移处的水平。胸骨角平面是上、下纵隔的分界线。

5. 男性乳头　平对第4肋骨，双侧乳头连线中点平第6胸椎体。

6. 剑突　胸骨下方的突出，位于两侧肋弓之间，剑突与左侧肋弓的交点处是心包穿刺的常用部位。剑突其上两横指或3~4cm是临床进行胸外按压的部位。

7. 肋弓　由第7~10肋软骨依次相连而成，是触摸肝、脾的标志。另外，在左侧第5肋间，距前正中线约9cm处，可见到或扪及心尖搏动。

8. 骶角、骶管裂孔　沿骶正中嵴向下可摸到骶管裂孔，在裂孔的两侧可摸到骶角。

9. 尾骨尖　在肛门的后上方，正常有一凹窝。

（三）上肢骨部

1. 锁骨　全长都可摸到，锁骨的内侧端膨大，突出于胸骨颈静脉切迹的两侧，其内侧部分向前凸，外侧部分向前凹。

2. 肩胛骨　位于皮下，可以摸到肩峰、肩胛冈和下角。肩胛冈的内侧端平第3胸椎棘突；下角对第7肋或平第7肋间隙，是从后面计数肋骨和肋间隙的重要标志。上肢上举时，肩胛下角抬高。

3. 肩峰　肩胛冈的外侧端，高耸于肩关节的上方，为肩部的最高点，是测量上肢长度的定点。

4. 肱骨下端的内上髁、外上髁、尺骨鹰嘴　三者在伸肘时同在一条直线上，而屈肘时，三者连线呈等腰三角形。

5. 尺骨鹰嘴　位于肘关节后部最明显的骨质突出。

6. 尺神经沟　位于肱骨下端内上髁后面的浅沟，内有尺神经经过，位置表浅，容易触及。

7. 尺、桡骨茎突　尺骨、桡骨下端的骨性突起，桡骨茎突比尺骨茎突低1~1.5cm。

8. 豌豆骨　位于小鱼际的根部，腕部远侧皮纹的内侧突起，其外侧有尺神经深支到达手掌。

（四）下肢骨部

1. 髂嵴　髂嵴全长在体表均能叩到，其前端为髂前上棘，后端为髂后上棘。

2. 髂前上棘、髂后上棘　骨盆测量的标志。

3. 坐骨结节　位于臀大肌下缘内侧，屈大腿时在臀部扪到的骨性突出。

4. 股骨大转子　大腿外侧上部的突出。屈髋时，由坐骨结节至髂前上棘的连线通过股转子。可以通过坐骨结节与股骨大转子连线中点确定坐骨神经位置。

5. 胫骨粗隆　位于髌骨下缘两横指处，为股四头肌肌腱止点。

6. 腓骨头　小腿上端外侧的隆起，稍下方是腓总神经通过之处。

7. 内踝、外踝　踝部两侧明显隆起，分别是内踝和外踝，外踝低于内踝。

8. **跟骨结节** 跟骨后下方明显的骨性突起。

第三节 关节学

岗位情景模拟 1

患儿，女性，3岁，不慎跌倒时，其母用力猛然拉住患儿右手，随后患儿不肯用该手取物和活动右肘部，并拒绝触碰，患儿哭诉右肘部疼痛。查体显示：右肘部无红肿，右肘略屈，前臂略旋前，伸右手取物及前臂旋后时疼痛会加剧。右手腕活动自如。入院诊断为桡骨头半脱位，给予复位处理，疼痛减轻，右肘部可自由活动。

问题与思考

1. 小儿为什么易出现桡骨头半脱位？
2. 简述肘关节的组成。

答案解析

一、概述

骨与骨之间的连接装置称骨连结。根据连结方式不同，骨连结分直接连结和间接连结（图3-3-1）。

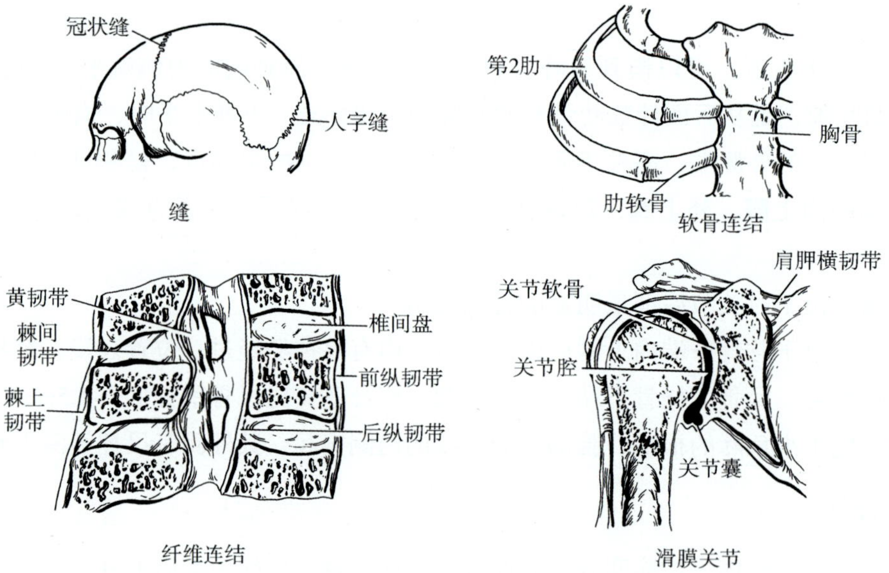

图3-3-1 骨连结的类型

（一）直接连结

骨与骨之间借纤维结缔组织或软骨及骨直接紧密相连，连结处无间隙，不能活动或活动度极微的连结方式，称直接连结。

1. **纤维连结** 两骨之间借纤维结缔组织直接相连，牢固无间隙，一般无活动性。如椎骨之间的韧带连接、前臂骨之间的骨间膜和颅骨之间的缝等。

2. 软骨连结 两骨之间借软骨相连结，其间无间隙。如椎体之间的椎间盘、耻骨之间的耻骨联合等。

3. 骨性结合 骨与骨之间以骨组织连结，不能运动，常由纤维连结或透明软骨连结骨化而成，如骶椎之间的骨性结合等。

（二）间接连结

间接连接又称滑膜关节，简称关节，是骨连结的最高分化形式。特点是两骨的相对面之间互相分离，内有腔隙，其周围借结缔组织相连结，有较大的活动度，是人体骨连结的主要形式。

1. 关节的基本结构 包括关节面、关节囊、关节腔（图3-3-2）。

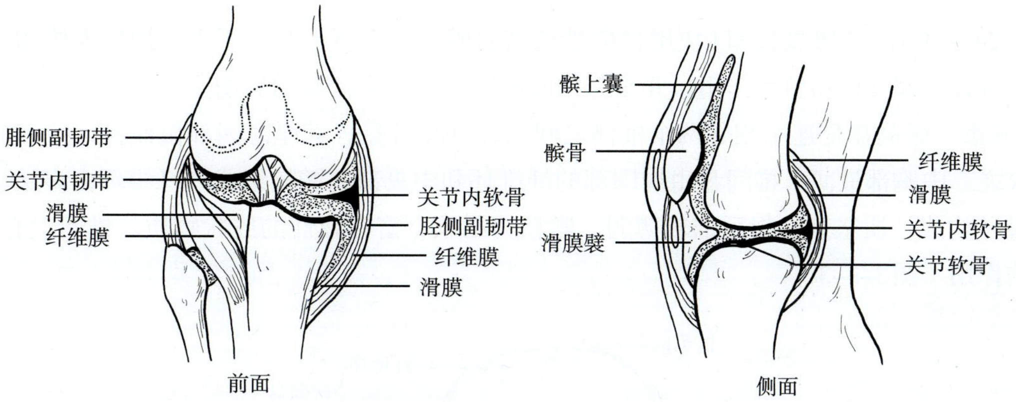

图3-3-2 关节的基本结构

（1）关节面 指构成关节的各骨相对面，多为一凸一凹，分别称关节头和关节窝。关节面上覆盖一层光滑、富有弹性的关节软骨，可缓冲压力和减少运动时的摩擦。

（2）关节囊 是包在关节周围的结缔组织膜构成的囊，分为内、外两层，附着于关节面周缘及其附近的骨面上。外层为纤维层，由致密的纤维结缔组织构成，厚而坚韧，含丰富的血管和神经，某些部位增厚形成韧带，以加强关节的稳固性。内层为滑膜层，由薄而光滑的疏松结缔组织构成，紧贴于纤维层内面，并附于关节软骨周缘。滑膜富含血管，能分泌少量滑液，可润滑关节和营养关节软骨。

（3）关节腔 由关节软骨与关节囊滑膜层围成的密闭腔隙，内有少量滑液，腔内为负压，有利于关节的稳固。

2. 关节的辅助结构 关节除具备上述基本结构外，某些关节还具有韧带、关节盘和关节唇等辅助结构，进一步增加关节的稳固性或灵活性。

（1）韧带 是连于相邻两骨之间的致密纤维组织束或膜，有加强关节稳固性或限制关节过度运动的作用。位于关节囊外的，称囊外韧带，多由关节囊的纤维层增厚形成，如髋关节的髂股韧带。位于关节囊内的，称囊内韧带，有滑膜包绕，如膝关节的交叉韧带等。

（2）关节盘 由位于两骨关节面之间的纤维软骨板构成，多呈盘状。关节盘周围附于关节囊上，将关节腔分隔成互不相通的两部分。关节盘可使关节面互相适应，有利于关节的稳定性和牢固性。

（3）关节唇 是附着在关节窝周缘的纤维软骨环，使关节窝略为增大、加深，以增加关节的稳固性。

3. 关节的运动 根据关节运动轴的方位，关节运动的基本形式分为4种。

（1）屈和伸　是沿冠状轴的运动，构成关节的两骨角度变小为屈，反之为伸。

（2）收和展　是沿矢状轴的运动，向正中矢状面靠拢的运动为收，反之为展。

（3）旋转　是沿垂直轴的运动，骨的前面转向内侧，称旋内，反之称旋外。在前臂，手背转向前方，称旋前，反之称旋后。

（4）环转　是在矢状轴和冠状轴上连续变换屈、展、伸、收四种动作的复合运动。运动时，骨的近端在原位转动，远端做圆周运动。

二、躯干骨的连结

（一）脊柱

脊柱由24块椎骨、1块骶骨和1块尾骨借骨连结而成。位于躯干背部正中，构成人体的中轴，上承头颅，下接髋骨，起支持和负重作用，并参与构成胸腔、腹腔和盆腔的后壁。

1. 椎间盘　椎间盘是连结相邻两个椎体之间的纤维软骨盘。其厚薄因部位而异，腰部的椎间盘最厚，颈部次之，中胸部最薄。椎间盘由周围部的纤维环和中央部的髓核组成。纤维环由多层呈环行排列的纤维软骨环构成，质坚韧，但后部较薄弱。髓核为柔软、富有弹性的胶状物质。椎间盘有连结椎体、缓冲震荡的作用（图3–3–3）。

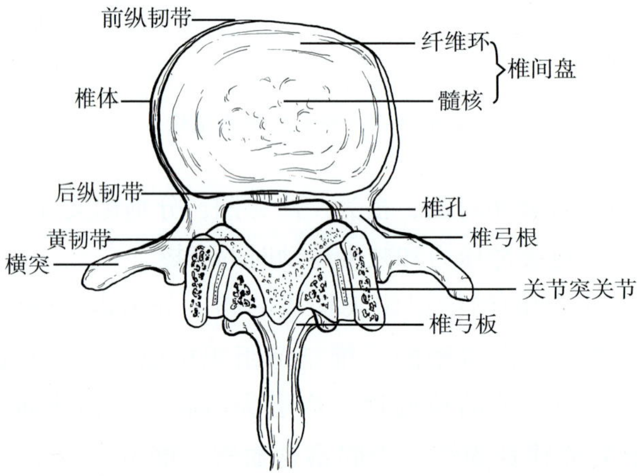

图3–3–3　椎间盘、关节突关节

2. 韧带　韧带包括纵贯脊柱全长的3条长韧带和3条短韧带（图3–3–4，图3–3–5）。

长韧带有：①前纵韧带，位于所有椎体和椎间盘前方，有限制脊柱过度后伸和椎间盘向前脱出的作用。②后纵韧带，位于所有椎体和椎间盘的后方，有防止脊柱过度前屈的作用。③棘上韧带，连于各椎骨棘突尖端的细长韧带，有限制脊柱过度前屈的作用，第7颈椎以上韧带变得薄而宽阔，又名项韧带。

短韧带有：①黄韧带，连于两相邻椎弓板之间，由黄色的弹性纤维构成，与椎弓板共同构成椎管后壁，有限制脊柱过度前屈的作用。②棘间韧带，连于相邻棘突之间，向前与黄韧带、向后与棘上韧带相移行，较薄弱。③横突间韧带，位于相邻横突间。

3. 关节　脊柱的关节有由相邻椎骨的上下关节突构成的关节突关节、寰椎与枢椎构成的寰枢关节、寰椎与枕骨构成的寰枕关节。

4. 脊柱的整体观　①前面观，椎体自上而下逐渐增大，从骶骨耳状面以下又迅速缩小，与负重有关。②侧面观，可见4个生理性弯曲，即颈曲、胸曲、腰曲和骶曲。其中颈曲、腰曲凸向前方，胸曲、骶曲凸向后方。这些弯曲增大了脊柱的弹性，有利于维持人体重心的平衡和减轻震荡。③后面观，所有棘突连成一纵嵴。颈椎棘突短而分叉。胸椎棘突较长，斜向后下方，呈叠瓦状排列。腰椎棘突呈板状，平伸向后。临床做腰椎穿刺常选择第3、4或第4、5腰椎棘突的间隙处进行（图3-3-6）。

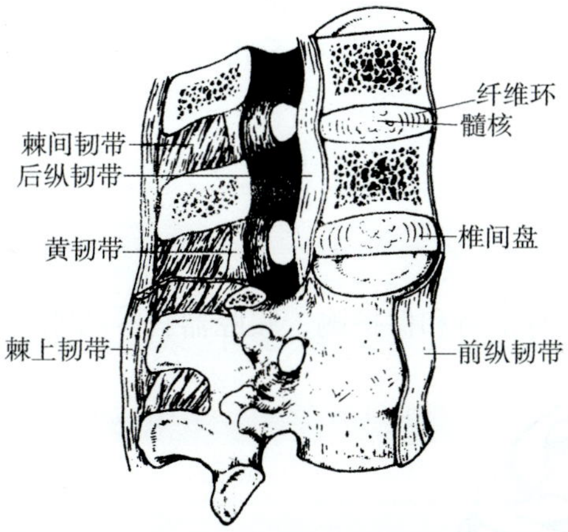

图3-3-4　椎骨间的连结

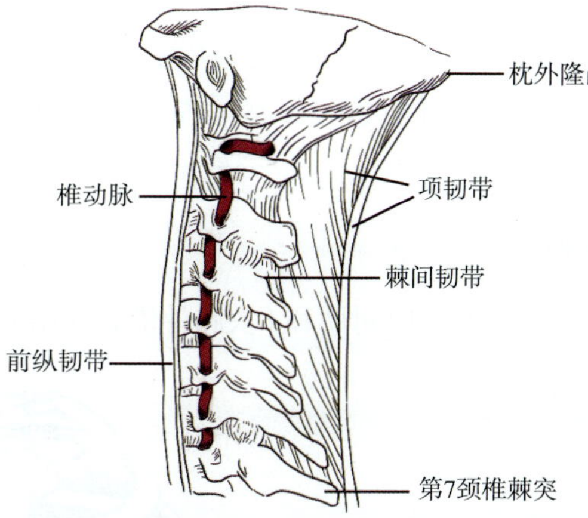

图3-3-5　项韧带

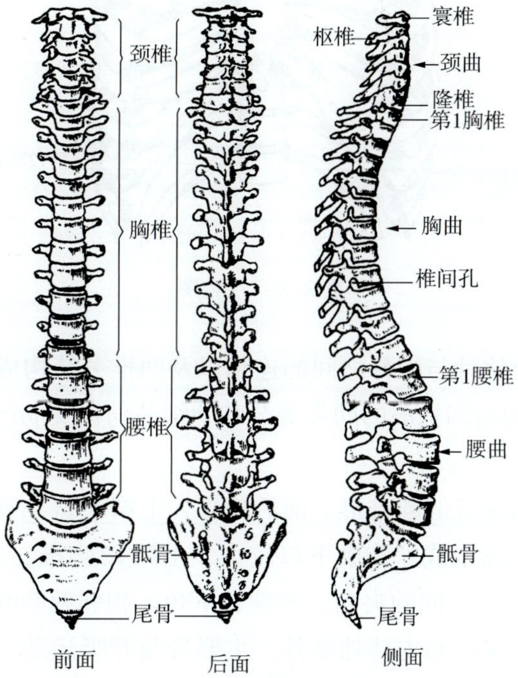

图3-3-6　脊柱的整体观

5. 脊柱的运动　脊柱可做屈、伸、侧屈、旋转和环转运动。由于脊柱的颈、腰部运动灵活，损伤也较多见。

知识拓展

腰椎间盘突出症

腰椎间盘突出症是较为常见的疾患之一，主要是因为腰椎间盘各部分（髓核、纤维环及软骨板），尤其是髓核，有不同程度的退行性改变后，在外力因素的作用下，椎间盘的纤维环破裂，髓核组织从破裂之处突出（或脱出）于后方或椎管内，导致椎管或椎间孔狭窄，脊髓或相邻脊神经根遭受刺激或压迫，从而产生腰部疼痛，一侧下肢或双下肢麻木、疼痛等一系列临床症状。腰椎间盘突出症以腰4~5、腰5~骶1发病率最高。

（二）胸廓

胸廓由12块胸椎、12对肋和1块胸骨借骨连结而成，有支持和保护胸、腹腔器官等功能（图3-3-7）。

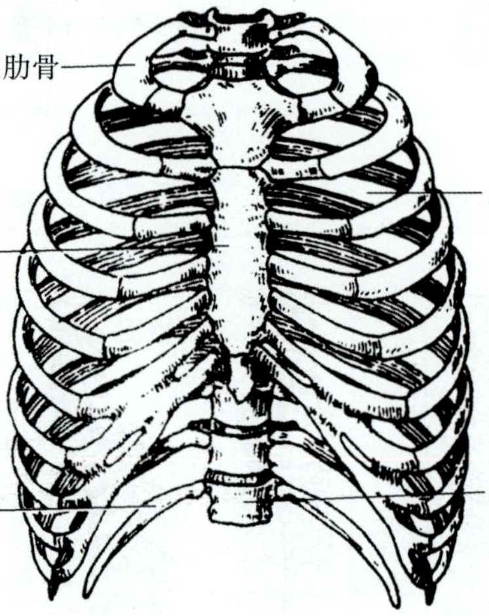

图3-3-7 胸廓

1. 胸廓的连结 主要由肋软骨与胸骨之间的连结以及肋椎关节构成。肋椎关节是指肋后端与胸椎构成的关节，包括肋头与椎体的肋凹构成的肋头关节和肋结节与横突肋凹构成的肋横突关节。两关节联合运动，即提肋或降肋，以助呼吸运动。

2. 胸廓的整体观 成人胸廓近似圆锥形，前后扁平，上窄下宽，有上、下两口。胸廓上口小，由第1胸椎、第1对肋和胸骨柄上缘围成。胸廓下口较大，由第12胸椎、第12对肋、第11对肋前端以及左、右肋弓和剑突围成。两侧肋弓之间的夹角，称胸骨下角。相邻两肋间的间隙，称肋间隙。

3. 胸廓的运动 胸廓除有保护和支持功能外，主要参与呼吸运动。吸气时，在肌的作用下，肋上提，使胸腔容积增大。呼气时正好相反。

三、颅骨的连结

颅骨连结主要是直接连结，只有下颌骨与颞骨之间以颞下颌关节相连。

颞下颌关节又称下颌关节，由下颌骨的下颌头与颞骨的下颌窝和关节结节构成。关节囊松弛，前部较薄弱。关节腔内有关节盘，将其分为上、下两部分。颞下颌关节可使下颌骨上提、下降、前移、后退及侧方运动。当张口过大时，下颌头和关节盘可向前滑到关节结节的前方，造成颞下颌关节前脱位（图3-3-8）。

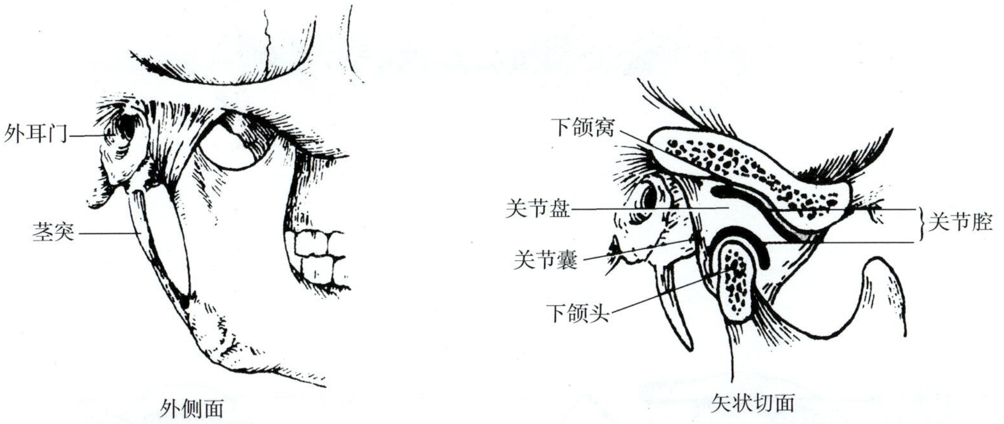

图3-3-8 颞下颌关节

知识拓展

颞下颌关节脱位

颞下颌关节脱位根据脱位的性质分为急性前脱位、复发性和陈旧性脱位。急性前脱位主要有内源性与外源性两种因素。内源性因素包括打呵欠、唱歌、大笑、大张口进食、长时间大张口进行牙科治疗等。手法复位不用麻醉时，应向患者解释手法复位的过程，使之配合治疗。复位时，可将下颌骨拉向下，再向后上推，使下颌头回到下颌窝。复位后立即用头颌绷带固定，限制张口活动2周左右。复位前应注意消除患者的紧张情绪。有时可按摩颞肌及咬肌，或用1%~2%普鲁卡因做颞下三叉神经或关节周围封闭，以助复位。

四、四肢骨的连结

（一）上肢骨的连结

1. 上肢带骨连结

（1）胸锁关节　胸锁关节是上肢与躯干连结的唯一关节，由胸骨的锁切迹与锁骨的胸骨端及第1肋软骨的上面构成（图3-3-9），属微动关节。关节囊紧张坚韧，内有关节盘。运动幅度小。

（2）肩锁关节　由肩胛骨的肩峰与锁骨的肩峰端组成，属微动关节（图3-3-9）。

2. 自由上肢骨连结

（1）肩关节　由肱骨头和肩胛骨的关节盂组成（图3-3-10）。肱骨头大，关节盂浅小，周围有纤维软骨环形成的盂唇。关节囊薄而松弛，内有肱二头肌长头腱通过。关节囊的前、上和后部有肌、肌腱和韧带加强，只有下部较为薄弱，故肩关节脱位时，肱骨头常脱向前下方。肩关节可做屈、伸、收、展、旋转及环转运动，是全身最灵活、运动范围最大的关节，也是最容易发生脱位的关节。

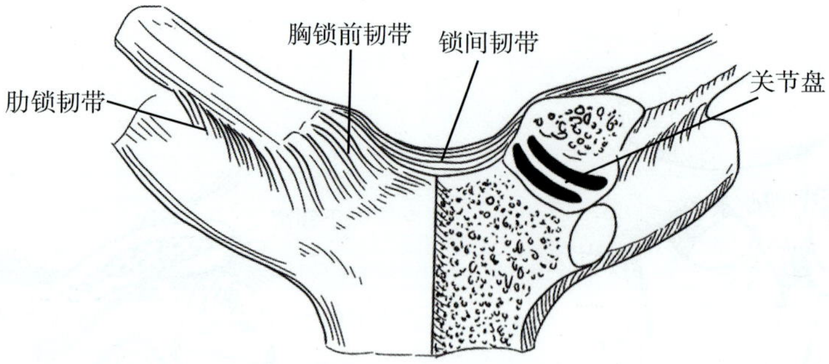

图3-3-9 胸锁关节

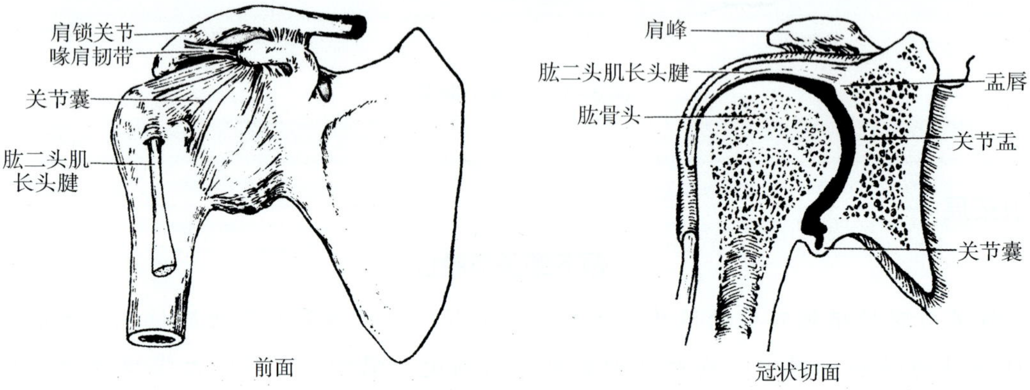

图3-3-10 肩关节

知识拓展

肩关节脱位

肩关节脱位是最常见的关节脱位，约占全身关节脱位的50%，这与肩关节的解剖和生理特点有关，如肱骨头大，但关节盂浅而小，关节囊松弛，其前下方组织薄弱，肩关节活动范围大，遭受外力的机会多等各种因素。肩关节脱位多发生在青壮年，男性较多。X线一般可确诊，必要时行CT检查。复位方法：手拉足蹬法（希波克拉底复位法），患者仰卧，术者位于患侧，双手握住患肢腕部，足跟置于患侧腋窝，两手做稳定持续的力量牵引。牵引中，术者用足跟向外推挤肱骨头，同时旋转、内收上臂即可复位，复位时可听到响声。

（2）肘关节 是由肱骨下端和桡、尺骨的上端构成的复合关节（图3-3-11），包括肱桡关节、肱尺关节和桡尺近侧关节3个关节。肱骨小头和桡骨头关节凹组成肱桡关节；肱骨滑车和尺骨的滑车切迹组成肱尺关节；桡骨头环状关节面和尺骨的桡切迹组成桡尺近侧关节。3个关节包在一个关节囊内，囊的前、后壁薄而松弛；内、外侧壁紧张，并有韧带加固。关节囊的下部有桡骨环状韧带，从前、后和外侧三面包绕桡骨头，可防止桡骨头滑脱。

在幼儿期，桡骨头尚在发育，桡骨环状韧带较松弛，在前臂伸直位时，若受到突然猛力牵拉，桡骨头可向下脱出，称桡骨头半脱位。

肘关节主要做屈、伸运动。伸肘时，肱骨内、外上髁和尺骨鹰嘴三点在一条直线上，屈肘90°时，三点成一等腰三角形。在肘关节脱位时，以上三点的位置关系会发生改变。

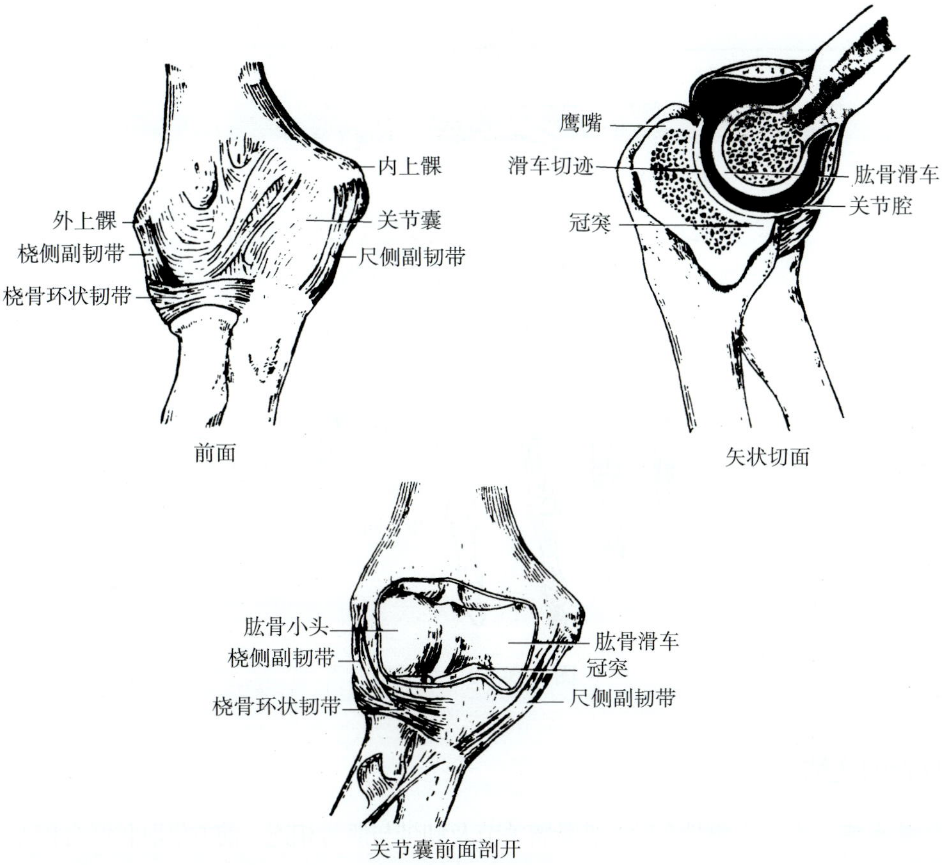

图3-3-11 肘关节

（3）桡尺连结 包括桡尺近侧关节、前臂骨间膜和桡尺远侧关节（图3-3-12）。桡尺远侧关节由桡骨的尺切迹和尺骨头组成。前臂骨间膜是连结尺、桡骨体骨间缘的一片致密结缔组织膜。

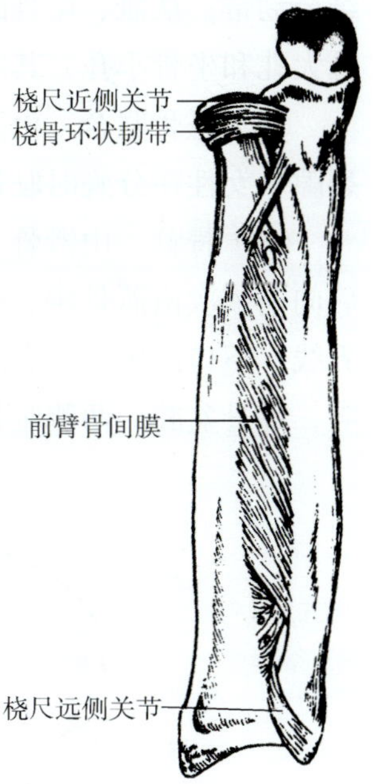

图3-3-12 前臂骨连结

桡尺近侧关节和桡尺远侧关节同时运动时，可使前臂做旋转运动。桡骨下部转向尺骨内前方，桡、尺两骨相互交叉，手背向前，称旋前；反之，桡骨转向与尺骨平行，手背向后，称为旋后。

（4）手关节 包括桡腕关节、腕骨间关节、腕掌关节、掌骨间关节、掌指关节和指骨间关节（图3-3-13）。

1）桡腕关节：又称腕关节，由桡骨下端的关节面和尺骨头下方的关节盘组成关节窝，手舟骨、月骨、三角骨组成关节头而构成。可做屈、伸、收、展和环转运动。

2）腕骨间关节：为相邻各腕骨之间构成的微动关节。

3）腕掌关节：由远侧列的腕骨与5块掌骨底构成。除拇指腕掌关节运动灵活，能做屈、伸、收、展和对掌运动外，其余运动范围很小。

4）掌指关节：由掌骨头与近节指骨底构成，能做屈、伸、收、展等运动。手指的收和展以中指为标准。

5）指骨间关节：由相邻两节指骨的滑车与指骨底构成，仅能做屈、伸运动。

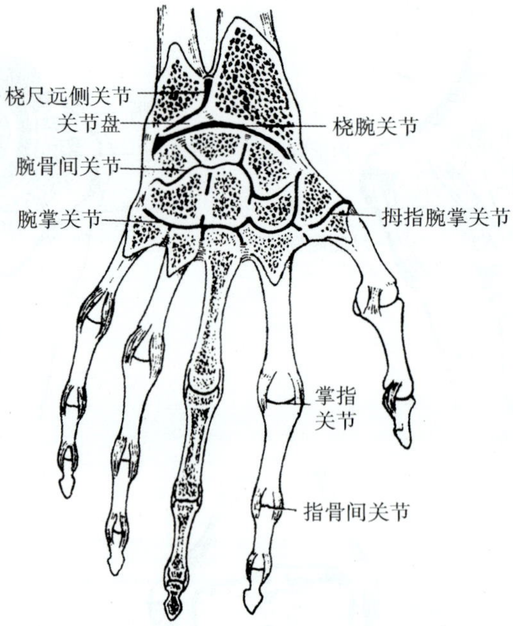

图3-3-13 手关节

（二）下肢骨的连结

1．下肢带骨连结 左、右髋骨在后方借骶髂关节及韧带与骶骨相连，前方借耻骨联合相连（图3-3-14）。

（1）骶髂关节 骶髂关节由骶骨与髂骨的耳状面构成，关节面结合紧密，周围有韧带加强，属微动关节。

（2）韧带连结 髋骨和骶骨有许多韧带相连。其中，从骶、尾骨的侧缘连至坐骨结节的韧带，称骶结节韧带；从骶、尾骨的侧缘连至坐骨棘的韧带，称骶棘韧带。两条韧带与坐骨大、小切迹分别围成坐骨大孔和坐骨小孔，其内均有血管和神经通过。

（3）耻骨联合 由两侧耻骨联合面借耻骨间盘连结而成。耻骨间盘由纤维软骨构成，内有一纵行的裂隙。女性在分娩时耻骨联合可轻度分离，有利于胎儿娩出。

（4）骨盆 由骶骨、尾骨和左、右髋骨连结构成。骨盆以界线为界，分为大骨盆、小骨盆。界线自后向前依次由骶骨岬、弓状线、耻骨梳、耻骨结节至耻骨联合上缘围成。小骨盆有上、下两口。上口为界线，下口由尾骨尖、骶结节韧带、坐骨结节、坐骨支、耻骨下支和耻骨联合下缘围成。两口之间的内腔，称骨盆腔。两侧耻骨下支间的夹角，称耻骨下角。

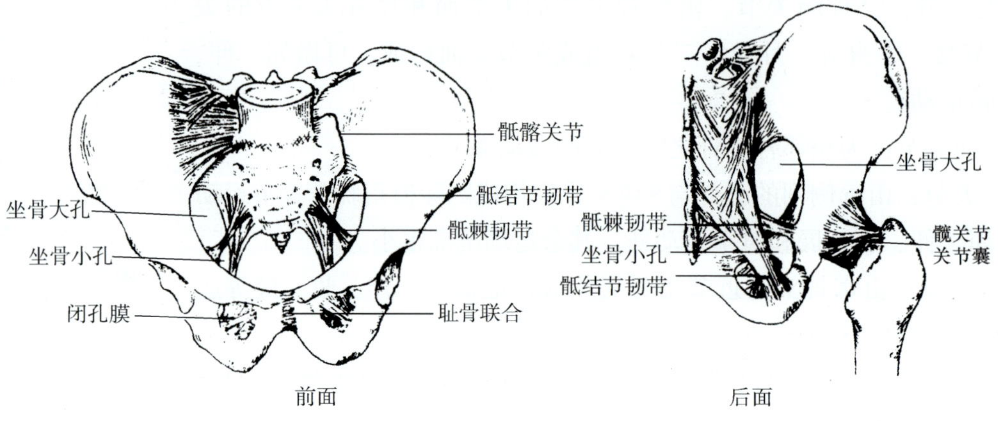

图3-3-14 骨盆的连结

女性骨盆与妊娠和分娩有关，故在形态上与男性骨盆存在着明显的差别（图3–3–15，表3–3–1）。

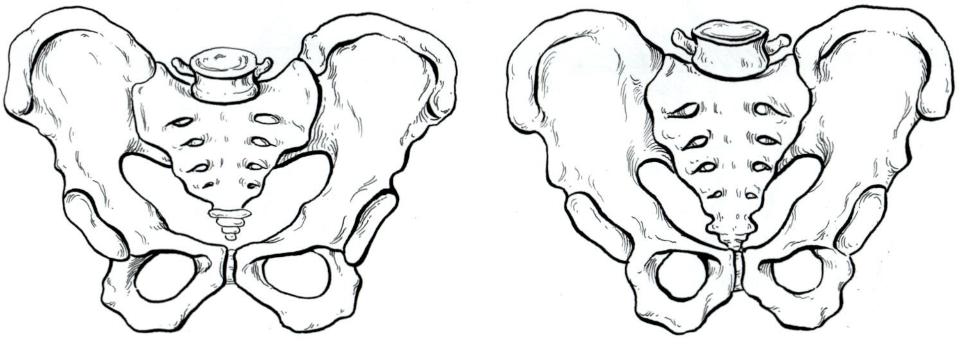

图3–3–15 男女性骨盆

表3–3–1 男、女性骨盆的形态差别

项目	男性	女性
骨盆形状	窄而长	宽而短
骨盆上口	心形	较大，近似圆形
骨盆下口	较狭窄	较宽大
骨盆腔	狭长，呈漏斗形	宽短，呈圆桶形
耻骨下角	70°~75°	90°~100°

2. 自由下肢骨连结

（1）髋关节 由髋臼和股骨头组成。髋臼深，周缘附有髋臼唇加深关节窝。髋关节内有股骨头韧带，起自髋臼横韧带，止于股骨头凹，内有营养股骨头的血管通过。关节囊厚而坚韧，股骨颈前面全被包绕，后面外侧1/3无关节囊包绕，所以股骨颈骨折分囊内骨折和囊外骨折。关节囊周围有韧带加强，前方有强大的髂股韧带，可限制髋关节过度后伸。髋关节能做屈、伸、收、展、旋内、旋外和环转运动，髋关节的运动幅度较肩关节小，稳固性较肩关节大（图3–3–16）。

（2）膝关节 由股骨下端的内、外侧髁，胫骨上端的内、外侧髁及髌骨共同构成，是人体最大、最复杂的关节。关节囊宽阔而松弛，周围有韧带加强，前方有髌韧带，是股四头肌腱的延续，向下止于胫骨粗隆，两侧有副韧带加强。关节囊内有前、后交叉韧带，可限制胫骨前、后移位。膝关节囊内股骨与胫骨关节面间有半月板，其中内侧半月板呈“C”形，外侧半月板近似“O”形。半月板可使两骨的关节面更为适应，增强了关节的灵活性和稳固性。膝关节能做屈、伸运动。当膝关节处于半屈位时，还可做轻度的旋外和旋内运动。膝关节辅助结构多，较稳定，不易发生脱位，但其交叉韧带和半月板易损伤（图3–3–17，图3–3–18）。

（3）胫骨和腓骨的连结 胫骨的腓关节面与腓骨头构成微动的胫腓关节，两骨干和下端借小腿骨间膜及韧带相连。小腿间的连结稳固，活动度很小。

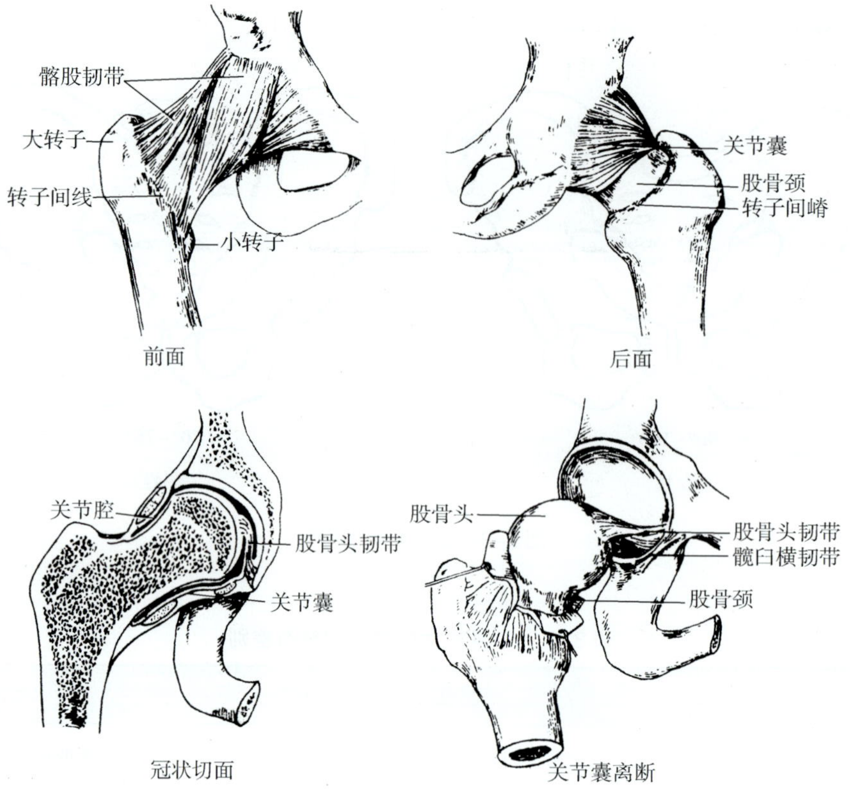

图3-3-16 髋关节

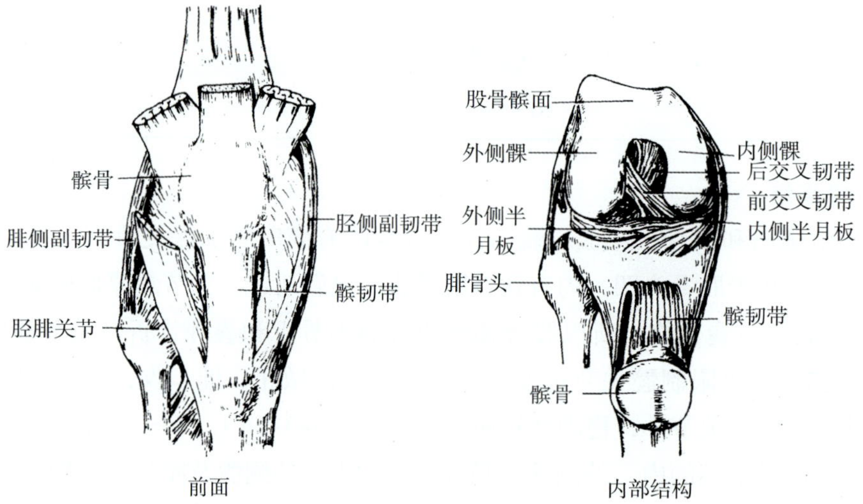

图3-3-17 膝关节

（4）足关节　包括踝关节、跗骨间关节、跗跖关节、跖骨间关节、跖趾关节和趾骨间关节。踝关节也称距小腿关节，由胫、腓骨的下端与距骨滑车构成。关节囊的前、后壁薄弱而松弛，两侧有韧带加强，其中内侧韧带强大，外侧韧带较为薄弱，故在足过度内翻时易损伤。踝关节可做背屈（伸）和跖屈（屈）运动。

跗骨间关节是指7块跗骨间的连结，主要有距跟关节、距跟舟关节和跟骰关节。前两者联合运动可使足内翻或外翻。跟骰关节和距跟舟关节总称跗横关节，呈横位的“S”形，临床上可沿此关节做足的离断手术。跗骨间借许多韧带相连，对维持足弓有重要意义（图3-3-19）。

（5）足弓　足骨借其连结形成凸向上的弓，称足弓，可分为横弓和纵弓（图3-3-20）。足弓有弹性，利于行走和跳跃，可缓冲震荡，并保护足底的血管、神经免受压迫。当足连结装置发育不良或慢性疲劳引起松弛和损伤时，可致足弓塌陷、足底平坦，压迫足底神经、血管，称扁平足。

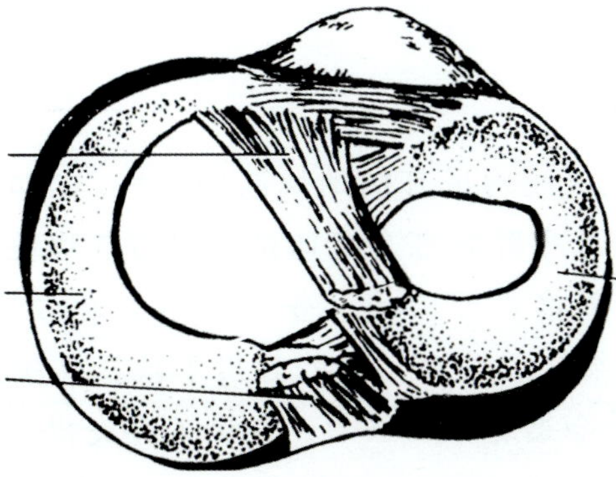

图3-3-18　膝关节内部结构

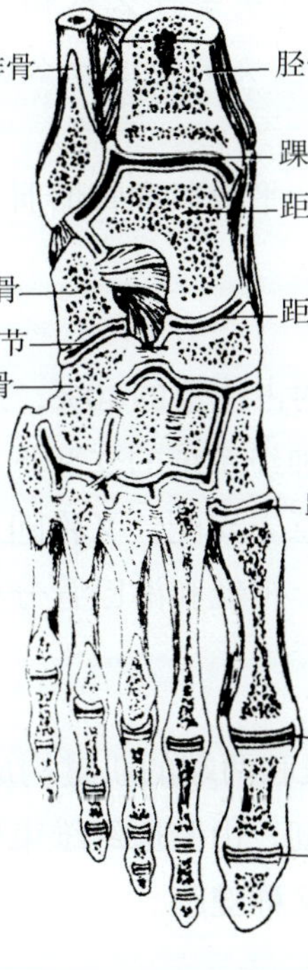

图3-3-19　足关节

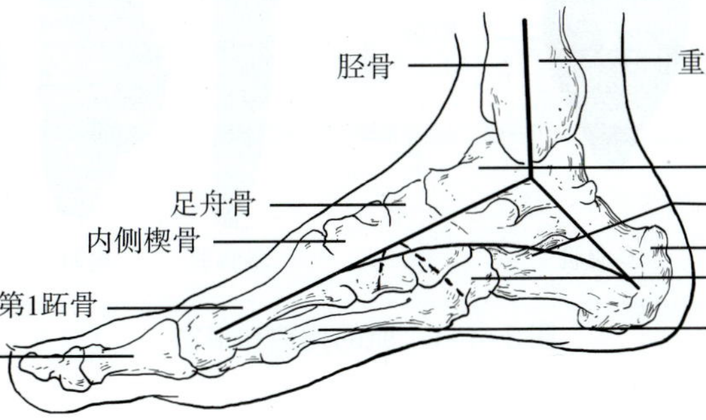

图3-3-20　足弓

第四节 肌 学

岗位情景模拟 2

患者，男性，68岁，右侧腹股沟区可回纳性包块3年。起初在长期站立行走或咳嗽时包块向外突出，包块大小约3cm，平卧时可自行回纳，以后包块逐渐增大并延伸进入阴囊，胀痛感较以前增强，平卧时用手推才可回纳。查体：站立时右侧腹股沟区及阴囊可扪及约4cm×5cm大小的包块，包块柔软无触痛，仰卧时用手按压包块即可回纳，在腹股沟韧带中点上方一横指处扪压深环，并令患者站立咳嗽，包块不再突出，透光反射（–）。临床诊断为右侧腹股沟斜疝。

问题与思考

1. 该患者右侧腹股沟区的可回纳性包块是什么结构？
2. 该患者右侧腹股沟区的可回纳性包块是经过什么途径进入阴囊内的？

答案解析

肌按其分布部位与结构等不同分为心肌、平滑肌和骨骼肌。本节主要介绍骨骼肌。

一、概述

骨骼肌数量众多，全身共有650余块，约占体重的40%，主要分布于头、颈、躯干和四肢。骨骼肌通常附着于骨，是运动系统的动力部分。在神经系统的支配下，通过收缩牵引骨骼而产生运动。骨骼肌有收缩迅速、有力、容易疲劳等特点，因受意志支配，又称随意肌。每块肌都是一个器官，有一定的位置、形态结构、辅助装置，并有丰富的血管、神经和淋巴管分布。

（一）肌的构造和形态

1. 肌的构造 骨骼肌一般由中间的肌腹和两端的肌腱构成（图3-4-1）。肌腹色红柔软，主要由肌纤维构成，为肌的可收缩部分。肌腱色白强韧，由胶原纤维束构成，为肌的非收缩部分。长肌的肌腱多呈条索状，扁肌的肌腱多较宽阔，呈膜状，又称腱膜。

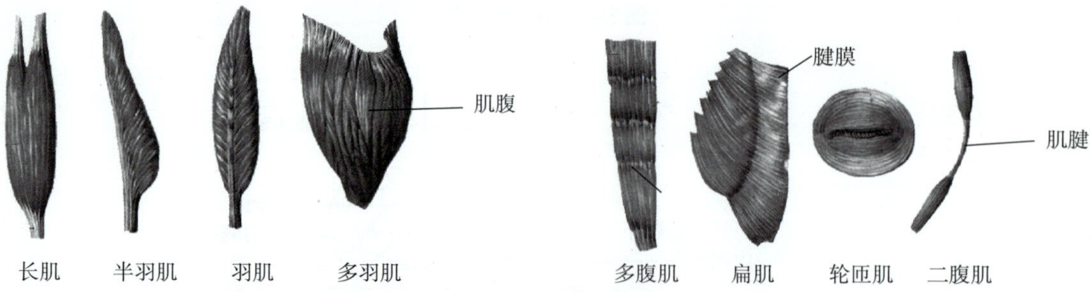

图3-4-1 肌的构造和形态

2. 肌的形态 肌的形态多种多样，按外形可分为长肌、短肌、扁肌和轮匝肌4种（图3-4-1）。长肌的肌腹呈梭形，多分布于四肢，收缩时可显著缩短而产生大幅度运动。短肌较短小，多分布于躯干深层，有明显节段性，收缩时运动幅度较小。扁肌呈薄片状，多分布于胸、腹壁，有运动、保护和支持的作用。轮匝肌呈环形，多位于孔裂周围，收缩时可关闭孔裂。

（二）肌的起止点、配布和作用

1. 肌的起止　肌通常借两端的肌腱附着于2块或2块以上的骨，中间跨过1个或多个关节。肌收缩时，牵引两骨使彼此间相对位置发生改变而产生运动。此时，两骨中总有一块骨的位置相对固定，另一块骨的位置相对移动。肌在固定骨上的附着点，称起点或定点，在移动骨上的附着点，称止点或动点。通常把接近身体正中面或肢体近侧端的肌附着点，规定为起点，反之为止点。肌的定点和动点在一定条件下可以互换（图3-4-2）。

2. 肌的配布　肌在关节周围配布的方式及多少，与关节的运动轴一致。在一个运动轴的两侧各有一群肌，其作用相反，互称拮抗肌。在运动轴同一侧作用相同或相近的肌，称协同肌。

3. 肌的作用　肌的作用方式有两种：一种是动力工作，使整个身体或局部产生运动，如行走等；另一种是静力工作，通过少量肌束轮流收缩以保持一定的肌张力，维持身体的平衡或某种姿势。

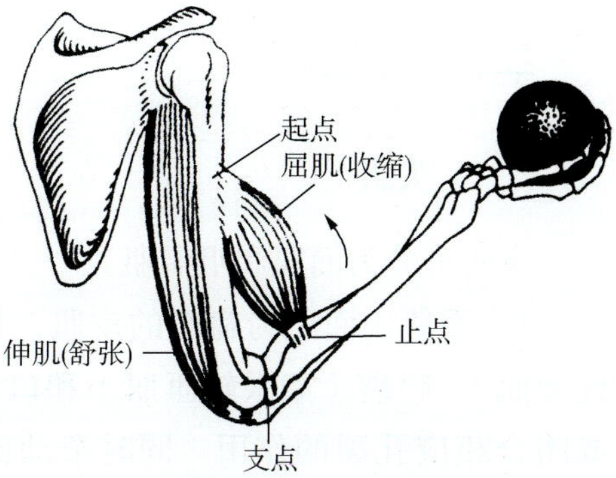

图3-4-2　肌的起止点

（三）肌的命名

肌主要依据肌的位置、形态、大小、作用、起止点、肌束方向、结构等命名。如以形态命名的三角肌，以位置命名的冈上肌，以起止点命名的胸锁乳突肌，以肌束方向命名的腹外斜肌等。了解肌的命名原则有利于学习和记忆。

（四）肌的辅助装置

肌的辅助装置位于肌周围，有保持肌的位置、减少运动时摩擦和保护等作用，主要有筋膜、滑膜囊和腱鞘等。

1. 筋膜　筋膜遍布全身，分浅、深两种。

（1）浅筋膜　位于真皮深面，又称皮下筋膜，由疏松结缔组织构成，内含脂肪组织、浅血管、皮神经、淋巴管和淋巴结等。脂肪的多少因人而异，与性别、部位、营养状况等有关。浅筋膜有维持体温和保护深部结构的作用。

（2）深筋膜　位于浅筋膜深面，遍布全身且相互连续，又称固有筋膜，由致密结缔组织构成。深筋膜通常包被每块肌或肌群，形成肌筋膜鞘或肌间隔；包被血管、神经等形成血管神经鞘；在腕、踝部增厚形成支持带，以约束和支持肌腱。

2. 滑膜囊　为封闭的结缔组织扁囊，壁薄，内含滑液，多位于肌或腱与骨面相接触处，起减少摩擦的作用。滑膜囊炎症可影响肢体局部的运动功能。

3. 腱鞘　为套在长肌腱外面的结缔组织鞘管，存在于活动性较大的部位，如腕部、踝部、手指与足趾等处。腱鞘由内、外两层结构组成，外层为纤维层，内层为滑膜层。滑膜层为双层圆筒形的鞘，其内层称脏层，包在腱的表面；外层称壁层，紧贴于纤维层的内面（图3-4-3）。脏、壁两层相互移行，形成滑膜腔，含有少量滑液。腱鞘有约束肌腱、减少其与骨面间摩擦的作用。

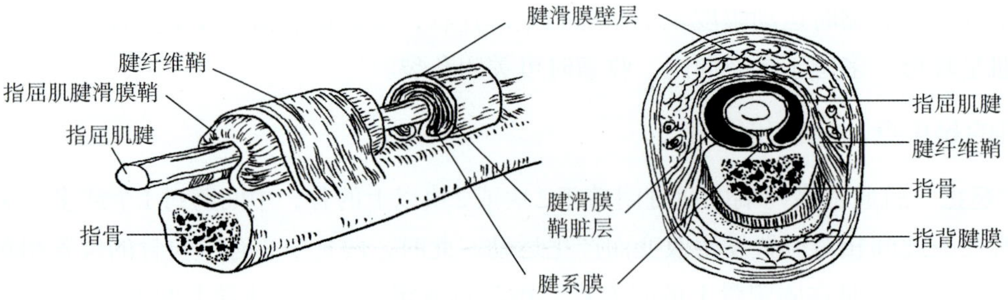

图3-4-3 腱鞘示意图

二、头颈肌

（一）头肌

头肌可分为面肌和咀嚼肌。

1. 面肌 面肌为扁薄的皮肌，位置表浅，大多起自颅骨，止于面部皮肤，主要分布于颅顶（如枕额肌）、睑裂（如眼轮匝肌）和口裂（如口轮匝肌、颊肌等）周围，呈环形或辐射状排列，有开大或闭合相应孔裂的作用。同时牵动面部皮肤而产生喜、怒、哀、乐等各种表情，故又称表情肌（图3-4-4）。

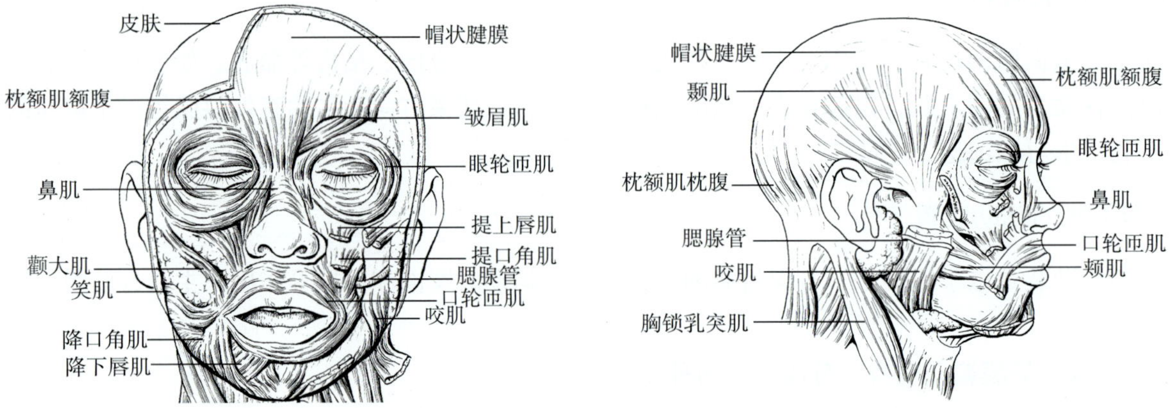

图3-4-4 头肌

2. 咀嚼肌 咀嚼肌配布于颞下颌关节周围，参与咀嚼运动（图3-4-4，图3-4-5）。

（1）咬肌 呈长方形，起自颧弓，止于下颌角外侧面，收缩时上提下颌骨。

（2）颞肌 呈扇形，起自颞窝，经颧弓深面止于下颌骨冠突，收缩时上提下颌骨。

（3）翼外肌 位于颞下窝，双侧收缩时可牵拉下颌骨向前，协助张口。一侧收缩时可使下颌骨移向对侧。

（4）翼内肌 位于下颌支内侧面，双侧收缩时可上提下颌骨，单侧收缩时使下颌骨移向对侧。

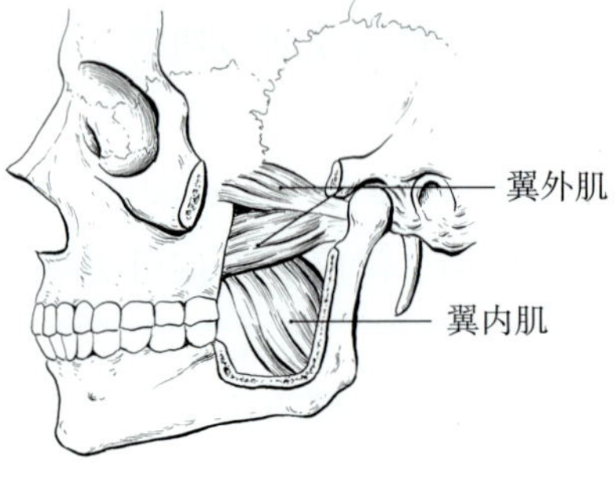

图3-4-5 咀嚼肌

（二）颈肌

颈肌按位置可为颈浅肌群、颈中肌群和颈深肌群（图3-4-6，图3-4-7，图3-4-8，图3-4-9）。

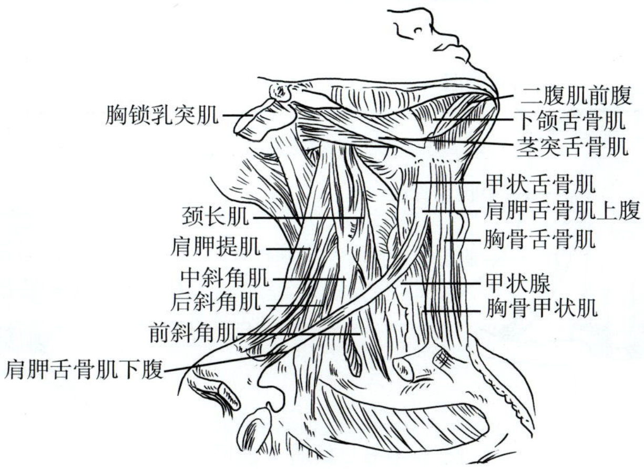

图3-4-6　颈肌（侧面）

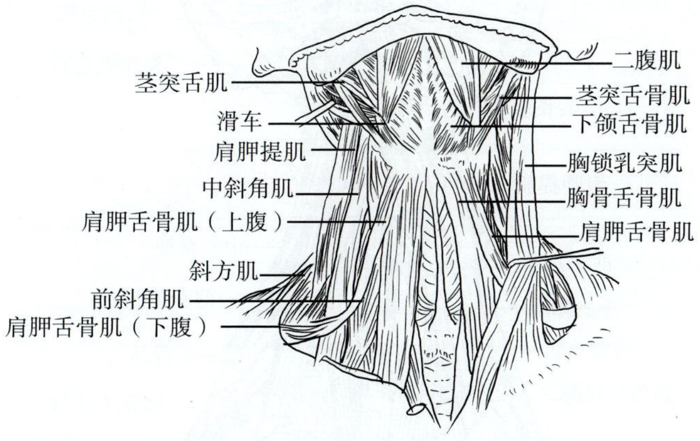

图3-4-7　颈肌（前面1）

1. 颈浅肌群

（1）颈阔肌　亦属表情肌，薄而宽阔，位于颈部浅筋膜中。起自胸大肌和三角肌表面的筋膜，向上止于口角等处。收缩时可紧张颈部皮肤并降口角。

（2）胸锁乳突肌　位于颈部两侧、颈阔肌深面，两头分别起自胸骨柄前面和锁骨的胸骨端，斜向后上方，止于颞骨乳突。两侧同时收缩可仰头，单侧收缩使头颈向同侧屈，面部转向对侧。

2. 颈中肌群

（1）舌骨上肌群　位于舌骨与下颌骨和颅骨间，参与组成口底。每侧4块，分别为二腹肌、茎突舌骨肌、下颌舌骨肌和颏舌骨肌。主要作用是上提舌骨，协助吞咽。舌骨固定时可下降下颌骨，协助张口。

（2）舌骨下肌群　位于舌骨与胸骨和肩胛骨间，喉、气管和甲状腺的前方。每侧4块：浅层的胸骨舌骨肌和肩胛舌骨肌、深层的胸骨甲状肌和甲状舌骨肌。作用是下降舌骨和喉，参与吞咽运动。

3. 颈深肌群　颈深肌位于脊柱颈部的前方和两侧，分内、外侧两群。外侧群由前向后依次有前斜角肌、中斜角肌和后斜角肌，均起自颈椎横突，前、中斜角肌止于第1肋，后斜角肌止于第2肋。

前、中斜角肌与第1肋之间的三角形间隙，称斜角肌间隙，有锁骨下动脉和臂丛通过。内侧群有头长肌和颈长肌。颈深肌群一侧收缩时可使颈侧屈，双侧同时收缩时可使颈前屈，并上提第1、2肋助深吸气。

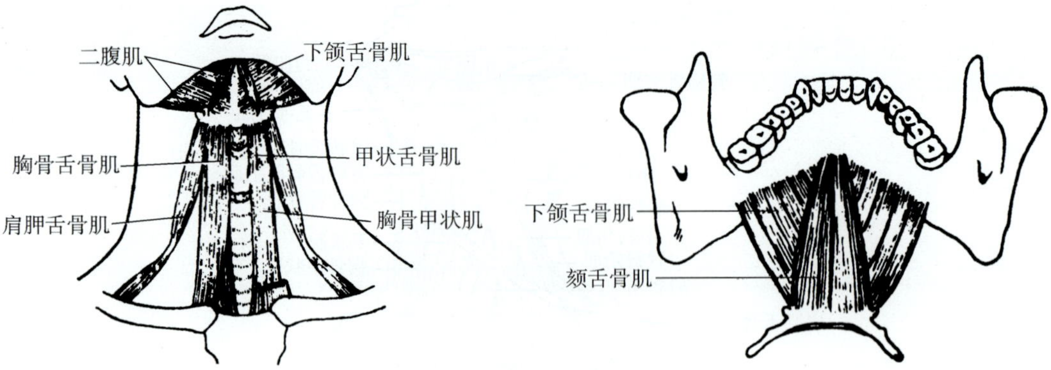

图3-4-8 颈肌（前面2）

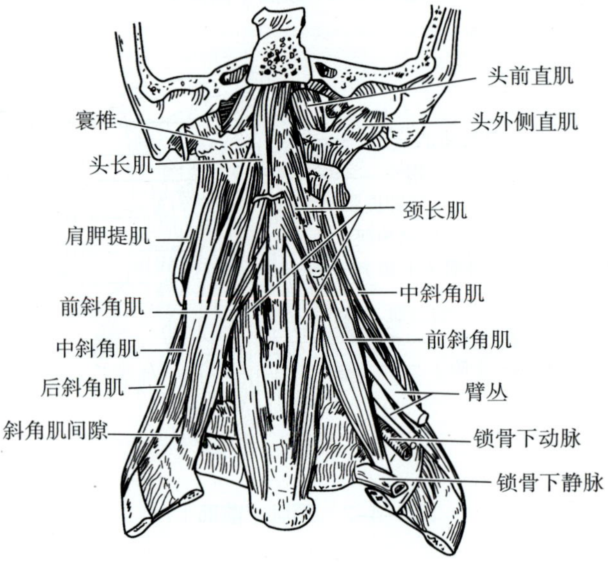

图3-4-9 颈深肌群

三、躯干肌

躯干肌按位置可分为背肌、胸肌、膈和腹肌等。

（一）背肌

背肌位于躯干后面，分浅、深两群。浅群多为宽大的扁肌，有斜方肌、背阔肌、肩胛提肌和菱形肌。深群主要有竖脊肌（图3-4-10）。

1. 浅群

（1）斜方肌　位于项、背部浅层，为三角形扁肌，两侧合并呈斜方形。起自上项线、枕外隆凸、项韧带、第7颈椎及全部胸椎棘突，止于锁骨外侧1/3、肩峰和肩胛冈。收缩时使肩胛骨向脊柱靠拢，上部肌束可上提肩胛骨，下部肌束可下降肩胛骨。肩胛骨固定时，双侧收缩可仰头。

（2）背阔肌　位于背下部和胸后外侧，为全身最大的扁肌，呈三角形。起自下6个胸椎及全部腰椎棘突、骶正中嵴和髂嵴后部，肌束向外上方集中止于肱骨小结节嵴。收缩时使肩关节内收、后伸和旋内。当上肢上举被固定时，可引体向上。

（3）菱形肌　位于斜方肌深面，为菱形扁肌。收缩时牵拉肩胛骨向内上，以靠近脊柱。

（4）肩胛提肌　位于斜方肌深面，呈带状。收缩时上提肩胛骨。如肩胛骨固定，可使颈侧屈。

2. 深群　竖脊肌又称骶棘肌，为背肌中最长、最大的肌，纵列于棘突两侧的沟内。起自骶骨背面与髂嵴后部，沿途止于各椎骨棘突、横突和肋骨，向上可达颞骨乳突。收缩时使脊柱后伸和仰头，单侧收缩使脊柱侧屈。

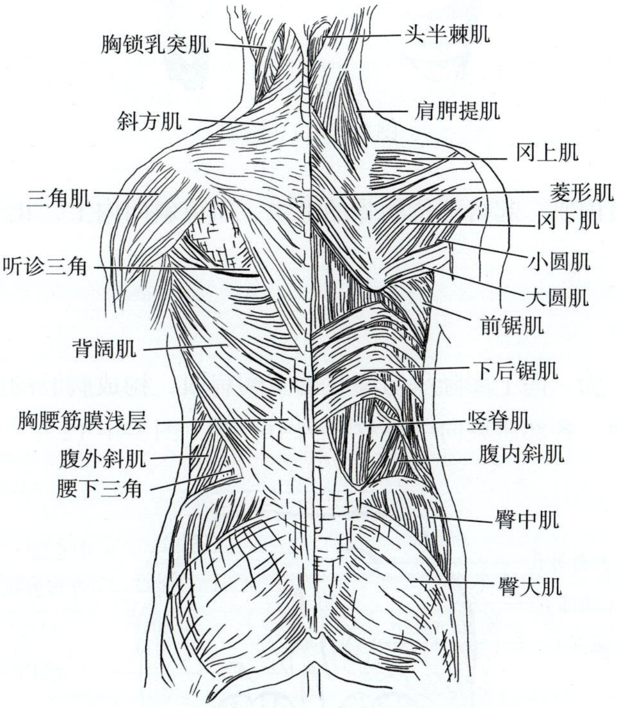

图3-4-10　背肌

（二）胸肌

胸肌可分为胸上肢肌和胸固有肌（图3-4-11）。

1. 胸上肢肌　胸上肢肌均起自胸廓外面，止于上肢带骨或肱骨。

（1）胸大肌　位于胸廓前上部，呈宽而厚的扇形。起自锁骨内侧半、胸骨和第1~6肋软骨等处，向外以扁腱止于肱骨大结节嵴。收缩时使肩关节内收、旋内和前屈；上肢上举固定时可上提躯干，也可提肋助吸气。

（2）胸小肌　位于胸大肌深面，起自第3~5肋，止于肩胛骨喙突。收缩时拉肩胛骨向前下方，肩胛骨固定时可提肋助吸气。

（3）前锯肌　位于胸廓侧壁，以8~9个肌齿起自上8~9个肋的外面，止于肩胛骨内侧缘和下角。收缩时拉肩胛骨向前紧贴胸廓背面，下部肌束可使肩胛骨下角向外，助臂上举。当肩胛骨固定收缩时，可提肋助深吸气。

2. 胸固有肌　胸固有肌参与构成胸壁，主要位于各肋间隙内。

（1）肋间外肌　位于浅层，起自上位肋骨的下缘，肌束斜向前下，止于下位肋骨的上缘，收缩时提肋助吸气。

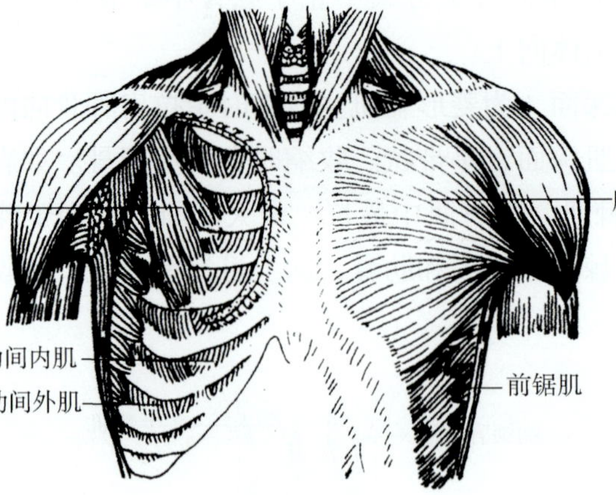

图3-4-11 胸肌

（2）肋间内肌和肋间最内肌 起自下位肋骨的上缘，肌束斜向内上，止于上位肋骨的下缘，收缩时降肋助呼气。

（三）膈

膈位于胸、腹腔之间，为一向上膨隆呈穹窿状的宽阔扁肌，构成胸腔的底和腹腔的顶。肌纤维起自胸廓下口的周缘和腰椎前面，各部肌束向中央移行为中心腱（图3-4-12）。

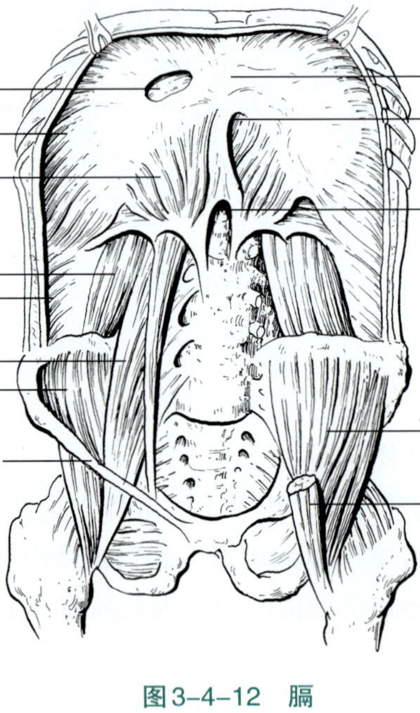

图3-4-12 膈

膈上有3个裂孔：①主动脉裂孔，位于第12胸椎前方，有降主动脉和胸导管通过。②食管裂孔，位于主动脉裂孔的左前上方，约平第10胸椎，有食管和迷走神经前、后干通过。③腔静脉孔，位于食管裂孔的右前上方，约平第8胸椎，有下腔静脉通过。

膈是主要的呼吸肌。收缩时，膈穹窿下降，胸腔容积扩大，以助吸气；舒张时，膈穹窿上升复位，胸腔容积减小，助呼气。膈与腹肌同时收缩，能增加腹内压，可协助排便、呕吐、咳嗽、喷嚏、分娩等活动。

（四）腹肌

腹肌介于胸廓与骨盆之间，参与构成腹壁，按其位置分为前外侧群和后群（图3-4-13）。

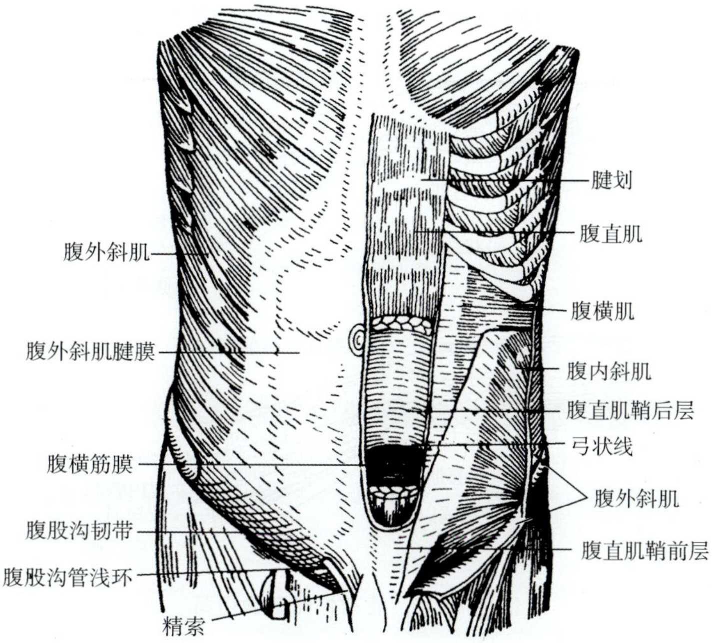

图3-4-13　腹肌

1. 前外侧群　前外侧群包括长带形的腹直肌和3块宽阔的扁肌，即腹外斜肌、腹内斜肌和腹横肌。

（1）腹直肌　位于腹前壁正中线两侧的腹直肌鞘内，为上宽下窄的带状多腹肌。起自耻骨联合与耻骨嵴，止于胸骨剑突及第5~7肋软骨前面。肌的全长被3~4条横行的腱划分成多个肌腹。

（2）腹外斜肌　位于最浅层，为宽阔扁肌。以8个肌齿起自下8个肋的外面，肌束斜向前内下方，小部分止于髂嵴，大部分至腹直肌外侧缘，移行为腹外斜肌腱膜，经腹直肌前面，参与构成腹直肌鞘的前层，终于白线。腹外斜肌腱膜的下缘卷曲增厚，连于髂前上棘和耻骨结节之间，称腹股沟韧带。在耻骨结节外上方，腱膜上的三角形裂隙，称腹股沟管皮下环（浅环），男性有精索通过，女性有子宫圆韧带通过。

（3）腹内斜肌　位于腹外斜肌深面。起自胸腰筋膜、髂嵴和腹股沟韧带外侧半，肌束呈扇形展开，移行为腹内斜肌腱膜，至腹直肌外侧缘分前、后两层包绕腹直肌，参与形成腹直肌鞘，终于白线。该肌下部肌束呈弓状跨过精索后，延续为腱膜，与深层的腹横肌腱膜共同构成腹股沟镰（联合腱），止于耻骨梳。

（4）腹横肌　位于腹内斜肌深面。起自下6个肋的内面、胸腰筋膜、髂嵴和腹股沟韧带外侧1/3，肌束横行向内，移行为腹横肌腱膜，至腹直肌外侧缘，参与构成腹直肌鞘的后层，终于白线。该肌与腹内斜肌最下部，还发出少量肌束包绕精索和睾丸等，形成提睾肌。主要是构成腹壁、保护和支持腹腔器官，并可使脊柱前屈、侧屈和旋转等。

2. 后群　后群有腰大肌和腰方肌。

腰方肌位于腹后壁腰椎两侧，呈长方形。起自髂嵴后部，止于第12肋和第1~4腰椎横突。收缩时下降和固定第12肋，并使脊椎腰部侧屈。

3. 腹肌的肌间结构

（1）腹直肌鞘　为包裹腹直肌的纤维性鞘，由3层扁肌的腱膜构成，分前、后两层。前层由腹外斜肌腱膜与腹内斜肌腱膜的前层愈合而成，后层由腹内斜肌腱膜的后层与腹横肌腱膜愈合而成。前层完整，但在脐下4~5cm以下，鞘的后层缺失。因此，腹直肌鞘后层的游离下缘为凸向上方的弧形线，称弓状线（半环线）。此线以下的腹直肌后面直接与腹横筋膜相贴（图3-4-14）。

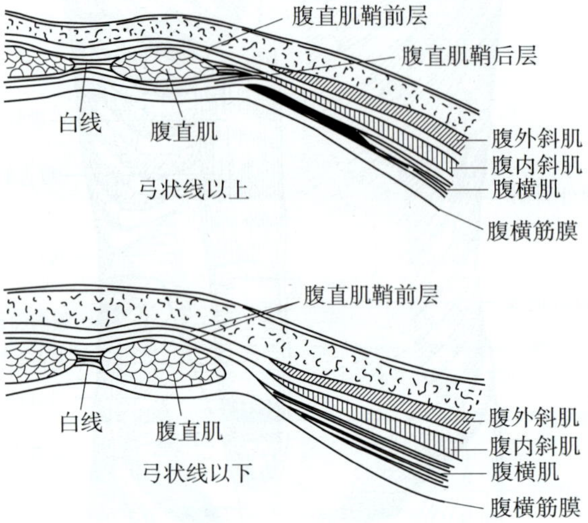

图3-4-14　腹前外侧壁横切面

（2）白线　位于腹壁正中线上，剑突与耻骨联合之间，是由两侧腹直肌鞘的纤维交织连接形成的腱性结构。白线上宽下窄，血管少。白线坚韧而缺乏血管，是临床腹部切口的常选部位（图3-4-15）。

（3）腹股沟管　位于腹股沟韧带内侧半的上方，是肌和腱膜之间的潜在斜行裂隙，长4~5cm。男性有精索、女性有子宫圆韧带通过。腹股沟管有内、外两口和上、下、前、后四壁。内口为腹股沟管深环，外口为腹股沟管浅（皮下）环。腹股沟管前壁为腹外斜肌腱膜和腹内斜肌，后壁为腹横筋膜和腹股沟镰，上壁为由腹内斜肌和腹横肌组成的联合腱的弓状缘，下壁为腹股沟韧带（图3-4-15）。

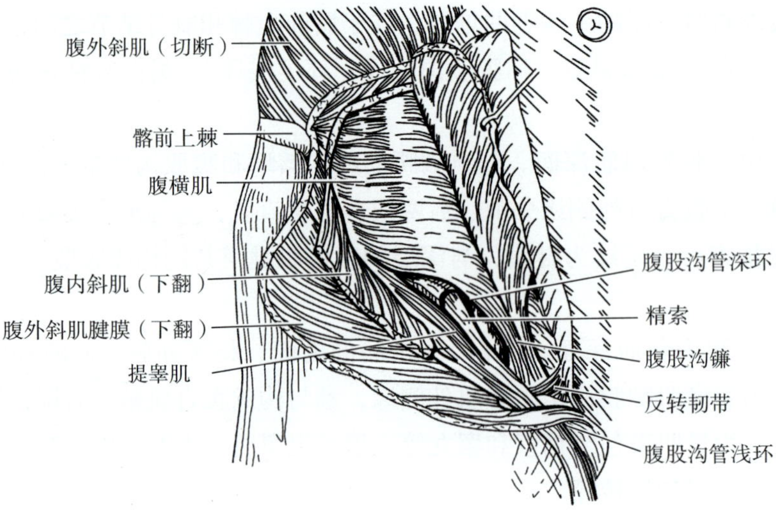

图3-4-15　腹前壁下部

（4）腹股沟三角　为腹直肌外侧缘、腹壁下动脉和腹股沟韧带围成的三角区域，是腹前外侧壁的一个薄弱部位，疝囊可经此区突出形成腹股沟直疝（图3-4-14，图3-4-15）。

四、上肢肌

上肢肌按部位分为肩肌、臂肌、前臂肌和手肌。

（一）肩肌

肩肌又称上肢带肌，配布于肩关节周围，均起自上肢带骨，止于肱骨上端，共6块，有稳定和运动肩关节的作用（图3-4-16）。

1. 三角肌　位于肩部外侧，呈三角形。起自锁骨外侧段、肩峰和肩胛冈，肌束从前、后、外侧三面包围肩关节，向下止于肱骨的三角肌粗隆。主要作用是外展肩关节，前部肌束可使肩关节前屈并旋内，后部肌束则使肩关节后伸并旋外。该肌包绕肩关节除下内侧外的各个面，形成肩部的圆隆外形，若此肌瘫痪萎缩，则肩峰突出于皮下，使肩部呈方形。

2. 冈上肌　起自冈上窝，肌束向外侧止于肱骨大结节上部，作用是使肩关节外展。

3. 冈下肌　起自冈下窝，肌束向外侧止于肱骨大结节中部，作用是使肩关节旋外。

4. 小圆肌　位于冈下肌下方，起自肩胛骨外侧缘上，肌束向外侧止于肱骨大结节下部，作用是使肩关节旋外。

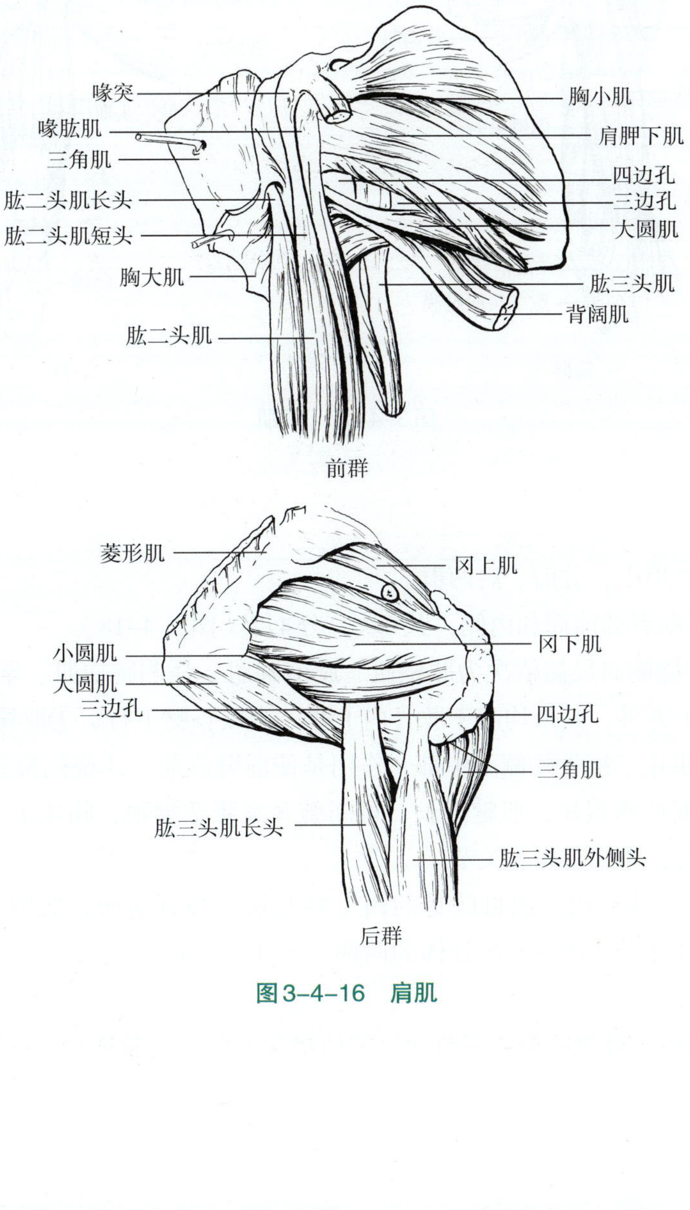

图3-4-16　肩肌

5. 大圆肌 位于小圆肌下方，起自肩胛骨下角，肌束向外上止于肱骨小结节嵴，作用是使肩关节内收、后伸、旋内。

6. 肩胛下肌 起自肩胛下窝，肌束向上外止于肱骨小结节，作用是使肩关节内收和旋内。

（二）臂肌

臂肌位于肱骨周围，分前、后两群，前群主要为屈肌，后群为伸肌（图3–4–17）。

1. 前群 前群位于肱骨前方，包括浅层的肱二头肌、喙肱肌和深层的肱肌。

（1）肱二头肌 长、短两头分别起自肩胛骨的盂上结节和喙突，向下止于桡骨粗隆，收缩时可以屈肘关节，还可协助屈肩关节并使前臂旋后。

（2）喙肱肌 起自喙突，止于肱骨中部内侧，收缩时使肩关节前屈并内收。

（3）肱肌 起自肱骨体下半的前面，止于尺骨粗隆，收缩时屈肘关节。

2. 后群 肱三头肌有3个头，长头起自肩胛骨的盂下结节，内、外侧头分别起自桡神经沟的内下方和外上方，止于尺骨鹰嘴。收缩时伸肘关节，长头可伸肩关节并内收。

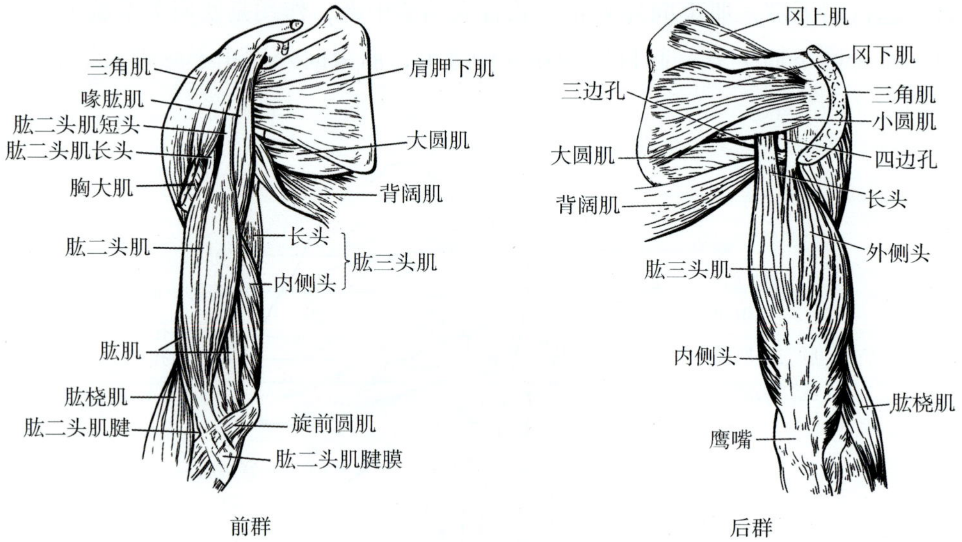

图3–4–17 臂肌

（三）前臂肌

前臂肌位于尺、桡骨周围，分前、后两群。

1. 前群 前群位于前臂的前面和内侧，共9块，分4层（图3–4–18）。

第1层：有5块，由桡侧向尺侧依次为肱桡肌、旋前圆肌、桡侧腕屈肌、掌长肌和尺侧腕屈肌。除肱桡肌起于肱骨外上髁上方外，其余均起于肱骨内上髁，多以长腱下行。①肱桡肌止于桡骨茎突，作用是屈肘关节。②旋前圆肌止于桡骨外侧面中部，作用是使前臂旋前。③桡侧腕屈肌止于第2掌骨底，作用是屈腕关节。④掌长肌肌腹很短，肌腱细长，可屈腕并紧张掌腱膜，临床上可取其腱做肌腱移植用。⑤尺侧腕屈肌止于豌豆骨，作用是屈腕关节。

第2层：有1块，为指浅屈肌。起自肱骨的内上髁及尺、桡骨前面，肌腹向下移行为4条长肌腱，经过腕管至手掌，分别止于第2~5中节指骨体的两侧，作用为屈肘、屈腕、屈第2~5指掌关节及近侧手指骨间关节（图3–4–19）。

第3层：有2块，即位于桡侧的拇长屈肌和尺侧的指深屈肌。两肌均起于前臂骨上端前面和骨间膜，通过腕管，后者止于拇指远节指骨，作用为屈拇指。前者向下分为4个腱，分别止于第2~5远节指骨底，作用为屈第2~5指，并协助屈腕和屈掌指关节（图3-4-20）。

第4层：有1块，为旋前方肌。位于尺、桡骨远端前面，起于尺骨，止于桡骨，可使前臂旋前。

前群的主要作用是屈肘关节、桡腕关节、掌指关节以及指骨间关节，并可使前臂旋前。

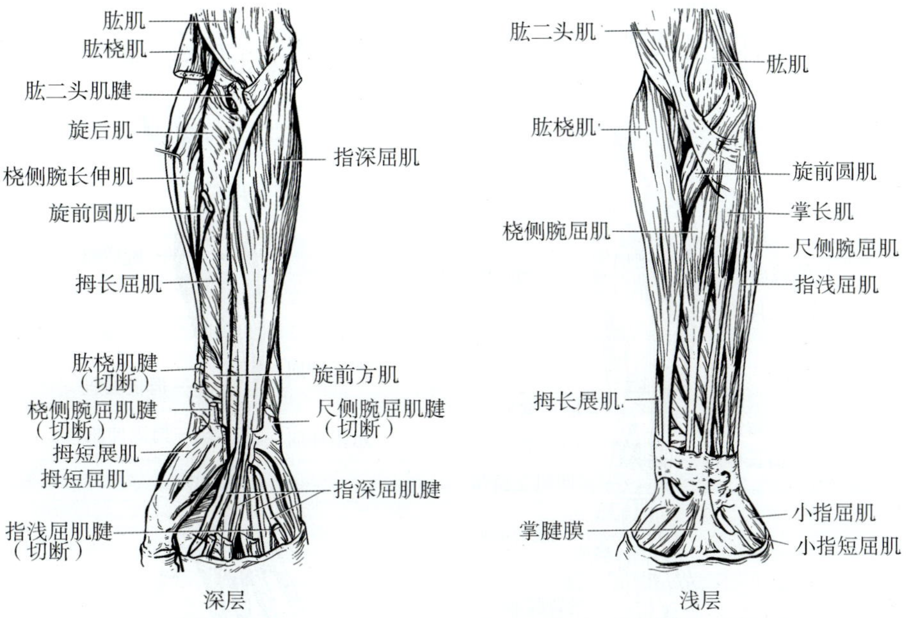

图3-4-18　前臂前群肌

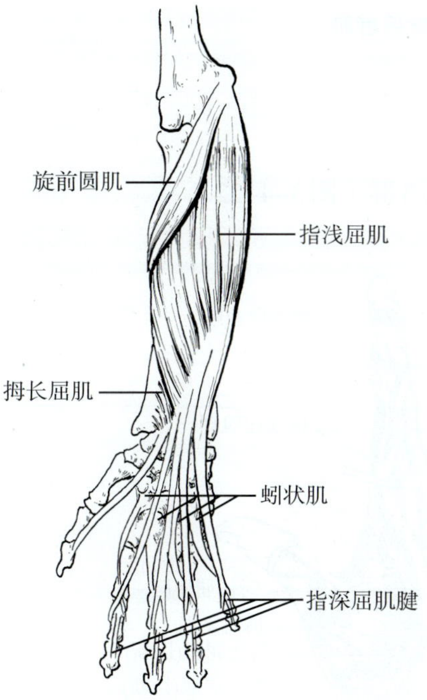

图3-4-19　指浅屈肌

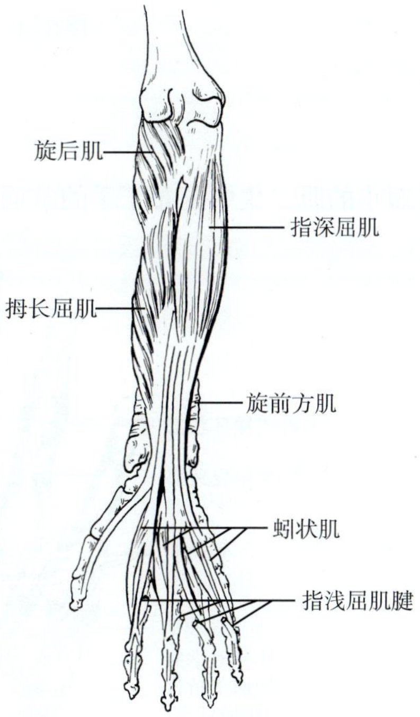

图3-4-20　指深屈肌

2. **后群**　后群位于前臂的后面，共10块，分浅、深两层（图3-4-21）。

浅层：有5块，由桡侧向尺侧依次为桡侧腕长伸肌、桡侧腕短伸肌、指伸肌、小指伸肌和尺侧腕伸肌。共同起于肱骨外上髁，其中桡侧腕长伸肌、桡侧腕短伸肌、尺侧腕伸肌分别止于第2、3、5掌骨底背面。指伸肌向下移行为4条长腱，分别止于第2~5指的中节和远节指骨背面。小指伸肌止于小指指背腱膜。各肌作用是伸肘、伸腕和伸第2~5指。

深层：有5块，由上外向下内依次为旋后肌、拇长展肌、拇短伸肌、拇长伸肌和食指伸肌。除旋后肌起自肱骨外上髁止于桡骨前面外，其余4块肌均起自尺、桡骨后面，分别止于拇指和食指。旋后肌使前臂旋后，其余各肌作用同其名。

后群的主要作用是伸肘关节、桡腕关节、掌指关节和指骨间关节，并可使前臂旋后、拇指外展等。

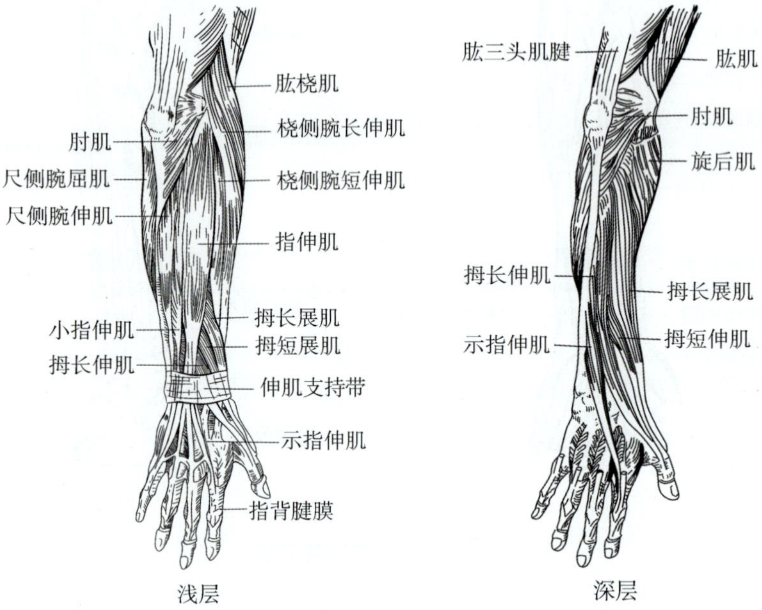

图3-4-21　前臂后群肌

（四）手肌

手肌是一些短小的肌，集中配布于手的掌面，分为3群（图3-4-22）。

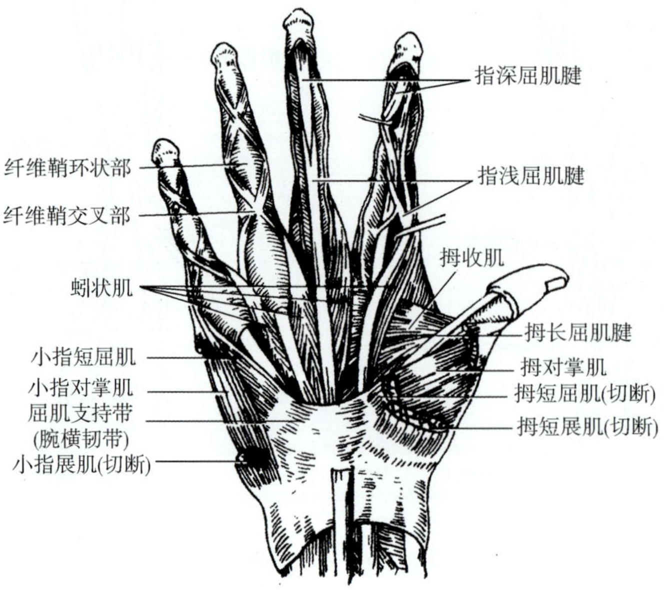

图3-4-22　手肌

1. 外侧群 在拇指侧形成一个隆起，称鱼际，有4块，浅层外侧为拇短展肌，内侧为拇短屈肌。深层外侧为拇对掌肌，内侧为拇收肌。作用与名称相同。

2. 内侧群 在小指侧也形成一个隆起，称小鱼际，有3块，浅层外侧为小指短屈肌，内侧为小指展肌。深层为小指对掌肌。作用与名称一致。

3. 中间群 位于掌心和各掌骨间，共11块小肌。蚓状肌4块，可屈第2~5掌指关节，伸指间关节。骨间掌侧肌3块，可使第2、4、5指内收（向中指靠拢）。骨间背侧肌4块，可使第2、4、5指外展。

五、下肢肌

由于下肢功能与维持身体直立姿势、支持体重和行走有关，故下肢肌比上肢肌粗壮。按部位分为髋肌、大腿肌、小腿肌和足肌。

（一）髋肌

髋肌又称下肢带肌，配布于髋关节周围，起自骨盆的内、外面，止于股骨上端，主要运动髋关节。按位置和作用分为前、后两群。

1. 前群 前群包括髂腰肌和阔筋膜张肌（图3-4-23）。

（1）髂腰肌 由髂肌和腰大肌组成，分别起自髂窝、腰椎体侧面和横突，两肌向下会合，经腹股沟韧带深面止于股骨小转子。作用是使髋关节前屈并旋外。当下肢固定时，可使躯干和骨盆前屈，做仰卧起坐动作。

（2）阔筋膜张肌 起自髂前上棘，向下移行为髂胫束，止于股骨外侧髁。作用是紧张阔筋膜并屈髋关节。

2. 后群 后群又称臀肌，主要位于臀部（图3-4-24）。

（1）臀大肌 位于臀部浅层，大而肥厚，形成特有的臀部隆起。起自骶骨背面和髂骨翼外面，止于股骨臀肌粗隆和髂胫束。作用是伸髋关节并旋外。当下肢固定时能伸直躯干，防止躯干前倾，是维持人体直立的重要肌。此肌外上部为肌内注射的常用部位。

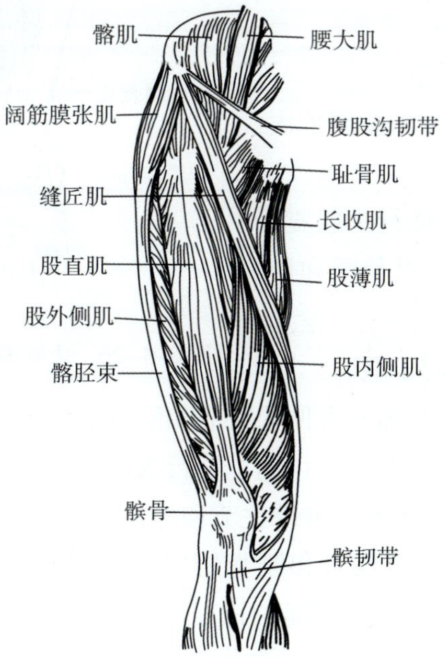

图3-4-23 髋肌和大腿前群肌（浅层）

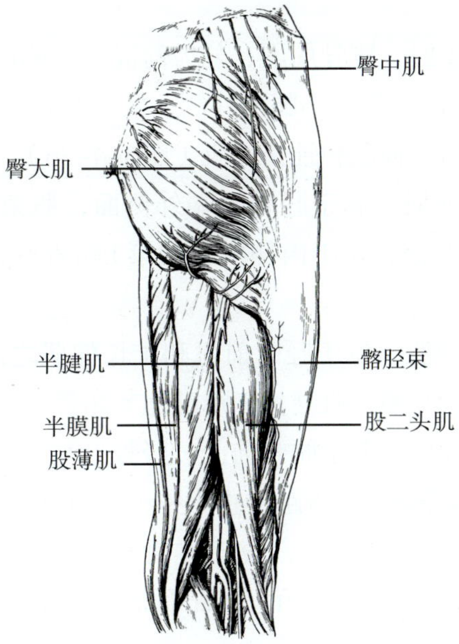

图3-4-24 臀肌和大腿后群肌（浅层）

（2）臀中肌和臀小肌　均起自髂骨翼外面，止于股骨大转子，作用为外展髋关节。

（3）梨状肌　位于臀中肌的下方，起自骶骨前面，肌束穿经坐骨大孔向外，止于股骨大转子，作用是使髋关节旋外和外展。此肌将坐骨大孔分为成梨状肌上孔和梨状肌下孔，孔内有血管和神经通过。

（二）大腿肌

大腿肌位于股骨周围，分为前群、内侧群和后群。

1. 前群　前群位于大腿前面，有2块（图3-4-23）。

（1）缝匠肌　是全身最长的肌，呈扁带状，起自髂前上棘，斜向内下方，止于胫骨上端内侧面。作用是屈髋关节和膝关节，并使已屈的膝关节旋内。

（2）股四头肌　为全身体积最大的肌，有4个头（起点）。股直肌起自髂前下棘，股内侧肌、股外侧肌起自股骨粗线，股中间肌位于股直肌的深面，起于股骨体前面。4个头的肌束向下移行成为股四头肌腱，包绕髌骨向下续为髌韧带，止于胫骨粗隆。主要作用是伸膝关节，股直肌还可屈髋关节。

2. 内侧群　内侧群也称内收肌群，位于大腿的内侧，共5块。股薄肌位于最内侧，其余的分3层排列：浅层外侧为耻骨肌，内侧为长收肌，中层为短收肌，深层为大收肌。5肌均起自耻骨支、坐骨支、坐骨结节，除股薄肌止于胫骨上端内侧面外，其余的均止于股骨粗线。主要作用是使髋关节内收（图3-4-25）。

3. 后群　后群位于大腿后面，有3块，均起自坐骨结节，跨越髋、膝2个关节，常称腘绳肌（图3-4-24）。

（1）股二头肌　位于股后部外侧，长头起自坐骨结节，短头起自股骨粗线，止于腓骨头。

（2）半腱肌和半膜肌　位于股后部内侧，均起自坐骨结节，向下分别止于胫骨上端内侧面和胫骨内侧髁后面。

该肌群均可伸髋关节并屈膝关节。屈膝时股二头肌可使小腿旋外，半腱肌和半膜肌可使小腿旋内。

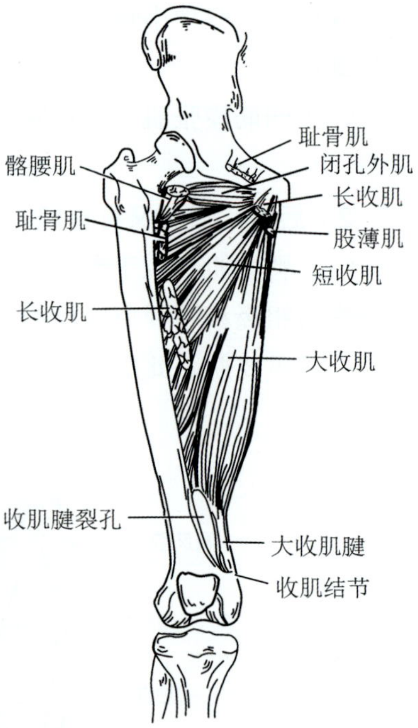

图3-4-25　大腿内侧群肌（深层）

（三）小腿肌

小腿肌位于胫、腓骨周围，分为前群、外侧群和后群。

1. 前群　前群位于小腿前外侧，共3块肌，由胫侧向腓侧依次为胫骨前肌、䠇长伸肌和趾长伸肌（图3-4-26）。

（1）胫骨前肌　起于胫骨上端外侧面，肌束向下移行为肌腱，经伸肌支持带深面，止于内侧楔骨和第1跖骨底，收缩时伸踝和使足内翻。

（2）䠇长伸肌　位于胫骨前肌和趾长伸肌之间，起于胫骨、腓骨上端和小腿骨间膜，肌腱止于䠇趾远节趾骨底背面，收缩时可伸踝关节和伸䠇趾。

（3）趾长伸肌　起于腓骨前面、胫骨上端和小腿骨间膜，肌束向下移行为肌腱，经伸肌支持带深面到足背，分为4条腱至2~5趾，止于中、远节趾骨底，收缩时可伸踝关节和伸2~5趾。

2. 外侧群　共有2块，位于腓骨外侧面，分为腓骨长肌和腓骨短肌。两肌腱均经外踝后方至足底，前者止于内侧楔骨和第1跖骨底，后者止于第5跖骨粗隆。该肌群均可使足外翻并屈踝关节（图3-4-26）。

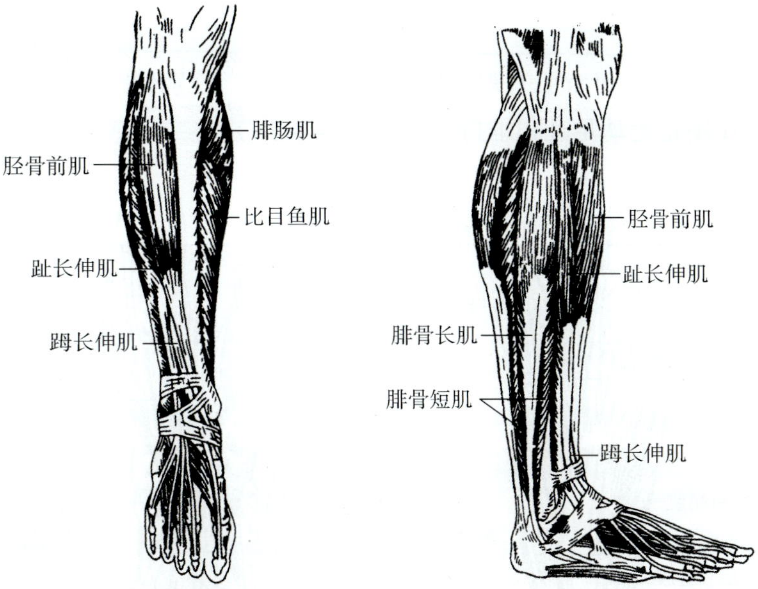

图3-4-26　小腿前、外侧肌群

3. 后群　后群位于小腿后方，分浅、深两层（图3-4-27）。

（1）浅层　形成“小腿肚”，为强大的小腿三头肌，由浅层的腓肠肌和深层的比目鱼肌组成。腓肠肌起自股骨内、外侧髁后面，比目鱼肌起自胫、腓骨上端后面，两肌向下移行为肌腱，合并成粗大的跟腱，止于跟骨结节。收缩时屈踝关节和屈膝关节。站立时能固定膝关节和踝关节，防止身体前倾，是维持直立姿势的重要肌之一。

（2）深层　主要有3块，自内侧向外侧依次为趾长屈肌、胫骨后肌和姆长屈肌，均起自胫骨、腓骨后面和骨间膜，向下移行为肌腱，经内踝后方转至足底。胫骨后肌止于足舟骨和楔骨，可屈踝关节并使足内翻。趾长屈肌腱分为4条，分别止于第2~5趾，姆长屈肌止于姆趾。两肌的作用是屈趾，并可屈踝关节。

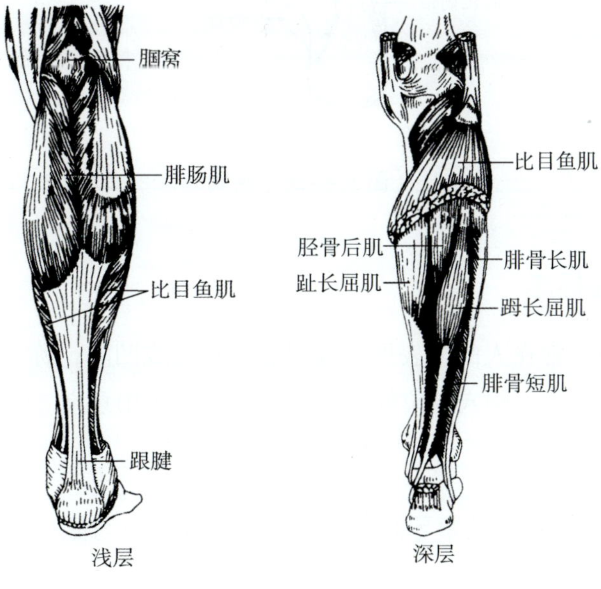

图3-4-27　小腿肌后群

（四）足肌

足肌分为足底肌和足背肌。足背肌有踇短伸肌和趾短伸肌，分别伸踇趾和第2~4趾。足底肌分为内侧、中间和外侧3群，作用是运动足趾和维持足弓（图3-4-28）。

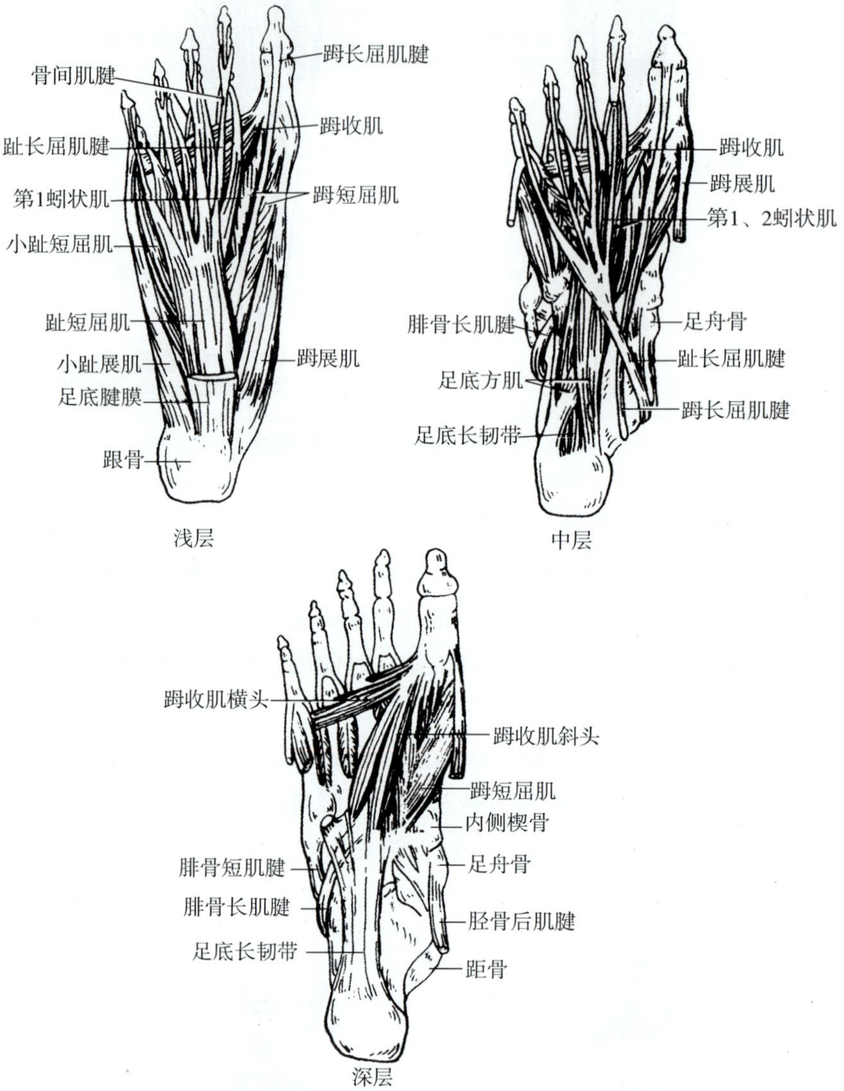

图3-4-28 足肌

六、全身重要的肌性标志

在人体某些部位的肌肉，常在人的体表形成较明显的隆起或凹陷，称为肌性标志。其位置、形态和大小可作为临床检查、治疗和针灸腧穴定位的标志，故有重要实用意义。

（一）头颈部

1. 咬肌 位于下颌支的外面，咬紧牙时，在下颌角的前上方与颧弓下方之间可摸到较坚硬的条索状隆起。

2. 颞肌 当牙咬紧时，在颞窝于颧弓上方可摸到坚硬的隆起。

3. 胸锁乳突肌 位于颈部两侧，当头转向一侧时，可看到明显从前下方斜向后上方呈长条状的隆起。

（二）躯干部

1. **斜方肌** 在项部和背上部，可见斜方肌外上缘的轮廓。一般不明显，动作时略可辨认。

2. **背阔肌** 在背下部可见此肌的轮廓，其外下缘参与构成腋后壁。

3. **竖脊肌** 在脊柱两旁的纵形肌性隆起。

4. **胸大肌** 位于胸部前面，为胸前壁上部较膨隆的肌性隆起，其下缘构成腋窝前壁。

5. **前锯肌** 在胸部外侧壁，发达者可见其肌齿。

6. **腹直肌** 腹前正中线两侧的纵形隆起，肌肉发达者可见肌表面有3或4条横沟，即为腹直肌的腱划。

7. **腹外斜肌** 在腹外侧，腹外斜肌以肌齿起于下8个肋骨，其轮廓较为清楚。

（三）上肢

1. **三角肌** 在肩部形成圆隆的外形，其止点在臂外侧中部呈现一小凹，三角肌是肌内注射的常选部位。

2. **肱二头肌** 当屈肘握拳时，此肌收缩可明显在臂前面见到膨隆的肌腹。在肘窝中央，屈肘时可明显模到此肌的肌腱。在肱二头肌内侧沟有肱动脉和臂丛的分支走行，当上肢外伤出血时可在肱骨中段压迫止血。

3. **肱三头肌** 位于臂后部，三角肌后缘的下方可见到肱三头肌长头。在肱骨中段的肌肉深面有桡神经紧贴骨面走行，在不当姿势下，此处受压迫可导致神经损伤。

4. **肱桡肌** 当握拳用力屈肘时，在肘部可见到肱桡肌的膨隆肌腹。

5. **掌长肌** 当手用力半握拳屈腕时，在腕前面的中份、腕横纹的上方可明显见到此肌的肌腱。

6. **桡侧腕屈肌** 握拳时，在掌长肌腱的桡侧，可见此肌的肌腱。

7. **尺侧腕屈肌** 用力外展手指半屈腕时，在腕横纹上方的尺侧，豌豆骨的上方，可见此肌的肌腱。

8. **鼻烟窝** 在腕背侧面，当拇指伸直外展时，自桡侧向尺侧可见拇长展肌腱、拇短伸肌腱和拇长伸肌腱。在后二肌腱之间有深的凹陷，称鼻烟窝。

9. **指伸肌** 在手背，伸直手指，可见此肌至第2~5指的肌腱。

（四）下肢

1. **股二头肌** 在腘窝的外上界，可扪到它的肌腱止于腓骨头。

2. **股四头肌** 在大腿屈和内收时，可见股四头肌形成的隆起，股直肌在缝匠肌和阔筋膜张肌所组成的夹角内。股内侧肌和股外侧肌在大腿前面的下部，分别位于股直肌的内、外侧。肌腹下端移行为髌韧带，是膝腱反射叩击的部位。

3. **臀大肌** 在臀部形成圆隆的外形，是肌内注射的常用部位。由于深面有坐骨神经走行，注射部位常选外上部。

4. **小腿三头肌（腓肠肌和比目鱼肌）** 在小腿后面，可见明显膨隆的肌腹和下部的跟腱。也可作为神经反射的检查部位。

5. **半腱肌、半膜肌** 在腘窝的内上界，可摸到它们的肌腱止于胫骨，其中半腱肌腱较窄，位置浅表且略靠外，而半膜肌腱粗而圆钝，位于半腱肌腱的深面和靠内。

6. **踇长伸肌** 当用力伸踇趾时，在踝关节前方和足背可摸到此肌的肌腱。

7. 胫骨前肌 在踝关节的前方，踇长伸肌腱的内侧可摸到此肌的肌腱。

8. 趾长伸肌 当背屈时，在踝关节前方，踇长伸肌腱的外侧可摸到此肌的肌腱。在伸趾时，在足背可清晰见到至各趾的肌腱。

七、中医学中腧穴关于体表解剖标志定位的方法

中医学中以人体解剖学体表的各种标志为依据，可以确定腧穴的位置。体表解剖标志有固定标志和活动标志两大类，见表3-4-1。

1. 固定标志 指不受人体活动影响而固定不移的标志，如人体各部由骨骼和肌肉所形成的凸起或凹陷、五官轮廓、发际、指（趾）甲、乳头、脐窝等。根据固定标志取穴定位，如两眉之间定印堂，鼻尖定素髎，脐中定神阙，两乳头连线中点定膻中等。

2. 活动标志 指需要采取相应的活动姿势才会出现的标志，即各部的关节、肌肉、肌腱、皮肤随活动而出现的空隙、凹陷、皱纹、尖端等。根据活动标志定位，如屈肘，在肘横纹外侧端凹陷处取曲池；握拳，尺侧掌横纹头取后溪；张口取听宫、听会，闭口取下关；取阳溪穴时应将拇指翘起，在拇长、短伸肌腱之间的凹陷中取之等。

表3-4-1 全身各部主要体表标志取穴定位

部位	体表标志	定位方法	取穴举例
头部	前发际正中	头部有发部位的前缘正中	印堂
	后发际正中	头部有发部位的后缘正中	哑门
	额角（发角）	前发际额部曲角处	头维
	耳尖	在耳向前折时耳的最高点	角孙
	完骨	耳后颞骨乳突、枕骨外侧最隆起的骨突	完骨
面部	眉间	两眉头之间中点处	印堂
	瞳孔、目中	平视，瞳孔中央	承泣
颈项部	喉结	喉头凸起处	扶突
	项背部	项背部枕骨之下，胸锁乳突肌与斜方肌之间凹陷处	风池
	第7颈椎棘突	颈后隆起最高且能随头旋转而转动者即是	大椎
胸部	胸骨上窝	胸骨上切迹上方凹陷处	天突
	胸剑联合中点	胸骨体与剑突结合部	中庭
	乳头	乳头中央	乳中
腹部	脐中	前正中线上，脐窝中央	神阙
	脐下	前正中线上，脐下3寸	关元
	耻骨联合上缘	耻骨联合上缘与前正中线的交点处	曲骨
侧胸、侧腹部	腋窝顶点	腋窝正中央最高点	极泉
	第11肋端	第11肋骨游离端	章门
背腰骶部	第3胸椎棘突	直立，两手下垂时，两肩胛骨内侧角连线与后正中线的交点	风门
	第7胸椎棘突	直立，两手下垂时，两肩胛骨下角的连线与后正中线的交点	至阳
	第4腰椎棘突	两髂嵴最高点连线与后正中线的交点	腰阳关
	骶管裂孔	在骶区，后正中线上，正对骶管裂孔处	腰俞
上肢部	腋后纹头	腋窝皱襞的后端	肩贞
	肘横纹	屈肘，在肘横纹外侧端凹陷处	曲池
	肘尖	尺骨鹰嘴与肱骨内上髁之间连线的中点	小海
	前臂	腕横纹上，掌长肌腱与桡侧腕屈肌腱之间	内关

续表

部位	体表标志	定位方法	取穴举例
下肢部	髀枢	股骨大转子	环跳
	臀下横纹	臀与大腿的移行部	承扶
	外膝眼	髌韧带外侧凹陷处中央	犊鼻
	腘横纹	腘窝处横纹	委中
	踝尖	内踝与跟腱之间的凹陷处	太溪
	外踝尖	外踝与跟腱之间的凹陷处	昆仑
	足背趾	足背第1、2足趾之间向前1.5cm	太冲

实训实练二　运动系统器官结构的辨识

【实训目的】

1. 辨认骨的形态和构造。

2. 辨认躯干骨的组成、椎骨的一般形态和各部椎骨的特征。

3. 辨认颅骨的组成和形态结构及分部；指认下颌骨的形态结构；颅的顶面观、侧面观的形态结构；眶、骨性鼻腔的位置和结构；颅底内面观的主要结构以及颅骨的骨性标志。

4. 辨认上肢骨的组成、排列和分部；肩胛骨的形态、位置和结构；肱骨、前臂骨的形态、位置和主要结构以及腕骨的排列顺序和上肢骨的骨性标志。

5. 辨认下肢骨的组成、排列及分部；髋骨的位置、形态和各部主要结构；股骨的位置、形态和结构；髌骨的位置；小腿的位置、形态和结构以及各跗骨的位置关系和下肢骨的骨性标志。

6. 辨认关节的基本结构和辅助结构；认识骨连结分类；辨认胸廓的组成、椎间盘的形态结构；认识前、后纵韧带和黄韧带的位置以及脊柱各面观的形态特点。

7. 辨认肩关节的形态结构；肘关节的组成和形态和结构；桡腕关节的形态结构。

8. 辨认骶髂关节的形态结构；髋骨与骶骨之间的韧带连结及形成的孔；骨盆的构成；骨盆腔上下口的构成。

9. 辨认髋关节、膝关节、距小腿关节形态和结构；足弓的形态、组成和功能意义。

10. 辨认肌腹和肌肉的形态结构及其辅助结构；面肌的配布，各咀嚼肌的形态和位置；胸锁乳突肌的起止点；颈前肌的分层、分群。

11. 辨认背部浅层和深层肌肉的位置、形态；胸上肢肌、胸固有肌的形态；膈的位置、形态、运动以及膈的3个裂孔的位置；腹肌的层次、名称、形态和作用。

12. 辨认臂肌的分群、层次、名称；前臂肌的分群、分层排列；手肌的分群、层次、位置。

13. 辨认髋肌的分群、分层名称；大腿前、后、内三肌群的排列层次、名称；小腿前、后、外三肌群的位置、层次、名称。

【实训用品】

1. 骨架（男、女），骨骼箱（成人全身骨骼1套）。

2. 胫骨剖面标本（示骨的构造），脱钙肋骨，煅烧锁骨。

3. 颅骨模型，颅底放大模型，彩色整颅模型，分离颅骨模型，水平切颅骨，正中矢状切颅骨，新生儿颅（瓶装）。

4. 上肢骨和串好的手骨模型以及下肢骨和串好的足骨模型。

5. 关节分类模型，椎骨放大模型，椎间盘模型，脊柱模型。

6. 已切开关节囊的肩关节、膝关节、椎骨连结标本，椎间盘及韧带、胸廓标本。

7. 颞下颌关节标本，胸锁关节、肩关节、肘关节、桡尺骨间连结、桡腕关节标本，桡腕关节、手关节标本。

8. 婴幼儿髋骨标本，骨盆标本及韧带，髋关节、膝关节、踝关节和足标本。

9. 股部横断面标本，全身肌标本，膈及腹后壁肌标本，面肌、颈部肌标本，翼内、外肌标本。

10. 头颈肌、躯干肌、腹壁及腹股沟模型。

11. 全身塑化标本。

12. 上肢肌、下肢肌标本。

13. 上、下肢肌模型（拼装），手、足肌模型。

14. 方盘、解剖镊子、解剖剪、解剖刀、探针等。

【实训方法】

1. 取胫骨剖面标本，观察骨的形态及构造，如骨密质、骨松质和骨小梁、骨髓腔等；观察脱钙骨和煅烧骨的结构特点。取全身骨架标本观察并分清长骨、扁骨及不规则骨以及骨的分布。

2. 取骨骼箱的各骨标本，观察躯干骨的组成、名称、数目和位置，椎骨的一般形态结构（胸椎）以及各部椎骨的主要特征（可根据主要特征先分别找出颈椎、胸椎和腰椎）。分辨真肋、假肋及浮肋。观察肋骨的形态、结构及分部，第1肋的主要结构特征。观察胸骨的形态结构及分部，明确胸骨角的临床意义。

3. 取颅骨、颅底放大模型和彩色整颅模型，观察组成脑颅和面颅诸骨的位置以及颅顶及颅底内、外面观，颅侧面及前面观的组成概况；取分离颅骨模型和标本，观察并分辨颞骨、蝶骨、筛骨、上颌骨、下颌骨和舌骨等。

4. 取水平切颅骨和正中矢状切颅骨，观察以及重点观察颅底内面观，前、中、后颅窝的境界及主要结构（孔、裂）以及颅底外面的主要结构和孔、裂；颅前面观，眼眶和骨性鼻腔的组成、交通和鼻旁窦的位置、形态、开口部位。

5. 取新生儿颅（瓶装），观察新生儿颅的形态结构特征（囟）。

6. 在活体上摸触颅的主要体表标志：枕外隆凸、乳突、颧弓、眉弓、下颌角等。

7. 取锁骨、肩胛骨标本，观察其形态及辨别其左右的结构要点。

8. 取上肢骨架，观察并简述上肢骨各部的名称、位置及其排列关系。

9. 在活体上触摸躯干骨的主要骨性标志：第7颈椎棘突、颈静脉切迹、胸骨角、剑突等。

10. 在活体上触摸上肢骨的主要骨性标志：锁骨、肩胛冈、喙突、肩峰、肩胛下角、肱骨大结节、肱骨内外上髁、尺骨鹰嘴、尺骨茎突、桡骨茎突。

11. 在下肢骨架，观察并简述下肢骨各部的名称、位置及其排列关系。取成人髋骨观察其主要形态结构。观察股骨、胫骨、腓骨及髌骨的形态结构，辨别其为左右侧的依据。用串连好的足骨标本观察跗骨、跖骨、趾骨的相互连接及排列关系。

12. 在活体上触摸下肢骨的主要骨性标志：髂嵴、髂前上棘、髂结节、坐骨结节、耻骨结节、股骨大转子、髌骨、胫骨粗隆、胫骨前缘、腓骨头、内踝、外踝、跟骨结节、第5跖骨粗隆。

13. 取关节分类模型，观察直接和间接连结的特点；取已切开关节囊的肩关节、膝关节，观察关节的基本结构及辅助结构。

14. 取颅骨模型，观察颅的直接连结（冠状缝、矢状缝、人字缝等）。观察颞下颌关节的组成、关节盘分隔关节腔的情形，体会该关节的运动形式以及常见的脱臼方位。

15. 取椎间盘模型和脊柱模型，观察椎间盘（纤维环、髓核），前纵韧带、后纵韧带、黄韧带、棘突间和棘上韧带的附着，理解其主要功能。观察脊柱的组成、运动、生理弯曲和功能。

16. 取胸廓标本，观察胸廓的组成、形态，以及胸锁关节。

17. 取肩关节、肘关节、桡尺骨间连结、桡腕关节以及手关节标本，观察肩关节、肘关节、前臂骨间连结及桡腕关节的组成、形态结构特点与运动形式。

18. 取婴幼儿髋骨标本、骨盆标本，观察骨盆的组成及连结特点，大、小骨盆的分部，界限的组成，髋关节的组成和形态结构特点。

19. 取膝关节、踝关节和足标本，观察膝关节的组成、辅助结构的特点。观察踝关节的组成、形态特点，体会其运动形式。观察足骨的连结，了解足弓的组成和意义。

20. 取股部横断面标本、全身肌标本，观察肌的4种形态、肌腹、肌腱等，以及浅、深筋膜，腱鞘和滑膜囊的形态结构特点。

21. 取面肌、翼内外肌标本观察面肌分部及其起止附着的特点，咀嚼肌的名称、位置和功能。取头颈肌、颈部肌标本观察颈阔肌，胸锁乳突肌，舌骨上、下肌群，斜角肌群的形态、位置和功能以及斜角肌间隙的组成和通过的结构。

22. 取躯干肌、全身肌肉塑化标本和腹壁及腹股沟模型，观察躯干肌的组成，重点观察斜方肌，背阔肌，肩胛提肌，菱形肌，竖脊肌，胸大、小肌，前锯肌，肋间内、外肌的位置、纤维方向，膈的位置、起止和形态特点，裂孔及穿过结构，腹肌的层次，纤维方向，腹直肌和腱划，腹直肌鞘的构成，腹股沟管的组成及内容。

23. 在活体上确定相关的肌性标志：咬肌、颞肌、胸锁乳突肌、斜方肌、背阔肌、竖脊肌、胸大肌、前锯肌、腹直肌。

24. 取全身塑化标本、上肢肌标本和手肌模型，观察肩肌、臂肌、前臂肌及手肌的位置、分群、层次和排列关系。

25. 取全身塑化标本、下肢肌标本和足肌模型，观察下肢各肌群的位置、层次与排列，重点观察臀大、中、小肌的重叠部位，梨状肌上、下孔的位置。观察大腿肌的分群，小腿肌分群、排列与位置。

26. 在活体上确定相关的肌性标志：三角肌、肱二头肌、肱三头肌、肱桡肌、桡侧腕屈肌腱、掌长肌腱、尺侧腕屈肌腱、股四头肌、臀大肌、股二头肌、半腱肌、胫骨前肌、小腿三头肌及跟腱等。

【注意事项】

1. 实训开始前要穿好隔离衣，戴好口罩和手套，做好个人防护。

2. 进入实验室后应保持安静，不得高声喧哗和打闹，不准随地吐痰，不准吸烟，不准乱抛纸屑杂物，禁止吃零食，注意水电安全，保持实验室和仪器设备整齐、清洁。

3. 爱护实验室标本、模型等试验资源，尊重大体老师，翻看标本和模型时要认真细致、动作轻柔，不要生拉硬扯。

【思考题】

1. 简述运动系统的组成及各器官的位置和形态。

2. 简述椎骨的一般形态及如何辨别各部椎骨。

3. 试述脊柱的组成、生理弯曲和运动。脊柱弯曲的生理意义如何？

4. 简述肩关节的基本形态结构特点及运动。如何理解肩关节多半呈下脱位?
5. 简述男、女性骨盆的形态差别。
6. 简述膈3个裂孔的位置，各有何重要结构通过?能协助呼气和吸气的肌各有哪些?
7. 简述运动髋关节的肌。

【技能测试】

1. 在标本和模型上，指认运动神经系统中各器官，并简要介绍它们的结构特点。
2. 利用骨骼箱的骨骼，完成全身骨架的拼装，注意左右方向。
3. 利用全身肌肉模型(可拆卸)，完成上、下肢肌群的拼装。

答案解析

目标检测

一、单项选择题

1. 不属于长骨的有( )
A. 指骨 B. 肱骨 C. 颞骨 D. 腓骨 E. 跖骨
2. 躯干骨不包括( )
A. 椎骨 B. 肩胛骨 C. 胸骨 D. 12对肋 E. 尾骨
3. 描述颈椎正确的是( )
A. 所有的棘突都分叉 B. 横突都有横突孔 C. 均有椎体及椎弓
D. 第1颈椎又称枢椎 E. 第7颈椎又名寰椎
4. 椎间盘的说法错误的是( )
A. 外周为纤维环 B. 内部为髓核 C. 脊柱腰段椎间盘最厚
D. 连结两个椎骨牢固，不能活动 E. 外伤时髓核可向前突出
5. 不成对的面颅骨是( )
A. 筛骨 B. 腭骨 C. 上颌骨 D. 下鼻甲 E. 犁骨
6. 下列不属于颅中窝孔裂的是( )
A. 内耳门 B. 卵圆孔 C. 圆孔 D. 视神经孔 E. 棘孔
7. 翼点叙述错误的是( )
A. 位于颞窝前下部 B. 该处骨质薄弱
C. 蝶骨、顶骨、筛骨和上颌骨四骨的会合处 D. 构成“H”形的缝
E. 内侧有脑膜中动脉通过
8. 关于肩胛骨，错误的描述是( )
A. 内侧缘也称脊柱缘 B. 外侧缘也称腋缘 C. 肩胛上缘有肩胛上切迹
D. 肩胛冈的外侧端构成肩峰 E. 关节盂位于肩胛骨上角
9. 肱骨体后面中份的斜行沟是( )
A. 外科颈 B. 解剖颈 C. 桡神经沟 D. 尺神经沟 E. 结节间沟
10. 合成髋臼的结构是( )
A. 髂骨、耻骨、坐骨的体 B. 髂骨翼、坐骨支和耻骨支
C. 耻骨体、耻骨支和髂骨体 D. 坐骨体、坐骨支和髂骨体

E. 坐骨体、耻骨支和髂窝

11. 与股骨下端相关节的是（ ）

A. 髌骨和腓骨 B. 胫骨粗隆和髌骨 C. 胫骨上端和髌骨 D. 腓骨和胫骨上端 E. 腓骨和髌骨

12. 不属于咀嚼肌的是（ ）

A. 咬肌 B. 颊肌 C. 翼内肌 D. 翼外肌 E. 颞肌

13. 关于胸大肌叙述错误的是（ ）

A. 起于锁骨内侧半、胸骨和第1~6肋软骨 B. 止于肱骨大结节嵴

C. 作用是使肩关节内收、旋内、前屈 D. 作用是使肩关节内收、旋外

E. 上肢固定有提肋助吸气作用

14. 腔静脉孔约平对（ ）

A. 第8胸椎 B. 第9胸椎 C. 第10胸椎 D. 第11胸椎 E. 第12胸椎

15. 关于背阔肌叙述错误的是（ ）

A. 全身最大的扁肌

B. 起自下6个胸椎棘突、腰背筋膜

C. 起自下6个胸椎棘突、全部腰椎棘突、骶正中嵴、髂嵴后部

D. 肌束向外上方集中

E. 止于肱骨小结节嵴

16. 既能屈髋又能伸膝的是（ ）

A. 股二头肌 B. 臀大肌 C. 髂腰肌 D. 股四头肌 E. 缝匠肌

17. 关于股四头肌叙述错误的是（ ）

A. 为大腿前群肌 B. 有四个肌头形成一腱 C. 作用是屈髋屈膝

D. 作用是屈髋伸膝 E. 为全身最大的肌肉

二、简答题

1. 从骨的物理化学特性分析幼儿骨为何易变形，老年骨为何容易发生骨折？
2. 肩关节的构成、形态结构特点如何？能做何种运动？
3. 试述肱二头肌的位置、起止和作用。

（张海钰）

书网融合……

知识回顾 微课1 微课2 微课3 微课4 微课5

微课6 微课7 习题

第四章 消化系统

PPT

学习目标

知识要求：

1. 掌握消化系统的组成、主要功能；上、下消化道的概念；消化管的一般结构；口腔的构造和分部；咽的位置、分部和结构；食管的位置、分部和狭窄；胃的形态、位置和胃壁的微细结构；小肠的分部；小肠壁的微细结构；大肠的分部及形态特点；盲肠、阑尾的位置和阑尾根部的体表投影；直肠的位置；大唾液腺的名称及其位置；肝的形态、位置、体表投影和微细结构；胆囊的位置、形态和胆囊底的体表投影；输胆管道的组成和胆汁的排出途径；胰的位置、形态和微细结构；腹膜和腹膜腔的概念。

2. 熟悉胸腹部标志线和腹部分区；舌、牙的形态和构造；十二指肠的位置和分部；直肠的弯曲；肛管的形态；腹膜与腹盆腔器官的关系；腹膜形成的主要结构。

3. 了解牙周组织；胃的毗邻；腹膜的功能。

技能要求：

1. 学会在活体上指出胸腹部的标志线和腹部的分区；指认舌乳头、咽峡的位置及组成；腭扁桃体的位置。

2. 学会结合标本描述咽、食管、胃、小肠和大肠的位置、形态和分部；描述肝、胆囊、胰的位置及形态结构。

3. 学会在光镜下观察消化管各器官及肝、胰的微细结构。

内脏包括消化、呼吸、泌尿和生殖四个系统。组成这四个系统的器官绝大部分位于胸、腹、盆腔内，并借一定的孔道直接或间接与外界相通，这类器官称为内脏器官。

第一节 概　述

一、内脏器官的一般结构

内脏各器官根据其基本构造，可分为中空性器官和实质性器官两大类。

（一）中空性器官

中空性器官是指内有空腔的器官，如胃、气管、膀胱、子宫等。中空性器官的管壁由数层组织构成，以消化管壁为例，由内向外依次由黏膜、黏膜下层、肌层和外膜4层组织构成（图4–1–1）。

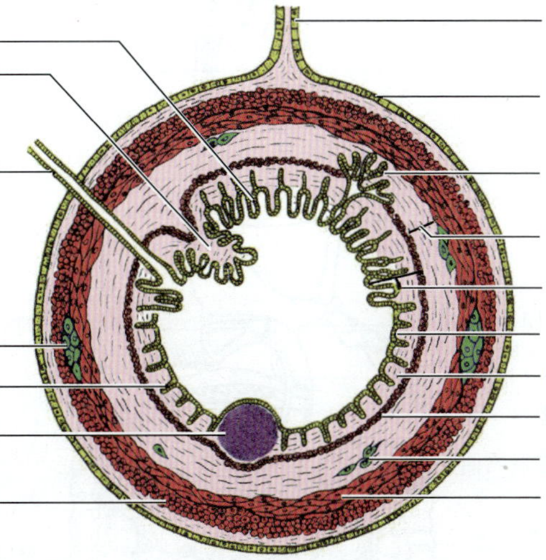

图4–1–1　消化管壁的结构模式图

（二）实质性器官

实质性器官内无特定的空腔，如肝、肾、胰等。实质性器官的血管、淋巴管、神经和该器官的导管出入处常有一凹陷，称为该器官的门，如肝门、肾门等。

二、消化系统的组成和功能

消化系统由消化管和消化腺两大部分组成（图4–1–2）。消化管包括口腔、咽、食管、胃、小肠（十二指肠、空肠、回肠）、大肠（盲肠、阑尾、结肠、直肠、肛管）。临床上常把从口腔到十二指肠的一段消化管称为上消化道，空肠及以下的部分称为下消化道。

消化腺按体积的大小和位置不同，分为大消化腺和小消化腺。大消化腺位于消化管壁外，所分泌的消化液经导管流入消化管腔内，如大唾液腺、肝和胰。小消化腺为位于消化管壁内的小腺体，如唇腺、胃腺、肠腺等。

消化系统的主要功能是消化食物，吸收营养，排出食物残渣。

三、胸部标志线和腹部分区

大部分内脏器官位于胸、腹腔内，且位置相对固定。为了便于描述各器官的位置和体表投影，供临床检查诊断之需要，通常在胸、腹部体表设定若干标志线和分区（图4–1–3）。

（一）胸部标志线

1. **前正中线**　沿胸壁前面正中所做的垂线。
2. **胸骨线**　沿胸骨外侧缘所做的垂线。
3. **锁骨中线**　经锁骨中点所做的垂线。在男性，相当于经乳头所做的垂线。

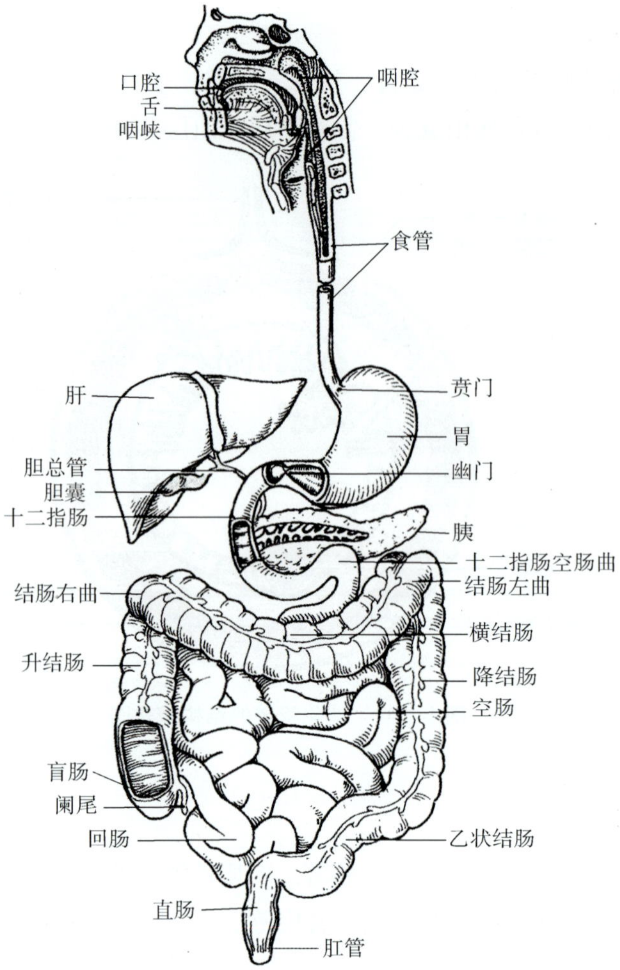

图4-1-2 消化系统的组成

4. **胸骨旁线** 沿胸骨线与锁骨中线之间的中点所做的垂线。

5. **腋前线** 经腋前襞所做的垂线。

6. **腋后线** 经腋后襞所做的垂线。

7. **腋中线** 经腋前、后线的中点所做的垂线。

8. **肩胛线** 经肩胛骨下角所做的垂线。

9. **后正中线** 沿身体后面正中所做的垂线。

（二）腹部分区

1. **九分法** 在腹部的前面通常采用两条横线和两条垂线将腹部分成九个区。上横线是两肋弓最低点（相当于第10肋的下缘）之间的连线，下横线是两髂结节之间的连线；两垂线分别是通过两侧腹股沟韧带中点所做的垂线。

上述两横线与两垂线将腹部分为九个区，分别是左季肋区、腹上区、右季肋区、左腹外侧区（左腰区）、脐区、右腹外侧区（右腰区）、左腹股沟区（左髂区）、腹下区（耻区）、右腹股沟区（右髂区）。

2. **四分法** 通过脐做一水平线和一垂线，将腹部分为左上腹部、右上腹部、左下腹部和右下腹部四个区。

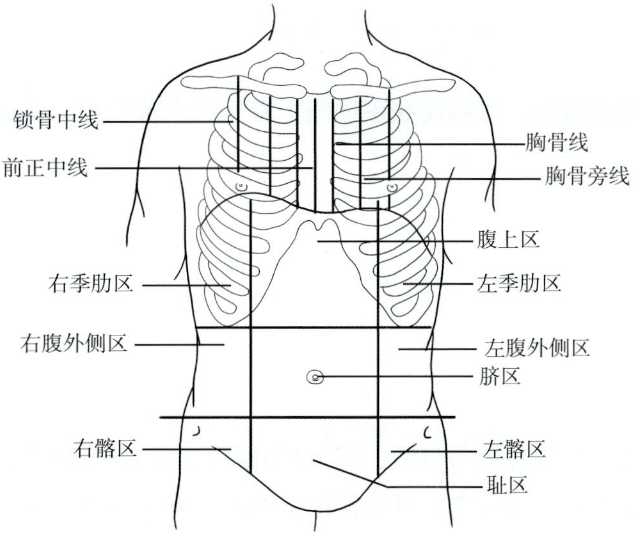

图4-1-3　胸部标志线和腹部分区

第二节　消化管

一、口腔

口腔是消化管的起始部，其前壁为上、下唇，侧壁为颊，上壁为腭，下壁为口腔底。口腔向前借口裂与外界相通，向后借咽峡与咽相通（图4-2-1）。口腔以上、下牙弓为界，分为前外侧部的口腔前庭和后内侧部的固有口腔两部分。口腔前庭为位于上、下唇，颊和上、下牙弓之间的狭窄空隙；固有口腔为位于牙弓至咽峡之间的部分。

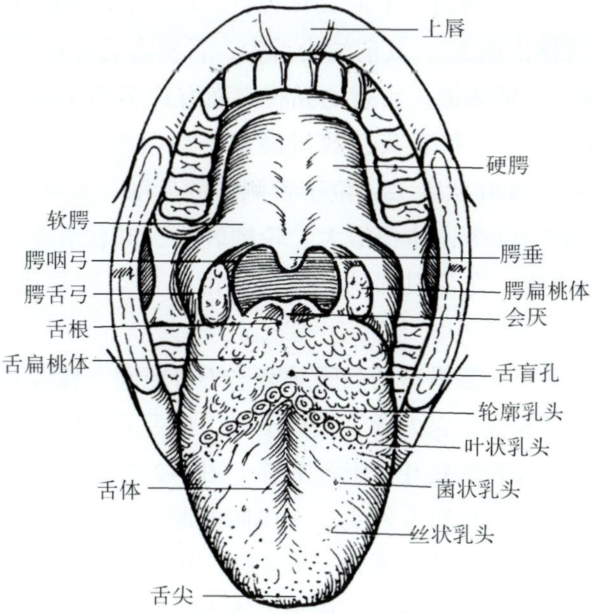

图4-2-1　口腔与咽峡

（一）口唇

口唇分为上唇和下唇，两者在两端的结合处称口角，上、下唇之间的裂隙称口裂，上唇的两侧与颊交界处，各有弧形的浅沟称鼻唇沟，上唇皮肤正中线上有一纵沟称人中，其中、上1/3交界处为人中穴，昏迷患者急救时常在此处进行指压或针刺。

（二）颊

颊构成口腔的两侧壁，由颊肌、黏膜和皮肤构成。在平对上颌第2磨牙的黏膜处有腮腺导管的开口。

（三）腭

腭构成固有口腔的上壁，分隔鼻腔与口腔，前2/3为硬腭，后1/3为软腭，软腭前部水平，后部逐渐向后下方倾斜，称腭帆。腭帆的后缘游离，其中部向下的突起称腭垂或悬雍垂。腭帆的两侧有两对弓形的黏膜皱襞，前方的皱襞连于舌根的外侧，称腭舌弓；后方的皱襞向下移行于咽的侧壁，称腭咽弓。由腭垂、腭帆游离缘、两侧的腭舌弓及舌根共同围成咽峡，是口腔与咽的分界（图4–2–1）。

知识拓展

唇腭裂

唇腭裂是口腔颌面部最常见的先天性畸形，可以表现为单纯的唇裂或腭裂，还可表现为唇裂合并腭裂。唇腭裂严重影响面部美观，还可因口、鼻腔相通，经常导致上呼吸道感染，并发中耳炎。手术是治疗唇腭裂的唯一方法，用于闭合嘴唇和上颚。

（四）舌

舌位于口腔底，由骨骼肌和黏膜构成。具有协助咀嚼、感受味觉和辅助发音等功能。

1. 舌的形态 舌可分为上、下两面，上面又称舌背。以舌背上的“V”形界沟为界，舌分为舌体和舌根两部分（图4–2–1）。舌体占前2/3，其前端为舌尖，舌根占后1/3。

2. 舌黏膜 舌黏膜被覆于舌的表面。舌背的黏膜表面有许多小突起，称舌乳头，依其形态及功能的不同，分为四种（图4–2–1）：①丝状乳头，数量最多，呈白色。②菌状乳头，散在于丝状乳头之间，数目较少，呈红色小点状。③叶状乳头，位于舌侧缘的后部，呈叶片状，在人类不发达。④轮廓乳头，排列于界沟的前方，有7~11个，体积最大。轮廓乳头、叶状乳头、菌状乳头含有味觉感受器，称味蕾，有感受味觉刺激的功能。在舌根部的黏膜内有淋巴组织聚集成的大小不等的突起，称舌扁桃体。

舌下面的黏膜光滑，中线上有一条纵行的黏膜皱襞连于口腔底，称舌系带。舌系带根部两侧的圆形隆起，称舌下阜，下颌下腺导管和舌下腺大导管开口于此。自舌下阜向后外侧延续的黏膜皱襞，称舌下襞，其深面有舌下腺，舌下腺小导管直接开口于舌下襞（图4–2–2）。

3. 舌肌 为骨骼肌，分为舌内肌和舌外肌。舌内肌的起、止点均在舌内，收缩时，可使舌缩短、变窄或变薄。舌外肌起于舌周围各骨，止于舌内，有4对，其中以颏舌肌在临床上最为重要。颏舌肌起于下颌骨的颏棘，肌纤维呈扇形向后上方分散，止于舌体中线两侧。颏舌肌左、右各一，两侧同时收缩时，舌前伸，一侧收缩时，舌尖偏向对侧。如一侧颏舌肌瘫痪时，伸舌时舌尖偏向瘫痪侧。

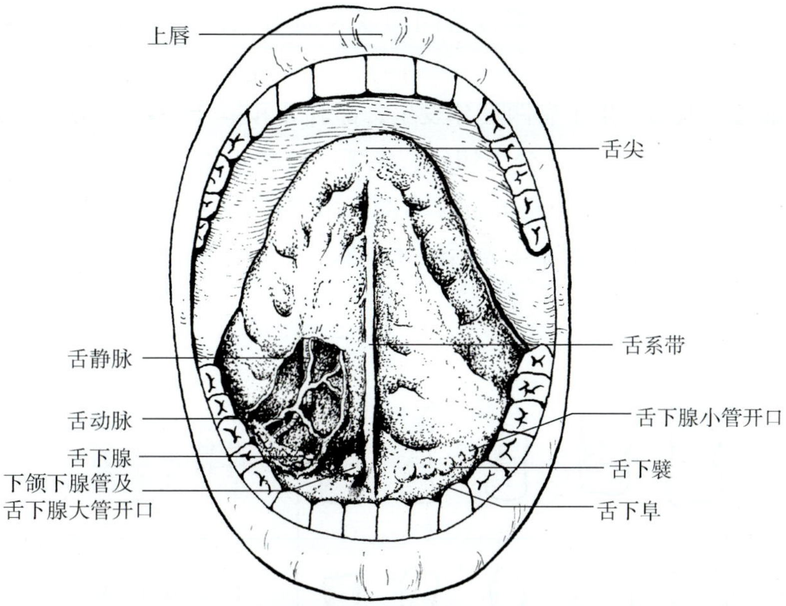

图 4-2-2　口腔底及舌下面

知识拓展

舌苔

正常人的舌背上有一层薄白而润的苔状物，叫舌苔，由脱落的角化上皮、唾液、细菌、食物碎屑及渗出的白血细胞等组成。中医理论认为，舌苔由胃气所生，而五脏六腑皆禀气于胃，故舌苔的变化可反映脏腑的寒、热、虚、实，病邪的性质和病位的深浅。舌苔的望诊包括望苔色、望苔质两部分。

（五）牙

牙是人体最坚硬的器官，嵌于上、下颌骨的牙槽内，分别排列成上、下牙弓。牙有咀嚼食物和辅助发音的功能。

1. 牙的形态与构造　牙分为牙冠、牙颈、牙根三部分（图 4-2-3）。暴露于口腔内的称牙冠；嵌于牙槽内的称牙根；介于牙冠与牙根之间被牙龈包绕的部分，称为牙颈。

牙的内腔称牙腔，在牙冠内的部分称牙冠腔，在牙根内的部分称牙根管。牙根管开口于牙根尖端的根尖孔，牙的血管和神经通过根尖孔和牙根管进入牙冠腔。

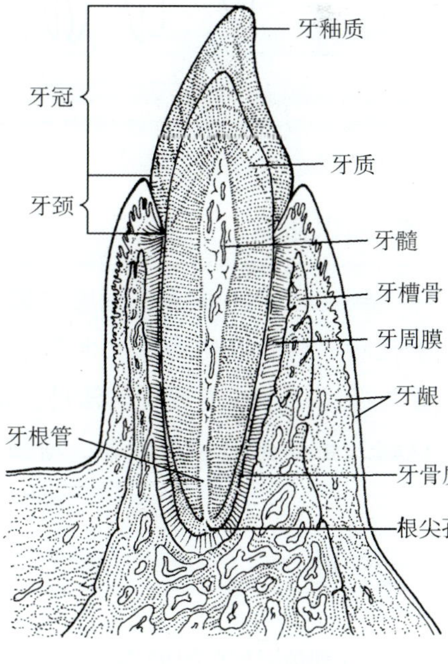

图 4-2-3　牙的构造

2. 牙组织和牙周组织

（1）牙组织　牙由牙质、釉质、牙骨质和牙髓构成（图4-2-3）。牙质构成牙的主体，呈淡黄色；在牙冠部的牙质外面覆有釉质，为人体内最坚硬的组织；在牙根及牙颈的牙质外面包有牙骨质，其结构与骨组织类似。牙髓位于牙腔内，由血管、神经和结缔组织构成。牙髓内含有丰富的感觉神经末梢，当牙髓炎时，牙腔内压力升高而压迫其神经，可产生剧烈的疼痛。

（2）牙周组织　牙龈、牙周膜、牙槽骨共同构成牙周组织，对牙有保护、支持和固定作用（图4-2-3）。

3. 牙的分类与排列　人的一生中有两套牙发生，即乳牙和恒牙。乳牙20个，分为乳切牙、乳尖牙和乳磨牙（图4-2-4）。恒牙共计32个，分为切牙、尖牙、前磨牙和磨牙（图4-2-5）。

临床上为了记录牙的位置，以被检查的方位为准，用“+”记号记录牙的排列形式，即牙式。用罗马数字Ⅰ～Ⅴ表示乳牙；用阿拉伯数字1~8表示恒牙，如“└Ⅳ”表示左上颌第1乳磨牙，“5┐”表示右下颌第2前磨牙。

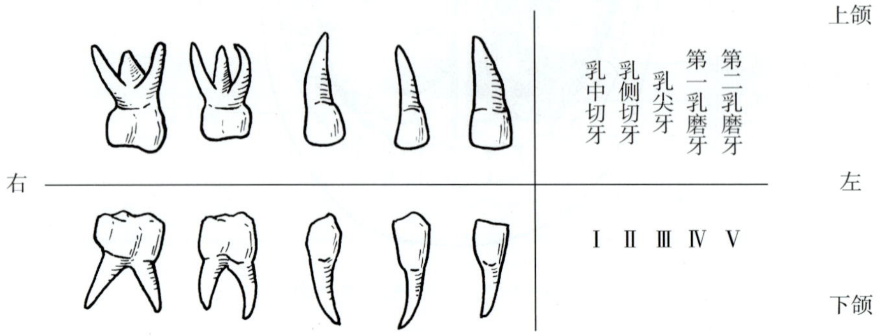

图4-2-4　乳牙的名称和排列

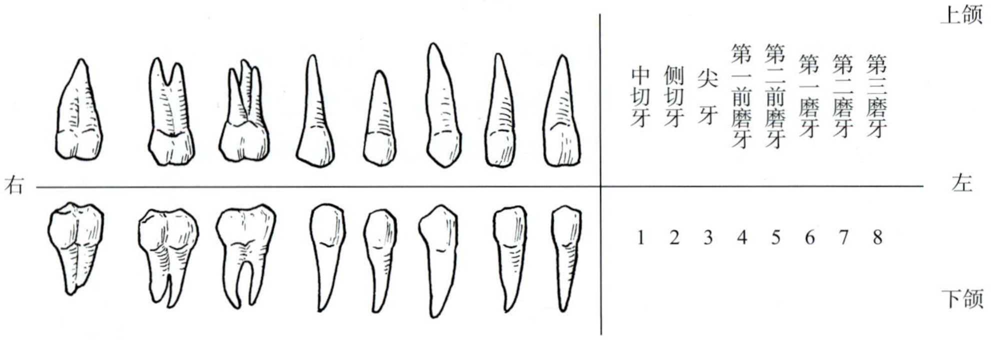

图4-2-5　恒牙的名称和排列

知识拓展

龋病、牙周疾病是损害中国人民口腔健康的常见病、多发病。解决牙病问题的根本出路在于预防。1989年，由原卫生部、教委等部委联合签署，确定每年9月20日为“全国爱牙日”，其宗旨是通过“全国爱牙日”活动，动员社会各界力量参与支持口腔预防保健工作，广泛开展群众性口腔卫生知识的普及教育，增强自我口腔保健的意识和能力，提高全国人民口腔健康水平。

二、咽

（一）咽的位置和形态

咽是一个前后略扁的漏斗形的肌性管道（图4-2-6）。位于颈椎前方，上端起自颅底，下端在第6颈椎下缘连于食管，其前壁不完整，自上而下分别与鼻腔、口腔和喉腔相通。因此，咽是呼吸道和消化道的共同通道。

（二）咽的分部与交通

咽按其前壁的毗邻分为鼻咽、口咽和喉咽三部分（图4-2-6，图4-2-7）。

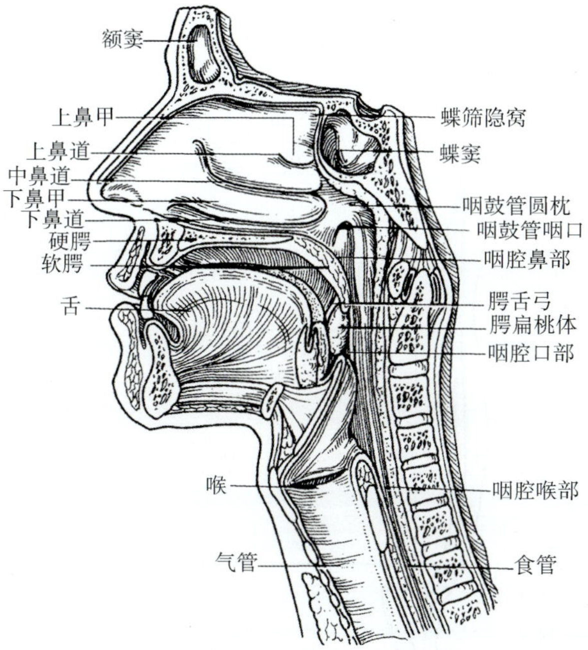

图4-2-6　头颈部正中矢状切面

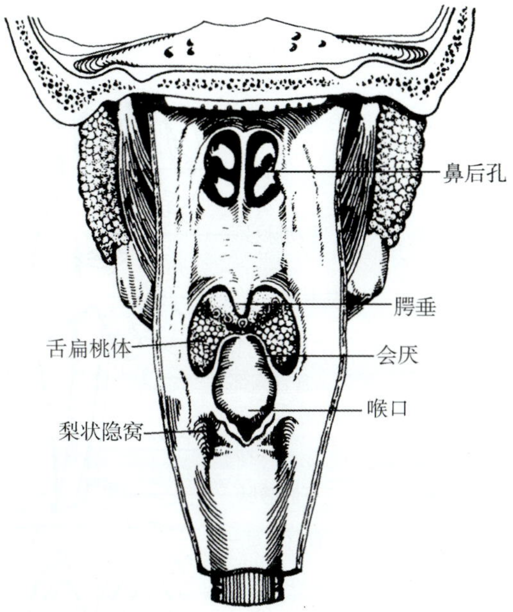

图4-2-7　咽腔后面观

1. 鼻咽　位于鼻腔后方软腭平面以上，向前经鼻后孔通鼻腔。在鼻咽的侧壁上，相当于下鼻甲后方1cm处有咽鼓管咽口，经咽鼓管通向中耳的鼓室，正常时处于闭合状态，当吞咽或打哈欠时张开。位于咽鼓管咽口附近黏膜内的淋巴组织，称咽鼓管扁桃体。在咽鼓管咽口的上方和后方有明显的隆起，称咽鼓管圆枕，其后方与咽侧壁之间有纵行凹陷，称咽隐窝，是鼻咽癌的好发部位。鼻咽的后上壁黏膜内有淋巴组织积聚，称咽扁桃体，在幼年期较丰富。

2. 口咽　位于软腭与会厌上缘之间，向前经咽峡通口腔。口咽侧壁上，在腭舌弓与腭咽弓之间有一三角形凹窝，称扁桃体窝，窝内容纳腭扁桃体。腭扁桃体由淋巴组织构成，参与机体的免疫功能，但腭扁桃体也易受病菌的侵袭而发炎。腭扁桃体、舌扁桃体、咽扁桃体、咽鼓管扁桃体共同围成咽淋巴环，对消化道和呼吸道具有防御功能。

3. 喉咽　位于会厌上缘平面至第6颈椎体下缘平面之间，向下移行为食管，向前经喉口通喉腔。喉咽是咽腔最狭窄的部分，在喉口两侧各有一个深窝，称梨状隐窝，常为异物停留的部位。

三、食管

（一）食管的位置和形态

食管（图4-2-8）为前后略扁的肌性管，长约25cm，上端于第6颈椎体下缘平面续咽，下行穿过膈的食管裂孔，下端约于第11胸椎左侧连于胃。按其行程可分为颈部、胸部和腹部：①颈部较短，约5cm，自始端至胸骨颈静脉切迹平面，居气管与颈椎体之间。②胸部较长，18~20cm，自颈静脉切迹平面至膈的食管裂孔。③腹部最短，长仅1~2cm，自食管裂孔至胃的贲门。

（二）食管的狭窄

食管全长有三处生理性狭窄（图4-2-8）：①第一处狭窄位于食管起始处，距中切牙约15cm。②第二处位于食管与左支气管交叉处，距中切牙约25cm。③第三处狭窄位于穿膈食管裂孔处，距中切牙约40cm。这三处狭窄是食管异物容易滞留的部位，也是炎症和肿瘤的好发部位。

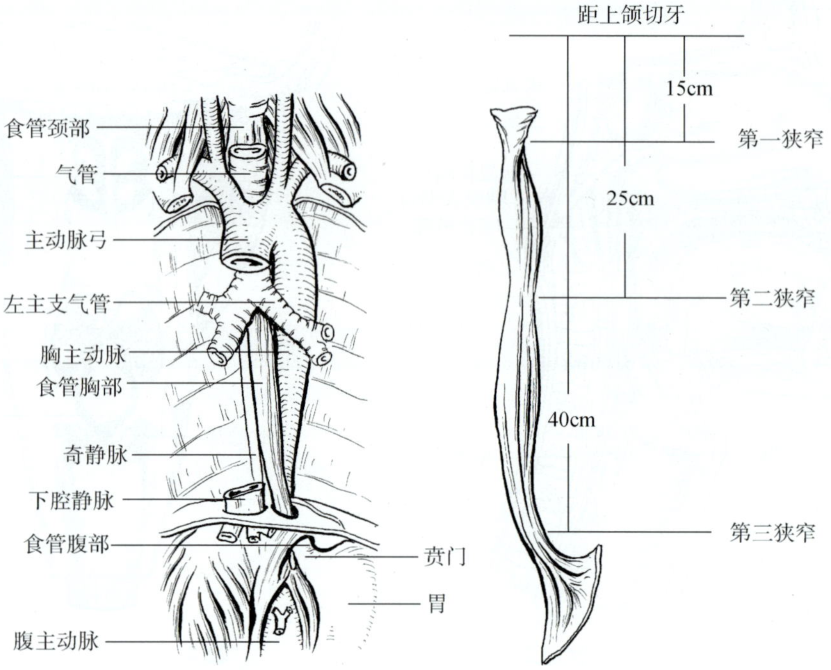

图4-2-8 食管

四、胃

胃是消化管中最膨大的部分，上连食管，下接十二指肠。胃具有容纳食物、分泌胃液的作用。成人胃的容量约为1500ml。

（一）胃的形态和分部

胃（图4-2-9）是一个肌性囊袋状器官，有两壁、两缘和两口。两壁即前壁和后壁。上缘较短，凹向右上方，称胃小弯，其最低处称角切迹；下缘较长，突向左下方，称胃大弯。胃的入口称贲门，与食管相续；出口称幽门，下续十二指肠。

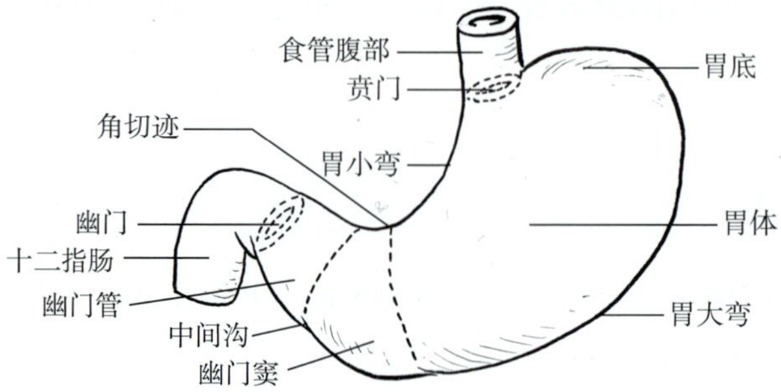

图4-2-9 胃的形态和分部

胃通常分为贲门部、胃底、胃体和幽门部四部分：①位于贲门周围的部分称贲门部。②贲门平面以上，向左上方膨出的部分称胃底，临床上称为胃穹。③胃底与角切迹之间的部分称胃体。④角切迹与幽门之间的部分称幽门部，临床上又称胃窦。幽门部的大弯侧有一不太明显的浅沟，可将幽门部分为左侧的幽门窦和右侧的幽门管。幽门部和胃小弯附近是胃溃疡的好发部位。

（二）胃的位置和毗邻

胃在中等充盈时，大部分位于左季肋区，小部分位于腹上区。贲门位于第11胸椎体左侧，幽门位于第1腰椎体右侧。胃前壁右侧与肝左叶下面相邻，左侧与膈相邻，并为左肋弓所掩盖，位于剑突下方部分直接与腹前壁相贴，是临床上触诊胃的部位。胃后壁与胰、横结肠、左肾和左肾上腺相邻，胃底与膈和脾相邻。

（三）胃壁的微细结构

胃壁有四层结构（图4-2-10）。

1. 黏膜　胃收缩时腔面可见许多纵行皱襞，充盈时皱襞几乎消失。黏膜表面有许多浅沟，将黏膜分成许多直径2~6mm的胃小区。黏膜表面还遍布约350万个不规则的小孔，称胃小凹。每个胃小凹底部是3~5条胃腺的共同开口。

（1）上皮　为单层柱状上皮，除极少量内分泌细胞外主要由表面黏液细胞组成，椭圆形核位于细胞基部，顶部胞质内充满黏原颗粒。此细胞分泌的黏液覆盖上皮，有重要保护作用。

（2）固有层　内有紧密排列的大量胃腺，分为胃底腺、贲门腺和幽门腺。胃底腺分布于胃底和胃体部，是数量最多、功能最重要的胃腺。腺呈分支管状，可分为颈、体与底部。胃底腺由主细胞、壁细胞、颈黏液细胞及内分泌细胞组成（图4-2-11）。主细胞又称胃酶细胞，数量最多，主要分布于腺的体、底部。主细胞分泌胃蛋白酶原。壁细胞又称泌酸细胞，在腺的颈、体部较多。壁细胞可分泌盐酸和内因子。

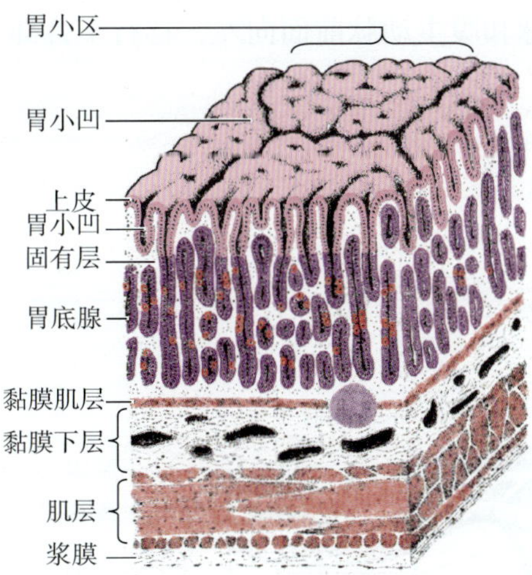

图4-2-10　胃黏膜

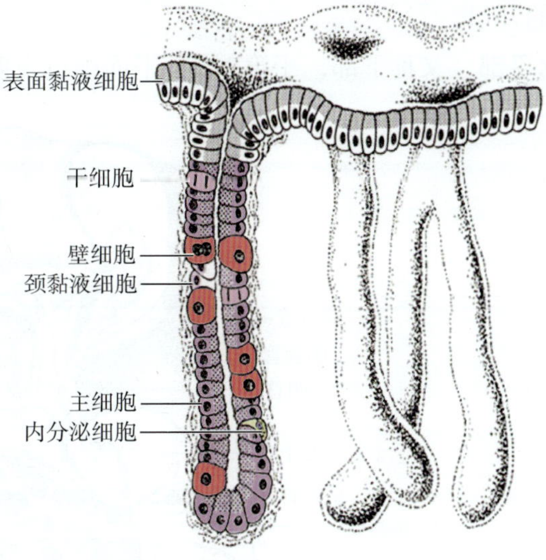

图4-2-11　胃上皮胃底腺模式图

（3）黏膜肌层　由内环行与外纵行两层平滑肌组成。

2. 黏膜下层　黏膜下层为疏松结缔组织，内含丰富的血管、淋巴管和神经。

3. 肌层　肌层较厚，一般由内斜行、中环行及外纵行三层平滑肌构成。环形肌在贲门和幽门部增厚，分别形成贲门括约肌和幽门括约肌。

4. 外膜 外膜为浆膜。

知识拓展

胃的中医解剖生理

胃位于膈下，腹腔上部。贲门上接食管，幽门下接小肠，为饮食物出入胃腑的通道。胃腔称为胃脘，分上、中、下三部：胃的上部为上脘，包括贲门；下部为下脘，包括幽门；上、下脘之间名为中脘。胃主受纳腐熟水谷，为水谷精微之仓、气血之海，胃以通降为顺，与脾相表里，脾胃常合称为后天之本。

五、小肠

小肠是消化管最长的一段，也是进行消化吸收的重要部分。上起幽门，下续盲肠，成人长5~7m，可分十二指肠、空肠和回肠三部分。

（一）十二指肠

十二指肠介于胃与空肠之间，长约25cm，呈“C”字形包绕胰头，可分为上部、降部、水平部和升部四部分（图4-2-12）。

1. 上部 起自胃的幽门，行向右后方，至胆囊颈附近转折向下移行为降部，转折处称十二指肠上曲。上部近幽门处的一段肠管，壁薄内面光滑，无环状襞，称十二指肠球，是十二指肠溃疡的好发部位。

2. 降部 沿第1~3腰椎右侧下行，至第3腰椎体高度转折向左移行为水平部，转折处称十二指肠下曲。降部内面黏膜环状皱襞发达，在其后内侧壁上有一纵行皱襞，其下端有一突起，称十二指肠大乳头，是胆总管和胰管的共同开口，距中切牙约75cm。有时在大乳头上方1~2cm处可见十二指肠小乳头，是副胰管的开口。

3. 水平部 又称下部，于第3腰椎平面横过下腔静脉和腹主动脉前面向左，移行于升部。

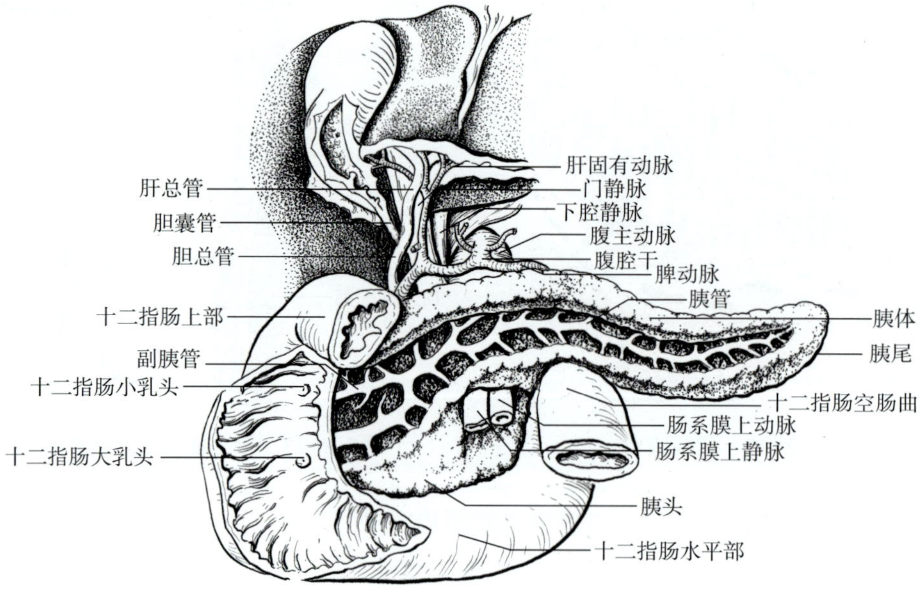

图4-2-12 胆道、十二指肠和胰（前面观）

4. 升部　最短，自下部斜向左上方，至第2腰椎体左侧急转向前下，形成十二指肠空肠曲，续空肠。十二指肠空肠曲借十二指肠悬肌固定于右膈脚上，该肌和包绕其下段表面的腹膜皱襞共同构成十二指肠悬韧带，又称Treitz韧带，是手术中识别空肠起始部的重要标志。

岗位情景模拟3

患者，男性，45岁。2年前开始间断性出现上腹部疼痛，呈钝痛，空腹时加重，进食后可缓解。3天前饮酒后腹痛加重，呈绞痛，向后背部放散。体格检查：上腹部压痛，无反跳痛及肌紧张。胃镜检查显示：十二指肠球部前壁可见1.2cm×1.5cm大小的溃疡。

问题与思考

1. 分析胃镜从口腔至十二指肠所经过的路径。
2. 简述十二指肠的分部。

答案解析

（二）空肠和回肠

空肠和回肠上端起自十二指肠空肠曲，下端续于盲肠，盘曲在腹腔的中部和下部，借小肠系膜连于腹后壁。空肠和回肠之间没有明显的界线，一般空肠占空、回肠全长近侧2/5，位于腹腔的左上部；回肠占空、回肠全长远侧3/5，位于腹腔的右下部。

（三）小肠的微细结构

小肠（图4-2-13）是人体消化和吸收的主要部位。小肠壁的黏膜和黏膜下层突入肠腔形成许多环形皱襞。黏膜表面有肠绒毛，由上皮和固有层向肠腔突起而成，以十二指肠和空肠头段最发达（图4-2-14）。肠绒毛表面的上皮细胞游离面的胞膜和胞质突出形成微绒毛。环行皱襞、绒毛和微绒毛的三级组织结构使小肠的吸收面积扩大约600倍。肠绒毛根部的上皮下陷至固有层形成管状的小肠腺，小肠腺直接开口于肠腔。

1. 黏膜

（1）上皮　肠绒毛表面为单层柱状上皮，由吸收细胞、杯状细胞和少量内分泌细胞组成。小肠腺上皮除上述细胞外，还有潘氏细胞。

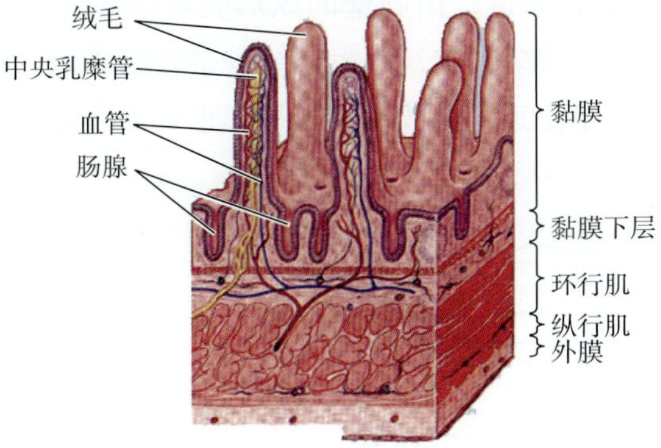

图4-2-13　小肠结构模式图

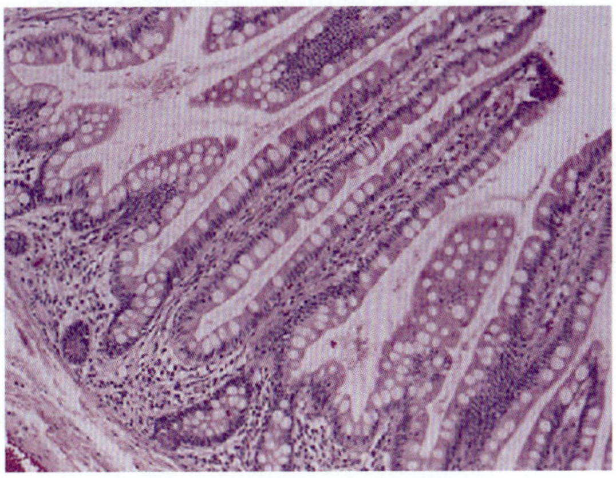

图4-2-14　空肠黏膜（低倍）

吸收细胞最多，呈高柱状。绒毛表面的吸收细胞游离面有纹状缘，它是由微绒毛构成。杯状细胞散在于吸收细胞间，分泌黏液，有润滑和保护作用。潘氏细胞是小肠腺的特征性细胞，位于腺底部。细胞呈锥体形，胞质顶部充满粗大嗜酸性颗粒，内含溶菌酶等，具有一定的灭菌作用。

（2）固有层　除有大量小肠腺外，还有丰富的淋巴细胞、浆细胞、巨噬细胞、嗜酸性粒细胞等。绒毛中轴的固有层结缔组织内有1~2条纵行毛细淋巴管，称中央乳糜管（图4-2-15），此管周围有丰富的有孔毛细血管网，肠上皮吸收的氨基酸、单糖等水溶性物质主要经此入血。绒毛内还有少量来自黏膜肌的平滑肌纤维，可使绒毛收缩，利于物质吸收和淋巴与血液的运行。

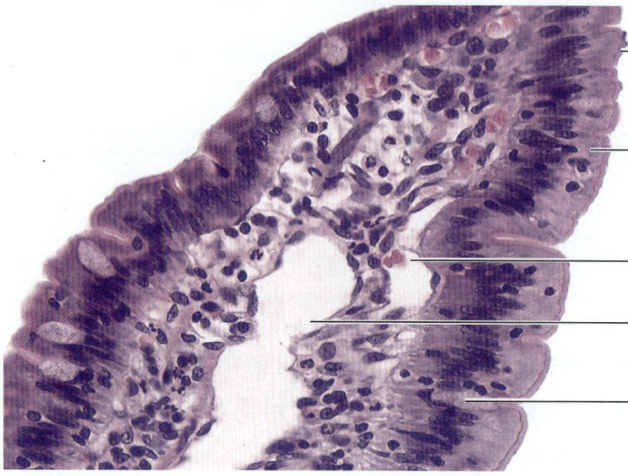

图4-2-15　小肠绒毛

（3）黏膜肌层　由内环行与外纵行两层平滑肌组成。

2. 黏膜下层　黏膜下层为疏松结缔组织，含较多血管和淋巴管。十二指肠的黏膜下层内有十二指肠腺，其导管穿过黏膜肌开口于小肠腺底部。此腺分泌碱性黏液，可保护十二指肠黏膜免受酸性胃液的侵蚀。

3. 肌层　肌层由内环行与外纵行两层平滑肌组成。

4. 外膜　外膜除十二指肠后壁为纤维膜外，其余部分均为浆膜。

六、大肠

大肠是消化管的末段，全长约1.5m，起自回肠末端，止于肛门，可分为盲肠、阑尾、结肠、直肠和肛管五部分。大肠主要功能是吸收水分，并将食物残渣形成粪便排出体外。

盲肠和结肠具有三种特征性的结构（图4-2-16）：①结肠带，由肠壁的纵形肌增厚而成，有3条，与肠的纵轴平行，3条结肠带在盲肠底部汇集于阑尾根部。②结肠袋，是由于结肠带较肠管短，致使肠壁沿横径向外膨出形成囊袋状结构。③肠脂垂，是在结肠带附近由浆膜下脂肪聚集形成的突起。这些特征可作为区别大肠和小肠的标志。

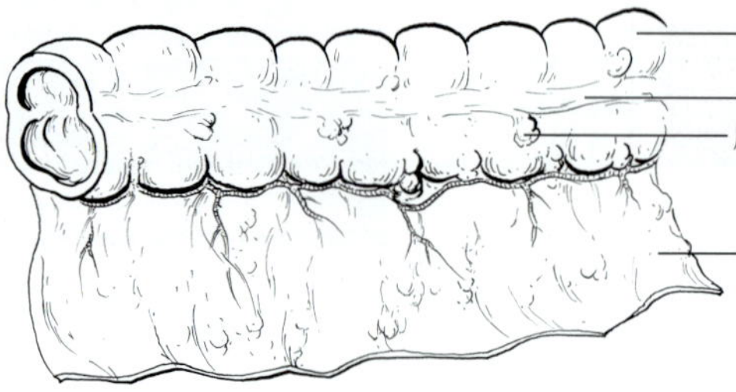

图4-2-16　盲肠和结肠特征性的结构

（一）盲肠和阑尾

1. **盲肠** 是大肠的起始部，位于右髂窝内，呈盲囊状，长6~8cm，在盲肠与回肠相接处，回肠末端突入盲肠，形成上、下两个唇状皱襞，称回盲瓣，有阻止大肠内容物逆流入回肠的作用。在回盲瓣下方有阑尾的开口（图4-2-17）。临床上常把回肠末端、盲肠及阑尾统称为回盲部。

2. **阑尾** 连于盲肠后内侧壁，形如蚯蚓，平均长约8cm（图4-2-17）。阑尾末端的位置多不恒定，但阑尾根部位置比较固定，其体表投影位于脐与右髂前上棘连线的中、外1/3交点处，称麦氏点，急性阑尾炎时该处常有压痛。

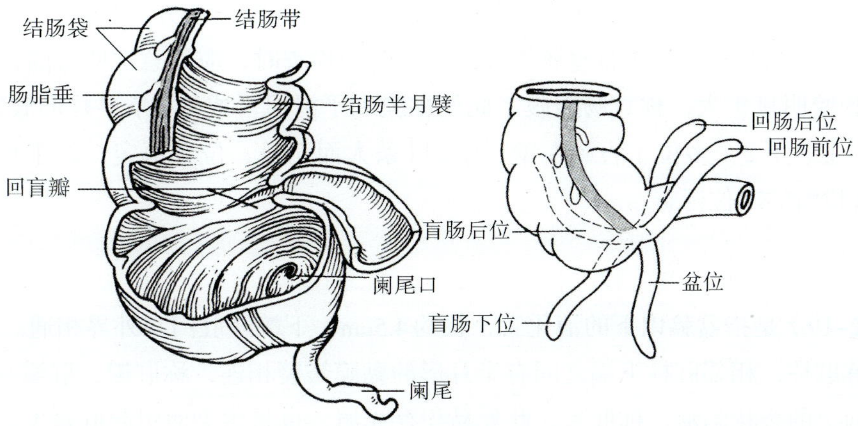

图4-2-17 盲肠和阑尾

（二）结肠

结肠始于盲肠，终于直肠，围绕在空肠和回肠周围，分为升结肠、横结肠、降结肠和乙状结肠四部（图4-2-18）。

1. **升结肠** 在右髂窝内始于盲肠，沿腹后壁右侧上升至肝右叶下方，弯向左侧移行为横结肠。弯曲部称结肠右曲或称结肠肝曲。

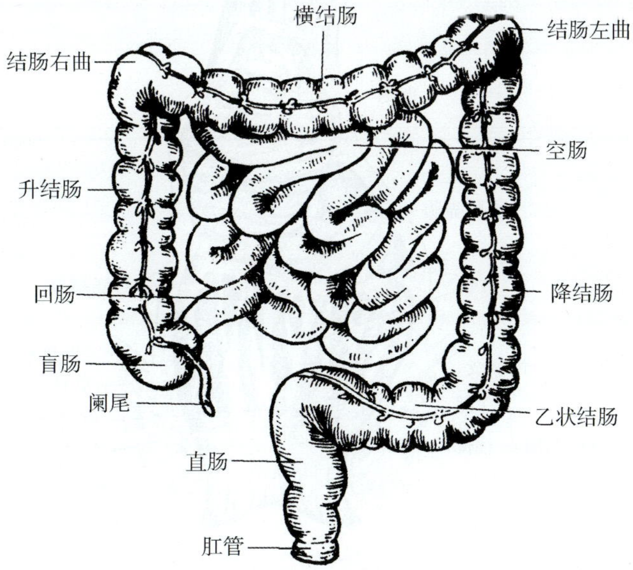

图4-2-18 结肠

2. 横结肠 自结肠右曲向左横行，在脾的下方转折向下移行为降结肠。弯曲部称结肠左曲或称结肠脾曲。横结肠借横结肠系膜固定于腹后壁。

3. 降结肠 自结肠左曲沿腹后壁左侧下降至左髂嵴处续于乙状结肠。

4. 乙状结肠 呈“乙”字形弯曲进入骨盆，至第3骶椎水平续接直肠。乙状结肠被乙状结肠系膜固定于左髂窝和小骨盆后壁。乙状结肠是溃疡、憩室、肿瘤的好发部位。

（三）直肠

直肠（图4-2-19）位于小骨盆腔内，长10~14cm，上端于第3骶椎水平接续乙状结肠，向下穿过盆膈，延续为肛管。直肠并不直，在矢状面上有两个弯曲：①骶曲，位于骶骨前方，凸向后。②会阴曲，位于尾骨尖前方转向后下方，凸向前。当进行直肠镜或乙状结肠镜检查时，应注意这些弯曲，以免损伤肠壁。

直肠下段的肠腔明显扩大，称直肠壶腹。此处黏膜和平滑肌形成2~3条半月形皱襞，称直肠横襞。直肠横襞有3个：上、下2个多位于直肠左壁；中间1条大而明显，位置恒定，位于直肠右前壁，距肛门7cm，是直肠镜检时的定位标志。

（四）肛管

肛管（图4-2-19）是指盆膈以下的消化管，长约4.5cm，下端经肛门与外界相通。其上段有6~10条纵行黏膜皱襞，称肛柱，相邻肛柱下端之间有半月形的黏膜皱襞相连，称肛瓣，肛瓣与相邻两个肛柱下端共同形成开口向上的袋状陷窝，称肛窦，此处易积存粪屑，也易感染而引起肛窦炎。

连接各肛柱下端与各肛瓣边缘的锯齿状环行线，称齿状线。此线以上为黏膜，以下为皮肤。在齿状线下方有宽约1cm的环形区，光滑略有光泽，称痔环或肛梳。痔环下缘有一不明显的环形浅沟，称白线或称Hilton线，相当于肛门内、外括约肌的分界处，肛门指诊时可触及此沟。

肛管周围有内、外括约肌环绕，肛门内括约肌由肛管处环形平滑肌增厚而成。肛门外括约肌由围绕在肛门内括约肌周围的骨骼肌构成，可随意括约肛门，控制排便，手术时应防止损伤，以免造成大便失禁。

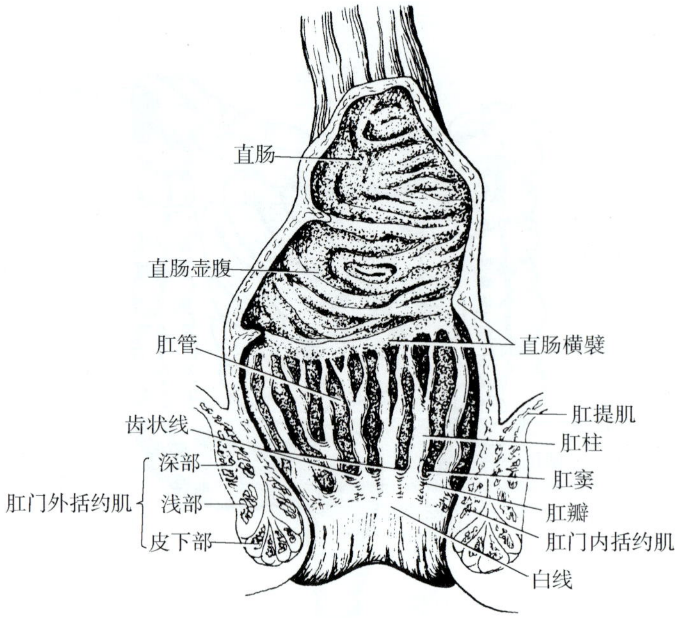

图4-2-19 直肠和肛管

第三节　消化腺

一、唾液腺

唾液腺分泌唾液，有消化食物、湿润口腔、清洁口腔的功能。唾液腺分为大、小两类。小唾液腺位于口腔各部黏膜内，包括唇腺、颊腺等。大唾液腺包括腮腺、下颌下腺和舌下腺3对（图4-3-1）。

（一）腮腺

腮腺为最大的一对口腔腺，略呈三角楔形，位于耳廓的前下方。腮腺管发自腮腺的前缘，在颧弓下方一横指处向前越过咬肌表面，穿颊肌开口于上颌第2磨牙牙冠相对的颊黏膜上。

（二）下颌下腺

下颌下腺呈卵圆形，位于下颌骨下缘与二腹肌前、后腹围成的下颌下三角内，其腺管开口于舌下阜。

（三）舌下腺

舌下腺位于口腔底舌下襞的深面。其腺管分大、小两种：一条大导管与下颌下腺管共同开口于舌下阜；多条小导管直接开口于舌下襞表面。

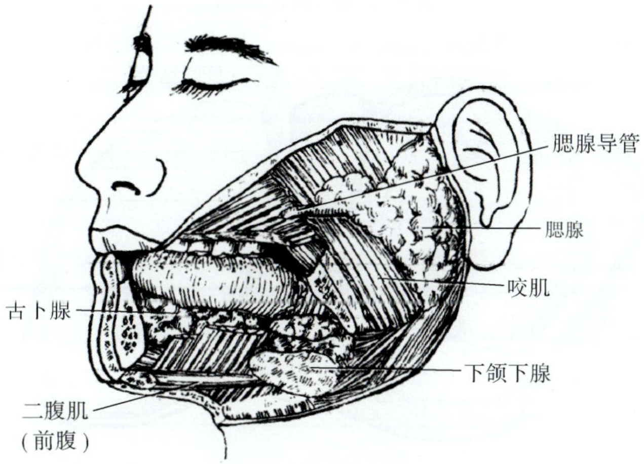

图4-3-1　大唾液腺

二、肝

肝是人体最大的消化腺，红褐色，质软而脆，受暴力打击易发生破裂出血。成人肝的重量约1500g，约占体重的1/50。肝不仅分泌胆汁、消化食物，而且参与物质代谢、储存糖原、解毒及吞噬防御等重要机能。

（一）肝的形态

肝呈楔形，右端圆钝而厚，左端扁而薄。可分为上、下两面和前、后两缘（图4-3-2，图4-3-3）。

肝的上面膨隆，与膈相贴称膈面。膈面借镰状韧带，将肝分为大而厚的右叶和小而薄的左叶。肝的下面与腹腔许多重要脏器相邻，又称脏面，脏面上有一近似“H”形的沟，即左侧纵沟、右侧纵沟和横沟。左侧纵沟前部称肝圆韧带裂，有肝圆韧带通过；后部称静脉韧带裂，容纳静脉韧带。右侧纵沟前部为胆囊窝，容纳胆囊；后部为腔静脉沟，有下腔静脉通过。横沟称肝门，为肝固有动脉、门静脉、肝管、神经和淋巴管等出入之处。这些结构由结缔组织包绕共同构成肝蒂。

肝的脏面借“H”形沟分为4叶（图4-3-3）：左侧纵沟的左侧为左叶，右侧纵沟的右侧为右叶，横沟的前方为方叶，后方为尾状叶。脏面的肝左叶一般与膈面的肝左叶一致，脏面的肝右叶、方叶与尾状叶一起，相当于膈面的肝右叶。

肝的前缘，亦称下缘，是肝的脏面与膈面间的分界，薄而较锐利。肝的后缘钝圆，朝向脊柱。

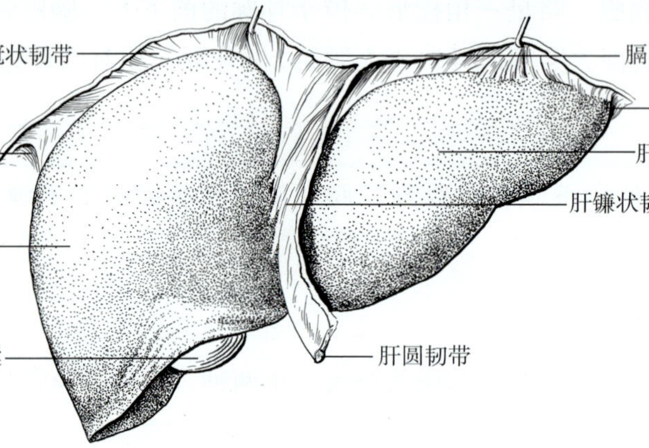

图4-3-2 肝的膈面

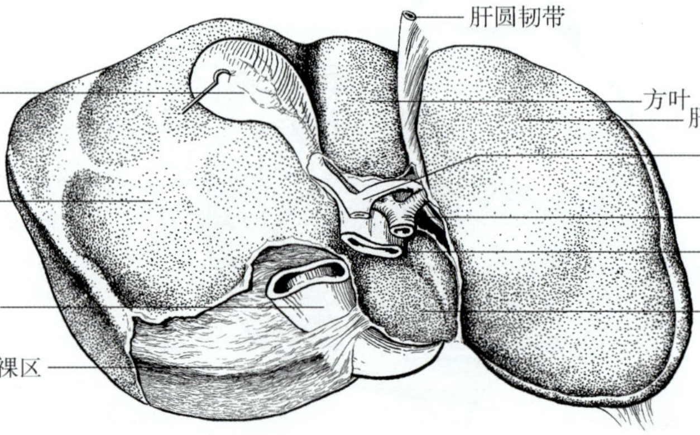

图4-3-3 肝的脏面

（二）肝的位置

肝大部分位于右季肋区和腹上区，小部分位于左季肋区。仅在腹上区的左、右肋弓之间，有一小部分露出于剑突下方，直接与腹前壁相接触，其余大部分被肋弓所遮盖。当右季肋区或腹上区遭受暴力打击或肋骨骨折时，可导致肝破裂。

肝的上界与膈穹窿一致，常用以下3点的连线表示：右锁骨中线与第5肋的交点；前正中线与剑胸结合的交点；左锁骨中线与第5肋间隙的交点。肝的下界即肝下缘，右侧与右肋弓大体一致；中部超出剑突下方约3cm；左侧被肋弓掩盖。肝脏触诊主要用于了解肝脏下缘的位置和肝脏的质地、边缘、表面及搏动等。正常成年人在右肋弓下缘一般触及不到肝。3岁以下的幼儿，由于腹腔容积较小，肝的体积相对较大，肝下界可低于右肋弓下缘2cm。7岁以后，在右肋弓下不再能触及肝，若触及，应考虑为病理性肝肿大。

（三）肝的分叶与分段

肝内有4套管道，形成2个系统，即Glisson系统和肝静脉系统。肝门静脉、肝固有动脉和肝管的各级分支在肝内的走行、分支和配布基本一致，其外周由纤维结缔组织鞘包绕构成Glisson系统。按Glisson系统，可将肝分成左、右两个半肝，进一步再分成右前叶、右后叶、左内叶、左外叶与尾状叶五叶以及左外叶上、下段，右后叶上、下段，右前叶上、下段，尾状叶段，左内叶段8个段（图4-3-4）。肝静脉系统的各级属支，行于肝段之间，而其主干即肝左、中、右静脉于腔静脉沟的上端分别注入下腔静脉。

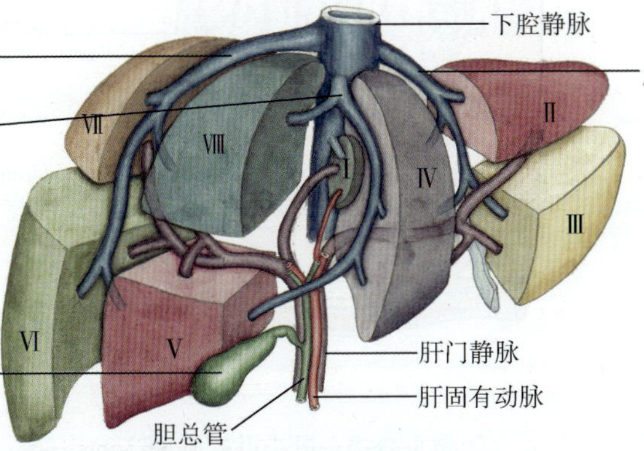

图4-3-4　肝叶和肝段

Ⅰ.尾状叶；Ⅱ.左外叶上段；Ⅲ.左外叶下段；Ⅳ.左内叶；Ⅴ.右前叶下段；Ⅵ.右后叶下段；Ⅶ.右后叶上段；Ⅷ.右前叶上段

思政课堂

中国肝脏外科之父——吴孟超

中国科学院院士吴孟超同志（1922~2021年）被誉为“中国肝脏外科之父”，是我国肝脏外科的开拓者和主要创始人，国际肝胆外科的著名专家。对他来说，最大的快乐就是治好患者。从医76年来，他直接救治过1.6万肝胆病患者。吴孟超一直坚持做手术，直到2018年，96岁高龄才告别手术台。2018年，医院登记吴孟超主刀52台手术。2019年1月，97岁的吴孟超院士正式退休，在退休仪式上，吴孟超说：“只要病人需要，我随时可以投入战斗！”“我最大的幸福就是倒在手术台上。”——这句话吴孟超说了很多年。

通过学习吴孟超院士的事迹，作为医学生，应坚守医者信仰，做大医精诚的传承者。

（四）肝的微细结构

肝表面包有一层致密的结缔组织被膜，被膜在肝门处随肝管、血管和神经等进入肝实质，将肝实质分割成50万~100万个肝小叶（图4-3-5）。肝小叶是肝的基本结构和功能单位，呈棱柱体，中央是一条沿其长轴走行的中央静脉，周围有呈放射状排列的肝板。肝板是由单排肝细胞组成的立体板状结构。在切片中，肝板的断面呈索状，称肝索。肝板之间有肝血窦（图4-3-6）。

1. 肝细胞　呈多边形，体积较大。细胞核呈圆形，位于细胞的中央，有时可见双核。胞质内有丰富的线粒体、内质网和溶酶体等细胞器（图4-3-7）。线粒体为肝细胞的功能活动提供能量。粗面内质网能合成血浆白蛋白、纤维蛋白原、凝血酶原等多种蛋白质。滑面内质网具有合成胆汁，参与脂肪代谢、固醇类激素的灭活及解毒等多个方面的功能。溶酶体能消化分解肝细胞吞饮的物质、退化的细胞器等，对肝细胞结构的更新和细胞正常功能的维持起着重要作用。

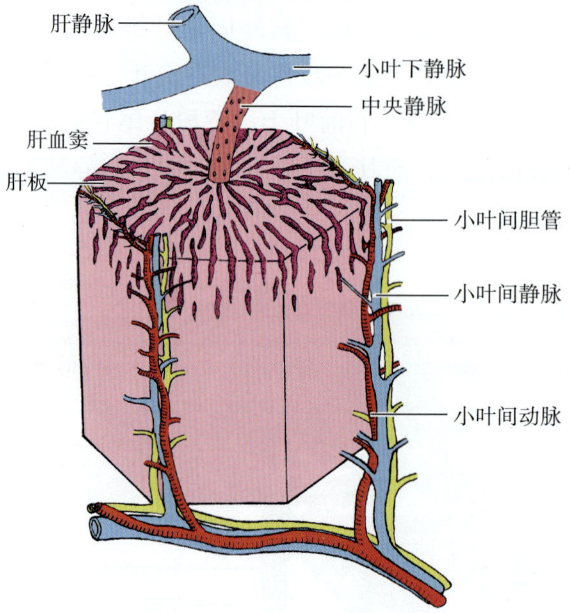

图4-3-5　肝小叶模式图

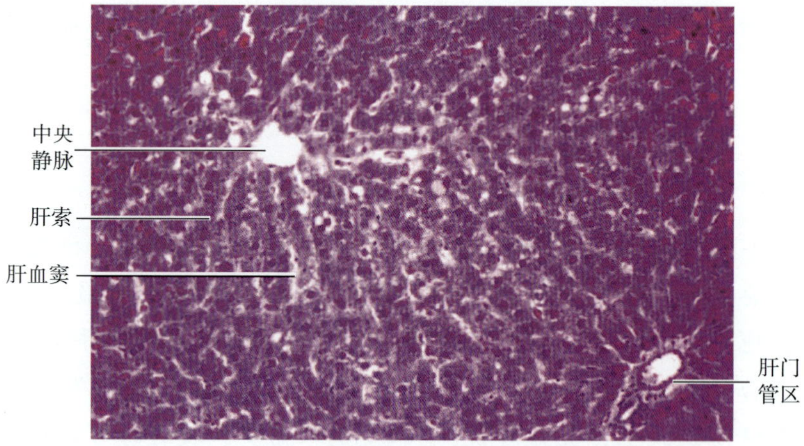

图4-3-6　肝

2. 肝血窦　位于肝板之间，含氧的肝动脉血液和含各种胃、肠道吸收物质的门静脉血液分别经小叶间动脉和小叶间静脉注入肝血窦。窦壁由内皮细胞围成，通透性较大，有利于肝细胞和血液之间的物质交换。窦腔内还含有肝巨噬细胞，能吞噬血液中的细菌、异物和衰老的红细胞等。

3. 胆小管　是相邻肝细胞的细胞膜局部凹陷并相互嵌合形成的微细管道。以盲端起于中央静脉周围的肝板内，互相吻合成网。肝细胞分泌的胆汁直接排入胆小管，胆小管走向肝小叶周边，汇入小叶间胆管。

4. 肝门管区　为相邻几个肝小叶之间的结缔组织小区，其中可见3种伴行的管道，即小叶间动脉、小叶间静脉和小叶间胆管（图4-3-8）。小叶间动脉是肝固有动脉的分支，管腔小，管壁厚；小叶间静脉是肝门静脉的属支，管腔大而不规则，管壁薄；小叶间胆管由胆小管汇集而成，它们向肝门方向汇集，最后形成肝左、右管出肝。

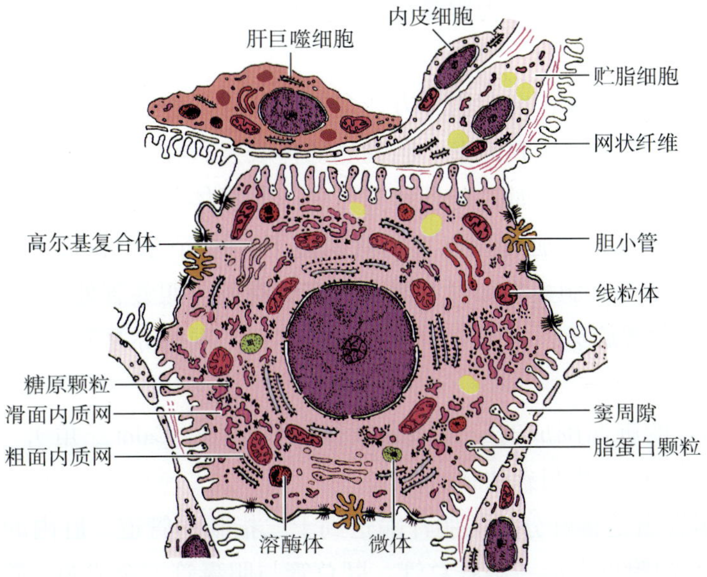

图4-3-7　肝细胞结构模式图

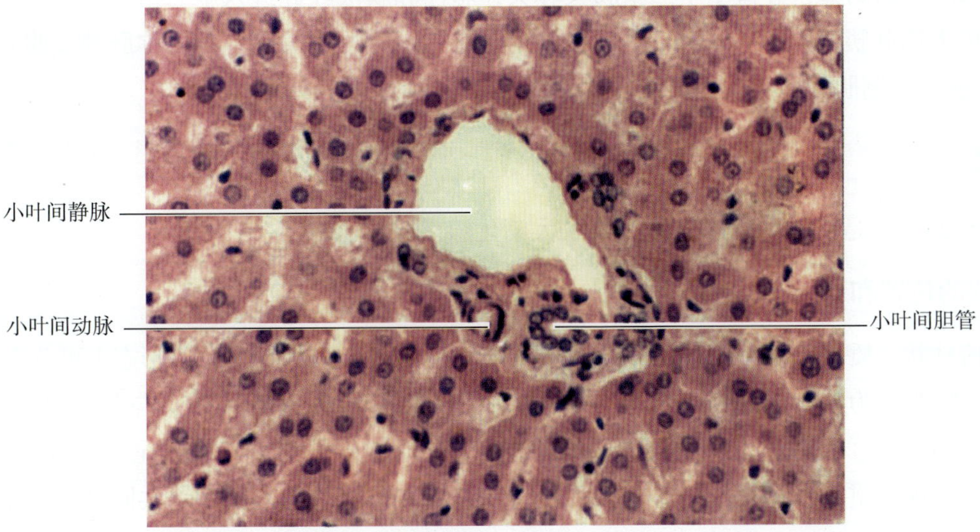

图4-3-8　肝门管区

知识拓展

肝硬化

肝硬化是临床常见的慢性肝病，是在广泛的肝细胞坏死基础上出现肝细胞结节性再生、结缔组织增生与纤维隔形成，导致肝小叶结构破坏和假小叶形成，进而使肝脏正常结构和血液供应遭到破坏，发展为肝硬化。由于肝脏有较强的代偿功能，肝硬化早期（代偿期）可无明显症状。肝硬化后期（失代偿期）可出现肝功能损害、门静脉高压等临床表现。

（五）肝外胆道系统

肝外胆道系统包括胆囊及输胆管道（图4-3-9）。

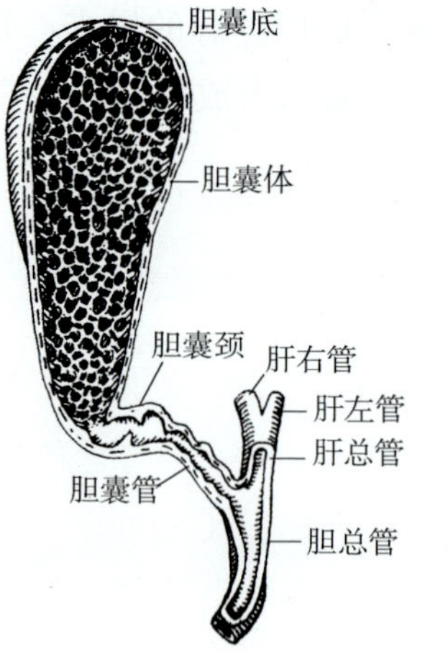

图4-3-9 胆囊及输胆管道

1. 胆囊 胆囊是贮存和浓缩胆汁的囊状器官，其容量为40~60ml。位于肝右叶脏面的胆囊窝内，呈梨形，可分为胆囊底、胆囊体、胆囊颈和胆囊管四部分。

胆囊底是胆囊略呈膨大的盲端，突向前下方，多在肝前缘的胆囊切迹处露出。当胆汁充满时，胆囊底可贴近腹前壁。胆囊底的体表投影在右锁骨中线与右肋弓相交处的稍下方，胆囊炎时，此处常有压痛。胆囊体是胆囊的主体部分，向后逐渐变细为胆囊颈。胆囊颈以直角弯向左下，移行为胆囊管。胆囊管长3~4cm，直径约0.3cm。胆囊内面衬有黏膜，在胆囊颈与胆囊管处的黏膜形成螺旋状的皱襞，称螺旋襞，有调节胆汁进出的作用，同时亦是胆囊结石易嵌顿之处。

胆囊管、肝总管和肝的脏面围成的三角形区域称胆囊三角（Calot三角），三角内常有胆囊动脉通过，因而该三角是胆囊手术中寻找胆囊动脉的标志。

2. 输胆管道 输胆管道是将肝分泌的胆汁输送到十二指肠的管道。肝内的胆小管，逐渐汇合为肝左管和肝右管，两管在肝门附近合成一条肝总管。肝总管与胆囊管汇合成胆总管，它在肝十二指肠韧带内下降，经十二指肠上部的后方，向右下方斜行，在十二指肠降部和胰头之间与胰管汇合，共同斜穿十二指肠降部的后内侧壁，开口于十二指肠大乳头，胆汁和胰液经此进入十二指肠。胆总管和胰管的汇合处，管腔扩大称肝胰壶腹（Vater壶腹）。在壶腹周围有环行的平滑肌包绕，称肝胰壶腹括约肌（Oddi括约肌），该肌可控制胆汁、胰液的排出。

三、胰

胰（图4-2-12）是人体内仅次于肝的第二大消化腺。

（一）胰的位置和形态

胰呈长棱柱状，质软，色灰红，横卧于胃的后方，相当于第1、2腰椎水平。形态上可分为头、颈、体、尾四部分：①胰头，为胰右侧的膨大部，被十二指肠所环抱。②胰颈，为胰头与胰体之间的狭窄部分，其后面紧邻门静脉。③胰体，占胰的大部分，横置于第1腰椎体的前方。④胰尾，较细，紧邻脾门。

在胰的实质内有贯穿胰全长的排泄管，称胰管，它向右与胆总管汇合后，共同开口于十二指肠大乳头，胰液经此进入十二指肠。有时可见胰头上部有一条较小的副胰管，开口于十二指肠小乳头。

知识拓展

胆源性胰腺炎

胆源性胰腺炎是由胆道系统疾病引发的胰腺炎，其发病率在胰腺炎中所占的比例超过50%。胆总管、胰管共同开口于十二指肠大乳头，如果胆道出现梗阻，如胆总管结石、胆囊结石造成胆道梗阻，导致十二指肠乳头部充血水肿，胆汁异常反流进入胰管，使胰腺消化酶被激活，从而产生胰腺自身消化而出现急性炎性反应。一旦确诊为胆源性胰腺炎，解除胆道梗阻是治疗胆源性胰腺炎的关键环节。

（二）胰的微细结构

胰表面覆以薄层结缔组织被膜，结缔组织伸入腺内将实质分隔为许多小叶。胰腺实质由外分泌部和内分泌部两部分组成（图4-3-10）。外分泌部分泌胰液，含有多种消化酶，在食物消化中起重要作用。内分泌部为散在于外分泌部之间的细胞团，称胰岛，它分泌的激素主要参与调节碳水化合物的代谢。

1. 外分泌部　外分泌部为浆液性复管泡状腺。小叶间结缔组织中有导管、血管、淋巴管和神经。

（1）腺泡　腺细胞呈锥体形，基部胞质内含有丰富的粗面内质网和核糖体。细胞合成的蛋白质（酶的前体）经高尔基复合体组装于分泌颗粒（酶原颗粒）内。颗粒聚集于细胞顶部，饥饿时细胞内分泌颗粒增多，进食后细胞释放分泌物，颗粒减少。

胰腺腺泡腔面还可见一些较小的扁平或立方形细胞，称泡心细胞，呈核圆形或卵圆形。泡心细胞是延伸入腺泡腔内的闰管上皮细胞。

（2）导管　腺泡以泡心细胞与闰管相连，闰管逐渐汇合形成小叶内导管。小叶内导管汇合成小叶间导管，后者再汇合成一条主导管，在胰头部与胆总管汇合，开口于十二指肠大乳头。

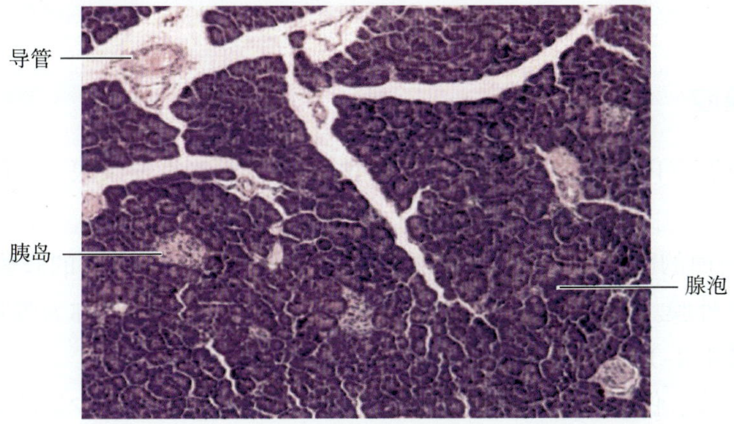

图4-3-10　胰微细结构

2. 胰岛　人的胰岛（图4-3-11）主要有A、B、D、PP四种细胞。

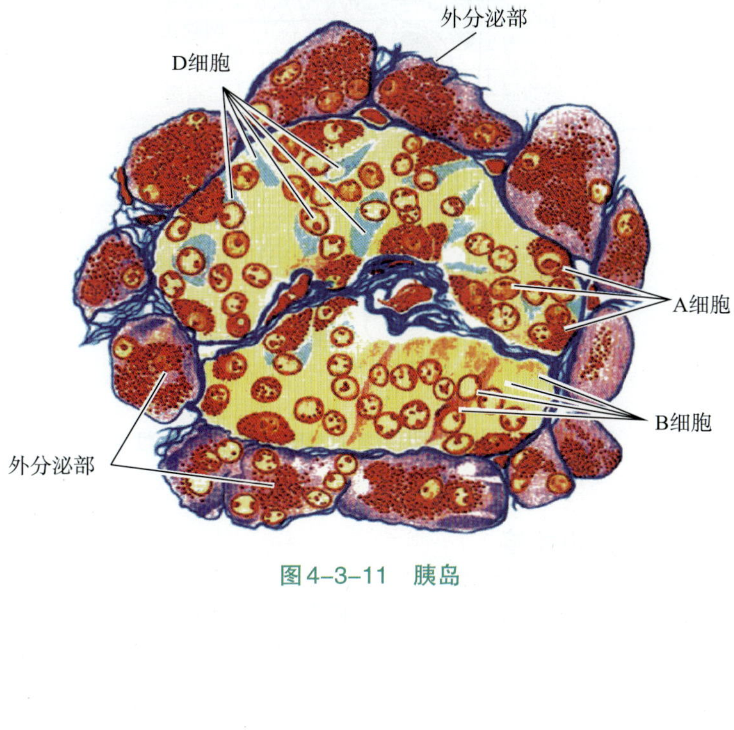

图4-3-11　胰岛

（1）A细胞　约占胰岛细胞总数的20%，多分布在胰岛周边部。A细胞内的分泌颗粒较大，呈圆形或卵圆形，分泌胰高血糖素。胰高血糖素可促进肝细胞内的糖原分解为葡萄糖，并抑制糖原合成，使血糖升高。

（2）B细胞　数量较多，约占胰岛细胞总数的70%，主要位于胰岛的中央部。B细胞内的分泌颗粒大小不一。B细胞分泌胰岛素，胰岛素主要作用是促进葡萄糖的利用，也可促进葡萄糖合成糖原或转化为脂肪，使血糖降低。

（3）D细胞　数量少，约占胰岛细胞总数的5%，散布于A细胞、B细胞之间。D细胞内的分泌颗粒较大。D细胞分泌生长抑素，并以旁分泌方式直接作用于邻近的A细胞、B细胞或PP细胞，抑制这些细胞的分泌功能。

（4）PP细胞　数量很少，分泌胰多肽，有抑制胃肠运动和胰液分泌以及胆囊收缩的作用。

第四节　腹　膜

一、腹膜与腹膜腔

腹膜是位于腹、盆腔壁内面和腹、盆腔脏器表面的一层薄而光滑的浆膜，由间皮和少量结缔组织构成，呈半透明状。

被覆于腹、盆壁内面的腹膜称为壁腹膜或腹膜壁层；被覆于脏器表面的腹膜称为脏腹膜或腹膜脏层，它构成这些器官的外膜。脏、壁腹膜相互移行所围成的潜在性腔隙，称为腹膜腔，腔内仅有少量具有润滑作用的浆液（图4–4–1）。

腹膜具有分泌、吸收、保护、支持、修复等功能。正常情况腹膜分泌少量的浆液，对脏器起到润滑作用。男性腹膜腔是完全密闭的，而女性腹膜腔可借输卵管腹腔口经输卵管、子宫、阴道通外界。

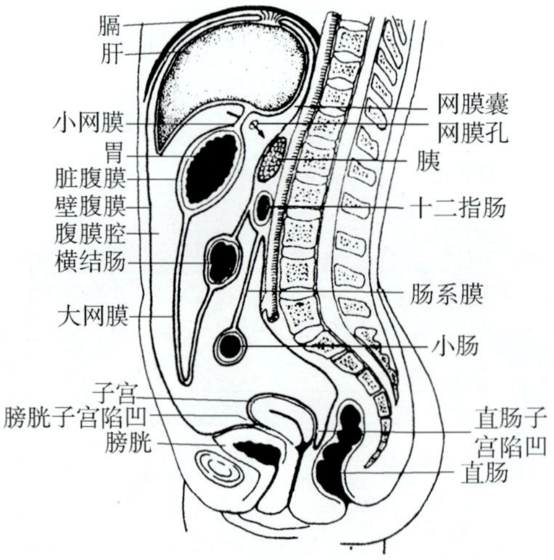

图4–4–1　腹膜腔正中矢状切面模式图（女性）

二、腹膜与腹、盆腔脏器的关系

根据脏器被腹膜覆盖的范围大小，可将腹、盆腔脏器分为三类。

（一）腹膜内位器官

脏器表面几乎全部被腹膜覆盖，如胃、十二指肠上部、空肠、回肠、盲肠、阑尾、横结肠、乙状结肠、脾、输卵管、卵巢等。

（二）腹膜间位器官

脏器3个面或大部分被腹膜覆盖，如肝、胆囊、升结肠、降结肠、膀胱、子宫、直肠上段等。

（三）腹膜外位器官

脏器仅1个面被腹膜覆盖，如肾、肾上腺、输尿管、胰、十二指肠降部及下部、直肠中下段等。

三、腹膜形成的结构

腹膜在脏器与脏器之间以及脏器与腹、盆壁之间互相移行，这些移行部的腹膜形成了网膜、系膜和韧带等结构。这些结构对器官起着连接和固定的作用，同时也是血管、神经等进入脏器的途径。

（一）网膜

网膜是指连于胃的腹膜结构，包括小网膜和大网膜（图4-4-2）。

1. 小网膜　由肝门向下移行到胃小弯与十二指肠上部的双层腹膜结构，两层腹膜间含有血管、神经、淋巴结和淋巴管等。小网膜的左侧部分连于肝门与胃小弯之间，称肝胃韧带，右侧部分连于肝门与十二指肠上部之间，称肝十二指肠韧带，其右侧游离，构成小网膜的右缘。

2. 大网膜　为连于胃大弯和横结肠之间的4层腹膜结构。形似围裙悬覆在横结肠和小肠的前面。大网膜的前两层由胃前、后壁的脏腹膜在胃大弯下垂而成，当下垂到腹下部后反折向上，构成大网膜的后两层，向上包绕横结肠后与横结肠系膜相延续。大网膜的前两层和后两层在成人常愈合在一起。位于胃大弯和横结肠之间的大网膜前两层腹膜常称为胃结肠韧带。

大网膜内含大量脂肪组织、毛细血管及巨噬细胞，有重要的防御和再生修复功能。当腹腔脏器发炎时（如阑尾炎），大网膜可将病灶部位包裹起来，防止炎症扩散，故有“腹部卫士”之称。

3. 网膜囊　网膜囊是位于小网膜和胃后方与腹后壁之间的1个前后扁窄的腹膜间隙，属于腹膜腔的一部分，又称小腹膜腔，以区别于网膜囊以外的大腹膜腔。网膜囊借网膜孔与大腹膜腔相通。网膜孔位于肝十二指肠韧带的后方，是网膜囊与大腹膜腔的唯一通道，可插入1~2个手指（图4-4-3）。

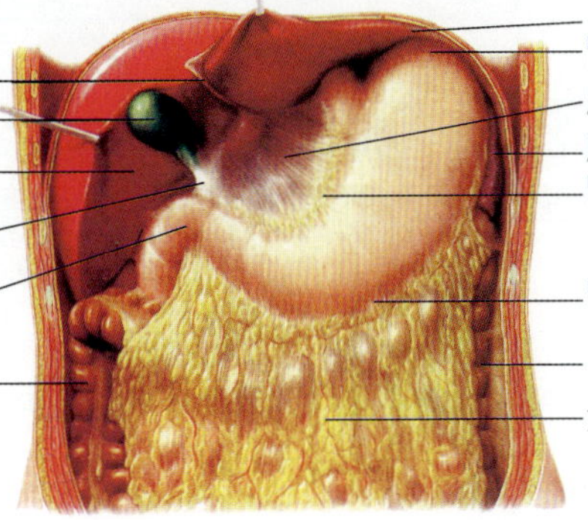

图4-4-2　网膜

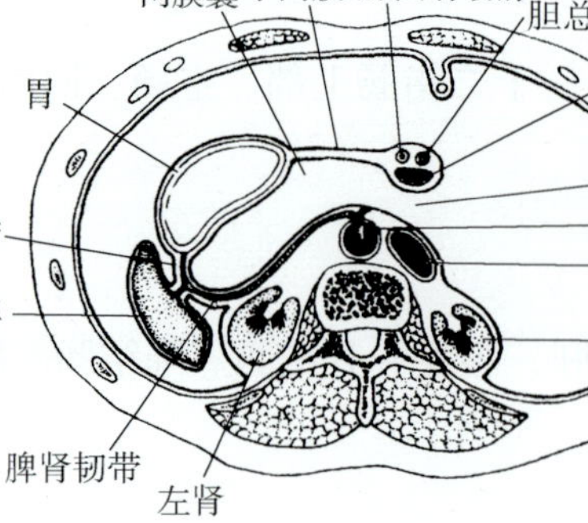

图4-4-3 网膜囊和网膜孔

（二）系膜

系膜是指把肠管固定于腹后壁的双层腹膜结构，两层之间有血管、神经、淋巴管、淋巴结和脂肪等（图4-4-4）。

1. 肠系膜 是将空、回肠固定于腹后壁的双层腹膜结构，附着于腹后壁的部分称为肠系膜根，长约15cm，自第2腰椎左侧起斜向右下，直至右骶髂关节前方。肠系膜的全貌呈扇形，较长，容易发生系膜扭转，造成绞窄性肠梗阻。

2. 阑尾系膜 是将阑尾连于肠系膜下端的三角形双层腹膜结构，阑尾的血管走行在系膜游离缘内，故阑尾切除时应从系膜游离缘进行血管结扎。

3. 横结肠系膜 是将横结肠连于腹后壁的双层腹膜结构，系膜根部起自结肠右曲，横行向左，直至结肠左曲。

4. 乙状结肠系膜 是将乙状结肠连于左下腹后壁的双层腹膜结构，其根部附于左髂窝和骨盆左后壁。

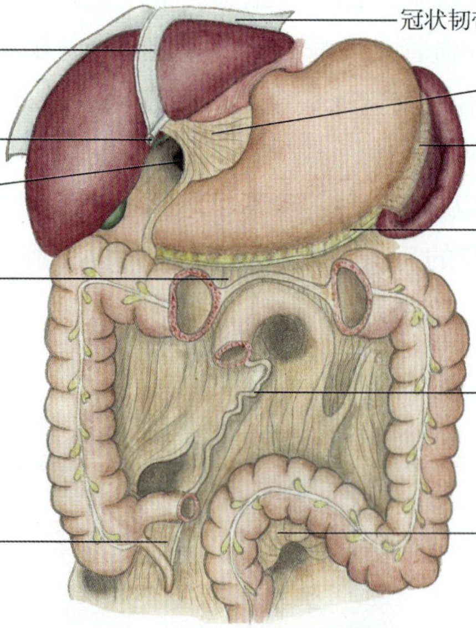

图4-4-4 腹膜形成的结构

（三）韧带

韧带是连于脏器与腹壁之间或相邻脏器之间的腹膜结构。

1. 肝的韧带　除前述的肝胃韧带和肝十二指肠韧带以外，还有镰状韧带、冠状韧带和左、右三角韧带等。镰状韧带是位于腹前壁上部与肝上面之间的双层腹膜结构，呈矢状位，其游离缘肥厚，内含肝圆韧带。冠状韧带为连于肝的上面与膈之间的腹膜结构，呈冠状位，由前、后两层组成，且两层分开而并不相贴，故在肝的上面有一个区域没有腹膜包被，称为肝裸区。冠状韧带前、后两层在肝上面的左、右端处彼此连合形成左、右三角韧带。上述韧带将肝固定在膈的下面。

2. 脾的韧带　为自脾门向周围器官移行的双层腹膜结构。有胃脾韧带和脾肾韧带。

（四）盆腔内的腹膜陷凹

腹膜陷凹是指在脏器之间形成的较大而恒定的腹膜间隙，主要位于盆腔脏器之间（图4-4-1）。男性在膀胱与直肠之间有直肠膀胱陷凹。女性在膀胱与子宫之间有膀胱子宫陷凹，在直肠与子宫之间有直肠子宫陷凹。直肠子宫陷凹为腹膜腔的最低部位，当腹膜腔内有炎症渗出液、出血或积脓时，常积聚于此处。

实训实练三　消化系统器官结构的辨识

【实训目的】

1. 辨认口腔各壁的构成、口腔的分部、腭的位置、咽峡的构成、大唾液腺的位置；辨认咽的分部与交通。
2. 辨认恒牙位置、形态；指认牙釉质、牙本质、牙髓和牙骨质。
3. 辨认胃的分部；辨认胃前壁、胃后壁、胃小弯、胃大弯、贲门、幽门。
4. 辨认小肠的位置和分部；辨认大肠的位置和分部；辨认结肠带、结肠袋和肠脂垂。
5. 辨认直肠骶曲和会阴曲、直肠壶腹的位置、肛管的形态结构。
6. 辨认肝的分叶；指认肝门及出入肝门的结构。
7. 辨认胰头、胰体和胰尾；叙述胆汁的排放路径。
8. 辨认腹膜；指认网膜、系膜等腹膜形成的结构。
9. 辨认直肠膀胱陷凹、直肠子宫陷凹、膀胱子宫陷凹的位置。

【实训用品】

1. 头颈部正中矢状切面模型、标本。
2. 牙的构造模型。
3. 胃的游离标本和模型。
4. 切开腹前壁的整体标本。
5. 直肠和肛管模型。
6. 肝的游离标本和模型。
7. 胰腺、十二指肠标本和模型。
8. 腹部正中矢状切面标本。
9. 男、女性盆部模型。

【实训方法】

1. 取头颈部正中矢状切面模型、标本，观察口腔各壁的构成，口腔的分部，腭的位置，咽峡的构成，腮腺、下颌下腺和舌下腺的位置。观察咽分为鼻咽、口咽和喉咽三部分。观察咽的交通。

2．对照活体，观察恒牙的数量、位置、形态，理解牙式的意义。取牙的构造模型，观察牙冠、牙根和牙颈。拆开牙模型，观察牙釉质、牙本质、牙髓和牙骨质。

3．取胃的游离标本和模型，观察胃的分部，分辨胃前壁、胃后壁、胃小弯、胃大弯、贲门、幽门等结构。

4．取切开腹前壁的整体标本，观察小肠的位置，小肠分为十二指肠、空肠和回肠。观察大肠的位置和分部，在盲肠和结肠上辨认结肠带、结肠袋和肠脂垂，并与小肠形态比较。

5．取直肠和肛管模型，观察直肠骶曲和会阴曲、直肠壶腹的位置、肛管的形态结构。

6．取肝的游离标本和模型，观察肝的上面和下面，脏面被“H”形沟分为左叶、右叶、方叶和尾状叶，上面被镰状韧带分为左叶和右叶；观察肝门及出入肝门的结构。

7．取胰腺十二指肠标本和模型，观察胰腺分为胰头、胰颈、胰体和胰尾，胆总管和胰管汇合开口于十二指肠大乳头。

8．取腹部正中矢状切面标本，观察壁腹膜和脏腹膜位置。观察腹腔器官与腹膜的关系，分辨网膜、系膜、韧带等腹膜形成的结构。

9．取男、女性盆部模型，观察直肠膀胱陷凹、直肠子宫陷凹、膀胱子宫陷凹的位置。

【注意事项】

1．实训开始前要穿好隔离衣，戴好口罩和手套，做好个人防护。

2．翻看标本时要认真细致、动作轻柔，不要生拉硬扯。

【思考题】

1．消化系统的组成及各器官的位置和形态。

2．腹膜腔和腹腔有何异同？腹膜形成哪些结构？

【技能测试】

在大体标本上，指认消化系统中各器官，并简要介绍它们的结构特点。

目标检测

答案解析

一、单项选择题

1．不属于腹部九分法分区的是（　）

A．季肋区　B．脐区　C．腹上区　D．髂区　E．左上腹

2．不属于大肠的是（　）

A．盲肠　B．十二指肠　C．阑尾　D．结肠　E．直肠

3．咽隐窝位于（　）

A．鼻咽　B．口咽　C．喉咽　D．食管　E．胃

4．梨状隐窝位于（　）

A．鼻咽　B．口咽　C．喉咽　D．食管　E．胃

5．食管的第二处狭窄位于（　）

A．与左主支气管相交处　B．与咽移行处　C．小骨盆入口处

D．膜部　E．穿经膈处

6．贲门位于（　）

A．第11胸椎左侧　　B．第1腰椎右侧　　C．第11胸椎右侧
D．第1腰椎左侧　　E．第2腰椎左侧

7．胃溃疡的好发部位是（　）
A．幽门部　B．贲门部　C．角切迹　D．胃大弯　E．胃底

8．没有结肠带的肠管是（　）
A．盲肠　B．乙状结肠　C．横结肠　D．直肠　E．降结肠

9．盲肠位于（　）
A．右髂窝　B．左髂窝　C．左季肋区　D．右季肋区　E．腹上区

10．肝的基本结构和功能单位是（　）
A．肝细胞　B．肝索　C．肝小叶　D．肝门管区　E．胆小管

11．出入肝门的结构不包括（　）
A．肝左管　B．肝右管　C．肝门静脉　D．下腔静脉　E．肝固有动脉

12．肝胰壶腹开口于（　）
A．十二指肠大乳头　　B．十二指肠小乳头　　C．胰头
D．胰体　　E．胰尾

13．属于腹膜内位器官的是（　）
A．肝　B．子宫　C．胃　D．膀胱　E．输尿管

14．属于腹膜外位器官的是（　）
A．盲肠　B．横结肠　C．脾　D．肾　E．肝

15．关于小网膜的说法，错误的是（　）
A．由双层腹膜构成
B．小网膜又称为肝胃韧带
C．小网膜右侧为游离缘，该缘后方为网膜孔
D．小网膜两层间有血管、神经、淋巴管和胆总管
E．小网膜的后方有网膜囊

二、简答题

1．一儿童不慎吞下一玻璃球，后从大便里发现。试述玻璃球排出体外的途径。
2．简述咽的分部及各部的交通关系。
3．简述肝的位置和形态。

（郭新庆）

书网融合……

知识回顾　微课1　微课2　微课3　微课4　微课5

微课6　微课7　微课8　微课9　微课10　习题

第五章 呼吸系统

PPT

学习目标

知识要求：

1. 掌握呼吸系统的组成、主要功能；上、下呼吸道的概念；鼻旁窦的组成和开口部位；喉的位置和结构；气管的形态结构、位置和分部；左、右主支气管的特点；肺的位置、形态、微细结构和体表投影；胸膜、胸膜腔和胸腔的概念；胸膜的分部、胸膜隐窝和胸膜的体表投影。

2. 熟悉鼻腔的分部及其结构；支气管肺段；纵隔的概念和分部。

3. 了解喉肌；气管、主支气管的微细结构；纵隔的内容。

技能要求：

1. 学会结合标本描述呼吸系统的组成；鼻的形态结构；喉的位置、结构；气管和主支气管的形态、结构；肺的位置和形态。

2. 学会在活体上确定肺和胸膜的体表投影。

3. 学会在光镜下辨认气管、肺组织的微细结构。

第一节 概 述

一、呼吸系统的组成

呼吸系统由呼吸道和肺两部分组成（图5-1-1）。呼吸道是气体进出肺的通道，包括鼻、咽、喉、气管和各级支气管。在临床上，把鼻、咽、喉称上呼吸道，把气管和各级支气管称下呼吸道。肺是进行气体交换的器官，由肺实质（肺内各级支气管和肺泡）和肺间质（结缔组织、血管、淋巴管和神经）组成。

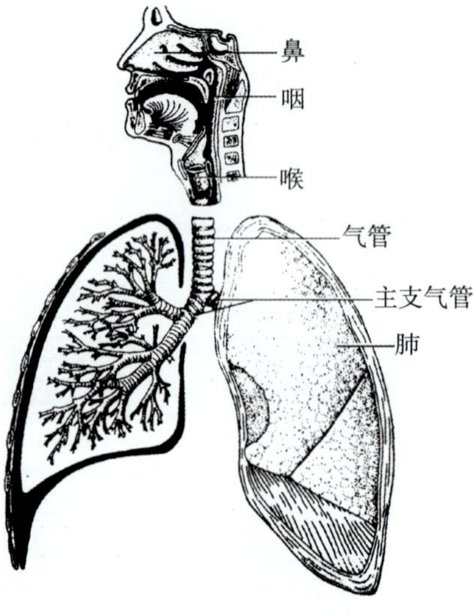

图5-1-1 呼吸系统示意图

二、呼吸系统的主要功能

呼吸系统的主要功能是进行机体和外界环境之间的气体交换，即吸入外界的氧气，呼出体内代谢所产生的二氧化碳，维持机体内环境中氧气和二氧化碳含量的相对稳定，确保新陈代谢正常进行。

此外，还具有嗅觉、发声等功能。

知识拓展

中医学对呼吸系统的有关记载

肺在体合皮，其华在毛，在窍为鼻，在志为悲（忧），在液为涕。手太阴肺经与手阳明大肠经相互属络于肺与大肠，相为表里。肺在五行中属金，为阳中之阴，与自然界秋气相通应。

肺的主要生理功能是：①主气，司呼吸。肺主气，首见于《内经》。《素问·五脏生成篇》说："诸气者，皆属于肺。"《素问·阴阳应象大论篇》说："天气通于肺。"《素问·六节藏象论篇》说："肺者，气之本。"②肺主行水。肺气的宣发肃降作用推动和调节全身水液的输布和排泄。《素问·经脉别论篇》称作："通调水道。"《医方集解》称："肺为水之上源。"③肺朝百脉，主治节。肺朝百脉，是指全身的血液都通过百脉流经于肺，经肺的呼吸，进行体内外清浊之气的交换，然后再通过肺气宣降作用，将富有清气的血液通过百脉输送到全身。《素问·平人气象论篇》曰："人一呼脉再动，一吸脉亦再动。"《难经》曰："人一呼脉行三寸，一吸脉行三寸。"肺主治节，是指肺气具有治理调节肺之呼吸及全身之气、血、水的作用。《素问·灵兰秘典论篇》曰："肺者，相傅之官，治节出焉。"

肺气以宣发肃降为基本运行形式，肺主宣发是指肺气具有向上升宣和向外周布散的作用；肺主肃降是指肺气具有向内向下清肃通降的作用。肺在五脏六腑中位置最高，覆盖诸脏，故有"华盖"之称，《素问·病能论篇》曰："肺为脏之盖也。"《素问·痿论篇》曰："肺者，脏之长也。"《灵枢·九针论》说："肺者，五脏六腑之盖也。"肺叶娇嫩，不耐寒热燥湿诸邪之侵，肺又上通鼻窍，外合皮毛，与自然界息息相通，易受外邪侵袭，故有"娇脏"之称。《医学源流论》曰："肺为娇脏，寒热皆所不宜。太寒则邪气凝而不出；太热则火烁金而动血；太润则生痰饮；太燥则耗精液；太泄则汗出而阳虚；太湿则气闭而邪结。"

第二节 呼吸道

一、鼻

鼻是呼吸道的起始部分，既是呼吸通道，也是嗅觉器官，并能辅助发音。由外鼻、鼻腔、鼻旁窦三部分组成。

（一）外鼻

外鼻位于面部中央，由骨和软骨作为支架，外覆皮肤和少量皮下组织。位于双眼之间的狭窄部为鼻根，下方突出于面部的为鼻尖，鼻根及鼻尖之间的隆起称鼻背，鼻尖膨隆向两侧的扩大称为鼻翼，呼吸困难时，患者可出现鼻翼扇动的体征。鼻翼下方的圆形孔隙为鼻前孔，是气体进出的门户。鼻翼和鼻尖处皮肤的皮脂腺、汗腺丰富，是疖肿、酒渣鼻和痤疮的好发部位。

（二）鼻腔

鼻腔是以骨和软骨为基础，内面覆盖黏膜，和皮肤构成上窄下宽的狭长腔隙。鼻腔被鼻中隔分为不完全对称的左、右两腔。鼻中隔（图5-2-1）位于鼻腔中部，由筛骨垂直板、犁骨及鼻中隔软骨覆以黏膜构成，是左、右鼻腔共同的内侧壁。鼻中隔前下部的黏膜内含有丰富的毛细血管网，当外伤或干燥空气刺激时，易引起出血，90%的鼻出血均发生在此区，称易出血区。每侧鼻腔向前下经鼻孔与外界相通，向后经鼻后孔通向鼻咽。每侧鼻腔以鼻阈为界分为前方的鼻前庭和后方的固有鼻腔，鼻阈也是皮肤与鼻黏膜的分界标志（图5-2-2）。

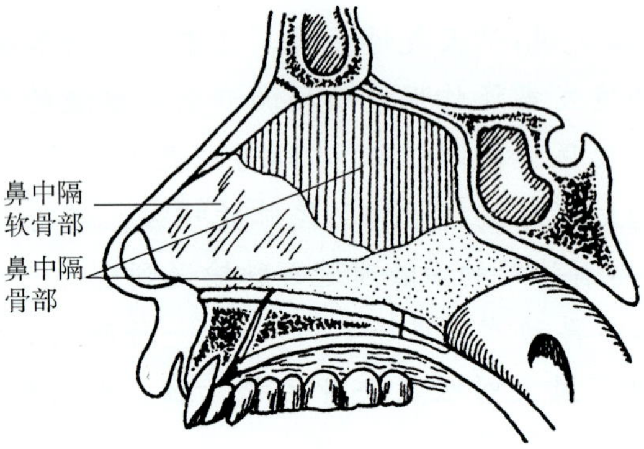

图5-2-1 鼻中隔

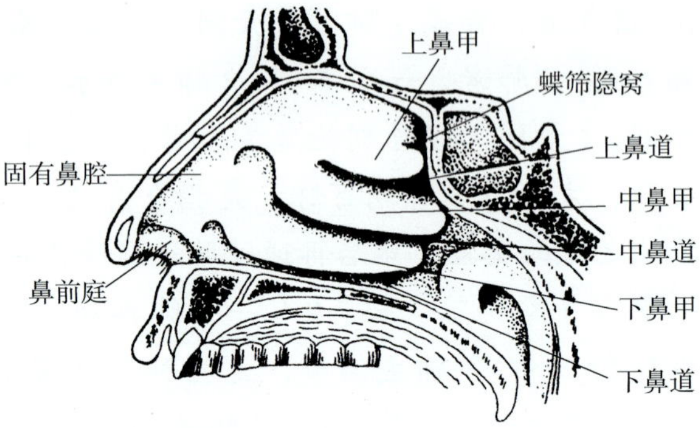

图5-2-2 鼻腔外侧壁（右侧）

1. 鼻前庭 由鼻翼围成，为位于鼻腔前下方的扩大部分，内衬皮肤，生长有鼻毛，鼻毛在呼吸活动中有过滤灰尘、净化空气的作用，应避免损伤。鼻前庭处缺少皮下组织，发生炎症或疖肿时会引发剧烈疼痛。

2. 固有鼻腔 是鼻腔的主要部分，由骨性鼻腔被覆黏膜围成，临床上的鼻腔常指该部。两侧固有鼻腔均有上、下、内、外四壁。上壁狭窄，为颅前窝的底，故颅前窝骨折时，可出现脑脊液和血液经鼻腔流出；下壁为口腔的顶，由硬腭构成；内侧壁为鼻中隔；外侧壁结构复杂，可见三个凸向鼻腔的鼻甲，由上到下依次称为上鼻甲、中鼻甲和下鼻甲，各鼻甲下方的裂隙称之为鼻道，由上到下依次是上鼻道、中鼻道和下鼻道。在上鼻甲与蝶骨体之间的凹陷，称为蝶筛隐窝（图5-2-2）。

固有鼻腔的黏膜按其功能分为嗅区和呼吸区。嗅区是位于上鼻甲内侧面及其相对应的鼻中隔以上的黏膜，活体呈苍白色或淡黄色，内含嗅细胞，具有嗅觉功能；呼吸区指嗅区以外的黏膜区，活体呈淡红色，富含血管、腺体和纤毛，对吸入的空气有加温、湿润和净化的作用。

（三）鼻旁窦

也称副鼻窦，由鼻腔周围颅骨内含气的空腔覆以黏膜构成，具有温暖、湿润空气及对发音产生共鸣的作用。共有4对，即上颌窦、额窦、筛窦、蝶窦（图5-2-3，图5-2-4），分别位于同名颅骨内，均开口于鼻腔。其中上颌窦、额窦、筛窦的前、中群都开口于中鼻道；筛窦的后群开口于上鼻道；蝶窦开口于蝶筛隐窝。鼻旁窦黏膜与鼻腔黏膜相续，故鼻腔的感染可能会蔓延到鼻旁窦，引起鼻窦炎。

二、咽

见消化系统。

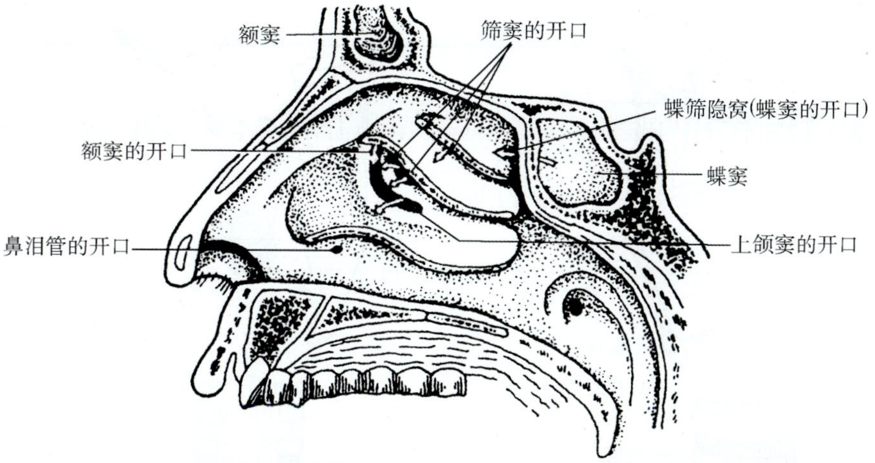

图5-2-3　鼻旁窦开口

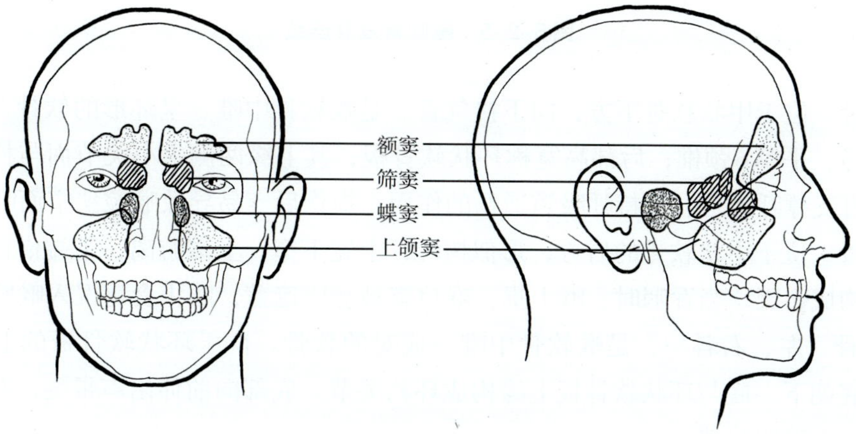

图5-2-4　鼻旁窦的投影

三、喉

（一）喉的位置和毗邻

喉既是气体进出的通道，同时也是发声器官。位于颈前部中份，成人喉平对第4~6颈椎体。女性和小儿的位置较高。喉上借甲状舌骨膜和舌骨相连，下接气管，其前面被皮肤、筋膜和舌骨下肌群覆盖，后紧邻喉咽，两侧为颈部的大血管、神经及甲状腺侧叶。由于喉借结缔组织与舌骨相连，故活动性大，可随吞咽或发音而上、下移动。

（二）喉的结构

喉以喉软骨为支架，借关节、韧带和肌肉连接，内衬黏膜而构成。

1. 喉软骨　由不成对的甲状软骨、环状软骨、会厌软骨和成对的杓状软骨构成（图5-2-5）。

（1）甲状软骨　是最大的喉软骨，位于舌骨下方，构成喉的前外侧壁。由两块软骨板组成，两板的前缘汇合成前角，其上端向前突出，称喉结，成年男性喉结明显，是男性第二性征的标志。喉结上方呈“V”字形的凹陷称为上切迹，临床上以此作为颈前正中线的标志。两软骨板的后缘游离，向上、下各伸出一对突起，分别称上角和下角。上角借韧带与舌骨大角相连，下角与环状软骨形成环甲关节。

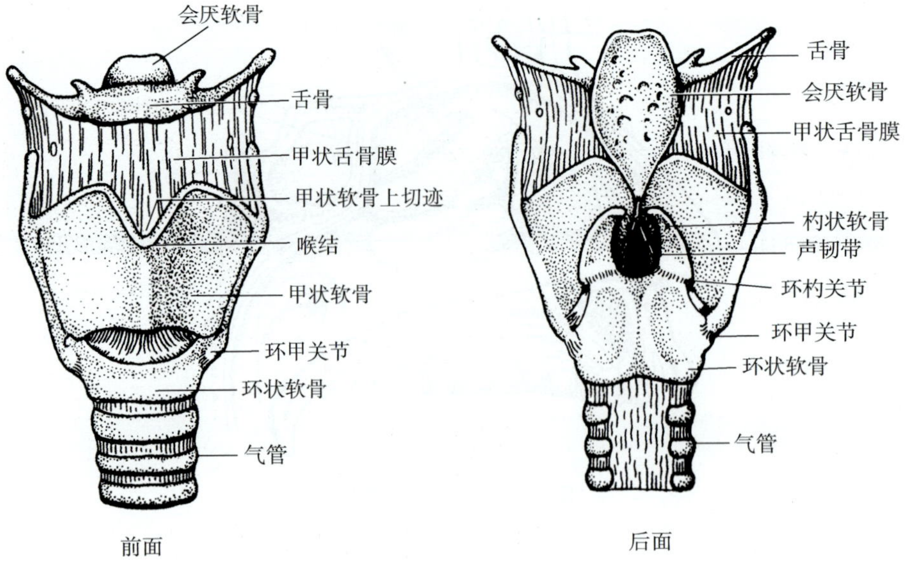

图5-2-5 喉软骨及其连结

（2）环状软骨　位于甲状软骨下方，向下接气管。是喉软骨中唯一呈环形的软骨，形似指环。前部低窄称环状软骨弓，平第6颈椎；后部高宽称环状软骨板，其上缘两侧由小关节面与杓状软骨构成环杓关节。环状软骨有支撑呼吸道、保持呼吸道通畅的作用，损伤后容易导致喉腔狭窄而呼吸困难。

（3）会厌软骨　位于甲状软骨的后方，形似树叶，上宽下窄，上端游离，下端借韧带连于喉结的后下方，外被黏膜构成会厌。当吞咽时，喉上提，喉口就被会厌遮盖，防止食物误入喉腔。

（4）杓状软骨　左、右各一，是喉软骨中唯一成对的软骨。位于环状软骨板的上方，形似三棱锥形，其尖向上，底朝下，底与环状软骨板上缘构成环杓关节。底部向前伸出声带突，有声带附着；底部向外侧伸出肌突，有喉肌附着。

2. 喉的连结　包括喉软骨之间以及喉与舌骨和气管间的连结（图5-2-5）。

（1）环杓关节　由环状软骨板上缘和杓状软骨底构成。杓状软骨可沿此关节的垂直轴做旋转运动，使声带突向内、外侧转动，从而缩小或开大声门，使音量减小或增大。

（2）环甲关节　由甲状软骨下角与环状软骨板侧方的关节面构成。甲状软骨可在冠状轴上做前倾或复位运动。前倾时，加大甲状软骨前角与杓状软骨间的距离，声带紧张，使音调增高；复位时，两者间的距离缩小，声带松弛，使音调降低。

（3）弹性圆锥　又称环甲膜，为连于环状软骨弓上缘、甲状软骨前角后面和杓状软骨声带突之间的膜状结构，由弹性纤维构成。上缘游离，紧张于甲状软骨前角与杓状软骨声带突之间，称声韧带，是声带的结构基础。其前部较厚，紧张于甲状软骨下缘与环状软骨弓上缘之间，称环甲正中韧带，此韧带位置表浅，急性喉阻塞来不及进行气管切开术时，可切开此韧带或在此做穿刺，建立暂时的通气道，抢救患者生命。

（4）甲状舌骨膜　是连于甲状软骨上缘与舌骨之间的膜状结构。

3. 喉肌　属于骨骼肌，分为两群，一群作用于环甲关节，使声带紧张或松弛，如环甲肌等；另一群作用于环杓关节，使声门裂开大或缩小，如环杓后肌等。因此喉肌的运动可控制声音的强弱和音调的高低。

（三）喉腔

喉腔是以喉软骨为支架，被覆黏膜后所形成的腔隙，向上经喉口通喉咽，向下通气管（图5-2-6，

图5-2-7）。其黏膜与咽和气管的黏膜相延续。喉腔的上口称喉口，朝向后上方，由会厌上缘、杓状会厌襞和杓间切迹围成。

喉腔内有上、下两对黏膜皱襞从外侧壁突入腔内，上方的称为前庭襞，活体呈粉红色，两侧前庭襞间的裂隙称为前庭裂；下方的称为声襞，活体呈苍白色，两侧声襞之间的裂隙称为声门裂，是喉腔最狭窄的部位。通常说的声带是指由声襞、声韧带和声带肌构成的复合结构。

喉腔以前庭襞、声襞为界分成三个部分：①从喉口至前庭襞之间的部分为喉前庭，上宽下窄。②前庭裂和声门裂之间的部分为喉中间腔，是三腔中容积最小的部分，其向两侧突出形成的隐窝称为喉室。③声门裂以下的部分称为声门下腔，此处黏膜下组织较疏松，当急性炎症时易引起水肿。婴幼儿喉腔窄小，喉水肿易引起喉阻塞，可致呼吸困难。

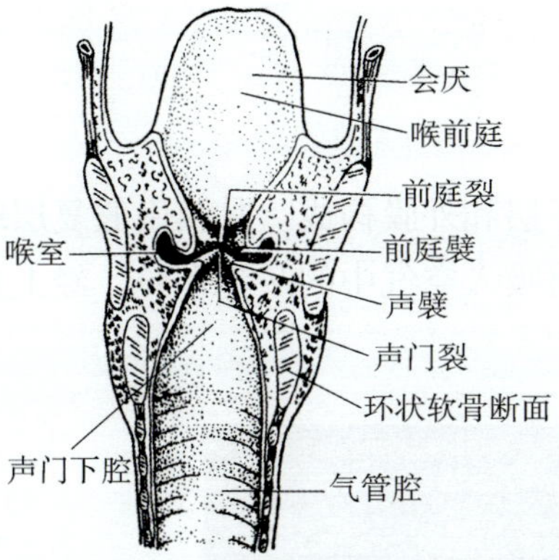

图5-2-6 喉腔

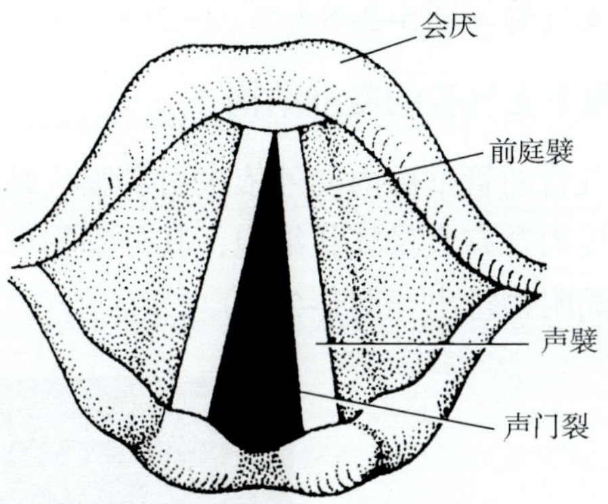

图5-2-7 喉口（上面观）

四、气管与支气管

气管及主支气管相连于喉与双肺之间，两者均以缺口向后呈“C”字形的透明软骨为支架，覆以韧带、黏膜构成。缺口处由平滑肌及致密结缔组织封闭（图5-2-8）。

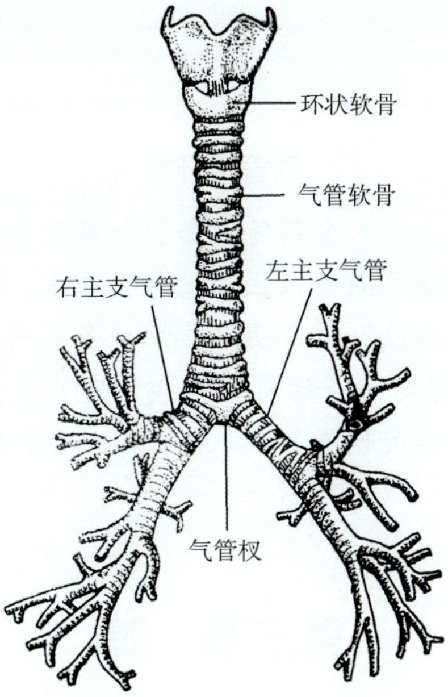

图5-2-8 气管与支气管

（一）气管

气管由14~17个“C”形气管软骨环以及连接各环之间的平滑肌和结缔组织构成。气管位于颈前正中，食管前方。起于环状软骨下缘（平第6颈椎下缘），下行至胸骨角平面（平第4胸椎体下缘），分为左、右主支气管。分叉处称气管杈，在气管杈内面有一向上凸的半月状嵴，称气管隆嵴，是临床支气管镜检查时判断气管分叉的一个重要标志。气管全长以胸骨上缘颈静脉切迹为界，分为颈部和胸部。颈部位置表浅，临床上可在3~5气管软骨环上行气管切开术。胸部位置较深，位于胸腔内。

（二）主支气管

支气管是由气管分出的各级分支，其第一级分支为主支气管。主支气管左、右各一，由气管分出后，分别斜向外下经肺门入肺。左主支气管细而长，走行较倾斜；右主支气管粗而短，走行较陡直，故异物多掉入右主支气管（图5-2-8）。

（三）气管和主支气管的微细结构

气管与主支气管的管壁由内向外依次由黏膜、黏膜下层和外膜构成。黏膜由假复层纤毛柱状上皮和固有层构成，上皮内含有大量杯状细胞，其分泌物可黏附吸入空气中的灰尘颗粒，经上皮纤毛有节律地向咽部摆动，将黏附物排出（图5-2-9）。

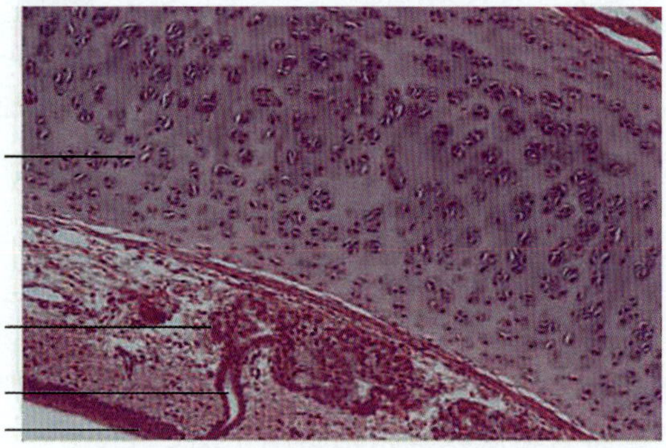

图5-2-9 气管壁光镜结构

知识拓展

气管切开术

气管切开术为切开颈段气管，放入金属气管套管和硅胶套管，是解除喉源性呼吸困难、呼吸功能失常或下呼吸道分泌物潴留所致呼吸困难的常见手术。手术时患者一般取仰卧位，肩下垫一小枕，头后仰，使气管接近皮肤，暴露明显。切口多采用直切口（全麻患者可用横切口），自甲状软骨下缘至接近胸骨上窝处，沿颈前正中线切开皮肤和皮下组织，分离气管前组织，暴露气管后，一般沿气管前正中线处切开第3~4或第4~5气管软骨环，继而插入套管并固定。

第三节 肺

肺是与外界进行气体交换的器官，呈浅红色，质地柔软呈海绵状，富有弹性。因表面覆有脏胸膜，故光滑润泽。婴幼儿新鲜的肺呈粉红色，随年龄的增长可因吸入气体中粉尘沉积而促使颜色变深。

一、肺的位置和形态

肺位于胸腔内，纵隔的两侧，膈的上方，左、右各一（图5-3-1）。左肺狭而长，右肺宽而短。肺近似圆锥形，有一尖、一底、两面和三缘。

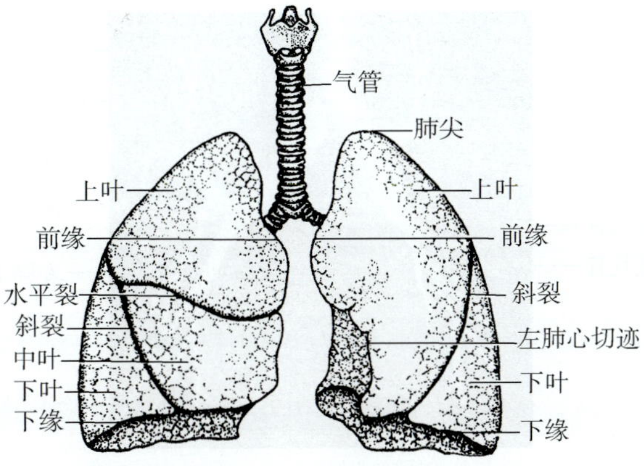

图5-3-1 肺的形态

肺尖呈钝圆形，经胸廓上口向上伸入颈根部，高出锁骨内侧1/3上方2~3cm，所以在锁骨上方进针时，要避免损伤肺尖以免造成气胸。肺底与膈相邻，因受膈肌的影响，向上呈半月形凹陷，又称膈面。两面为内侧面及外侧面。肺外侧面隆凸，邻接肋和肋间肌，又称肋面。内侧面与纵隔相邻，又称纵隔面，此面中部凹陷处，称肺门，是主支气管、肺动脉、肺静脉、淋巴管和神经等进出之处（图5-3-2）。进出肺门的所有结构被结缔组织包绕成束，称为肺根。肺的前缘薄锐，左肺前缘下部有心切迹，切迹下方的突起称左肺小舌。肺的后缘厚而圆钝，贴于脊柱的两侧。肺的下缘较薄锐，伸入胸壁与膈的间隙内。

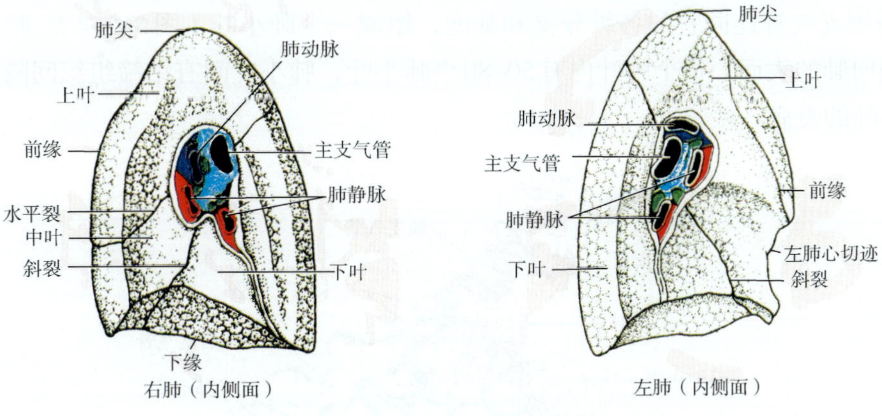

图5-3-2 肺的内侧面

左肺被从后上斜向前下的斜裂分为上、下两叶。右肺除斜裂外，还有一走向近似水平位的水平裂，两裂将右肺分为上、中、下三叶。

二、肺内支气管和支气管肺段

左、右主支气管在肺门处分出肺叶支气管。左肺有上、下两支，右肺有上、中、下三支，伸入对应的肺叶。肺叶支气管在各肺叶内再分为肺段支气管，并继续在肺内反复分支，呈树枝状，称支气管树（图5-3-3）。

每一肺段支气管和它所属的全部肺组织称支气管肺段，简称肺段。各肺段呈圆锥形，尖朝向肺门，底朝向肺表面。按肺段支气管的分支与分布，左、右两肺均可分为十个肺段。临床上以肺段为单位，对患肺进行切除。

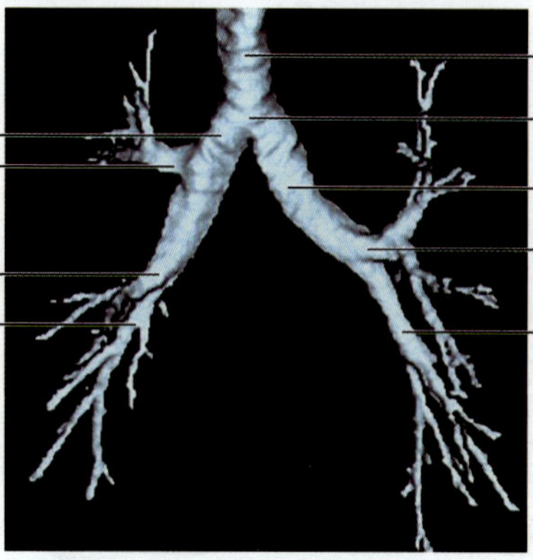

图5-3-3　支气管树

三、肺的微细结构

肺组织由肺实质和肺间质组成。肺实质即肺内的各级支气管及终端的大量肺泡，肺间质包括血管、神经和淋巴管等。肺实质根据其功能不同，分为导气部和呼吸部。

（一）导气部

左、右主支气管在肺门处入肺后，顺序分为肺叶支气管、肺段支气管、小支气管、细支气管、终末细支气管、呼吸性细支气管、肺泡管、肺泡囊和肺泡。自肺叶支气管到终末细支气管，仅有通气作用，称导气部。每条细支气管连同它的各级分支和肺泡，组成一个肺小叶（图5-3-4）。肺小叶呈锥形，尖朝向肺门，底朝向肺的表面。每个肺叶内有50~80个肺小叶，肺小叶间有结缔组织间隔。临床上的小叶性肺炎即指肺小叶的炎症。

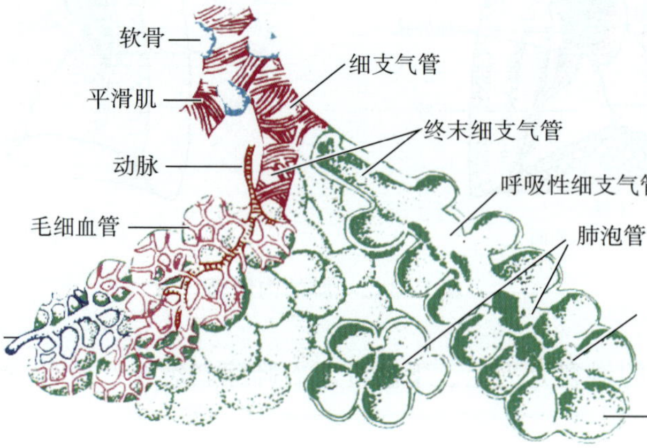

图5-3-4　肺小叶立体模式图

导气部支气管随着管径的逐渐变小，软骨逐渐消失，而平滑肌逐渐增多，平滑肌的收缩和舒张影响着支气管管径的大小。哮喘患者出现呼吸困难，主要是由细支气管平滑肌痉挛性收缩所致。

（二）呼吸部

呼吸部是气体交换的场所，包括呼吸性细支气管、肺泡管和肺泡囊和肺泡。

1. 呼吸性细支气管 是终末细支气管的分支，管壁上已有肺泡开口，可进行气体交换。管壁上皮为单层立方上皮，上皮外周有少量结缔组织和平滑肌。

2. 肺泡管 为呼吸性细支气管的分支，管壁上有许多肺泡开口。管壁组织很少，只在肺泡开口之间存在小部分管壁，切片上呈结节状膨大，表面为立方上皮，下方为富含弹性纤维的薄层结缔组织及少量平滑肌纤维。

3. 肺泡囊 为数个肺泡的共同开口处，结构与肺泡管相似，但在肺泡开口处已无平滑肌，故切片上不见结节状膨大。

4. 肺泡 肺泡为多面形囊泡，是肺进行气体交换的场所，开口于肺泡囊、肺泡管或呼吸性细支气管（图5-3-5）。相邻的肺泡间有少量结缔组织，称肺泡隔。人两肺有3亿~4亿个肺泡，吸气时总面积可达140m^2。肺泡壁菲薄，内表面衬有肺泡上皮。

（1）肺泡上皮 由Ⅰ型肺泡细胞和Ⅱ型肺泡细胞组成。

Ⅰ型肺泡细胞：细胞扁平，含核部位较厚，其余部分菲薄，细胞数量少，覆盖面广，为肺泡进行气体交换的部位，主要参与气－血屏障的构成。

Ⅱ型肺泡细胞：数量多，呈立方形或圆形，嵌在Ⅰ型肺泡细胞之间，核大而圆，胞质呈泡沫状。电镜下可见细胞游离面有少量微绒毛，胞质内含有许多嗜锇性板层小体，主要成分为磷脂、蛋白质和糖胺多糖等，分泌到肺泡上皮表面，即成为表面活性物质。该物质具有降低肺泡表面张力，稳定肺泡直径的作用。某些早产儿的Ⅱ型肺泡细胞尚未发育完善，无法产生表面活性物质，出生后肺泡不能扩张，出现呼吸困难，甚至死亡。

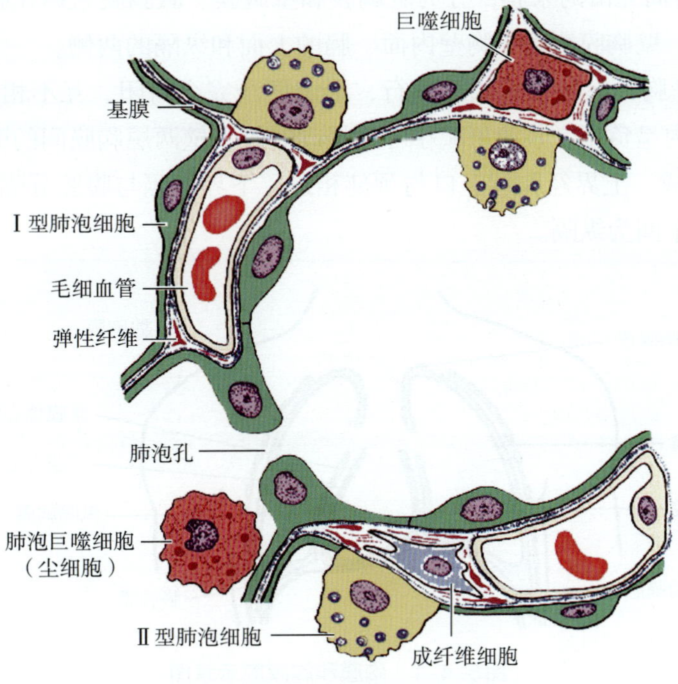

图5-3-5 肺泡结构模式图

（2）肺泡隔　位于相邻肺泡之间，由薄层结缔组织构成，属于肺间质。含有极其丰富的毛细血管网和大量的弹性纤维。密集的毛细血管网有利于血液与肺泡之间的气体交换；弹性纤维有助于肺泡扩张后的回缩。若受某种因素的影响，弹性纤维遭到破坏，肺泡因不能回缩而经常处于过度扩张状态，即为肺气肿。

（3）肺泡孔　是相邻肺泡间气体流通的小孔。在肺感染时，病原体也可借此孔扩散，使炎症蔓延。

（4）气－血屏障　是肺泡与血液间气体分子交换所通过的结构，由肺泡表面液体层、Ⅰ型肺泡细胞与基膜、薄层结缔组织、毛细血管基膜与内皮组成。

四、肺的血管

肺有两套血管系统，一套是功能性血管，包括循环于心和肺之间的肺动脉和肺静脉。肺动脉从右心室发出后伴支气管入肺，随支气管反复分支，最后形成毛细血管网包绕在肺泡周围，之后逐渐汇集成肺静脉，流回左心房，完成肺泡与血液之内的二氧化碳和氧交换。

另一套是营养性血管，它是营养肺组织的血管，称支气管动脉和支气管静脉。支气管动脉发自胸主动脉或肋间动脉。与支气管伴行入肺，沿途于各级支气管壁内形成毛细血管，营养肺组织。一部分毛细血管汇入肺静脉，另一部分汇合成支气管静脉，伴随支气管，经肺门出肺。

第四节　胸　膜

一、概述

1. 胸膜　是一层薄而光滑的浆膜，分为脏胸膜和壁胸膜。脏胸膜紧贴在肺的表面，光滑、湿润且有光泽，并伸入肺裂中。壁胸膜覆盖于胸壁内面、膈的上面和纵隔的两侧。

2. 胸膜腔　脏、壁胸膜在肺根处相互移行，形成两个完全封闭、互不相通的腔隙，称为胸膜腔。胸膜腔含有少量浆液，内呈负压。浆液可减小呼吸运动时脏、壁两层胸膜间的摩擦（图5–4–1）。

胸腔由胸壁与膈围成，上界经胸廓上口与颈部相连，下界借膈与腹腔分隔。胸腔分为三部分：左、右两侧为胸膜腔和肺，中间为纵隔。

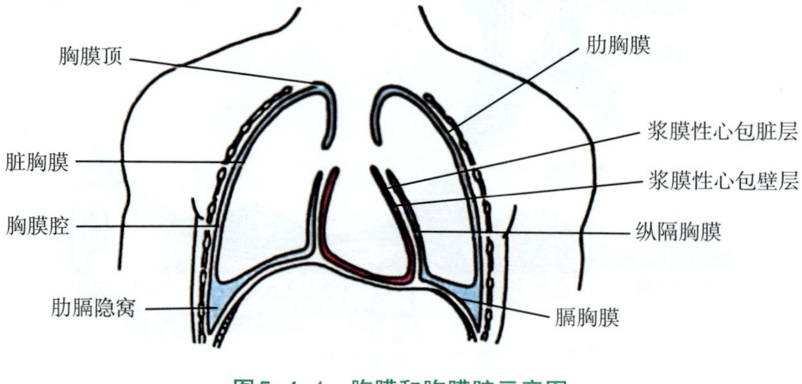

图5–4–1　胸膜和胸膜腔示意图

二、壁胸膜的分部及胸膜隐窝

（一）壁胸膜

依其衬覆部位不同分为以下4部分。

1. 胸膜顶 突出于胸廓上口，呈穹窿状覆盖在肺尖的上方，高出锁骨内侧1/3上方2~3cm。经锁骨上臂丛针刺或麻醉时，为防止刺破肺尖，进针点应高于锁骨上4cm。

2. 肋胸膜 被覆于胸壁的内面。其前缘位于胸骨后方，后缘达脊柱两侧，下缘以锐角反折移行为膈胸膜，上部移行为胸膜顶。

3. 膈胸膜 覆盖于膈上面，与膈紧密相贴，不易剥离。

4. 纵隔胸膜 衬覆于纵隔两侧面，近似矢状位。

（二）胸膜隐窝

壁胸膜各部相互转折移行处的间隙，即使在深吸气时，肺缘也不能深入其内，这些间隙称胸膜隐窝。其中肋胸膜与膈胸膜移行处形成的半环形间隙称肋膈隐窝，即使在深吸气时，肺的下缘也不能伸入，为胸膜腔最低部位，胸膜炎时渗出液常积聚于此，是临床上穿刺抽液的常用部位。

知识拓展

胸腔积液和气胸

胸腔积液是以胸膜腔内病理性液体积聚为特征的一种常见临床症候。正常人胸膜腔内有5~15ml液体，在呼吸运动时起润滑作用，胸膜腔内每天有500~1000ml液体形成与吸收。正常情况下，胸膜腔内液体的生成和吸收处于动态平衡，任何原因导致胸膜腔内液体产生增多或吸收减少，都会产生胸腔积液。

正常胸膜腔内呈负压状态，任何原因造成胸膜破裂，空气进入胸膜腔内，导致胸膜腔积气状态，都称为气胸。多因肺部疾病或外力影响使肺组织和脏层胸膜破裂，或靠近肺表面的细微气肿泡破裂，肺和支气管内空气逸入胸膜腔。

三、胸膜与肺的体表投影

（一）胸膜的体表投影

胸膜的体表投影是指各部壁胸膜相互移行形成的返折线在体表的投影（图5-4-2）。

1. 胸膜前界 即肋胸膜与纵隔胸膜前缘之间的返折线在体表的投影。两侧起自胸膜顶，向内下经胸锁关节后方，至第2胸肋关节水平两侧互相靠拢并沿中线垂直下行。右侧至第6胸肋关节处转向右，移行于胸膜下界。左侧在第4胸肋关节处弯向外下，沿胸骨左缘外侧下行，至第6肋软骨处转向左，移行于胸膜下界。

2. 胸膜下界 即肋胸膜与膈胸膜的返折线在体表的投影。右侧起自第6胸肋关节的后方，左侧起自第6肋软骨后方。两侧胸膜下界起始后均斜向外下方，在锁骨中线处与第8肋相交，在腋中线处与第10肋相交，在肩胛线处与第11肋相交，在后正中线处达第12胸椎棘突高度（表5-4-1）。

（二）肺的体表投影

肺尖与胸膜顶的体表投影一致，肺的前界与胸膜前界的体表投影也几乎相同（图5-4-2）。肺的下界一般较胸膜下界高出1~2个肋（表5-4-1）。

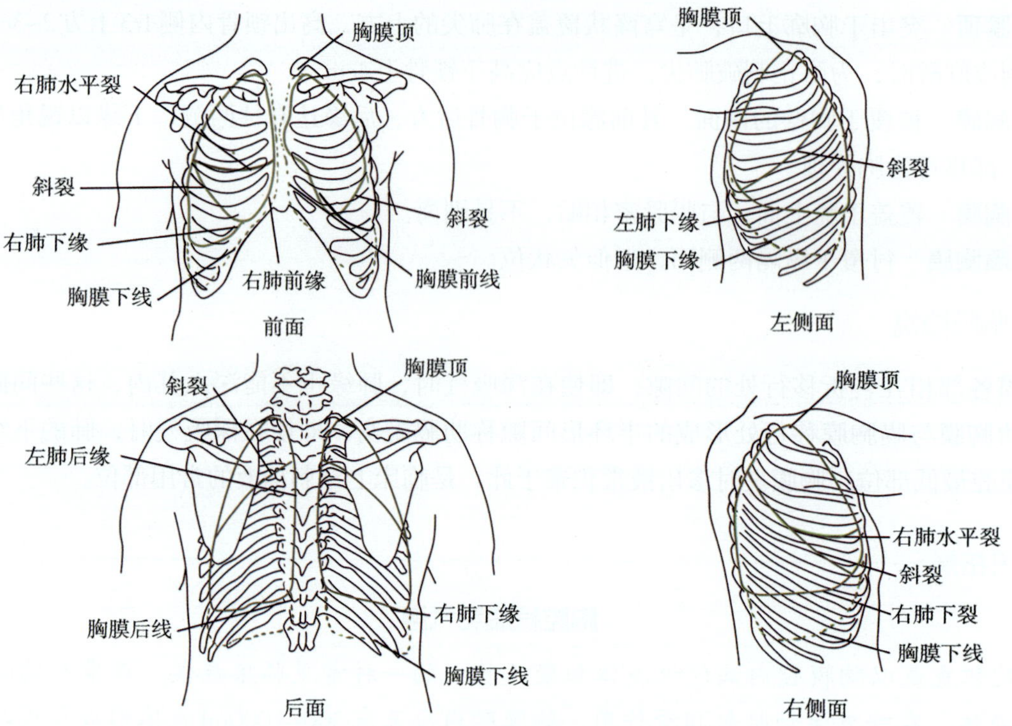

图5-4-2 胸膜与肺的体表投影

表5-4-1 肺和胸膜下界的体表投影

	锁骨中线	腋中线	肩胛线	后正中线
肺下界	第6肋	第8肋	第10肋	第10胸椎棘突
胸膜下界	第8肋	第10肋	第11肋	第12胸椎棘突

第五节 纵 隔

一、纵隔的概念和境界

纵隔是两侧纵隔胸膜间全部器官、结构和结缔组织的总称。纵隔上窄下宽，常偏向左侧，近似矢状位。其前界为胸骨，后界为脊柱胸段，两侧为纵隔胸膜，上界是胸廓上口，下界是膈。

二、纵隔的分部和内容

通常以胸骨角水平面将纵隔分为上纵隔和下纵隔。下纵隔又以心包为界，分为前、中、后纵隔（图5-5-1）。

上纵隔内有胸腺、左右头臂静脉及上腔静脉、主动脉弓及其分支、膈神经、迷走神经、喉返神经以及气管、食管、胸导管等。

下纵隔中，前纵隔位于胸骨体与心包前壁之间，非常狭窄，内有结缔组织和淋巴结。中纵隔位于前、后纵隔之间，内有心包、心和出入心的大血管根部。后纵隔位于心包后壁与脊柱胸部之间，内有胸主动脉、奇静脉、半奇静脉、副半奇静脉、食管、主支气管、迷走神经、胸交感干、胸导管和淋巴结等。

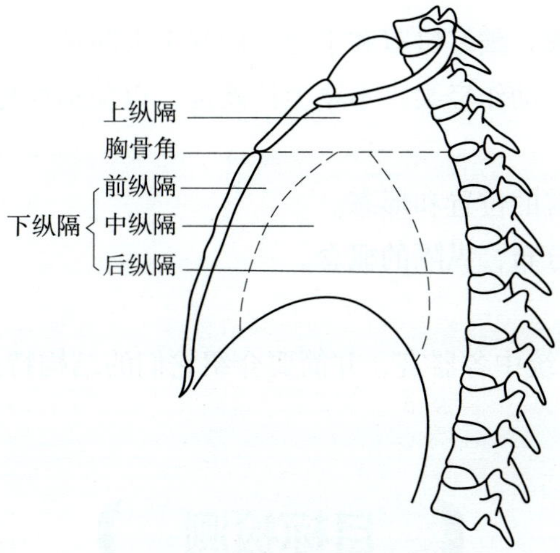

图5-5-1　纵隔的分区

实训实练四　呼吸系统器官结构的辨识

【实训目的】

1. 指认外鼻的形态结构。
2. 辨认鼻腔的分部及各部的形态结构。
3. 辨认鼻旁窦的位置和开口。
4. 辨认喉的位置；辨认喉的软骨及其连结。
5. 辨认喉腔的分部及各部的形态结构。
6. 指认气管的位置，左、右主支气管形态学上的区别及临床意义。
7. 辨认肺的形态、位置和分叶；辨认肺段。

【实训用品】

1. 头颈正中矢状切（示鼻、咽、喉）标本和模型。
2. 离体喉、喉肌正中矢状切标本。
3. 离体气管、肺标本，气管、肺及肺段模型。
4. 打开胸腔的标本和模型（示肺、胸膜、纵隔）。

【实训方法】

1. 观察活体外鼻：鼻根、鼻背、鼻尖、鼻翼、鼻前孔的位置，鼻翼和鼻尖处的皮肤。
2. 取头颈正中矢状切面标本或模型，观察鼻腔的结构；在鼻旁窦标本或模型上观察额窦、蝶窦、上颌窦和筛窦的位置及其开口。

3．取头颈矢状切标本或模型，观察喉的位置及其与咽、气管通连情况；取喉软骨模型，观察喉软骨形态及喉的连结；取喉的标本或模型，观察喉黏膜、喉腔的分部。

4．取气管与主支气管标本、模型，观察气管与主支气管的位置、形态，比较左、右主支气管的差别。

5．取胸前壁剖开标本或模型，观察肺的形态和位置；取游离肺标本或模型，辨认肺的形态结构。

6．取胸前壁剖开标本与模型，观察胸膜、胸膜腔和胸膜隐窝以及纵隔结构。

【注意事项】

1．实训开始前要穿好隔离衣，戴好口罩和手套，做好个人防护。

2．翻看标本时要认真细致、动作轻柔，不要生拉硬扯，以免损坏标本。

【思考题】

1．呼吸系统的组成及各器官的位置和形态。

2．胸膜的组成和壁胸膜的分布，纵隔的概念。

【技能测试】

在大体标本上，指认呼吸系统中各器官，并简要介绍它们的结构特点。

目标检测

答案解析

一、单项选择题

1．属于下呼吸道的是（　）

A．鼻腔　B．口腔　C．咽　D．气管　E．喉

2．对鼻腔的描述中，错误的是（　）

A．鼻腔被鼻中隔分为左、右两个腔

B．每侧鼻腔以鼻阈为界分为鼻前庭和固有鼻腔两部分

C．鼻中隔的前下部有一易出血区

D．鼻黏膜均含嗅细胞

E．每侧鼻腔内侧壁为鼻中隔

3．对鼻旁窦的描述中，错误的是（　）

A．额窦开口于中鼻道　B．上颌窦位于上颌骨体内　C．前、中筛窦开口于中鼻道

D．蝶窦开口于蝶筛隐窝　E．各鼻道均有鼻旁窦的开口

4．对喉的描述中，正确的是（　）

A．位于颈前部中份，下方为喉咽　B．既是呼吸道之一，又是发音器官

C．喉软骨均为单块　D．可分喉前庭和固有喉腔2部

E．前庭襞位于声襞下方

5．成对的喉软骨为（　）

A．甲状软骨　B．环状软骨　C．杓状软骨　D．会厌软骨　E．均为单块

6．关于气管和主支气管的描述，正确的是（　）

A．气管上接喉咽　B．气管于胸骨角平面分为左、右主支气管

C．气管和支气管软骨环均呈“O”形　D．左主支气管比右侧者粗短

E．右主支气管比左侧者走行倾斜

7．关于右肺的描述，正确的是（　）

A．分上、下2叶　　B．最高处不超过胸廓上口　　C．前缘有心切迹

D．比左肺狭长　　E．有斜裂和水平裂

8．不出入肺门的结构是（　）

A．气管　　B．肺动脉　　C．肺静脉　　D．肺的神经　　E．肺的淋巴管

9．关于胸膜腔的描述，正确的是（　）

A．由脏胸膜围成　　B．由壁胸膜围成　　C．肺位于胸膜腔之内

D．左、右胸膜腔互不相通　　E．呼气时，腔内压力高于大气压

10．胸膜顶的位置为（　）

A．高于锁骨内1/3段上方2~3cm　　B．高于锁骨中点上方2~3cm

C．高于锁骨中1/3段上方2~3cm　　D．高于锁骨外1/3段上方2~3cm

E．高于第1肋上方2~3cm

11．肋膈隐窝位于（　）

A．脏、壁胸膜移行处　　B．肋胸膜、膈胸膜移行处　　C．胸膜顶处

D．膈胸膜与纵隔胸膜移行处　　E．肋胸膜与纵隔胸膜移行处

12．肺的下界在腋中线上位于（　）

A．第6肋　　B．第8肋　　C．第10肋　　D．第11肋　　E．第7肋

13．关于纵隔，下列描述错误的是（　）

A．前界为肋骨　　B．后界为脊柱胸段　　C．上达胸廓上口

D．向下至膈　　E．位于两侧纵隔胸膜之间的全部器官、结构和结缔组织

二、简答题

1．试述鼻旁窦的名称和开口部位。

2．试述喉软骨的组成和喉腔的分部。

3．简述肺的位置和形态。

4．气管内的异物常易坠入哪侧主支气管？为什么？

（田荆华）

书网融合……

知识回顾　　微课1　　微课2　　微课3　　习题

第六章 泌尿系统

PPT

学习目标

知识要求：

1. 掌握泌尿系统的组成、主要功能；肾的形态、位置、微细结构；输尿管的行程和狭窄；膀胱的形态、位置和膀胱壁的构造；女性尿道的特点。
2. 熟悉肾的被膜；肾的内部结构；膀胱的毗邻。
3. 了解肾的血管和血液循环特点。

技能要求：

1. 学会结合标本描述肾的形态、位置、内部结构、肾的被膜；描述膀胱的位置、形态。
2. 学会在光镜下观察肾、膀胱的微细结构。

第一节 概 述

一、泌尿系统的组成

泌尿系统由肾、输尿管、膀胱和尿道组成（图6-1-1）。

二、泌尿系统的功能

主要功能是排出机体新陈代谢中产生的废物（尿素、尿酸等）和多余的水，保持机体内环境的平衡和稳定。肾产生尿液，输尿管输送尿液至膀胱贮存，当尿液达到一定量时，经尿道排出体外。

第二节 肾

一、肾的形态

肾为实质性器官，左、右各一，位于腹后壁，形似蚕豆，前后稍扁。新鲜肾呈红褐色，质柔软，表面光滑。肾可分为上、下两端，前、后两面，内侧、外侧两缘：上端宽而薄，下端窄而厚；前面较凸，朝向前外侧，后面较平，贴靠腹后壁；外侧缘隆凸，内侧缘中部凹陷，有肾血管、淋巴管、神经和肾盂等出入，称肾门。

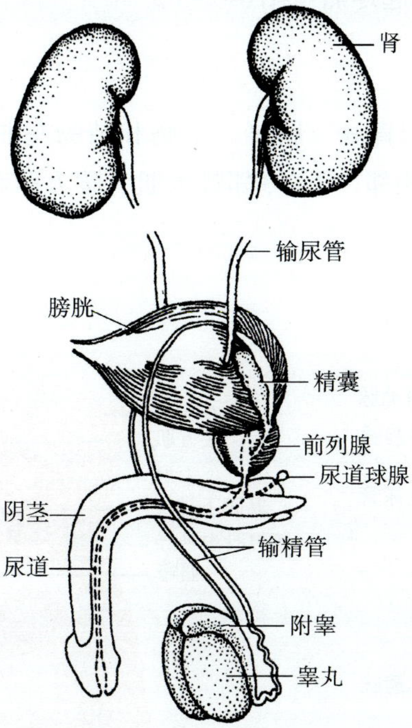

图6-1-1 男性泌尿生殖系统全貌

出入肾门的结构被结缔组织包绕合称为肾蒂。因下腔静脉靠中线右侧，故右侧肾蒂较左侧短。肾蒂的结构排列关系，由前向后依次为肾静脉、肾动脉、肾盂；从上向下依次为肾动脉、肾静脉和肾盂。肾门向肾实质内伸入，由肾实质围成的腔隙，为肾窦，内含肾血管、肾小盏、肾大盏、肾盂和脂肪组织等（图6-2-1）。

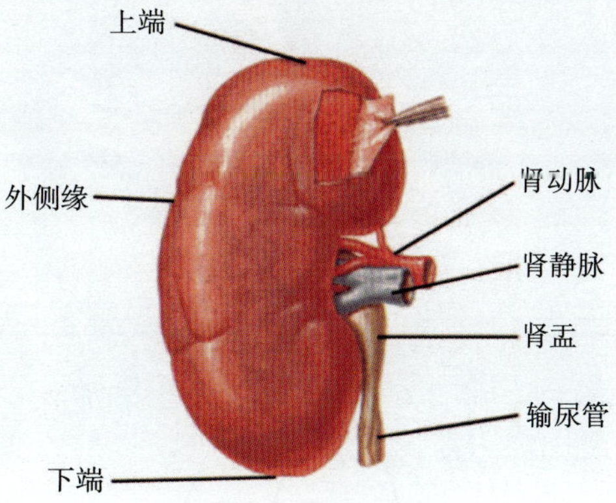

图6-2-1 肾的形态

二、肾的位置和毗邻

（一）肾的位置

肾位于腹膜后隙内，脊柱两侧，贴靠腹后壁。右肾低于左肾，左右肾上端靠近，下端分离，呈“八”字形。以椎骨为标志，左肾上端平第11胸椎下缘，下端平第2腰椎下缘。右肾上端平第12胸椎上缘，下端平第3腰椎上缘。肾门约平第1腰椎，距正中线5cm（图6-2-2）。

第12肋斜过左肾后面中部，右肾后面上部。竖脊肌的外缘与第12肋之间的夹角处，称肾区，又称脊肋角。肾病时触压和叩击该处可引起疼痛（图6-2-3）。

（二）肾的毗邻

肾上端邻肾上腺。左肾前上部与胃底、胰尾、空肠和结肠左曲相邻。右肾与肝右叶、结肠右曲和十二指肠降部相邻。后面上1/3与膈相邻，下2/3邻腰大肌、腰方肌和腹横肌（图6-2-4）。

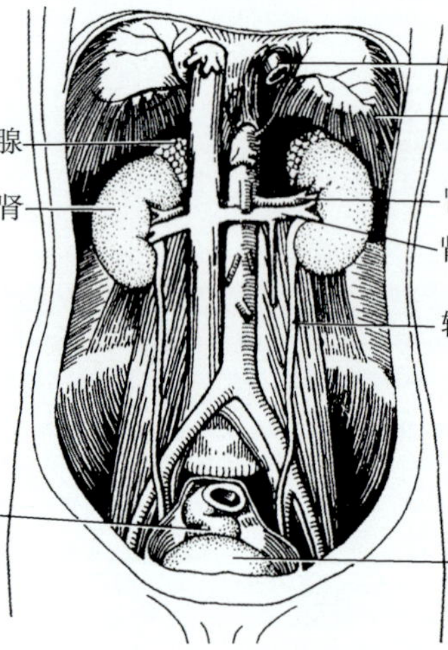

图6-2-2　肾及输尿管的位置

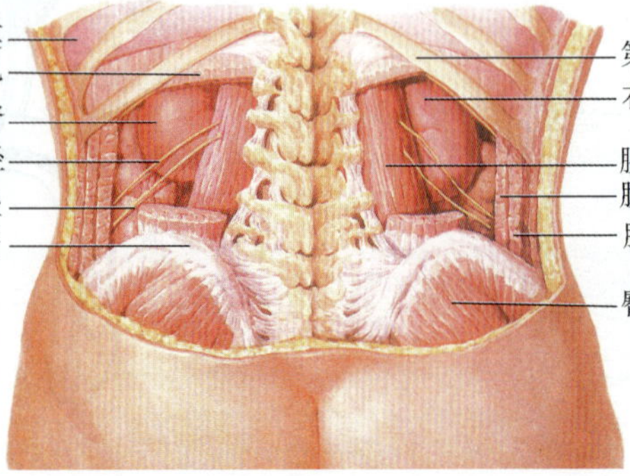

图6-2-3　肾与肋骨及椎骨的位置关系（后面观）

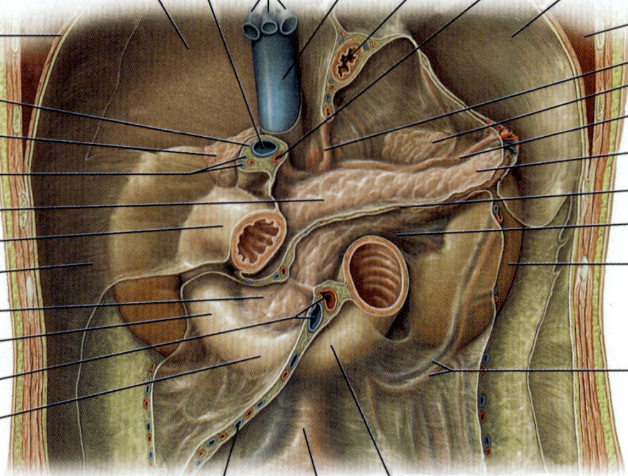

图6-2-4　肾脏的毗邻关系

三、肾的构造

肾的冠状切面上，肾实质可分为肾皮质和肾髓质两部分（图6-2-5）。

（一）肾皮质

位于浅层，血管丰富，伸入髓质肾锥体之间的部分称肾柱。

（二）肾髓质

肾髓质位于深部，由15~20个肾锥体构成，肾锥体的底朝皮质，尖端圆钝，朝向肾窦，称肾乳头，2~3个肾锥体合成一个肾乳头，肾乳头顶端有乳头孔，肾形成的尿液由乳头孔流入肾小盏内。肾小盏呈漏斗状，有7~8个，包绕肾乳头。2~3个肾小盏合成1个肾大盏，2~3个肾大盏汇合形成肾盂。肾盂呈前后扁平的漏斗状，出肾门后向下弯曲变细，移行为输尿管。

四、肾的被膜

肾的表面有三层被膜，由内向外依次是纤维囊、脂肪囊、肾筋膜（图6-2-6）。

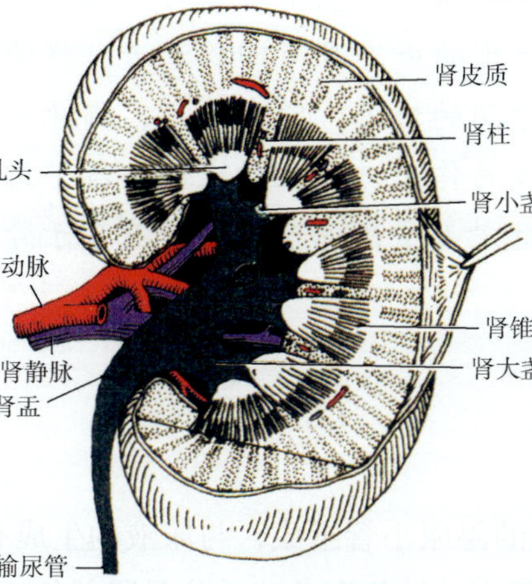

图6-2-5 肾的构造

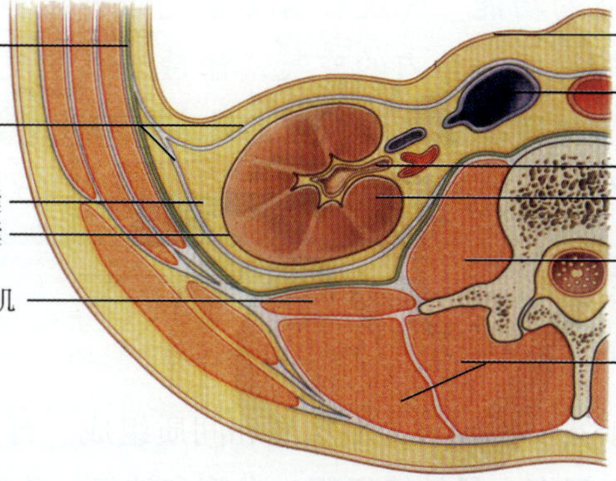

图6-2-6 肾的被膜（水平位）

（一）纤维囊

为致密而坚韧的、包裹于肾实质表面的结缔组织膜。纤维囊与肾表面连结疏松，易与肾实质分离，病理情况下发生粘连不易分离。手术时需缝合此膜。

（二）脂肪囊

为纤维囊外面的脂肪组织，通过肾门与肾窦内的脂肪组织相连续。脂肪囊对肾起弹性垫的保护作用。

（三）肾筋膜

肾筋膜分为肾前筋膜、肾后筋膜。两层向上包绕肾上腺，在上方和外层相互融合，在下方两层分开，有输尿管通过。向内侧，肾前筋膜与对侧前层相互延续，肾后筋膜与腰大肌筋膜融合。

肾被膜、肾血管、毗邻器官、腹内压及腹膜等对肾都有固定作用。当这些因素受损或病变时，可产生肾下垂或游走肾。

知识拓展

中医学对肾脏的认识

中医对肾脏形态结构的认识早在《黄帝内经》中就有所记载，《素问·脉要精微论篇》曰："腰者，肾之府。"《难经·四十二难》曰："肾有二枚，重一斤一两。"《灵枢·背腧》精确记载：

"肾腧在十四焦之旁，皆挟脊相去三寸所，则欲得而验之，按其处，应在中而痛解，乃其腧也。"这与西医解剖学中关于肾的位置、重量、脊肋角的描述基本一致。中医藏象学说是中医理论的核心和精华所在。中医学中的"五脏"并不能直接等同于西医学的肝、心、脾、肺、肾这五个具体脏器。中医的肾脏与泌尿、内分泌、血液循环、神经、生殖、运动等系统均有密切关系。中医脏腑观认为肾的主要生理功能有：肾藏精，主水，纳气，主骨生髓。肾藏精，指肾具有贮存、封藏精的生理功能。《素问·六节藏象论篇》云："肾者，主蛰，封藏之本，精之处也。"精在中医中是指构成人体、维持人体生命活动的最基本物质，即生命的本源。《金匮真言论》云："夫精者，身之本也。"精又包括人体之精与生殖之精。天癸与人体性腺、肾上腺活动有关。肾主水，是指肾气具有调节全身水液代谢的功能，包括对参与水液代谢脏腑的促进作用及生尿、排尿功能。肾对全身形体官窍代谢产生的废液具有回收清者，将浊者化为尿液的功能。此过程需要肾气的蒸化和推动以及肾阴肾阳的协调。肾主纳气，指肾气具有收摄肺所吸入体内的空气，保持呼吸深度，防止呼吸表浅的作用。肾主骨生髓，最早见于《素问·阴阳应象大论篇》："肾主骨髓……在体为骨。"人体骨及骨髓的生长发育有赖于肾精的充养及肾气的推动。

五、肾的微细结构

肾属于实质性器官，由实质和间质组成。肾实质主要由弯曲的泌尿小管组成，与尿液的生成有关。泌尿小管之间有少量结缔组织、血管和神经，称肾间质。肾脏最基本的结构和功能单位是肾单位，每肾有100万~150万个肾单位，由肾小体和肾小管组成，肾小管的末端与集合管相连（图6-2-7）。

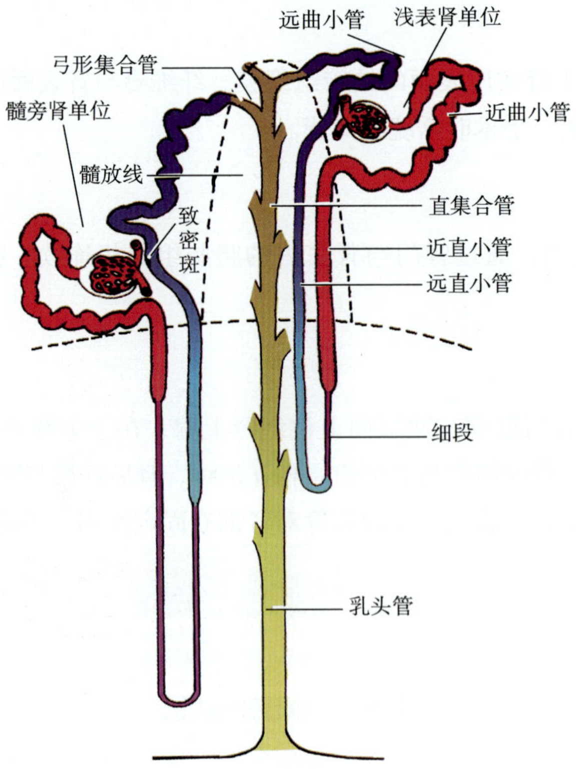

图6-2-7　肾单位和集合管模式图

（一）肾小体

位于肾的皮质，呈圆形或卵圆形，直径为150~250um。每个肾小体分二个极：血管进出处为血管极，此处有2条小血管，一条为入球小动脉，另一条为出球小动脉，一般入球小动脉粗而短，出球小动脉细而长；与血管极相对的为尿极，同肾小管相连。肾小体包括血管球及包裹于其周围的肾小囊两部分（图6-2-8）。

1. **血管球** 是肾入球动脉在肾小囊内分支形成的毛细血管网，网的另一端汇合成一条出球小动脉离开肾小球。

2. **肾小囊** 是肾小管的盲端，为扁平上皮构成，膨大而凹陷，裹着肾小球，其内层紧贴着肾小球的毛细血管，称脏层。其上皮细胞形态特殊，称为足细胞。在光镜下，足细胞与球内系膜细胞不易区别。在电镜下，足细胞胞体较大，从胞体伸出几个较大的初级突起，初级突起再分成许多指状的次级突起，足细胞自身的次级突起或与相邻足细胞的次级突起相互镶嵌，形成栅栏状紧包在毛细血管基膜外面，镶嵌的次级突起间有狭窄裂隙，称为裂孔。孔上覆以薄膜（厚4~6nm），称裂孔膜，亦称隔膜。外层为单层扁平上皮，于尿极处与肾小管相连续，称壁层。二层间形成囊腔，接纳肾小球之滤液，直通肾小管（图6-2-9）。血浆从血管球的毛细血管渗入肾小囊内形成原尿，必须通过毛细血管内皮、基膜和裂孔膜，这三层结构组成滤过膜，亦称滤过屏障（图6-2-10）。三层结构能分别限制一定大小的物质通过，其中足细胞的裂孔膜在滤过屏障中起主要作用。滤过膜能选择性地滤过小分子物质和带正电荷的物质。若滤过膜受损，则大分子物质如蛋白质，甚至红细胞亦能通过滤过膜，形成蛋白尿或血尿。

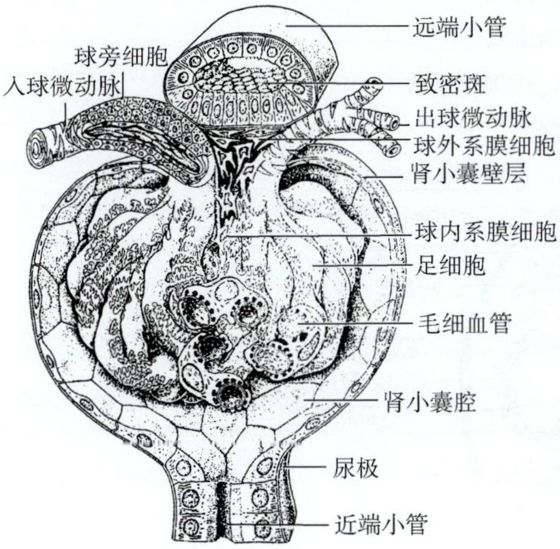

图6-2-8 肾小体和球旁复合体

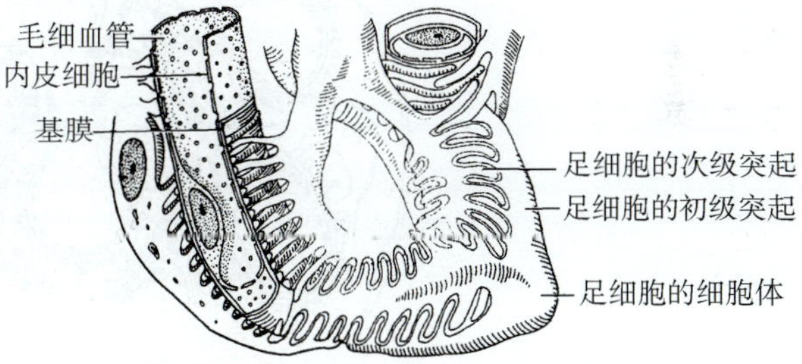

图6-2-9 足细胞与毛细血管超微结构

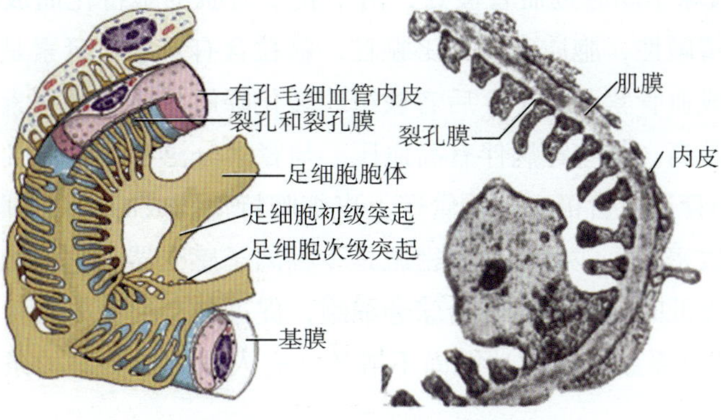

图6-2-10 滤过屏障结构图

（二）肾小管

肾小管是一条细长而弯曲的上皮性管道，有重吸收原尿和分泌的作用，分为近端小管、细段和远端小管。近端小管直部、细段、远端小管直部共同构成“U”形袢状结构，称肾单位袢，也叫髓袢（图6-2-7）。

1. 近端小管 是肾小管的起始部分，与肾小囊腔相连接，也是肾小管中最粗（直径50~60nm）、最长（约14mm）的一段，约占肾小管总长的一半。按其行程和结构分为曲部和直部。

2. 细段 呈U字形，与近端小管直部和远端小管直部共同构成肾单位袢，细段的大部分在肾单位袢降支侧，小部分在肾单位袢升支侧，浅表肾单位的细段较短，近髓肾单位的细段较长。细段管径很细，由单层扁平上皮组成。细段上皮甚薄，水和电解质较易透过管壁而进入间质。

3. 远端小管 连接于细段和集合小管之间，按其行程又可分为直部和曲部。

（三）集合小管

按分布位置和结构不同，可分为弓形集合小管、直集合小管和乳头管，三段之间并无明显的分界。

（四）球旁复合体

球旁复合体也称近血管球复合体或肾小球旁器，由球旁细胞、致密斑、球外系膜细胞和极周细胞组成，它们在位置、结构和功能上密切相关，故合为一体（图6-2-11）。

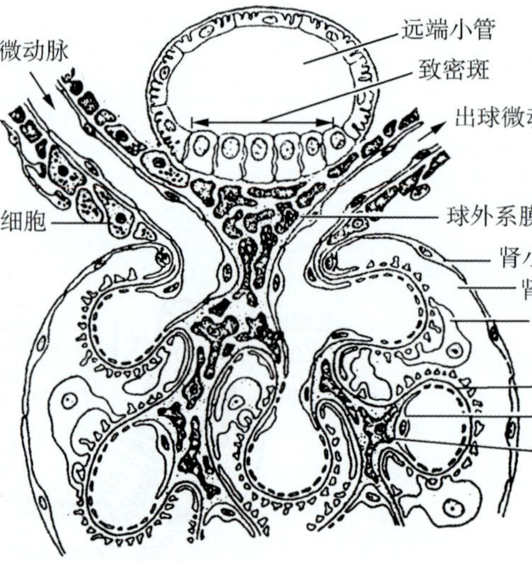

图6-2-11 球旁复合体模式图

1. 球旁细胞 它是入球小动脉近血管极处，由中膜平滑肌细胞特化而成的上皮样细胞。细胞呈立方形，核圆居中，胞质弱嗜碱性，胞质内有分泌颗粒，颗粒含有肾素。肾素是一种蛋白水解酶，可催化血浆中的血管紧张素原变成血管紧张素Ⅰ，后者被组织转化降解成血管紧张素Ⅱ，血管紧张素Ⅱ有较强的缩血管作用，可使血压升高。某些肾病伴有高血压，与肾素分泌有关。

2. 致密斑 是远曲小管近血管极一侧的管壁上皮细胞特化而成的椭圆形隆起，该处细胞变高变窄，胞核聚集呈致密区，故称致密斑。一般认为致密斑是一种离子感受器，它能敏感地感受远曲小管内的钠离子浓度，当钠离子浓度降低时，将信息传给球旁细胞，促进球旁细胞分泌肾素。

3. 球外系膜细胞 球外系膜细胞的功能尚不清楚，有人认为在一定的条件下，球外系膜细胞能转变为球旁细胞。

六、肾段和肾血液循环特点

（一）肾段

一个肾段动脉所分布区域的肾组织，称为肾段，每个肾分五个肾段：上段、上前段、下前段、下段和后段（图6-2-12）。肾段对肾疾病的诊断定位和部分切除有重要的临床意义。

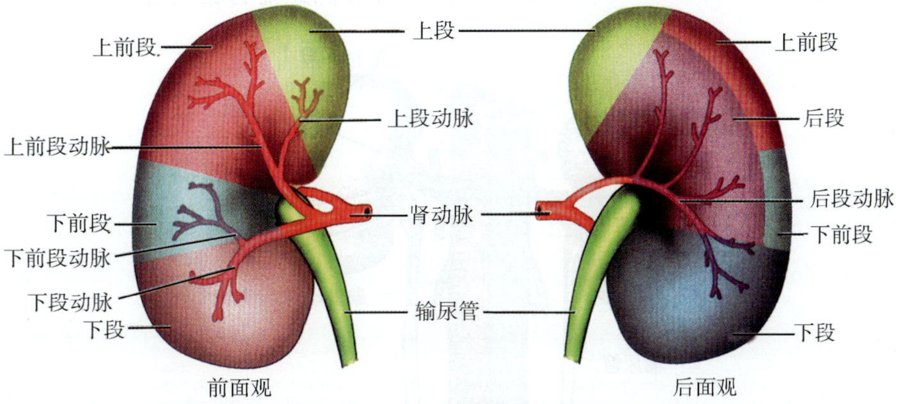

图6-2-12 肾段动脉和肾段

（二）肾血液循环特点

1. **血流量大** 肾动脉由腹主动脉直接发出，故肾血流量大，每分钟达1200ml，约为心输出量的1/4，人体参与血液循环的血液4~5分钟即可被肾过滤一遍。

2. **血管球内压力高** 肾内血管走行较直，血流很快达到肾小球，使肾小球毛细血管血压较高，有利于血浆滤出原尿。

3. **肾内动脉血管形成两次毛细血管网** 一次是入球微动脉形成血管球毛细血管网，有利于肾小球滤过；一次是出球微动脉形成球后毛细血管网，有利于肾小管重吸收。

4. **血流分布不均匀** 皮质中、外层单位的入球小动脉较出球小动脉粗得多，使毛细血管球内压力大，血流量多。而近髓肾单位的入球和出球小动脉管径无明显差异，因而这部分血管球内压力小，血流缓慢，便于保持髓质的组织间液的较高渗透浓度，对尿的浓缩很有意义。

5. **髓质内直小血管袢与肾单位袢伴行** 这种伴行结构有利于肾单位袢和集合小管的重吸收和尿液浓缩。

知识拓展

尿毒症

尿毒症是肾功能丧失后，机体内部生化过程紊乱而产生的一系列复杂的综合征，而不是一个独立的疾病，称为肾功能衰竭综合征或简称肾衰。尿毒症有效的治疗方法就是肾脏移植。肾移植是目前器官移植中较为成熟的、数量较多、成功率较高、术后5年生存率高达70%的一种器官移植手术。肾移植对供体肾的要求较高，同时供体肾的数量也远远无法满足我国广大患者的需要。

第三节 输尿管

输尿管位于腹膜外位，为细长的肌性管道，起于肾盂下端，止于膀胱（图6-3-1）。全长20~30cm，管径0.5~1cm。

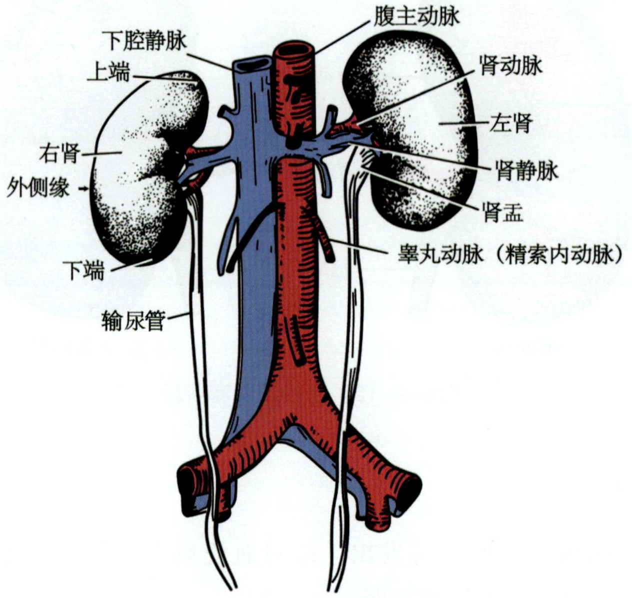

图6-3-1 肾与输尿管（前面）

一、输尿管的分部

按走行，分为三部。

1. **输尿管腹部** 起自肾盂下端，经腰大肌前面下行，在小骨盆入口处，左侧跨过髂总动脉，右侧跨过髂外动脉进入盆腔。

2. **输尿管盆部** 从小骨盆入口处，先沿盆侧壁向后下，再经盆壁血管、神经表面，在坐骨棘水平向前至膀胱底外上方。在男性，有输精管后外方与之交叉。在女性，距子宫颈外侧1.5~2cm处与子宫动脉交叉，子宫动脉在前上方，输尿管在后下方。

3. **输尿管壁内部** 自膀胱底外上角向内下斜穿膀胱壁，开口于膀胱。

二、输尿管的狭窄

输尿管口径粗细不等，全程有三处生理性狭窄：①上狭窄，肾盂与输尿管移行处（输尿管起始处）。②中狭窄，与髂血管交叉处（经过小骨盆上口处）。③下狭窄，输尿管壁内段（图6-3-2）。这三处狭窄是输尿管结石易滞留的部位。

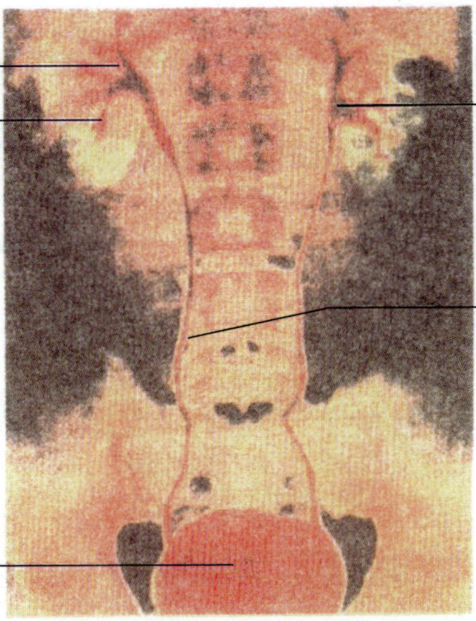

图6-3-2　肾盂和输尿管

岗位情景模拟4

患者，男，42岁。一日下午，在下班路上突然感到身体左侧剧烈疼痛，以至于无法站立，即刻前往医院。医生让他描述疼痛发作的情况，患者回答开始时感到肋骨和髋骨之间有轻微的疼痛，之后疼痛逐渐加重而无法忍受，持续了约半个小时，然后突然缓解。患者说疼痛似在游走，现在移到了腹股沟区。

体格检查：患者左下腹有触痛和肌肉痉挛，但无肌强直。当深触后，医生突然将手移开，患者的症状似乎缓解了（反跳痛消失）。但患者仍感到左侧腹股沟区和阴囊部有疼痛并沿着大腿内侧放射。医生注意到左侧睾丸有触痛。要求患者取尿样时，患者诉说排尿困难并伴有疼痛（尿痛）。医生要求患者做左侧肾、输尿管和膀胱B超检查。

尿检结果：尿中含红细胞++（血尿）。

B超检查报告：左侧输尿管右上部及膀胱内有小的结石。

诊断：左侧输尿管内尿结石，膀胱结石。

问题与思考

1. 为什么泌尿系统结石好发于输尿管？

2. 尿石症的发生与哪些因素有关？

答案解析

第四节　膀　胱

膀胱是储存尿液的肌性囊状器官，容量350~500ml，最大容量800ml。其形状、大小和位置均随尿液充盈度而变化。

一、膀胱的形态

膀胱空虚时呈三棱锥体形，分四部分。膀胱尖朝向前上方，膀胱底朝向后下方；尖与底之间为膀胱体；膀胱的最下部称膀胱颈，男性与前列腺接触，女性与尿生殖膈接触（图6–4–1）。

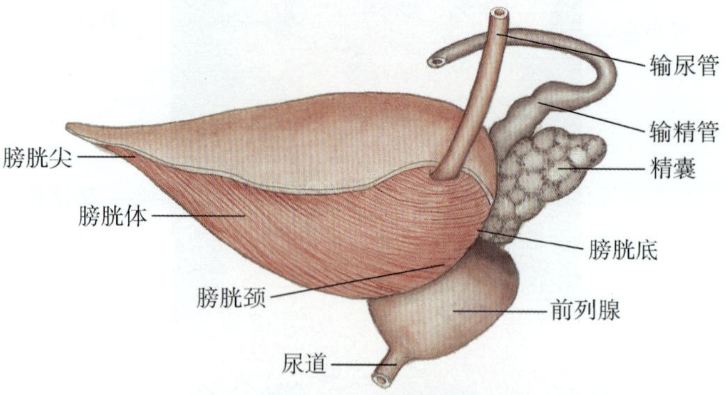

图6–4–1　膀胱的形态

二、膀胱的位置及毗邻

（一）膀胱的位置

膀胱空虚时位于小骨盆腔内，膀胱尖不超过耻骨联合上缘。充盈时，膀胱腹膜上返折线可超过耻骨联合上方，此时在耻骨联合上方穿刺膀胱，不会伤及腹膜。儿童的位置高于成人，新生儿大部分位于腹腔内，随年龄增长位置渐下降。

（二）膀胱的毗邻

膀胱前方为耻骨联合，两者之间为膀胱前隙；膀胱后方男性为精囊腺、输精管壶腹和直肠，女性为子宫和阴道；膀胱颈向下男性邻前列腺底，女性邻尿生殖膈（图6–4–2）。

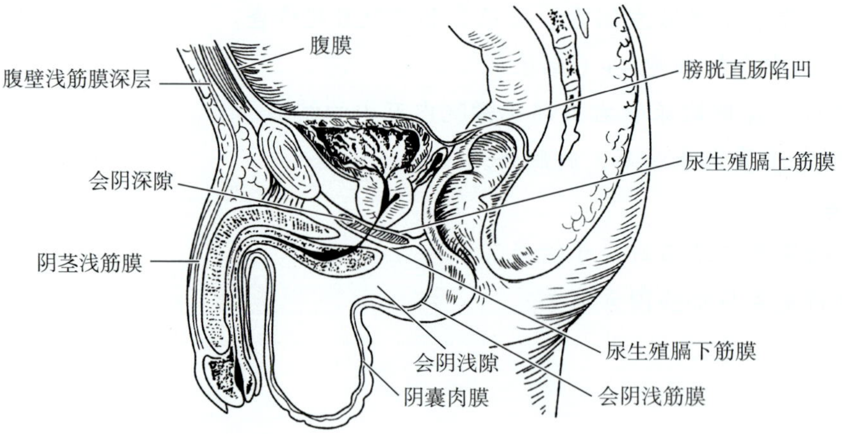

图6–4–2　男性盆腔正中矢状位

三、膀胱的内面结构

膀胱内面被覆黏膜，空虚时由于肌层的收缩而形成许多皱襞，充盈时皱襞可全部消失。在膀胱底部，两侧输尿管口与尿道内口之间的区域，此处由于缺少黏膜下层，无论膀胱膨胀或收缩时，始终保持平滑，无黏膜皱襞，称膀胱三角，是膀胱结核、肿瘤和炎症的好发部位。两输尿管口之间的横行皱襞，称输尿管间襞，呈苍白色，是膀胱镜检时寻找输尿管口的标志（图6–4–3）。

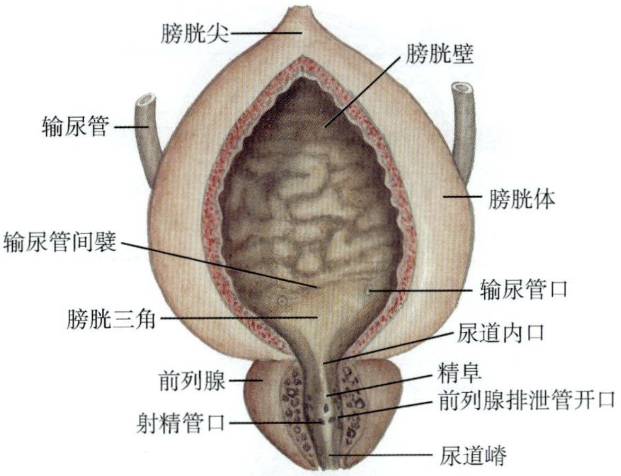

图6-4-3 膀胱壁的结构和膀胱三角

四、膀胱的微细结构

膀胱壁由三层组织组成，由内向外为黏膜层、肌层和外膜。

黏膜层为极薄的一层移行上皮组织，和输尿管及尿道黏膜彼此连贯。黏膜层有腺组织，特别是在膀胱颈部及三角区。黏膜下层只存在于三角区以外的区域，具有丰富血管，有弹性的疏松组织，它将黏膜和肌肉层彼此紧连着。肌层由平滑肌纤维构成，称为逼尿肌，逼尿肌收缩，可使膀胱内压升高，压迫尿液由尿道排出。在膀胱与尿道交界处有较厚的环形肌，形成尿道内括约肌。括约肌收缩能关闭尿道内口，防止尿液自膀胱漏出。外膜在膀胱顶部为浆膜，其余部位主要为疏松结缔组织。

知识拓展

中医学对膀胱的认识

中医对膀胱形态的描述最早见于《难经》，记载："膀胱重九两二铢，纵广九寸，盛溺九升九合。"《素问·灵兰秘典论篇》在论述膀胱之生理功能时曰："膀胱者，州都之官，津液藏焉，气化则能出矣。"把膀胱比作"州都之官"，形象地表达了膀胱在津液输布中的职能，即把对人体有用的津液蒸腾输布至全身，无用的津液向下排出体外。膀胱对于津液的"上传下达"功能的正常发挥依赖于膀胱正常的气化作用。若膀胱气化失常，则会导致津液输布障碍，出现水液内停导致的各种病症。唐代孙思邈《备急千金要方》首先提出了"胞囊"这一器官术语，指出："胞囊者，肾膀胱候也，贮津液并尿。"将津液与尿液严格进行了区分。他认为胞囊有两方面的功能：一是对人体津液的保留和过滤，这种保留和过滤调控着尿液的生成；二是将逐渐产生的一定量的尿液从人体排出体外。在实现这两个功能的过程中，言气化、言津液则以膀胱论之，言排尿则以胞囊论之。这实际是将膀胱以肾脏功能化，胞囊以膀胱功能化。

第五节 尿 道

男性尿道见男性生殖系统。

女性尿道长3~5cm，起于尿道内口，与阴道前壁相邻，穿尿生殖膈，开口于阴道前庭的尿道外口，位于阴道口的前方。在女性尿道穿尿生殖膈处，有尿道阴道括约肌环绕，可控制排尿（图6-5-1）。

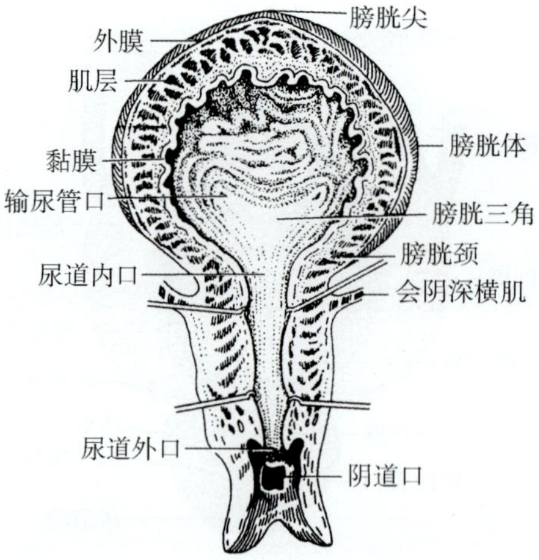

图6-5-1　女性尿道与膀胱

女性尿道特点：较男性尿道短、宽、直；仅有排尿功能。

实训实练五　泌尿系统器官结构的辨识

【实训目的】

1. 辨认肾的形态、构造及位置，肾的被膜。
2. 辨认输尿管的形态、分部、各部的位置及在盆部（尤其女性）的主要毗邻，输尿管的狭窄。
3. 辨认膀胱的形态、位置，膀胱三角的界限、结构特点。
4. 辨认尿道的形态特点和开口部位。

【实训用品】

1. 大体标本（打开胸、腹壁，示胸、腹腔脏器）。
2. 半身人体模型（打开胸、腹壁，示胸、腹腔脏器，脏器可拿开，示肾和输尿管）。
3. 泌尿系统概貌模型（带尿道，示泌尿系统组成）。
4. 男性、女性骨盆模型（正中矢状切）。
5. 肾脏标本、模型（冠状切开，示肾的外形和肾的结构）。
6. 膀胱标本、模型（带输尿管，示膀胱外形，切开示内部结构）。

【实训方法】

1. 在大体标本和泌尿生殖系统概貌模型上观察泌尿系统组成。
2. 在肾标本和模型上观察肾的外形、结构和被膜。
3. 在大体标本和半身人体模型上观察肾的位置、固定装置、毗邻、体表投影和肾区的位置。
4. 在大体标本和半身人体模型上观察输尿管的走行、分段及输尿管的三个狭窄，在女性大体标本上观察输尿管与子宫动脉的关系。
5. 观察膀胱的外形和内部结构特点；观察男女性膀胱的毗邻异同。
6. 在女性盆腔正中矢状切模型上，观察女性尿道的起止和特点。

【注意事项】

1. 实训开始前要穿好工作服、戴好口罩和手套，做好个人防护。

2．尊重大体标本，翻看标本时要认真细致、动作轻柔，不要生拉硬扯，禁止拍照。

【思考题】

1．泌尿系统的组成及各器官的位置和形态。

2．男性肾结石排出体外，要经过哪些狭窄？

【技能测试】

在大体标本上寻找泌尿系统各器官，并简要介绍它们的结构特点。

目标检测

答案解析

一、单项选择题

1．肾蒂内主要结构从前向后依次为（　）

A．肾动脉、静脉、肾盂　B．肾静脉、肾动脉、肾盂　C．肾静脉、肾盂、肾动脉　D．肾动脉、肾盂、肾静脉　E．肾盂、肾动脉、肾静脉

2．肾皮质形成的结构是（　）

A．肾柱　B．肾锥体　C．肾乳头　D．肾盂　E．乳头孔

3．第12肋斜越（　）

A．左肾后面上部　B．左肾后面中部　C．右肾后面中部　D．左肾后面下部　E．右肾后面下部

4．肾的固定因素不包括（　）

A．肾盂　B．肾被膜　C．肾血管　D．邻近器官　E．腹内压

5．输尿管的行程下列有误的是（　）

A．起于肾盂　B．经腰大肌前面下降　C．子宫动脉横过输尿管前上方　D．开口于膀胱体前方　E．左侧跨过髂总动脉，右侧跨过髂外动脉

6．膀胱的分部没有（　）

A．膀胱尖　B．膀胱头　C．膀胱颈　D．膀胱体　E．膀胱底

7．关于膀胱三角的描述，正确的是（　）

A．位于两输尿管口与尿道内口之间　B．有较厚的黏膜下层　C．始终保持黏膜皱襞　D．黏膜不与肌层相连　E．为4层结构

二、简答题

1．肾的被膜包括什么？肾位置的固定因素是什么？

2．输尿管全程有哪几处生理性狭窄？

3．简述膀胱镜下寻找输尿管口的标志。

（常欣峰）

书网融合……

知识回顾　微课1　微课2　微课3　习题

第七章 生殖系统

PPT

学习目标

知识要求：

1. 掌握男、女性生殖系统的组成、主要功能；睾丸的位置、形态和微细结构；前列腺的位置、形态和功能；男性尿道的分部和形态特点；卵巢的位置、形态和微细结构；输卵管的位置和形态；子宫的形态、位置、固定装置和子宫壁的微细结构。

2. 熟悉附睾的位置、形态和功能；精索的概念；输精管的行程；射精管的组成和开口部位；阴茎的形态、结构；女性乳房的结构。

3. 了解精囊的位置、形态和功能；阴囊的形态、结构；阴道的位置、形态、毗邻关系；会阴的概念和分部；女阴的形态结构。

技能要求：

1. 学会结合标本描述男、女性生殖系统的组成；输精管、精囊、前列腺、输卵管、子宫的位置和形态。

2. 学会在光镜下辨认精曲小管、间质细胞、卵巢皮质的各级卵泡 。

第一节 概 述

一、生殖系统的组成

人的生殖系统分为男性生殖系统（图7-1-1）和女性生殖系统（图7-1-2），按器官的位置和功能，它们均可分为内生殖器和外生殖器。内生殖器包括生殖腺、生殖管道和附属腺，外生殖器主要为性交接器官。男性的生殖腺是睾丸，生殖管道包括附睾、输精管、射精管和尿道，附属腺有精囊、前列腺和尿道球腺。女性的生殖腺是卵巢，生殖管道包括输卵管、子宫和阴道，附属腺为前庭大腺。

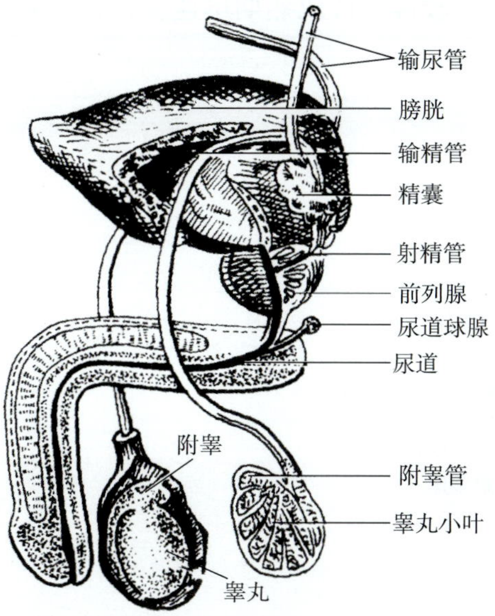

图7-1-1　男性生殖系统概观

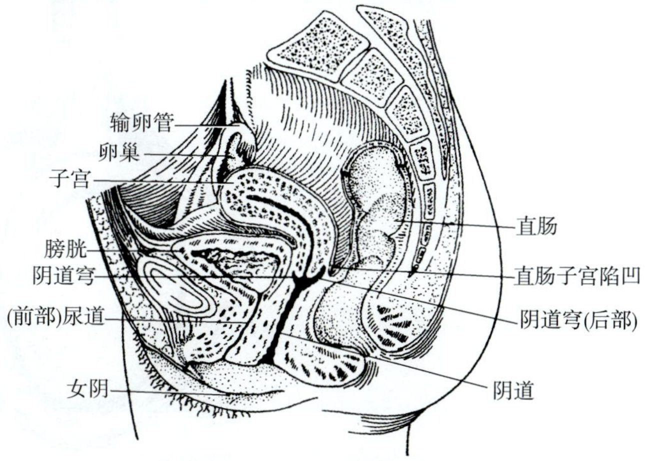

图7-1-2　女性生殖系统概观

二、生殖系统的功能

生殖系统的主要功能包括产生生殖细胞、形成新生个体、分泌性激素等，是种族延续、激发和维持人体第二性征的功能系统。

知识拓展

中医学对生殖系统的有关记载

中医学对生殖系统的记载甚多，医著《素问·上古天真论篇》中曰："女子七岁，肾气盛，齿更发长；二七而天癸至，任脉通，太冲脉盛，月事以时下，故有子……丈夫八岁，肾气实，发长齿更，二八肾气盛，天癸至，精气溢泻，阴阳和，故能有子。"即女子14岁、男子约16岁，开始具备生殖能力。女性50岁左右月经停止，失去生育能力。此外，历代医籍中提到的"胞宫""女子胞""精室"等器官或部位均属生殖系统，"胞宫""女子胞"即西医解剖学中的"子宫"，精室则指"睾丸""附睾"等产生和储存精液的器官。

第二节　男性生殖系统

一、睾丸

（一）睾丸的位置和形态

睾丸位于阴囊内，左、右各一，是卵圆形的实质性器官（图7-2-1）。睾丸表面光滑，可分为上、下两端，前、后两缘和内、外两侧面。其前缘游离，后缘与附睾和输精管起始段相接触，睾丸的血管、神经和淋巴管由此出入；上端被附睾头遮盖，下端游离；内侧面较平坦，与阴囊隔相依，外侧面较隆凸，与阴囊壁相贴。成人两睾丸重20~30g，青春期以前睾丸生长较慢，性成熟期迅速发育，至老年随性功能的衰退而萎缩变小。

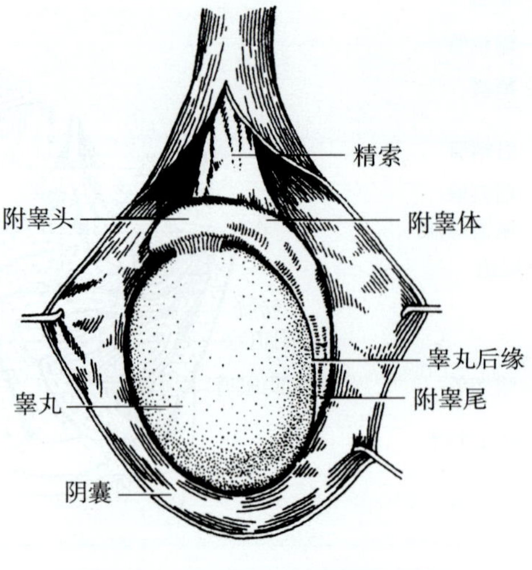

图7-2-1　睾丸和附睾的形态

（二）睾丸的结构

睾丸表面被覆一层致密的结缔组织膜，称白膜。白膜坚韧而缺乏弹性，当睾丸发生急性炎症肿胀时，因受白膜限制可产生剧痛。

白膜在睾丸后缘增厚并突入睾丸内形成睾丸纵隔，从睾丸纵隔发出许多放射状的睾丸小隔，呈扇形伸入睾丸实质并连接至白膜，将睾丸实质分成约250个锥状的睾丸小叶。每个睾丸小叶内有2~4条弯曲细长的管道，称生精小管，其管壁上皮由生精上皮构成。生精小管邻近睾丸纵隔时变得短而直，称精直小管，进入睾丸纵隔后相互交织、吻合形成睾丸网。睾丸网发出10余条睾丸输出小管，出睾丸后缘上部进入附睾（图7-2-2）。

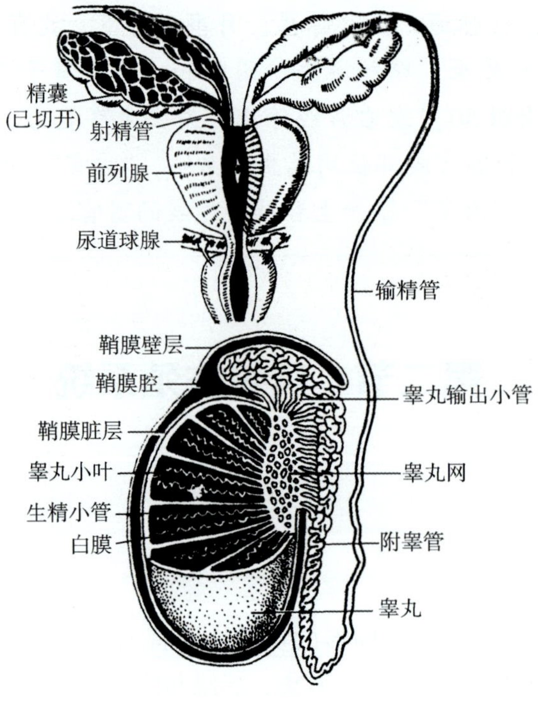

图7-2-2　睾丸和附睾的结构

1. **生精小管** 为高度弯曲的复层上皮性管道，又称精曲小管，长30~70cm，其管壁由生精上皮构成，是产生精子的部位（图7-2-3）。

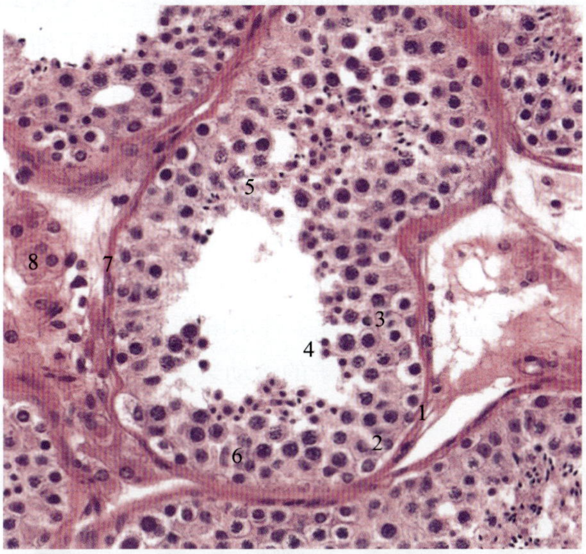

图7-2-3 生精小管局部光镜图

1. 精原细胞；2. 初级精母细胞；3. 次级精母细胞；4. 精子细胞；5. 精子；6. 支持细胞；7. 肌样细胞；8. 睾丸间质细胞

生精细胞包括精原细胞、初级精母细胞、次级精母细胞、精子细胞和精子等一系列不同发育阶段的细胞，依次排列在生精上皮的基底部到腔面（图7-2-4）。从精原细胞发育成精子的过程，称为精子发生。精子发生的整个过程称为一个生精周期，约历时64天，包括精原细胞分裂增殖形成精母细胞、精母细胞减数分裂形成精子细胞和精子细胞变态形成精子三个阶段。

（1）精原细胞 是最幼稚的生精细胞，细胞较小，呈圆形或椭圆形，分A型和B型。A型精原细胞是生精细胞的干细胞，可自身增殖和分化为B型精原细胞。B型精原细胞分裂为初级精母细胞。

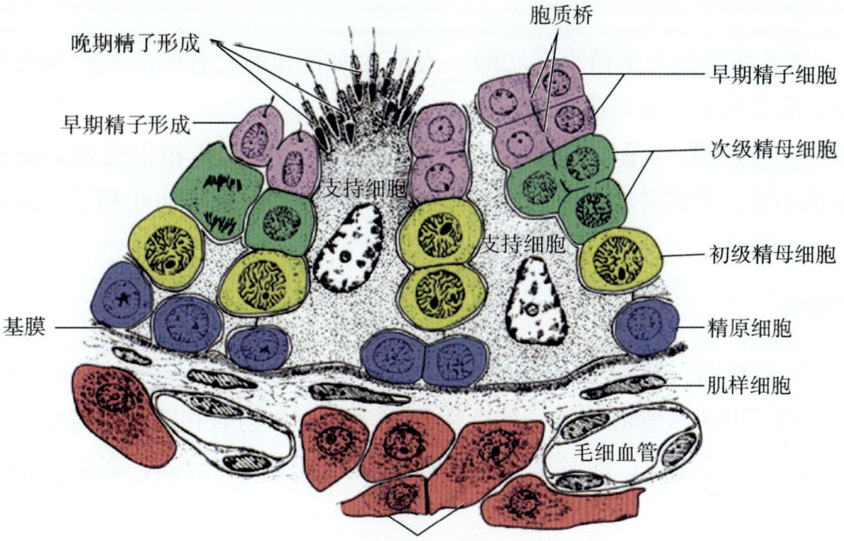

图7-2-4 生精细胞模式图

（2）初级精母细胞　体积较大，圆形，核大而圆，核型46，XY。初级精母细胞经过第一次减数分裂后，形成两个次级精母细胞。

（3）次级精母细胞　体积较小，圆形，核圆而深染，核型23，X或23，Y。次级精母细胞不进行DNA复制，迅速进入第2次减数分裂，每个次级精母细胞形成两个精子细胞。

（4）精子细胞　位于近腔处，体积小，数量多，形态不一。精子细胞不再分裂，经过复杂的形态变化，由圆形逐渐变为蝌蚪形的精子，这个过程称精子形成。一个初级精母细胞，经过两次减数分裂，形成4个单倍体的精子细胞，其染色体核型为23，X或23，Y。精子细胞在变形为精子的过程中，常会发生形态和结构异常。若精子畸形超过40%，可致不育。

（5）精子　人的精子形似蝌蚪，全长约60 μm，分头、尾两部（图7-2-5）。精子的头部主要为高度浓缩的细胞核，核的前2/3有顶体覆盖。顶体内含多种水解酶，能溶解卵细胞的放射冠和透明带，以利于精子进入卵细胞内。精子的尾又称鞭毛，是精子的运动装置。

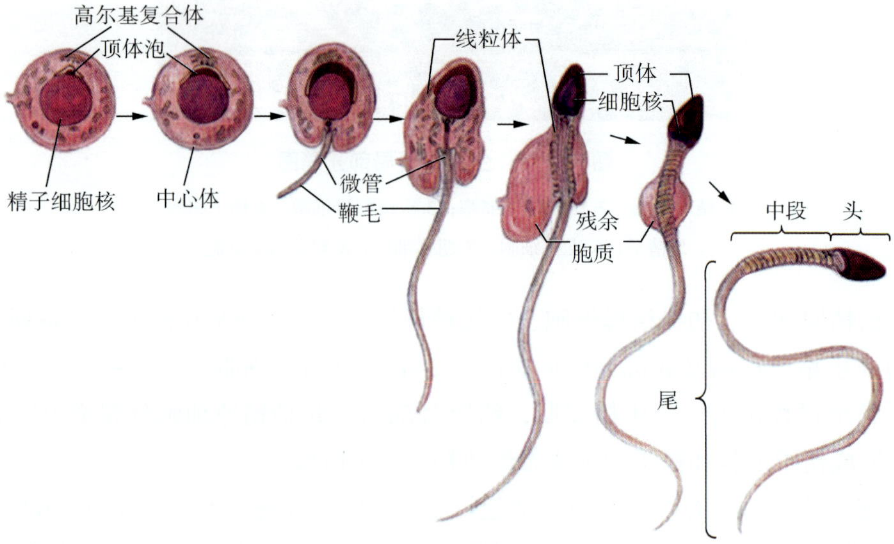

图7-2-5　精子形成模式图

2. 睾丸间质　睾丸间质位于生精小管之间，为富含血管和淋巴管的疏松结缔组织，含有睾丸间质细胞，常成群分布，能合成和分泌雄激素。

3. 血－睾屏障　支持细胞与毛细血管内皮及基膜、结缔组织、生精上皮基膜紧密连接构成，可阻止某些物质进出生精小管，形成并维持有利于精子发生的微环境，还可防止精子抗原物质逸出生精小管而发生自体免疫。

（三）睾丸的功能

1. 生精功能　从青春期，精原细胞即进行分裂、分化，依次经过初级精母细胞、次级精母细胞、精子细胞，最后形成精子并进入管腔。精子的生成需要多种营养物质和适宜的温度，如阴囊内温度比腹腔内低1~5℃，最适合于精子生成；而隐睾症的患者因睾丸周围温度较高，影响了精子的生成，常导致男性不育。

成熟的精子在射精时排出体外。正常男性每次射出精液2~5ml，每毫升精液中含精子6千万至2亿个，每毫升少于2千万个则为少精症，不易使卵子受精。精子在输精管壶腹部、精囊等处也可储存，故在输精管结扎术后的一段时间内，射出的精液中还有精子。

2. **内分泌功能** 指睾丸间质细胞分泌雄激素，支持细胞分泌雄激素结合蛋白。雄激素主要有睾酮、双氢睾酮等，其中睾酮活性最强，有促进精子发生、刺激男性生殖器官发育、激发并维持第二性征、维持正常性功能等作用。肾上腺皮质和女性的卵巢也可分泌少量睾酮。雄激素结合蛋白能保持生精小管内较高水平的雄激素，促进精子发生。

知识拓展

睾丸下降

睾丸和附睾在胚胎早期位于腹后壁肾的下方、腹膜的后方，至出生前后才经腹股沟管降入阴囊内。在睾丸下降时，腹膜向外凸出形成腹膜鞘突。随着睾丸的下降，腹膜鞘突推移腹前外侧壁各层一起下降至阴囊，形成睾丸和精索的各层被膜。在睾丸下降之前，睾丸下端和阴囊之间连有一索状的结缔组织，称睾丸引带。睾丸引带不断缩短，牵引睾丸逐渐下降。至胎儿出生前后，睾丸降入阴囊。睾丸降入阴囊后，腹膜鞘突上部闭锁形成鞘韧带，下部不闭锁而包被睾丸和附睾形成睾丸鞘膜，其中的腔隙形成鞘膜腔。

出生后睾丸若仍未降入阴囊而停滞于腹腔或腹股沟管等处，称为隐睾症。由于腹腔内温度较高，不利于精子的生长发育，从而影响生殖能力。所以，应在两岁前对隐睾进行手术，将睾丸纳入阴囊内。如果腹膜鞘突不闭锁，腹腔内容物可经腹股沟管突入阴囊，形成先天性腹股沟斜疝和交通性鞘膜积液。

二、生殖管道

（一）附睾

附睾贴附于睾丸的上端和后缘，为一新月形结构，上端膨大为附睾头，中部为附睾体，下部变细为附睾尾（图7-2-1）。附睾尾向后上移行为输精管。附睾除储存精子外，还能分泌附睾液，供给精子营养，促进其进一步成熟，并获得运动能力（图7-2-6）。附睾是结核的好发部位。

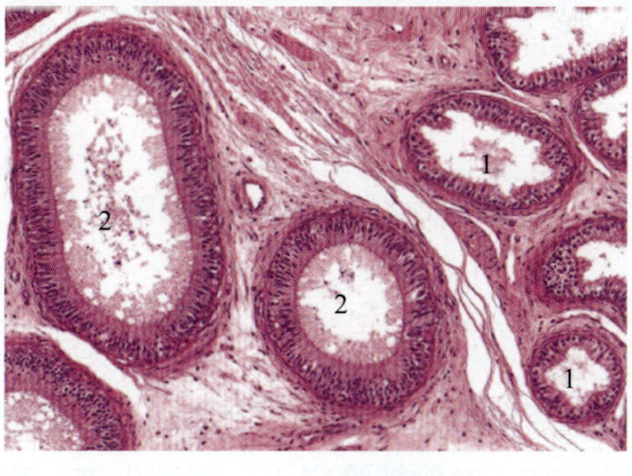

图7-2-6 附睾光镜图

1. 输出小管；2. 附睾管

（二）输精管

输精管是附睾管的直接延续，长约50cm，管径约3mm，活体触摸呈坚实的条索状（图7-1-1）。按行程可分为四部分：①睾丸部，最短，始于附睾尾，沿睾丸后缘上行至睾丸上端，移行为精索部。②精索部，介于睾丸上端与腹股沟管浅环之间，此段输精管位置表浅，输精管结扎术常在此部进行。③腹股沟管部，位于腹股沟管内的部分，疝修补术时，注意不要误伤及输精管。④盆部，始于腹股沟管深环，沿盆侧壁行向后下，经输尿管末端前方转至膀胱底的后面，在此膨大形成输精管壶腹，末端变细，与精囊腺的排泄管汇合成射精管。

（三）射精管

长约2cm，由前列腺底向前下穿前列腺实质，开口于尿道的前列腺部（图7–1–1）。

精索为位于睾丸上端与腹股沟管深环之间的圆索状结构，主要由输精管、睾丸动脉、蔓状静脉丛、输精管动静脉、神经丛、淋巴管和腹膜鞘韧带等组成。外包三层被膜：精索内筋膜、提睾肌和精索外筋膜。

三、附属腺体

（一）精囊

又称精囊腺，左、右各一，为椭圆形囊状器官，表面凹凸不平，位于膀胱底后方及输精管壶腹的外侧，其排泄管与输精管末端汇合成射精管（图7–2–7）。精囊的分泌物参与精液的组成。

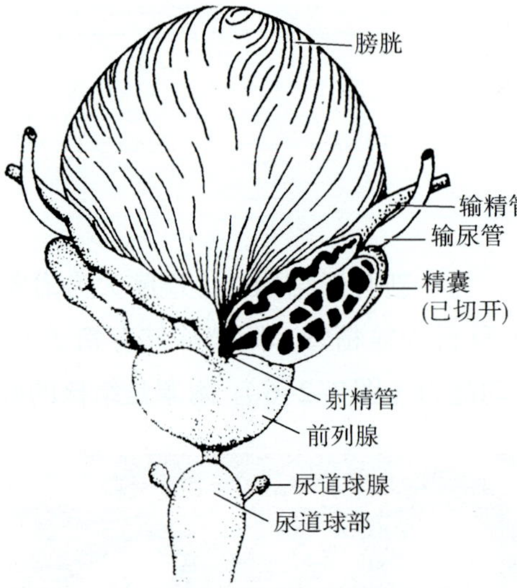

图7–2–7 精囊结构示意图

（二）前列腺

位于膀胱与尿生殖膈之间，呈前后略扁的栗子形（图7–2–8）上端宽大，称前列腺底，与膀胱颈相贴，有尿道从其中央穿过；底的后缘有一对射精管穿入。下端尖细，称前列腺尖，与尿生殖膈相接，尿道由此穿出。尖与底之间为前列腺体，其后面平坦，与直肠相邻，正中的纵行浅沟称前列腺沟，肛门指诊可触及，前列腺肥大时，此沟变浅或消失。前列腺可分为前叶、中叶、后叶和两侧叶。前列腺肥大常发生在中叶和侧叶，从而压迫尿道，引起排尿困难。后叶是前列腺肿瘤的好发部位。前列腺的分泌物呈乳白色，参与精液的组成。

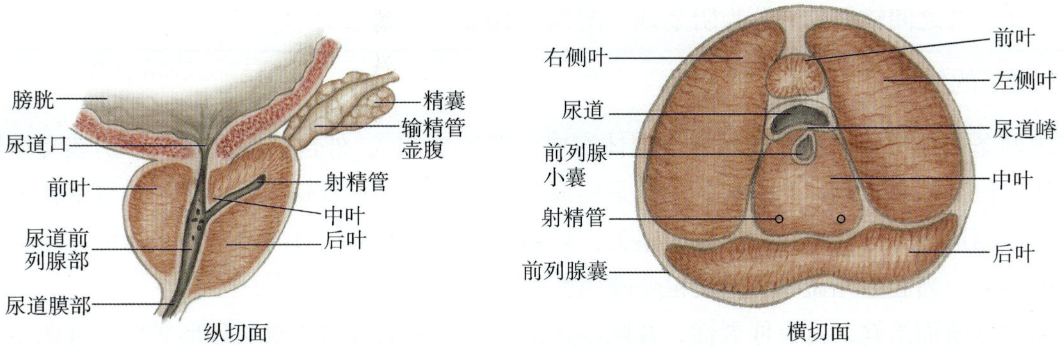

图7-2-8 前列腺的结构

（三）尿道球腺

尿道球腺为一对豌豆大的球形腺，位于尿生殖膈内，排泄管开口于尿道球部（图7-2-7）。腺体分泌物参与精液的组成。

四、阴囊

阴囊是位于阴茎后下方由皮肤和肉膜构成的囊袋。皮肤薄而柔软，颜色较深，有少量阴毛。肉膜富有舒缩性，可使阴囊紧张或松弛，以调节阴囊内的温度，保证精子的发育。肉膜向阴囊内形成阴囊中隔，将阴囊分为左、右两腔，分别容纳左右睾丸、附睾及部分精索。

阴囊壁深面有包被睾丸、附睾和精索的被膜，由外向内依次是精索外筋膜、提睾肌、精索内筋膜和睾丸鞘膜。睾丸鞘膜分壁层和脏层，二者在睾丸后缘互相移行，形成鞘膜腔，内有少量浆液，有润滑作用（图7-2-9）。在病理情况下腔内液体可增多，形成鞘膜积液。

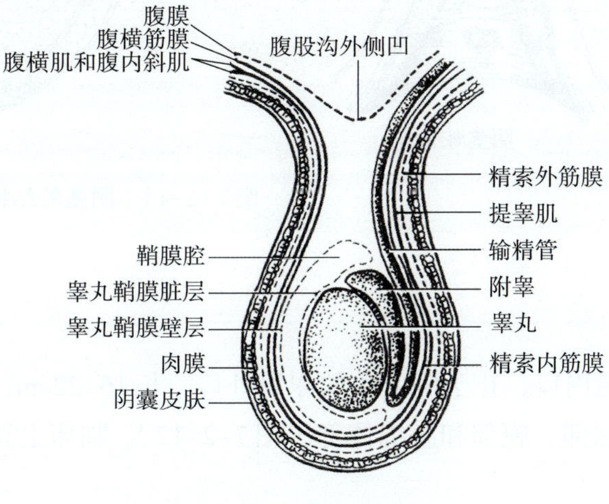

图7-2-9 阴囊和精索

五、阴茎

（一）阴茎的形态

阴茎是男性的交接器官，呈圆柱形，由前至后分为头、体和根三部分。前端膨大为阴茎头，其尖端有矢状位的尿道外口。后端为阴茎根，藏于阴囊和会阴部皮肤的深面，固定于耻骨下支和坐骨支。中部为阴茎体。体、头之间较细的部分为阴茎颈（图7–2–10）。

（二）阴茎的结构

阴茎由两条阴茎海绵体和一条尿道海绵体组成（图7–2–11），外包筋膜和皮肤。阴茎海绵体为两端细的圆柱体，位于阴茎背侧，左、右各一，是构成阴茎的主体。尿道海绵体位于阴茎海绵体的腹侧，内有尿道通过。尿道海绵体前部膨大形成阴茎头，后部膨大称尿道球。海绵体由许多海绵体小梁和与血管相通的腔隙构成，当腔隙充血时阴茎变粗变硬而勃起。

阴茎的皮肤薄而柔软，富有伸展性，在阴茎体前端形成末端游离的双层环形皱襞，称阴茎包皮。包皮与阴茎头之间的间隙称包皮腔。连于阴茎头腹侧中线的皮肤皱襞，称包皮系带（图7–2–10）。

幼儿时期阴茎包皮较长，包住整个阴茎头。随年龄的增长，包皮逐渐后退。成年后如果包皮不能退缩完全暴露阴茎头，称为包皮过长。包皮口过小，包皮完全包着阴茎头称包茎。在上述两种情况下，包皮腔内易存留污物，污物的长期刺激可诱发阴茎癌，此时应行包皮环切术，手术时应注意不可伤及包皮系带。

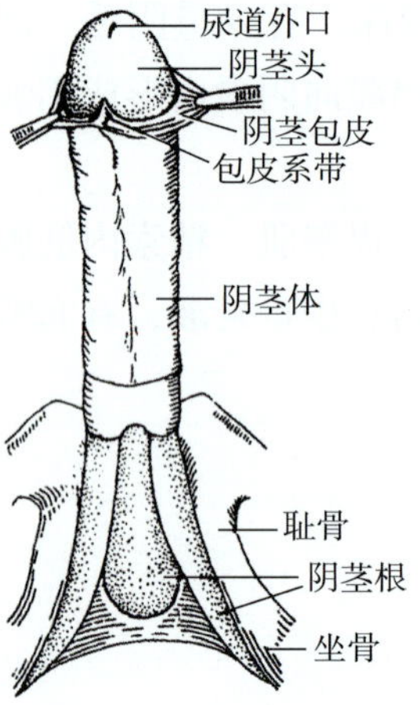

图7–2–10 阴茎的外形

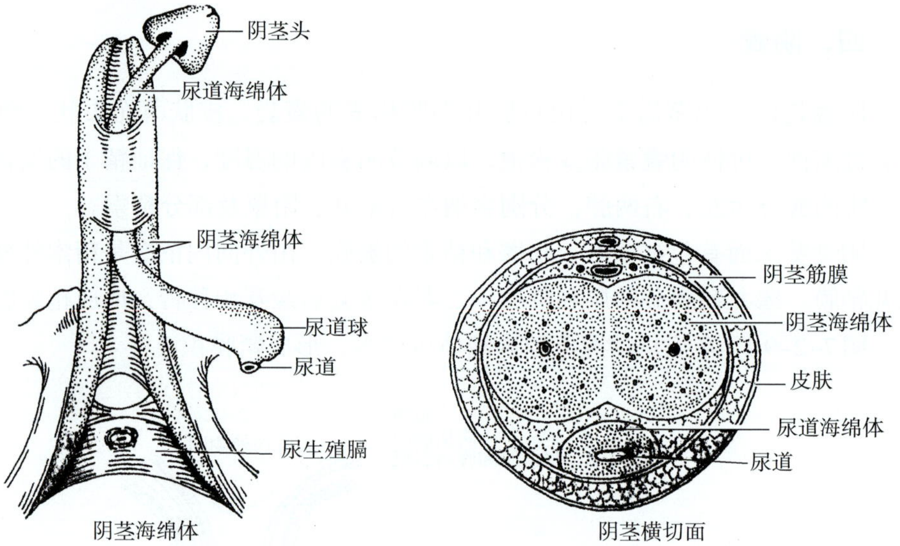

图7–2–11 阴茎的结构

六、男性尿道

男性尿道起自膀胱的尿道内口，止于阴茎头的尿道外口，长16~22cm，管径5~7mm，具有排尿和排精的功能。按行程分为前列腺部、膜部和海绵体部（图7–2–12）。临床上称尿道前列腺部和膜部为后尿道，海绵体部为前尿道。

（一）男性尿道的分部

1. **前列腺部** 为尿道穿过前列腺的部分，长约3cm，管腔中部扩大，是尿道中最宽和最易扩张的部分，有射精管和前列腺的排泄管开口。

2. **膜部** 为尿道穿过尿生殖膈的部分，长约1.5cm，是三部中最短的部分，管腔狭小，其周围有尿道括约肌环绕。可有意识地控制排尿。膜部比较固定，当骨盆骨折或会阴骑跨伤时，易损伤此部。

3. **海绵体部** 为尿道穿过尿道海绵体的部分，长约15cm，是尿道行程中最长的部分。其中，尿道球内的部分称尿道球部，有尿道球腺开口；阴茎头内的尿道管腔扩大成尿道舟状窝。

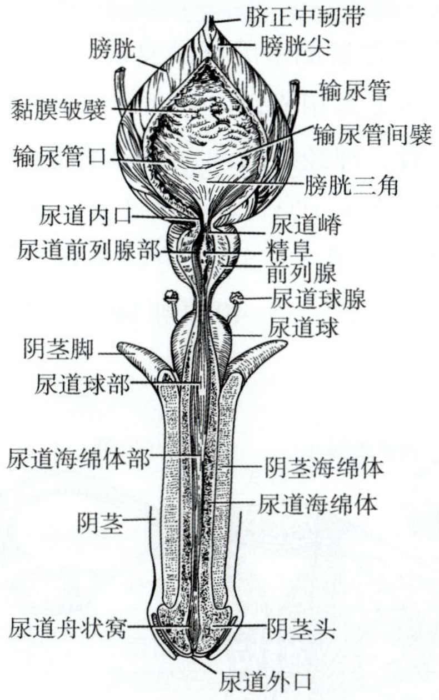

图7-2-12 阴茎海绵体和男性尿道

（二）男性尿道的形态特点

男性尿道全长粗细不等，有三个狭窄、三个扩大和两个弯曲。三个狭窄即尿道内口、尿道膜部和尿道外口，其中尿道外口最窄，膜部次之；三个扩大即尿道前列腺部、尿道球部和尿道舟状窝；两个弯曲即凹向前上方的耻骨下弯和凹向后下方的耻骨前弯。耻骨下弯是固定的，将阴茎向上提起或阴茎勃起时耻骨前弯消失，临床上行膀胱镜检查或导尿时应注意这些解剖特点。

第三节 女性生殖系统

岗位情景模拟 5

患者，女性，27岁，结婚半年，夫妻生活正常，停经40天，突发性地出现下腹部撕裂疼痛感，伴恶心、呕吐，急诊入院。体检见患者表情痛苦，意识模糊，心率加快，血压下降，阴道流血。诊断：输卵管妊娠破裂。

问题与思考

1. 女性生殖系统的组成及各器官的功能。
2. 受精和胎儿发育的正常部位分别在哪里？

答案解析

女性生殖腺是卵巢，生殖管道包括输卵管、子宫与阴道，附属腺为前庭大腺（图7-1-2）。外生殖器即女阴。乳房和会阴与女性生殖密切相关，在本章其他节叙述。

一、卵巢

（一）卵巢的形态和位置

卵巢呈扁卵圆形，灰红色，位于小骨盆侧壁的卵巢窝内，左、右各一。卵巢可分为内、外侧两面，前、后两缘和上、下两端。外侧面与卵巢窝相依，内侧面朝向盆腔，与小肠相邻；后缘游离，前缘借卵巢系膜连于子宫阔韧带，其中部有血管、神经等出入，称卵巢门；上端与输卵管伞相接触，通过卵巢悬韧带固定于盆壁，下端借卵巢固有韧带连于子宫（图7-3-1）。

卵巢的形态和大小随年龄变化差异很大。幼女的卵巢较小，表面光滑。性成熟期卵巢体积最大，多次排卵后表面出现瘢痕而凹凸不平。35~40岁卵巢开始缩小，50岁左右则随月经停止而逐渐萎缩。

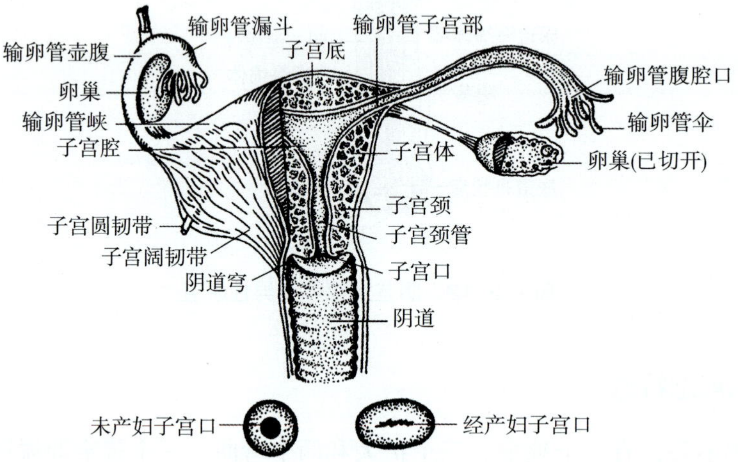

图7-3-1 女性内生殖器

（二）卵泡的发育和成熟

卵子由原始卵泡逐步发育而成。原始卵泡从胚胎时期开始形成，最初约700万个，至青春期约剩余4万个。从青春期至更年期的生育期内，在促性腺激素作用下，原始卵泡分期分批地发育与成熟，包括原始卵泡、初级卵泡、次级卵泡和成熟卵泡四个阶段，初级卵泡和次级卵泡合称生长卵泡（图7-3-2，图7-3-3）。

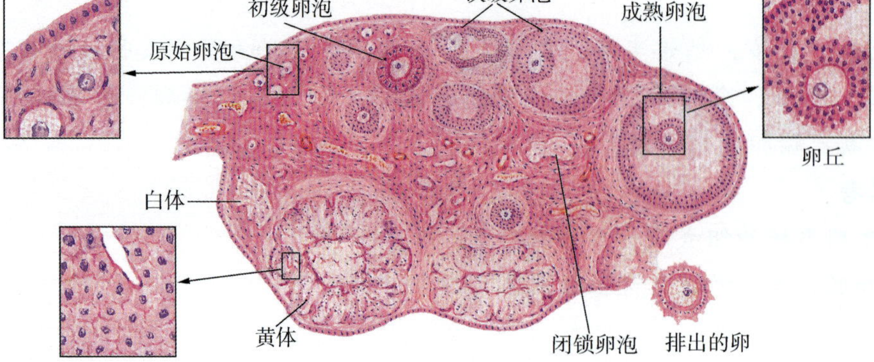

图7-3-2 卵巢的微细结构

1. 原始卵泡 体积小，数量多，位于皮质浅层，由中央的初级卵母细胞和周边的卵泡细胞构成。卵泡细胞具有支持和营养卵母细胞的作用。初级卵母细胞在胚胎时期由卵原细胞分化而来，继而进入第一次减数分裂前期，直到排卵前才完成第一次减数分裂。

2. 初级卵泡 由原始卵泡发育而来。初级卵母细胞体积逐渐增大，卵泡细胞增生，由单层扁平变为单层立方或柱状，进而增殖为5~6层。初级卵母细胞与卵泡细胞之间出现一层均质嗜酸性膜状结构，称透明带。随着初级卵泡逐渐增大，其周围的结缔组织逐渐分化形成卵泡膜。

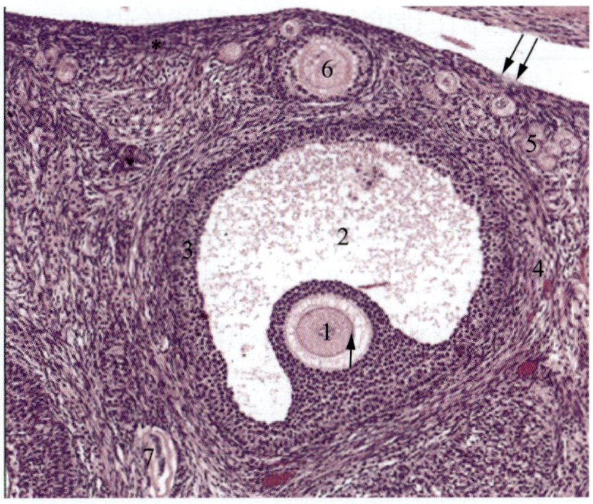

图7-3-3 卵巢皮质光镜图

1.初级卵母细胞；2.卵泡腔；3.颗粒层；4.卵泡膜；5.原始卵泡群；6.初级卵泡；7.闭锁卵泡；↑透明带；↑↑表面上皮

3. 次级卵泡 由初级卵泡继续发育形成。随着卵泡细胞数量的增多，其间出现一些大小不等的液腔，称卵泡腔，腔内充满卵泡液。卵泡液能促进卵泡的发育成熟。随着卵泡液的增多，初级卵母细胞、透明带及周围的卵泡细胞被推向卵泡腔一侧，形成突入卵泡腔内的隆起，称卵丘。紧靠透明带的一层高柱状卵泡细胞呈放射状排列，称放射冠。卵泡腔周围的卵泡细胞构成卵泡壁，称颗粒层，卵泡细胞改称为颗粒细胞。卵泡膜增厚，富含毛细血管，基质细胞分化为多边形或梭形的膜细胞，膜细胞合成雄激素，雄激素透过基膜，在颗粒细胞内转化为雌激素，故雌激素由两种细胞联合产生。雌激素少量进入卵泡液，大部分进入血液循环，作用于子宫等靶器官。

4. 成熟卵泡 随卵泡液的急剧增多，卵泡腔和卵泡体积均增大，直径可达2cm，并凸出卵巢表面，颗粒层变薄。在排卵前36~48小时，初级卵母细胞恢复并完成第一次减数分裂，形成一个大的次级卵母细胞和一个小的第一极体。次级卵母细胞直接进入第二次减数分裂，停滞于分裂中期。在一个月经周期内，有数十个原始卵泡同时发育，但一般只有一个发育成熟，其他的在不同的发育阶段退化，形成闭锁卵泡。如果卵泡发育不良，就会影响正常的受孕。

（三）排卵

成熟卵泡破裂，次级卵母细胞和它周围的透明带和放射冠从卵巢表面排出的过程，称排卵。生育期妇女通常每个月经周期排卵一次，多发生于经周期的第14日左右。一般每次排卵1个，两侧卵巢交替排卵，女性一生约排卵400个。卵排出后24小时内未受精则退化消失。

（四）黄体

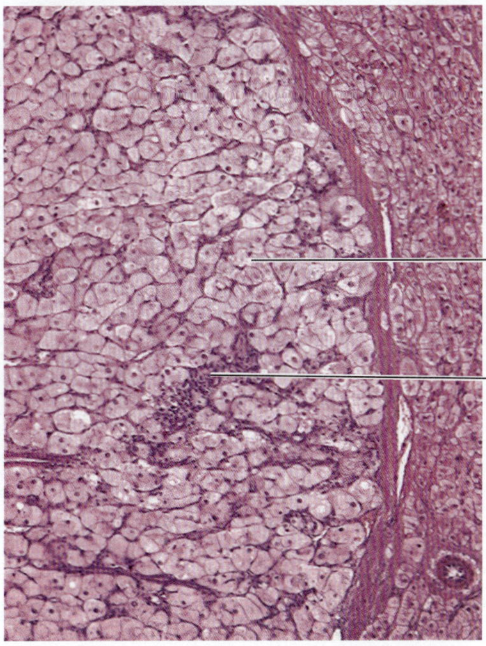

图7-3-4 黄体光镜图

排卵后颗粒细胞和卵泡膜向卵泡腔内塌陷，在黄体生成素的作用下，形成一个体积大而富含血管的内分泌细胞团，新鲜时呈黄色，称黄体（图7-3-4）。排卵后7~8天，黄体体积和功能达高峰，直径可达4~5cm，分泌大量雌激素及孕激素。若卵子受精，黄体发育成妊娠黄体；若未受精，黄体在排卵后12~14日开始退化，黄体细胞逐渐萎缩变小成为白体。

（五）卵巢的内分泌功能

卵巢主要分泌雌激素和孕激素，还可分泌少量雄激素。雌激素以雌二醇（E_2）为主，孕激素主要是孕酮（P）。雌激素由卵泡细胞和黄体分泌，能促进女性生殖器官的发育、激发和维持第二性征。孕激素由黄体分泌，有利于受精卵着床，并促进乳腺发育。雄激素由卵巢髓质内的门细胞分泌，含量很低，有刺激阴毛及腋毛生长的作用。若雄激素过多可以起男性化或女性多毛症。

二、生殖管道

（一）输卵管

输卵管是一对弯曲的肌性管道，连于子宫底两侧，左、右各一，长10~12cm，包裹在子宫阔韧带的上缘内。其内侧端借输卵管子宫口与子宫腔相通，外侧端借输卵管腹腔口开口于腹膜腔。故女性腹膜腔可经输卵管、子宫和阴道与外界相通。

按行程输卵管由内向外可分为子宫部、峡部、壶腹部和漏斗部四部分（图7-3-1）。输卵管子宫部是输卵管穿子宫壁的一段，长约1cm，管径最狭窄。输卵管峡部是输卵管子宫部向外移行的一段，短而直，管径较狭窄，是输卵管结扎术的常用部位。输卵管壶腹部内接输卵管峡部，管道弯曲且粗细不均，约占输卵管全长的2/3，是受精发生的部位，也是宫外孕的好发部位。输卵管漏斗部为输卵管外侧端膨大呈漏斗状的部分，漏斗底的中央有输卵管腹腔口，卵巢排出的卵子由此进入输卵管。漏斗游离缘有许多指状突起，称输卵管伞，覆于卵巢表面，是临床手术中识别输卵管的标志。

（二）子宫

子宫是一壁厚、腔小的肌性器官，是胎儿孕育及产生月经的场所（图7-3-5）。

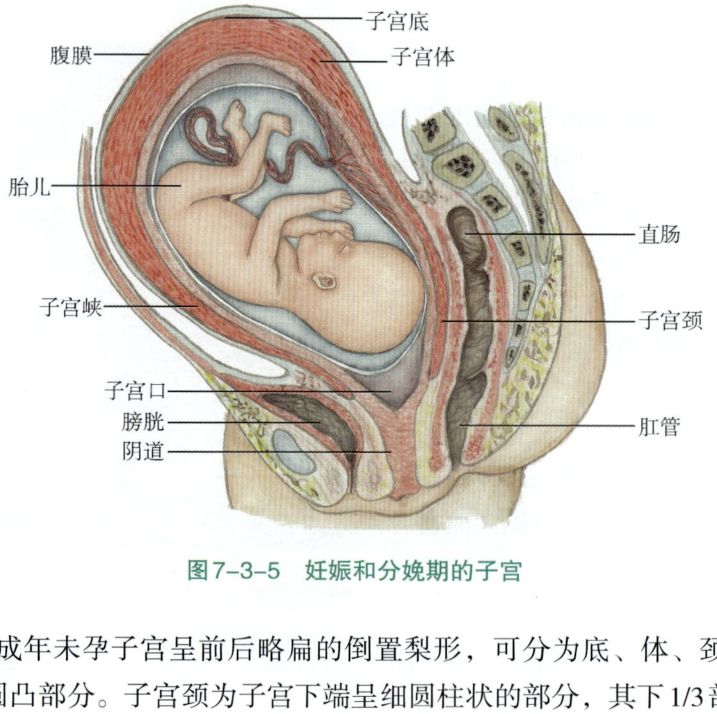

图7-3-5 妊娠和分娩期的子宫

1. 子宫的形态 成年未孕子宫呈前后略扁的倒置梨形，可分为底、体、颈三部分。子宫底为两输卵管子宫口以上的圆凸部分。子宫颈为子宫下端呈细圆柱状的部分，其下1/3部伸入阴道内，称子宫颈阴道部；上2/3部位于阴道上方，称子宫颈阴道上部，子宫颈为炎症和肿瘤的好发部位。子宫体是子宫底与子宫颈之间的部分。子宫颈与子宫体相接处稍狭细，称子宫峡。在非妊娠期，子宫峡不明显，长约1cm，在妊娠期，子宫峡逐渐伸展延长，形成子宫下段，妊娠末期可长达7~11cm，产科常经此行剖宫产术。

成年未孕子宫的内腔呈前后扁窄的倒三角形，分为上、下两部，上部位于子宫体内，称子宫腔，两侧角通输卵管；下部在子宫颈内，称子宫颈管。子宫颈管呈梭形，下口通阴道，称子宫口。未产妇的子宫口为圆形，经产妇的子宫口呈横裂状。

2. 子宫的位置 成年未孕的子宫位于盆腔的中央，呈前倾前屈位。前倾是指子宫的长轴与阴道的长轴形成向前的钝角，子宫向前倾斜；前屈是指子宫体与子宫颈之间形成向前开放的钝角。子宫两侧的输卵管和卵巢，在临床上称为子宫附件。

3. 子宫的固定装置 子宫的正常位置依赖于盆底肌的承托和韧带的牵拉与固定，韧带包括子宫阔韧带、子宫圆韧带、子宫主韧带和子宫骶韧带（图7-3-6）。

（1）子宫阔韧带 由覆盖子宫前、后面的腹膜向两侧延伸至盆壁而形成的双层腹膜结构，可限制子宫向两侧移动，使子宫保持在盆腔正中线上。上缘游离，内2/3段包裹输卵管，外1/3段移行为骨盆漏斗韧带（又称卵巢悬韧带），卵巢动静脉由其内部通过（图7-3-7）。

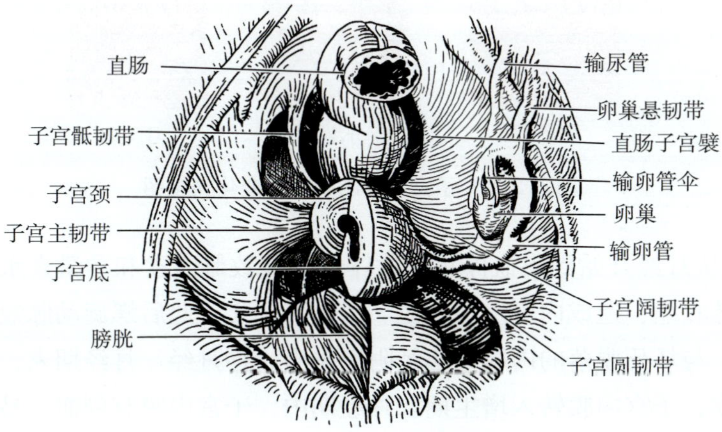

图7-3-6 子宫的固定装置

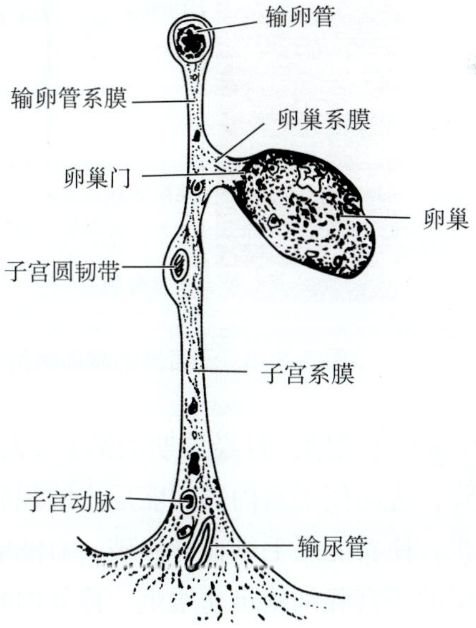

图7-3-7 子宫阔韧带矢状切面

（2）子宫圆韧带 呈圆索状，起于输卵管与子宫连接处的稍下方，在子宫阔韧带两层间向前下方延伸，穿过腹股沟管止于大阴唇前端，维持子宫的前倾位。

（3）子宫主韧带 为连于子宫颈两侧和盆腔侧壁之间的纤维束，由平滑肌与结缔组织构成，坚韧而有力，可固定宫颈的位置，防止子宫下垂。

（4）子宫骶韧带 起自子宫颈的侧后上方，绕直肠两侧达第2、3骶椎前面，主要将宫颈向后上牵拉，维持子宫的前倾位。

此外，盆膈、尿生殖膈、阴道对子宫也有重要的承托作用。

4. 子宫壁的微细结构 子宫壁由内向外依次为内膜、肌层和外膜（图7-3-8）。内膜由单层柱状上皮和固有层组成，根据结构和功能不同，分为浅表的功能层和深部的基底层。功能层较厚，随月经周期发生周期性剥脱、出血；基底层较薄，有修复内膜的功能。肌层由平滑肌构成，妊娠期显著增长、增厚，分娩后肌纤维逐渐变小，部分肌纤维凋亡、退化、消失，子宫复原。外膜分子宫底部和体部的浆膜，以及子宫颈部的纤维膜。

（1）子宫内膜的周期性变化　自青春期开始，子宫内膜在激素的作用下，出现周期性变化，表现为每28天左右出现一次子宫内膜功能层的剥脱、出血、修复和再生，称之为月经周期。月经周期是从月经第1天至下次月经来潮的前1天，分为月经期、增生期和分泌期3个时期，子宫内膜发生周期性变化（图7-3-9）。

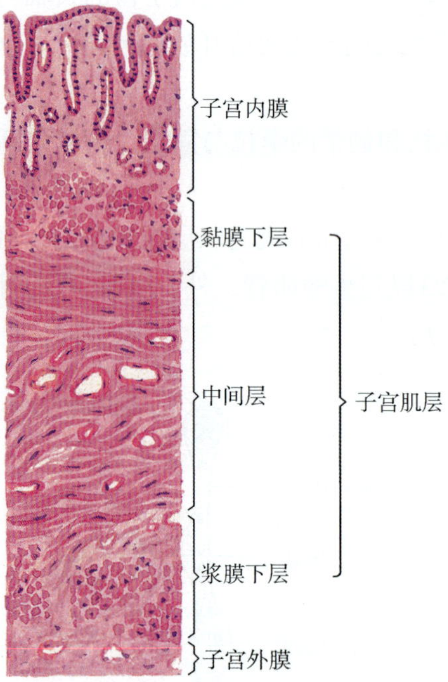

图7-3-8　子宫壁的微细结构

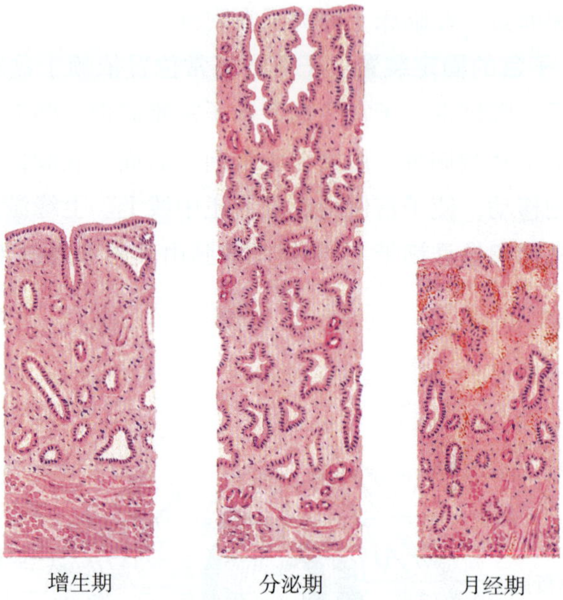

图7-3-9　子宫内膜的周期性变化光镜图

1）月经期：月经周期的第1~4天，即从月经开始到出血停止。黄体退化导致雌激素和孕激素水平骤降，进而使子宫内膜功能层中的螺旋动脉收缩，造成内膜发生缺血、变性和坏死；此后螺旋动脉短暂扩张，使功能层毛细血管胀破，血液涌出，与坏死脱落的内膜一起经阴道排出，称月经。月经期末，基底层的子宫腺细胞迅速增生，修复内膜上皮，子宫内膜转入增生期。月经期内，子宫内膜有创面，易发生感染，应注意经期卫生。

2）增生期：月经周期的第5~14天，相当于卵泡发育成熟阶段（卵泡期）。在雌激素作用下，子宫内膜腺体和间质细胞呈增殖状态，子宫内膜修复增生，子宫腺增长、弯曲，腺腔扩大，螺旋动脉也随之增长弯曲。至增生期末，卵巢内的成熟卵泡排出，子宫内膜转入分泌期。

3）分泌期：月经周期的第15~28天，相当于黄体期。排卵后，卵巢内黄体形成并分泌孕激素和雌激素，刺激子宫内膜进一步增厚。子宫腺更长、更弯曲，腺腔内充满分泌物。螺旋动脉更长、更弯曲。固有层内组织液增多呈水肿状态，基质细胞分化为前蜕膜细胞。如果卵细胞受精，内膜继续增厚，发育为蜕膜；如果卵细胞未受精，则进入下一个月经期。

（2）月经　指随卵巢的周期性变化，子宫内膜周期性脱落及出血。规律的月经是生殖功能成熟的标志之一。月经初潮多在13~15岁之间，可早至11~12岁，或迟至17~18岁，其早晚主要受遗传因素控制，营养、体重也起重要作用，近年月经初潮年龄有提前趋势。

（三）阴道

阴道是前后略扁的肌性管道，富于伸展性，是性交接器官，也是排出月经、娩出胎儿的通道。阴道上端较为宽阔，呈穹窿状包绕子宫颈阴道部，两者之间形成的环状隐窝称阴道穹（图7-3-1）。阴道穹后部与直肠子宫陷凹紧邻，两者之间仅隔以阴道壁和腹膜，因此，当直肠子宫陷凹内有积液时，可经阴道穹后部穿刺或引流，以协助临床诊断和治疗。阴道下端以阴道口开口于阴道前庭。处女的阴道口周围有黏膜皱襞，称处女膜。处女膜破裂后，阴道口周围留有处女膜痕。

三、前庭大腺

前庭大腺形如豌豆，位于阴道口两侧，导管开口于阴道口与小阴唇之间的沟内（图7-3-10）。前庭大腺分泌黏液，有润滑阴道口的作用。

四、女性外生殖器

女性外生殖器又称女阴，由阴阜、大阴唇、小阴唇、阴道前庭、阴蒂和前庭球等组成（图7-3-10，图7-3-11）。阴阜是位于耻骨联合前面的皮肤隆起，其深面富含脂肪组织，性成熟后生有阴毛。阴阜后下方的纵行皮肤隆起，称大阴唇，富有色素，生有阴毛。大阴唇内侧一对薄而光滑的皮肤皱襞，称小阴唇，其前端形成阴蒂包皮和阴蒂系带，后端形成阴唇系带。两侧小阴唇之间的裂隙称阴道前庭，其前部有尿道外口，后部有阴道口，阴道口两侧有前庭大腺导管的开口。

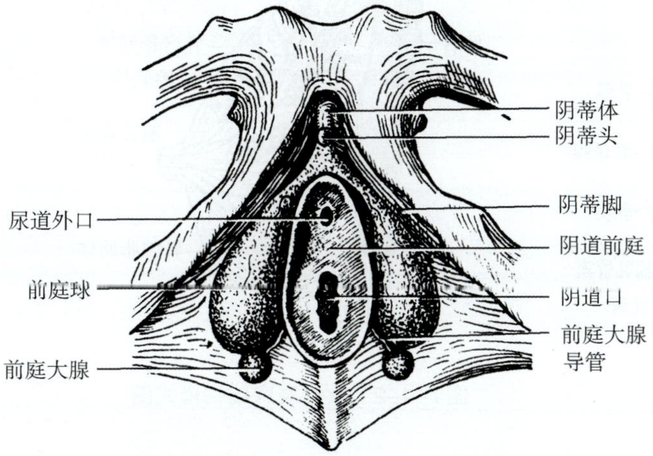

图7-3-10　阴蒂、前庭球和前庭大腺

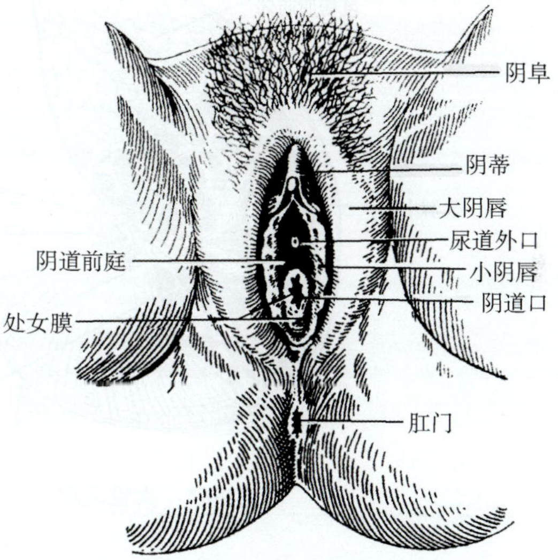

图7-3-11　女性外生殖器

阴蒂位于尿道外口的前上方，由两条阴蒂海绵体构成，露于表面的部分为阴蒂头，含有丰富的感觉神经末梢，感觉敏锐。前庭球呈蹄铁形，环绕阴道前庭，位于大阴唇深面。其前端位于尿道外口与阴蒂体之间的皮下，后端与前庭大腺相邻。

第四节　乳　房

乳房为人类和哺乳类动物特有的结构。男性乳房不发达，女性乳房于青春期后开始发育生长，妊娠期和哺乳期有分泌活动。

一、乳房的位置

乳房位于胸前部，在胸大肌及胸肌筋膜的表面，介于第3~6肋之间，内侧至胸骨旁线，外侧可达腋中线。乳头的位置通常在第4肋间隙或第5肋与锁骨中线相交处。

二、乳房的形态

成年未哺乳的女性乳房呈半球形，紧张而富有弹性（图7-4-1）。乳房中央有乳头，其顶端有输乳管的开口。乳头周围的环形色素沉着区，称乳晕，其深部为乳晕腺，可分泌脂性物质，润滑乳头及周围的皮肤，起保护作用。乳头和乳晕的皮肤薄弱，易于损伤，哺乳期尤应注意卫生，以防感染。

三、乳房的结构

乳房由皮肤、乳腺、致密结缔组织和脂肪组织构成。乳腺被脂肪组织和致密结缔组织分隔成15~20个乳腺叶，每个乳腺叶有一条排出乳汁的输乳管，输乳管在近乳头处膨大为输乳管窦，其末端变细，开口于乳头，乳腺叶和输乳管均以乳头为中心呈放射状排列（图7-4-2）。乳房手术时，应尽量采取放射状切口，以减少对乳腺叶和输乳管的损伤。

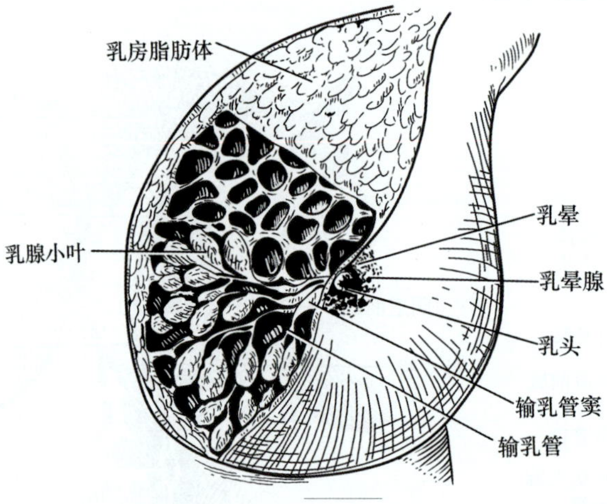

图7-4-1 女性乳房

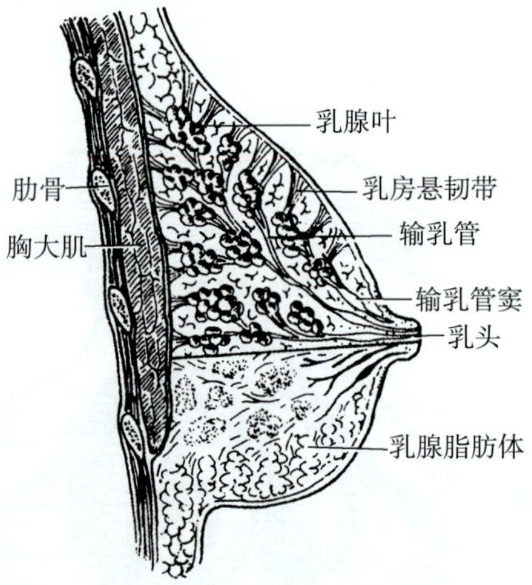

图7-4-2 女性乳房结构模式图

乳房表面的皮肤、胸肌筋膜和乳腺之间连有许多小的纤维束，称乳房悬韧带或Cooper韧带，对乳房起支持和固定作用。乳腺癌患者若癌细胞侵犯Cooper韧带，可使其缩短，牵拉皮肤向内凹陷，使皮肤表面形成许多小凹；另外，由于淋巴回流受阻导致皮肤水肿，使皮肤呈橘皮样外观，这是乳腺癌的早期征象之一。

第五节 会 阴

一、会阴的概念

会阴有广义和狭义之分。

广义会阴是指封闭小骨盆下口的全部软组织。其境界与骨盆下口基本一致：前界为耻骨联合下缘，后界为尾骨尖，两侧界由前向后分别是耻骨弓、坐骨结节和骶结节韧带。

临床上常将肛门与外生殖器之间的狭小区域称会阴，即狭义会阴，或称产科会阴。此区结构薄弱，在分娩时伸展扩张较大，需注意保护，以免造成会阴撕裂。

二、会阴的分区

以两侧坐骨结节的连线为界，将广义会阴分为前、后两个三角区（图7-5-1）。前方的称尿生殖区（尿生殖三角），男性有尿道通过，女性有尿道和阴道通过；后方的称肛区（肛三角），有肛管通过。

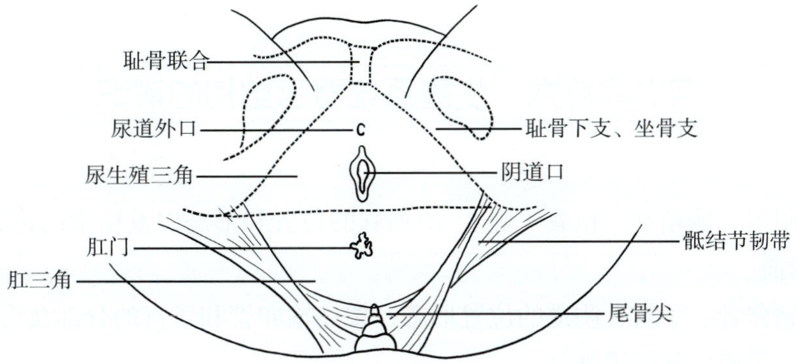

图7-5-1　会阴的分区

三、会阴的结构

（一）尿生殖膈

尿生殖膈位于尿生殖区最深部，由尿生殖膈上筋膜、会阴深横肌、尿生殖膈下筋膜和尿道括约肌组成，从前下方封闭盆膈裂孔，有加强盆底、协助承托盆腔脏器的作用。尿生殖膈在男性有尿道通过，女性有尿道和阴道通过。两层筋膜间的尿道括约肌在男性围绕尿道膜部，称为尿道膜部括约肌；在女性围绕尿道和阴道，称为尿道阴道括约肌。

（二）盆膈

盆膈位于肛区深部，由盆膈上筋膜、盆膈下筋膜及其间的肛提肌和尾骨肌组成，封闭骨盆下口的大部分，中央有肛管通过。

肛提肌为一对宽而薄的扁肌，起自耻骨后面和坐骨棘之间的肛提肌腱弓，纤维向下、后、内止于会阴中心腱、直肠壁和尾骨，封闭骨盆下口。两侧联合呈尖向下的漏斗形，其前部有三角形的盆膈裂孔，被尿生殖膈从下方封闭。肛提肌为盆膈的主要部分，有支持和固定盆腔内器官的作用，并能协助肛门外括约肌紧缩肛门；在女性还有缩小阴道口的作用。

尾骨肌位于肛提肌的后方，起自坐骨棘，止于尾骨和骶骨的两侧缘，呈三角形紧贴在骶棘韧带的上面。

（三）坐骨肛门窝

坐骨肛门窝又名坐骨直肠窝，位于肛管与坐骨之间，为尖朝上、底朝下的锥形间隙。尖由盆膈下筋膜与闭孔筋膜汇合而成，底为肛门两侧的皮肤和浅筋膜。内侧壁为肛门外括约肌、盆底肌和盆膈下筋膜；外侧壁为坐骨结节、闭孔内肌及其筋膜；前壁为尿生殖膈；后壁为臀大肌和骶结节韧带。窝内有大量的脂肪组织，具有弹簧垫样作用，排便时允许肛门扩张。当肛门周围被感染时，此窝极易发生脓肿，如脓液穿入肛管或穿通皮肤，即可形成肛瘘。

阴部内动脉和阴部神经贴于坐骨肛门窝的外侧壁，并分别发出肛动、静脉和肛神经，从外侧向内侧横过此窝，分布于肛门外括约肌及其附近结构，会阴部手术常在此窝内进行阴部神经阻滞麻醉。

实训实练六　生殖系统器官结构的辨识

【实训目的】

1．辨认睾丸、附睾、输精管、精囊（腺）、前列腺的位置和形态以及精索的位置和组成，叙述男尿道的分部、狭窄和弯曲。

2．辨认卵巢、输卵管、子宫、阴道的位置形态，叙述输卵管和子宫的分部及形态特点。

3．指认阴道穹、阴道口和尿道外口。

4．在显微镜下辨认睾丸、卵巢、子宫的组织结构特点。

【实训用品】

1．男、女性生殖器标本和模型。

2．男、女性盆腔正中矢状面标本和模型。

3．睾丸、卵巢、子宫的HE染色切片。

4．显微镜。

【实训方法】

1．大体结构的观察和辨识

（1）在男性生殖器标本、模型和男性盆腔正中矢状面标本、模型上，依次辨认睾丸（睾丸白膜、睾丸小叶）、附睾（附睾头、附睾体、附睾尾）、输精管、射精管、精囊、前列腺，观察精索的形态位置并叙述其组成；指认阴囊和阴茎（阴茎头、阴茎体、阴茎根、阴茎海绵体、尿道海绵体、阴茎包皮、包皮系带）；辨认男性尿道的分部（前列腺部、尿道膜部和尿道海绵体部）、狭窄（尿道内口、尿道膜部和尿道外口）、弯曲（耻骨下弯和耻骨前弯）。

（2）在女性生殖器标本、模型和女性盆腔正中矢状面标本、模型上，依次辨认卵巢的位置和形态，输卵管的位置、形态和分部（子宫部、输卵管峡、输卵管壶腹和输卵管漏斗），重点观察输卵管伞和输卵管腹腔口；观察子宫的位置、形态和分部（子宫底、子宫体、子宫颈、子宫腔、子宫颈管、子宫口）；辨析子宫颈阴道部和子宫颈阴道上部，指认子宫阔韧带、子宫圆韧带、子宫主韧带、子宫骶韧带、阴道口、处女膜、阴道穹、阴阜、大阴唇、小阴唇、阴蒂、阴道前庭、尿道外口等结构和位置；辨认女性乳房的乳头、乳晕、乳腺叶、输乳管的位置和形态结构。

2．显微结构的观察和辨识

（1）睾丸切片　肉眼观察组织表面的红色带即白膜；低倍镜下观察睾丸实质内的精曲小管及其断面

和睾丸间质；高倍镜下观察精曲小管的管壁结构、精原细胞和精子的形态、结构。观察睾丸间质细胞的位置、形态和结构。①精曲小管，管壁由多层细胞构成，外围的红色细线为基膜。②精原细胞，靠近基膜数量多，体积小，核圆，染色深。③精子，在精曲小管管腔内，头部呈点状，染成蓝色，尾部常被切断，不易看到。④间质细胞，在睾丸间质内，单个或成群存在，细胞呈圆形或多边形，细胞质染成淡红色，核圆，核仁清晰。

（2）卵巢切片　低倍镜下观察皮质和髓质，皮质位于浅部，占实质的大部分，其内有许多不同发育阶段的卵泡；髓质位于深部，由疏松结缔组织及血管等构成。高倍镜主要观察皮质区内不同发育阶段的卵泡和黄体。

1）原始卵泡：位于皮质浅层，中央有一个较大的卵细胞，染色较淡。卵细胞周围有一层扁平（或柱状）细胞，此即卵泡细胞。

2）生长卵泡：可以观察到不同发育阶段的生长卵泡，其大小虽有较大差异，但其结构有下列共同特点，即卵细胞逐渐增大，卵细胞周围有透明带，卵泡细胞为多层，卵泡细胞间出现大小不等的卵泡腔，卵泡周围的结缔组织形成卵泡膜。

3）成熟卵泡：结构与晚期生长卵泡相似，但体积更大，整个卵泡向皮质表面凸出。

4）黄体：由粒黄体细胞和膜黄体细胞组成，粒黄体细胞较大，染色较浅，膜黄体细胞较小，染色较深，多位于黄体周边部。黄体周围有结缔组织包绕，黄体内可见丰富的毛细血管。

（3）子宫切片（内膜为增生期）　肉眼观察子宫壁，很厚，子宫内膜染成紫蓝色，肌层染成红色。低倍镜下由内膜向深部逐层观察。

1）内膜：浅层为单层柱状上皮，染成淡紫色。上皮深面为固有层，由较致密的结缔组织构成，其内可见由单层柱状上皮构成的腺腔狭窄的子宫腺，以及许多小血管断面。

2）肌层：为平滑肌，很厚。肌层的层次不很明显，其内血管很多。

【注意事项】

1. 实训开始前要穿好隔离衣、戴好口罩和手套，做好个人防护。
2. 翻看标本时要认真细致、动作轻柔，不要生拉硬扯。
3. 观察显微结构时要耐心仔细，细致区分，注意高、低倍镜的调换。

【思考题】

男、女性生殖器官形态、结构有哪些区别？

【技能测试】

1. 在大体标本上，指认男、女生殖系统中各器官，并简要介绍它们的结构特点。
2. 在睾丸、卵巢、子宫的HE染色图片上，标注各器官的主要结构和不同发育阶段的生殖细胞。

目标检测

答案解析

一、单项选择题

1. 关于男性生殖系统的表述，正确的是（　）

A. 内生殖器包括生殖腺和输精管道两部　　B. 精囊是贮存精子的囊

C. 附睾能贮存精子并促进精子进一步发育　　D. 阴茎由一个海绵体和皮肤构成

E. 男性激素由生精小管上皮产生

2. 精子排出体外时不经过的器官是（ ）

A. 精囊 B. 阴茎 C. 附睾 D. 输精管 E. 前列腺

3. 对睾丸的描述正确的是（ ）

A. 位于阴囊内的空腔性器官 B. 是由皮质和髓质构成的实质性器官

C. 后缘有血管、神经和淋巴管出入 D. 下端连接输精管

E. 精曲小管上皮能产生精子和分泌男性激素

4. 输精管道最后一段是（ ）

A. 附睾 B. 输精管 C. 尿道 D. 射精管 E. 精囊

5. 关于前列腺，叙述正确的是（ ）

A. 是男性独有的器官 B. 位于膀胱底的后方 C. 呈尖向上的栗子形

D. 有输精管穿过 E. 后面有一横沟

6. 产生精子和分泌男性激素的器官是（ ）

A. 附睾 B. 前列腺 C. 精囊 D. 尿道球腺 E. 睾丸

7. 位于阴囊内的器官是（ ）

A. 前列腺 B. 输精管 C. 射精管 D. 附睾 E. 精囊

8. 分泌睾酮的细胞主要是（ ）

A. 精母细胞 B. 睾丸支持细胞 C. 睾丸间质细胞 D. 精原细胞 E. 精子

9. 关于卵巢，叙述正确的是（ ）

A. 性成熟期体积最大 B. 是受精的场所 C. 内侧端连接子宫

D. 其形态和大小与年龄无关 E. 前缘游离，后缘附有系膜

10. 卵子受精一般发生在输卵管的（ ）

A. 漏斗部 B. 壶腹部 C. 峡部 D. 子宫部 E. 输卵管伞

11. 关于子宫，叙述错误的是（ ）

A. 属于女性内生殖器 B. 呈倒置的梨形

C. 分为底、体、颈三部分 D. 子宫壁由内向外依次为内膜、肌层和外膜

E. 子宫是受精及胚胎发育的场所

12. 乳房脓肿切开引流时，做放射状切口主要是避免损伤（ ）

A. 乳房的血管和神经 B. 乳房的淋巴管 C. 输乳管

D. Cooper韧带 E. 乳房皮肤

13. 关于成年未孕子宫，叙述正确的是（ ）

A. 呈前倾前屈位 B. 呈前倾后屈位 C. 位于下腹部

D. 在膀胱前方 E. 位于盆腔正中

14. 女性腹膜腔与外界相通的途径不包括（ ）

A. 输卵管 B. 子宫 C. 阴道 D. 卵巢 E. 输卵管伞

15. 关于会阴，叙述不正确的是（ ）

A. 有广义会阴和狭义会阴 B. 分为尿生殖区和肛区

C. 尿生殖区和肛区的构成相同 D. 控制排尿的肌位于尿生殖区

E. 坐骨肛门窝有肛门通过

二、简答题

1. 男性肾结石为什么多在输尿管引发症状？

2．子宫的固定装置有哪些，主要作用是什么？

3．月经周期可分为几个阶段，如何大致推算？

（王家增）

书网融合……

知识回顾　　微课　　习题

第八章 循环系统

PPT

学习目标

知识要求：

1. 掌握循环系统的组成、主要功能；心血管系统的组成；体循环、肺循环的途径；心的位置、外形、心腔、心的传导系统；主动脉的起始、分部；主动脉各部的主要分支概况；上肢动脉干的名称、位置和分布；胸主动脉、腹主动脉的位置和分支概况；腹腔干、肠系膜上动脉、肠系膜下动脉的分支和分布概况；下肢动脉干的名称、位置和主要分支；上腔静脉的组成和收集范围；上肢浅静脉的名称和起止部位；下腔静脉的组成和收集范围；下肢浅静脉的名称和起止部位；肝门静脉的组成、主要属支及侧支循环；胸导管的起始、行程和注入部位；脾的位置和形态。

2. 熟悉血管的微细结构；微循环的组成；心壁的构造、心的血管、心包和心的体表投影；肺循环的血管；颈外动脉的主要分支及其分布；盆部动脉干的名称及其主要分支、分布；子宫动脉行程及其与输尿管的关系；全身主要淋巴结群的名称、位置和收集范围。

3. 了解颈内静脉、颈外静脉的起始、注入部位；上肢深静脉、下肢深静脉的名称及移行关系；右淋巴导管的组成及注入部位；淋巴干的名称及其收集范围；淋巴结的形态、微细结构和功能；脾的微细结构和功能；单核吞噬细胞系统的概念、组成和功能。

技能要求：

1. 学会结合标本描述心的位置、外形和心各腔结构，全身各部动脉干的位置。

2. 学会在活体上找出颈总动脉、面动脉、颞浅动脉、锁骨下动脉、肱动脉、桡动脉、手指的动脉、股动脉和足背动脉的摸脉点和压迫止血点；找出测量血压、切脉的部位；触摸颈部、腋窝及腹股沟淋巴结。

3. 能在光镜下辨认心壁、血管壁、淋巴结、脾的微细结构。

循环系统是由一系列连续而密闭的管道构成的系统，包括心血管系统和淋巴系统，分布于人体各部。心血管系统包括心、动脉、毛细血管和静脉，其管道中循环流动着血液；淋巴系统包括淋巴管道、淋巴组织及淋巴器官，其管道内有流动的淋巴，淋巴最后汇入静脉。

循环系统的主要功能是物质运输，即消化管吸收的营养物质、肺吸入的氧气及内分泌腺分泌的激素等运送到全身各器官、组织和细胞，同时将其产生的代谢产物（如二氧化碳、尿素）及水等输送到肺、肾和皮肤等排出体外，以维持机体新陈代谢的不断进行。

第一节　心血管系统

一、概述

（一）心血管系统的组成

心血管系统由心和血管组成，其中血管包括动脉、静脉和毛细血管。

1. 心　是机体血液循环的动力器官，通过节律性的收缩与舒张吸入和射出血液，从而推动血液循环。

2. 动脉　是运送血液离开心脏的管道。由心室发出，在行程中不断分支，管径越分越细，最后移行为毛细血管。

3. 毛细血管　是连接在动脉末端和静脉起始处的微细血管，彼此连接成网，分布广泛，管壁很薄，血流缓慢，是血液与血管外组织液间进行物质交换的部位。

4. 静脉　是运输血液回到心脏的管道，始于毛细血管的静脉端，在向心回流途中逐渐汇合变粗，最后注入心房。

（二）血液循环的途径

通过神经体液的调节，血液从心室射出，流经动脉、毛细血管和静脉，最后回到心房，这种血液周而复始、不断循环的流动，称为血液循环。根据血液循环的途径和功能的不同，可分为体循环和肺循环（图 8-1-1）。

1. 体循环　又称大循环，当左心室收缩时，含氧丰富的动脉血由左心室射入主动脉，再沿主动脉的分支到达全身各部的毛细血管，在此血液与周围的组织、细胞进行物质交换，将氧气和营养物质运输到组织、细胞，同时组织、细胞产生的代谢产物进入血液，这样鲜红色的动脉血转变为暗红色的静脉血，再经静脉返回右心房。体循环的特点是流程长，流经范围广，主要功能是物质交换。

2. 肺循环　又称小循环，当右心室收缩时，静脉血从右心室射入肺动脉干，再经肺动脉的各级分支到达肺的毛细血管，在此完成气体交换，血液中的二氧化碳进入肺泡，肺泡内的氧气进入血液，这样暗红色的静脉血转化为鲜红色动脉血，再经肺静脉回到左心房。肺循环的特点是流程短，血流只经过肺，主要功能是进行气体交换。

（三）血管吻合及侧支循环

人体血管间存在着广泛的吻合以适应各部的功能。按血管吻合形式分为动脉间吻合、静脉间吻合、动静脉吻合（图 8-1-2）。

1. 动脉间吻合　指多条动脉间借血管支、吻合支或交通支相互吻合成动脉网、动脉弓或动脉环，如关节动脉网、掌深弓、掌浅弓、脑底动脉环等。常见于经常运动或较易受压的部位以及时常改变形态的器官。

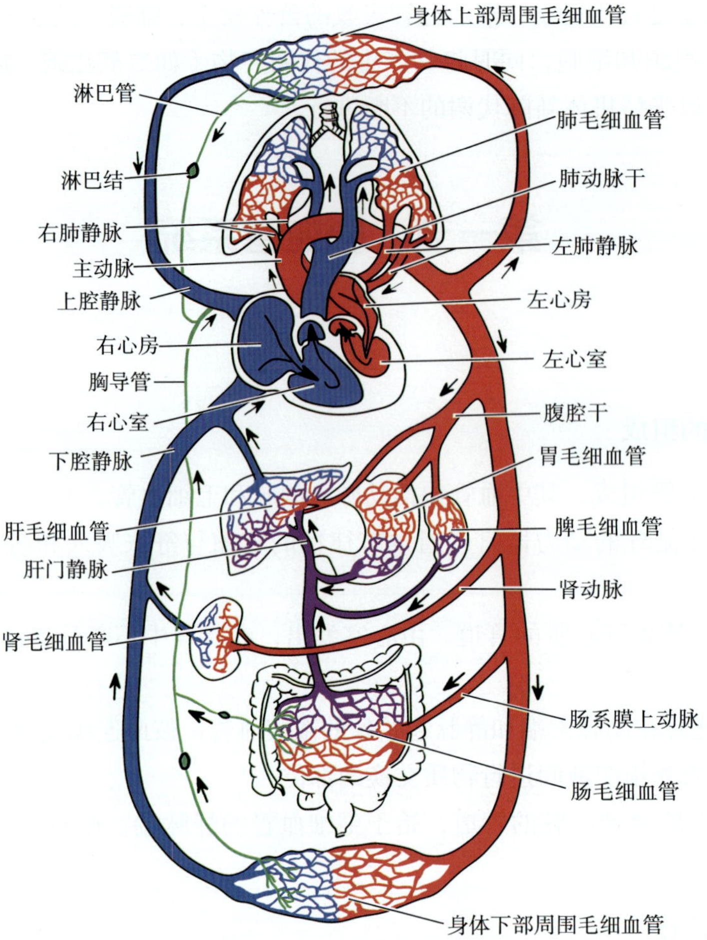

图8-1-1 血液循环示意图

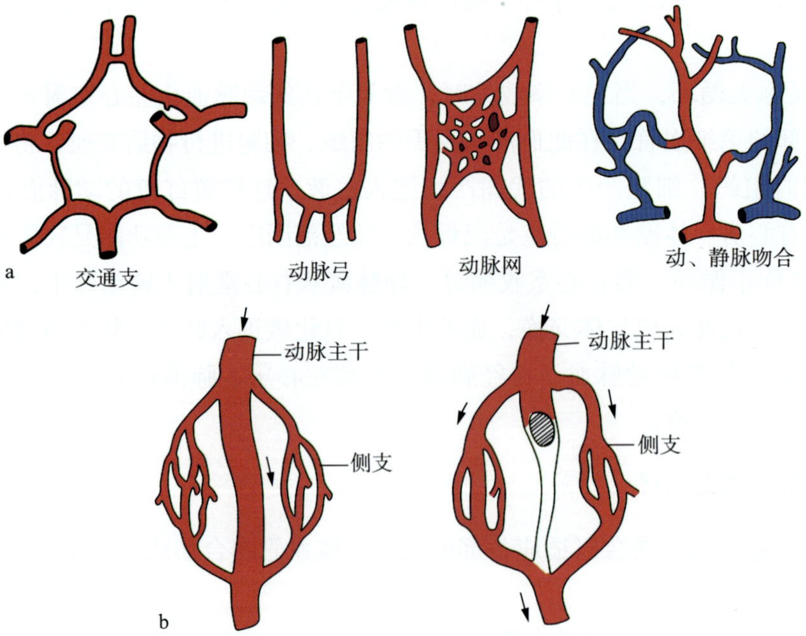

图8-1-2 血管吻合及侧支循环

a. 血管吻合形式 b. 侧支吻合和侧支循环

2. 静脉间吻合 指多条静脉间彼此吻合成静脉网、静脉弓和静脉丛。皮下浅静脉间常吻合成静脉网或静脉弓，如手背静脉网、足背静脉弓。深静脉间常吻合成静脉丛，如食管静脉丛、直肠静脉丛等。

3. 动静脉吻合 指小动脉与小静脉之间借交通支彼此吻合，具有缩短循环途径、调节局部血液供应和体温的作用。分布于体内许多部位，如指尖、鼻、唇、生殖器勃起组织等。

4. 侧支吻合 指由血管主干不同高度发出的侧副支形成的吻合。在正常状态下，侧副支较细小，当动脉主干受阻，血流量增加，侧副支不断扩大，代替主干向远端供血，这种通过侧支吻合建立的血液循环叫侧支循环。在病理状态下，侧支循环的建立对保证器官的血液供应具有重要意义。

（四）血管的微细结构

血管包括动脉、静脉和毛细血管。根据管径的大小，动脉和静脉又分为大、中、小、微四级，各级间在形态结构上无明显界限。大动脉指近心的动脉，如主动脉和肺动脉；中动脉的管径为1~10mm，除大动脉外，凡是在解剖学中有名称的动脉均属中动脉，如肱动脉、尺动脉等；管径小于1mm的动脉属小动脉，其中接近毛细血管、管径在0.3mm以下的动脉称微动脉。大静脉管径大于10mm，如上腔静脉和下腔静脉；管径小于2mm的静脉属小静脉，其中与毛细血管相连的静脉称微静脉；管径介于大、小静脉之间的属中静脉。

1. 动脉 管壁较厚，分为三层，内膜、中膜和外膜（图8-1-3，8-1-4）。

（1）内膜 由内皮、内皮下层和内弹性膜组成，位于最内层。内皮表面光滑，可减少血流阻力；内皮下层是薄层结缔组织；内弹性膜由弹性蛋白构成，富有弹性。中动脉中内弹性膜最明显。

（2）中膜 最厚，由平滑肌和弹性纤维构成。大动脉又称弹性动脉，因中膜以弹性纤维构成的弹性膜为主，有40~70层，管壁具有良好弹性。当心室收缩时，血液进入大动脉，使其扩张；当心室舒张时，大动脉弹性回缩，推动管内血液持续流动，维持血液流动的连续性。中动脉中膜以平滑肌为主，有10~40层，小动脉中膜由数层平滑肌组成，故中、小动脉又称为肌性动脉。小动脉平滑肌的舒缩，可明显改变血管的管径，影响器官的血液灌流量，且可改变血流的外周阻力，影响血压，故小动脉又称外周阻力血管。

（3）外膜 由结缔组织构成，大动脉外膜内有小血管、淋巴管和神经分布。

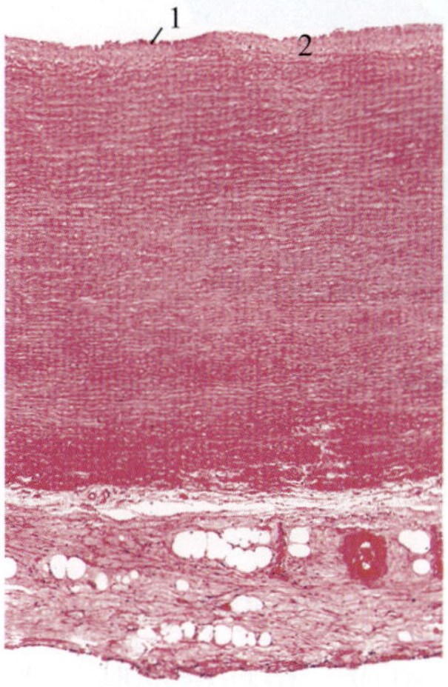

图8-1-3 大动脉

1. 内皮；2. 内皮下层

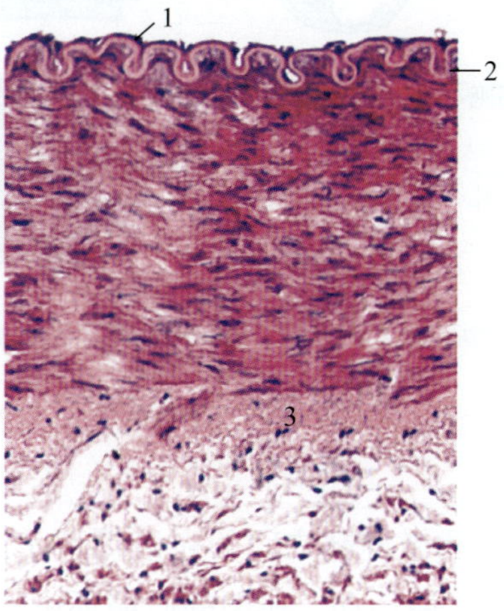

图8-1-4 中动脉

1. 内皮；2. 内弹性膜；3. 外弹性膜

2\. **静脉** 与各级相应动脉相比，静脉管径较大，管壁较薄，弹性小，横断面不规则，腔内多有静脉瓣。静脉的管壁分为内膜、中膜和外膜，三层膜分界不清楚。内膜最薄，由内皮和少量结缔组织组成；中膜由少量环形平滑肌和结缔组织组成，不发达；外膜比中膜厚，由结缔组织组成，大静脉外膜含有较多的纵行平滑肌束（图8–1–5）。管径在0.2mm以下的静脉，称为微静脉。

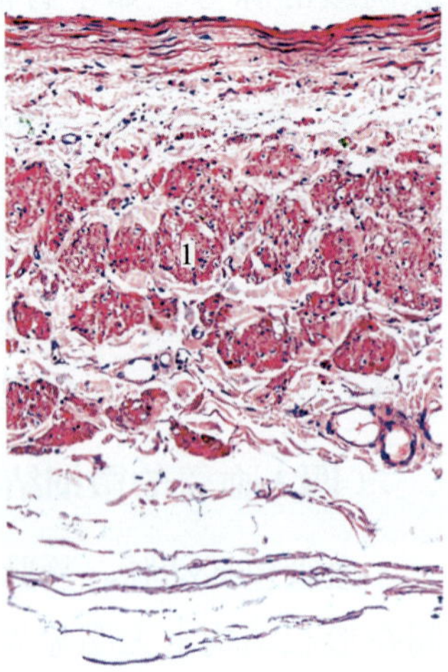

图8–1–5 大静脉

3\. **毛细血管** 位于动脉与静脉之间，分支较多，相互吻合成网。毛细血管分布广泛，其管壁很薄，管径很细，为6~8 μm，管壁由内皮和基膜组成（图8–1–6）。

电镜下，根据毛细血管内皮和基膜的结构特点，可分为三类。

（1）连续毛细血管 内皮细胞连续，细胞间借紧密连接相连，基膜完整。主要分布于结缔组织、肌组织、胸腺和中枢神经系统。

（2）有孔毛细血管 内皮细胞不含核的部分极薄，有许多贯穿胞质的小孔，孔有隔膜封闭，基膜完整。主要分布于胃肠黏膜、肾血管球和内分泌腺等处。

（3）血窦 也称窦状毛细血管，管腔大，形状不规则，内皮上有孔，内皮细胞间隙大，基膜不完整或缺失，窦壁和窦腔中常有巨噬细胞，主要分布于肝、脾、骨髓和一些内分泌腺。

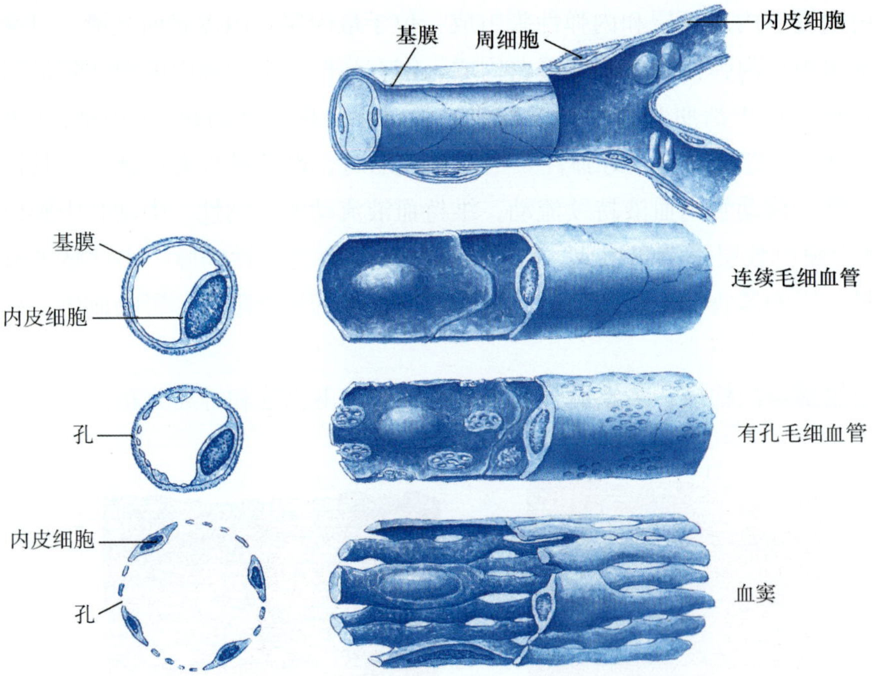

图8–1–6 毛细血管结构模式图

（五）微循环

微循环是指微动脉和微静脉之间的血液循环（图8–1–7），具有调节局部血流量的作用，从而影响局部组织、细胞的功能代谢活动。典型的微循环由六个部分组成，包括微动脉、中间微动脉、真毛细血管、直捷通路、动静脉吻合和微静脉。

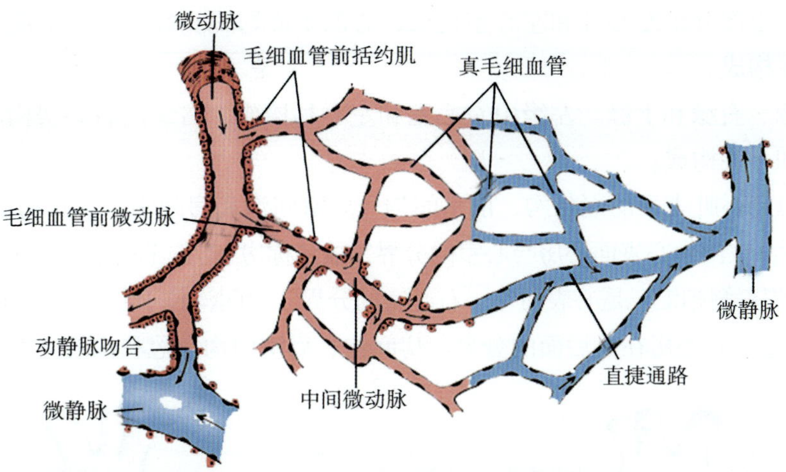

图8-1-7 微循环模式图

二、心

（一）心的位置和外形

1. **心的位置** 心位于胸腔的中纵隔内，外裹心包，约2/3居身体正中线的左侧，1/3位于正中线的右侧。心的前面紧贴胸骨体和左侧第2~6肋软骨，大部分被肺和胸膜所遮盖；后方平对第5~8胸椎，邻食管和胸主动脉等；上方与出入心的大血管相连，下方与膈相邻，两侧借纵隔胸膜与肺相邻（图8-1-8）。

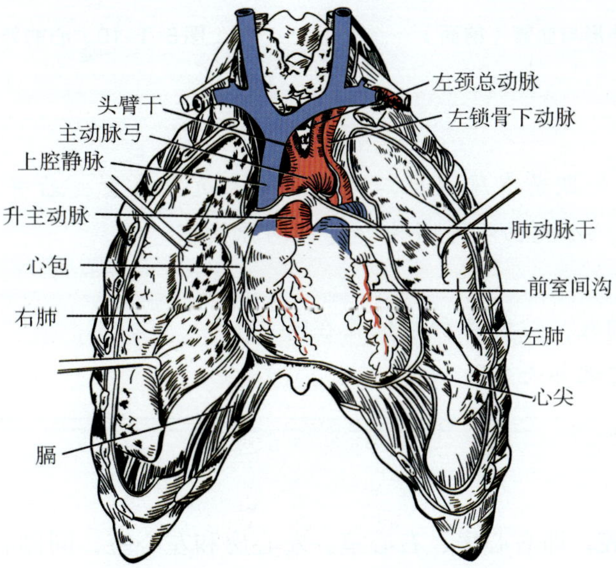

图8-1-8 心的位置

2. **心的外形** 形似倒置的、前后略扁的圆锥体，大小似本人的拳头，具有一尖、一底、两面、三缘和四条沟（图8-1-9，图8-1-10）。

一尖称心尖，朝向左前下方，圆钝、游离，由左心室构成，其体表投影位于左侧第5肋间隙锁骨中线内侧1~2cm处，此处可看到或扪到心尖搏动。

一底即心底，朝向右后上方，由左心房和小部分右心房构成，与出入心的大血管相连。

心的两面分别是前面和下面。前面朝向前上方，紧邻胸骨体和肋软骨，又称胸肋面，大部分由右心房和右心室构成，小部分由左心耳和左心室构成；心的下面与膈相邻，又称膈面，大部分由左心室构成，小部分由右心室构成。

三缘分别是左缘、右缘和下缘。左缘由左心室和左心耳构成，右缘由右心房构成，下缘较锐利，朝向前下，由右心室和心尖构成。

四条沟分别是位于心脏表面的冠状沟、前室间沟、后室间沟和房间沟。冠状沟靠近心底，近似环形，前方被肺动脉干中断，该沟是心表面心房与心室的分界，故又称房室沟；前室间沟与后室间沟分别位于胸肋面与膈面，两沟在心尖右侧相汇，是心表面左、右心室的分界；房间沟位于心底部，是右心房与右肺上下静脉交界处的浅沟，是左、右心房在心后面的分界。房间沟、后室间沟和冠状沟的交汇处，称为房室交点。

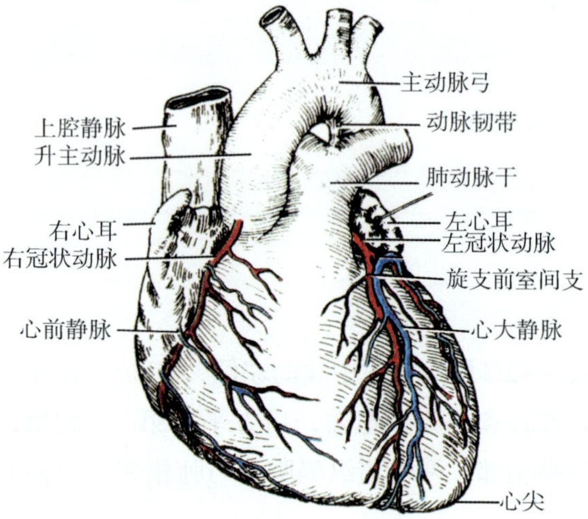

图8-1-9 心的外形与血管（前面）

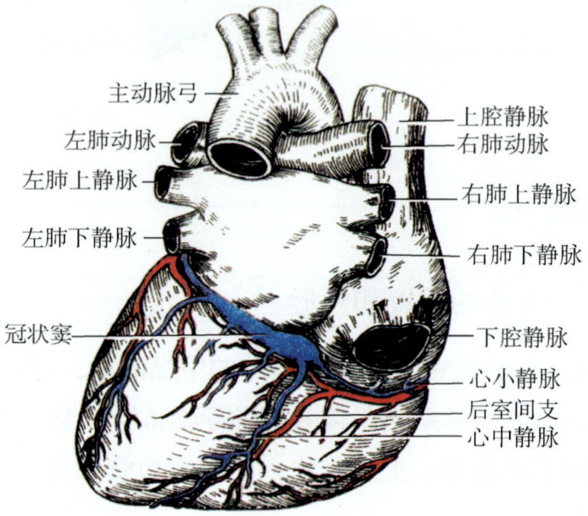

图8-1-10 心的外形与血管（膈面）

岗位情景模拟6

患者，女，60岁，长期患有风湿性二尖瓣膜病，近来感冒，后并发心内膜炎，突然心前区剧烈疼痛而来院就诊。入院初步诊断为心尖部动脉栓塞。

问题与思考

1. 心尖由何结构构成？心尖搏动的位置在哪？
2. 心的位置？心的毗邻关系？

答案解析

（二）心腔

心被心间隔分为四个腔，即右心房、右心室、左心房和左心室，同侧心房与心室之间借房室口相通。左、右心房之间有房间隔，左、右心室之间有室间隔。

1. 右心房 位于心的右上部，壁薄腔大，以界沟为界分为前部的固有心房和后部的腔静脉窦，与界沟相对应的心腔内面有纵行的肌隆起称界嵴。固有心房突向左前方的部分，称右心耳，其内有许多平行排列的肌隆起，称梳状肌。右心房有3个入口和1个出口。3个入口分别是上腔静脉口、下腔静脉口及冠状窦口，上、下腔静脉口分别位于右心房右侧的上、下部，分别接纳上腔静脉与下腔静脉，冠状窦口位于下腔静脉口与右房室口之间，下部有半月形的冠状窦瓣。出口是右房室口，位于右心房的前下部，通往右心室。在右心房后内侧壁，房间隔的中下部有一卵圆形浅凹，称卵圆窝，是胎儿时期卵圆孔闭合后的遗迹，也是房间隔缺损的好发部位（图8-1-11）。

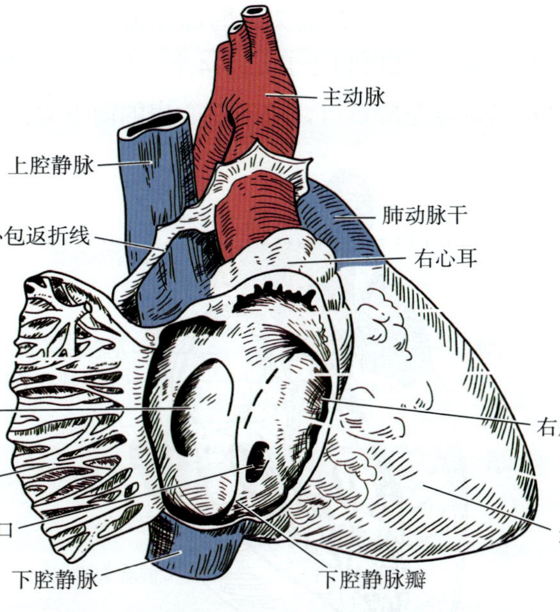

图8-1-11 右心房

2. 右心室 位于右心房的左前下方，构成胸肋面的大部分。右心室略呈尖向下的锥体形，其前下部室壁凸凹不平，有许多交错排列的肌隆起，称肉柱，由室壁突入室腔的锥体形肌隆起称乳头肌，其左上部腔面光滑。右心室有1个入口和1个出口。入口是右房室口，其周围的纤维环上附有三片三角形的瓣膜，称三尖瓣，瓣膜的边缘借腱索连于室壁乳头肌。当右心室收缩时，血液推动三尖瓣，使其闭合，关闭右房室口。同时，由于乳头肌的收缩和腱索的牵拉，防止瓣膜翻向右心房。纤维环、三尖瓣、腱索和乳头肌在功能上是一个整体，称三尖瓣复合体，共同防止血液逆流入右心房。出口是肺动脉口，位于右心室的左上部，通向肺动脉，其起始部形似倒置的漏斗，室壁光滑无肉柱，称动脉圆锥。肺动脉口周围的纤维环上附有三个半月形袋状瓣膜，称肺动脉瓣，瓣膜开口朝向肺动脉干。当右心室收缩时，血流冲开肺动脉瓣，进入肺动脉；当右心室舒张时，瓣膜关闭，防止血液逆流（图8-1-12）。

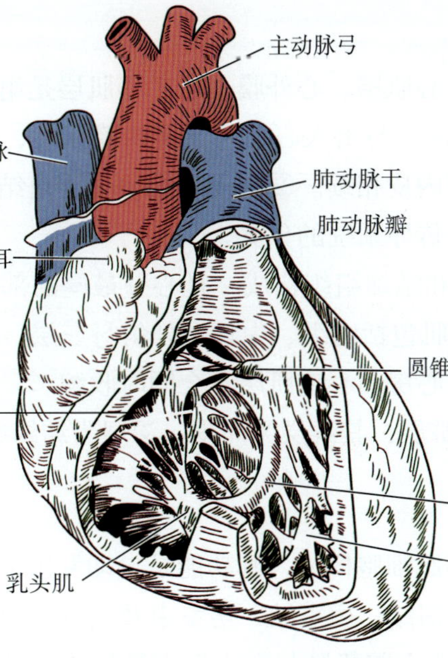

图8-1-12 右心室

3. **左心房** 构成心底的大部分，其左侧向前突出的部分称左心耳，其内结构与右心耳类似，但没有右心耳的梳状肌发达。左心房有4个入口和1个出口。4个入口均是肺静脉口，位于左心房壁的两侧，左、右分别有上、下肺静脉口；出口是左房室口，位于左心房的前下方，通向左心室（图8–1–13）。

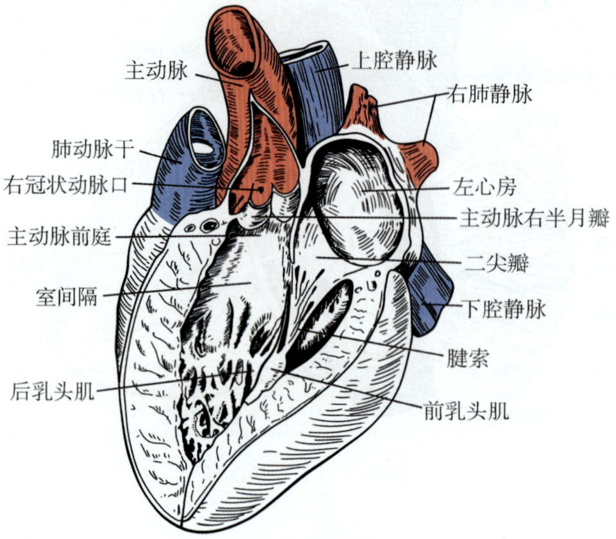

图8–1–13 左心房与左心室

4. **左心室** 大部分位于右心室的左后方，呈圆锥状，构成心尖与心左缘。左心室后外侧，室壁肉柱发达，也有凸向室腔的乳头肌。左心室有1个入口和1个出口。入口是左房室口，其周围纤维环上附的两片三角形瓣膜，称二尖瓣，瓣膜的边缘借腱索连于室壁乳头肌。纤维环、二尖瓣、腱索和乳头肌在功能上与三尖瓣复合体相同，称二尖瓣复合体。出口是主动脉口，位于左房室口的前内侧，通向主动脉。其口周围的纤维环上附有3个袋口向上、呈半月形的主动脉瓣，其形态、功能同肺动脉瓣。主动脉瓣相对的主动脉壁向外膨出形成3个开口向上的主动脉窦，分别为左窦、右窦及后窦，其中左窦和右窦分别有左、右冠状动脉的开口（图8–1–13）。

（三）心壁的微细结构

心壁从内向外依次为心内膜、心肌层、心外膜三层，心肌层是组成心壁的主要部分。

1. **心内膜** 衬贴于心壁内表面，与出入心的大血管内膜相续，并折叠形成心瓣膜。由内向外分为三层：①内皮，与出入心的大血管内皮相续。②内皮下层，主要由结缔组织组成。③心内膜下层，由结缔组织构成，内含血管、神经及心传导系统的分支。

2. **心肌层** 主要由心肌纤维和结缔组织构成，是心壁最厚的部分。心室肌比心房肌厚，左心室肌层最厚，约为右心室的3倍。心室肌包括内纵、中环和外斜行三层。心房肌和心室肌均附着于心纤维性支架上，且被其分开互不连续，故心房和心室肌层不会同时收缩。

3. **心外膜** 为浆膜性心包的脏层，其浅层为间皮，深层为结缔组织，内有血管和神经走行。

（四）心的传导系统

心的传导系统由特殊分化的心肌细胞构成，其功能是自动发出节律性兴奋并传导冲动，维持心的正常节律性搏动。心的传导系统由窦房结、房室结、房室束及其分支组成（图8–1–14）。

1. **窦房结** 呈长椭圆形，位于上腔静脉与右心房交界处的心外膜深面。能发出节律性兴奋，是心的正常起搏点。

2. 房室结 呈扁椭圆形，位于冠状窦口与右房室口之间的心内膜的深面，接受来自窦房结的兴奋，并将兴奋作短暂延搁，再由其前端发出的房室束传向心室，以保证心肌收缩过程中心房先收缩、心室后收缩的顺序。房室结也能产生兴奋，但频率较窦房结低，所以正常情况下其兴奋不表现出来。

3. 房室束及其分支 房室束又称His束，起于房室结前端，沿室间隔膜部后下缘下降，至室间隔肌部上缘分为左、右束支，分别在室间隔两侧心内膜深面下降。最后分为细小的浦肯野纤维，与普通心肌纤维相连。

窦房结发出的兴奋，先传导至心房肌，引起心房肌收缩，同时也传至房室结。兴奋在房室结内作短暂延搁，再沿房室束，左、右束支和浦肯野纤维传至心室肌，引起心室肌收缩。故心房肌收缩和心室肌收缩是交替进行的。

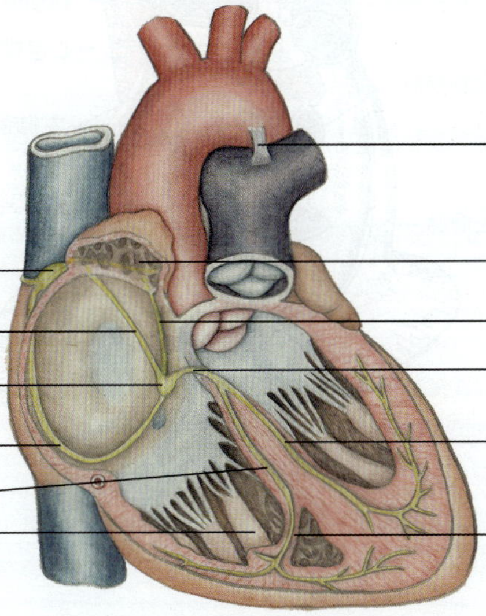

图8-1-14 心的传导系统

（五）心的血管

心的动脉来自左、右冠状动脉，静脉血大部分经过冠状窦注入右心房，小部分直接注入右心房。

1. 心的动脉 营养心的动脉来自左、右冠状动脉（图8-1-9，图8-1-10）。

（1）左冠状动脉 起自于主动脉左窦，主干粗短，在左心耳与肺动脉干之间左行至冠状沟，分为旋支和前室间支。旋支走行于左侧冠状沟内，绕心左缘至左心室膈面，前室间支沿前室间沟下行，绕过心尖切迹与右冠状动脉的后室间支吻合。

左冠状动脉分布于左心房、左心室、右心室前壁一小部分和室间隔前上2/3。

（2）右冠状动脉 起自于主动脉右窦，在右心耳与肺动脉干之间右行至冠状沟，绕心右缘至膈面，在房室交点处分为后室间支和左室后支。后室间支沿后室间沟走行，左室后支继续左行。

右冠状动脉主要分布于右心房、右心室、左心室的后壁、窦房结、房室结和室间隔后下1/3等处。

2. 心的静脉 心绝大部分的静脉血汇集到冠状窦。冠状窦位于左心房与左心室之间的冠状沟后部，开口于右心房，开口处有一半月形瓣膜。其主要属支有心大静脉、心中静脉和心小静脉（图8-1-9，图8-1-10）。

（六）心包

心包为包裹在心和出入心的大血管根部的纤维浆膜囊，分内、外两层，外层是纤维性心包，内层是浆膜性心包（图8-1-15）。

纤维性心包是坚韧的结缔组织囊，伸缩性小，上方与大血管外膜相延续，下方附着于膈中心腱。浆膜性心包分脏层和壁层，脏层包裹在心表面，即心外膜，壁层衬贴于纤维性心包内面。脏、壁两层在出入心的大血管根部相互移行，围成的潜在腔隙称心包腔，内含少量浆液，起润滑作用，可以减少心搏动时的摩擦。

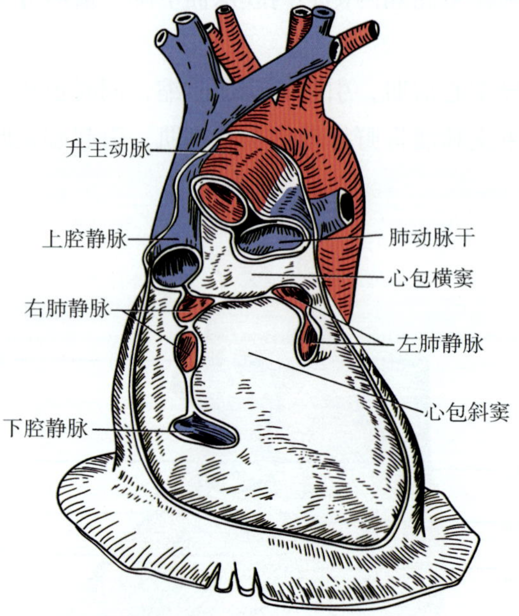

图8-1-15　心包

（七）心的体表投影

心外形在胸前壁的体表投影，一般用4点间的连线来表示（图8-1-16）。

1. **左上点**　位于左侧第2肋软骨下缘，距胸骨左缘1.2cm处。
2. **右上点**　位于右侧第3肋软骨上缘，距胸骨右缘1cm处。
3. **左下点**　位于左侧第5肋间隙，距前正中线7~9cm处。
4. **右下点**　位于右侧第7胸肋关节处。

经左、右上点连线为心的上界；左、右下点连线为心的下界；右上、下点略凸向右的弧形连线为心的右界；左上、下点略凸向左的弧形连线为心的左界。

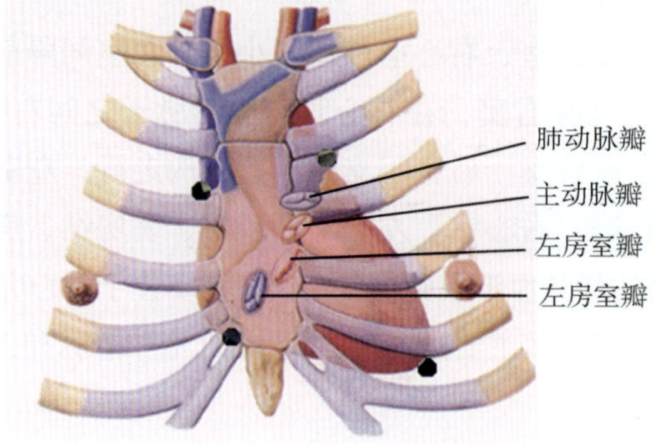

图8-1-16　心的体表投影

三、肺循环的血管

（一）肺循环的动脉

肺动脉干位于心包内，粗而短，起自于右心室，向左后上方斜行至主动脉弓下方，分为左、右肺动脉，经左、右肺门入肺。肺动脉在肺内反复分支，最后在肺泡周围形成毛细血管网。

在肺动脉干分叉处稍左侧，与主动脉弓下缘之间有一短的结缔组织索，称动脉韧带，是胎儿时期动脉导管闭锁的遗迹（图8–1–9）。若出生后6个月动脉导管仍未闭锁，称动脉导管未闭，是一种常见的先天性心脏病。

（二）肺循环的静脉

肺静脉左、右侧各2条，分别是左肺上、下静脉和右肺上、下静脉。起自于肺泡周围毛细血管，在肺内逐级汇合，出肺门，汇入左心房。

四、体循环的动脉

体循环的动脉主干是主动脉，按其行程依次可分为升主动脉、主动脉弓和降主动脉（图8–1–17）。升主动脉自左心室发出，向右前上方斜行，至右侧第2胸肋关节处移行为主动脉弓，在胸骨柄后方，弓形弯向左后方，至第4胸椎体左下缘移行为降主动脉。升主动脉根部较膨大，称为主动脉窦，发出左、右冠状动脉。主动脉弓壁内有压力感受器，可感受血压的变化。主动脉弓下方有主动脉小球，为化学感受器，可感受血液中二氧化碳、氧气的变化。主动脉弓的凸侧自右向左发出头臂干、左颈总动脉和左锁骨下动脉三大分支，头臂干短而粗，向右上方斜行至右侧胸锁关节后方分为右颈总动脉和右锁骨下动脉。降主动脉以第12胸椎水平处的主动脉裂孔为界，分为胸主动脉和腹主动脉，分别是胸部和腹部的动脉主干。降主动脉沿脊柱左前方下行，至第4腰椎体下缘水平面分为左、右髂总动脉，左、右髂总动脉分别在骶髂关节前方分为髂内动脉和髂外动脉，分别为盆部和下肢的动脉主干。

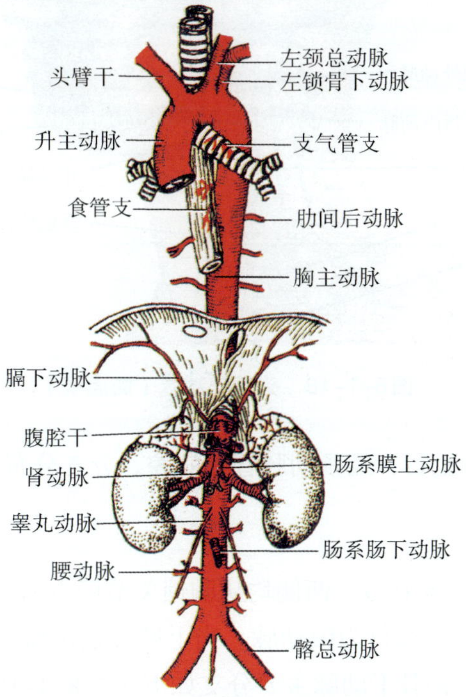

图8–1–17 主动脉分部及其分支

（一）颈总动脉

颈总动脉是头颈部动脉主干，右侧发自头臂干，左侧发自主动脉弓。两侧颈总动脉都经过胸锁关节后方，沿食管、喉和气管的外侧上行至甲状软骨上缘平面，分为颈外动脉和颈内动脉（图8-1-18）。颈总动脉在颈部位置表浅，在胸锁乳突肌前缘可摸到其搏动，如头面部大出血时，可在平对环状软骨、胸锁乳突肌前缘，向后内压向第6颈椎横突进行止血。在颈总动脉分叉处有两个重要结构：①颈动脉窦，是颈总动脉末端和颈内动脉起始处管腔膨大的部分，其内有压力感受器。当血压升高时，刺激窦壁压力感受器，可通过中枢调节反射性引起心跳减慢，血压下降。②颈动脉小球，是连于颈内、外动脉分叉处后方的扁椭圆形小体，属于化学感受器，与主动脉小球一样，能感受血液中二氧化碳的变化。

1. **颈外动脉**　起自颈总动脉，在胸锁乳突肌深面上行至腮腺，于下颌颈高度分颞浅动脉和上颌动脉两终支。主要分支如下（图8-1-18）。

（1）甲状腺上动脉　起于颈外动脉根部，行向前下，分布于甲状腺上部和喉。

（2）面动脉　自颈外动脉前缘发出后向前，经下颌下腺深面，于咬肌前缘处绕下颌骨下缘至面部，经口角、鼻翼外侧上行至眼内眦，称为内眦动脉。面动脉分布到面部软组织、腭扁桃体、下颌下腺等处。面动脉在咬肌前缘与下颌骨下缘交界处，位置表浅，该处为面动脉搏动点和压迫止血点。

（3）颞浅动脉　经耳屏前方和颧弓根浅层上行至颞部，分布于腮腺和额、顶、颞部软组织。在耳屏前方，其位置表浅，该处为颞浅动脉的搏动点和压迫止血点。

（4）上颌动脉　经下颌颈深面进入颞下窝，分支多，分布于耳、鼻腔、腭、牙与牙龈、咀嚼肌和硬脑膜等处，其中分布于硬脑膜的分支称为脑膜中动脉。

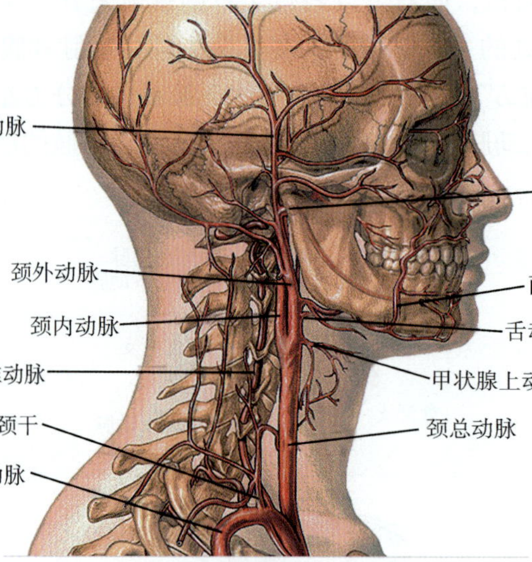

图8-1-18　头颈部动脉（侧面观）

2. **颈内动脉**　在咽外侧垂直上行，经颈动脉管入颅腔，分支分布于脑和眼。

（二）锁骨下动脉

右侧起自头臂干，左侧起自主动脉弓。两侧均从胸锁关节后方斜向外上至颈根部，呈弓形经胸膜顶前方，穿斜角肌间隙至第1肋外缘，移行为腋动脉。当上肢外伤出血时，可在锁骨中点上方，向后下将锁骨下动脉压向第1肋进行止血。锁骨下动脉主要分支如下（图8-1-19）。

1. **椎动脉**　在前斜角肌内侧缘由锁骨下动脉发出，向上穿过第6~1颈椎的横突孔后，经枕骨大孔入颅腔，分支分布于脑和脊髓。

2. 胸廓内动脉　在距胸骨外侧缘约1cm处，沿第1~6肋软骨的深面下行，分为肌膈动脉和腹壁上动脉。

3. 甲状颈干　在椎动脉外侧由锁骨下动脉发出，为一短干，分为甲状腺下动脉和肩胛上动脉。

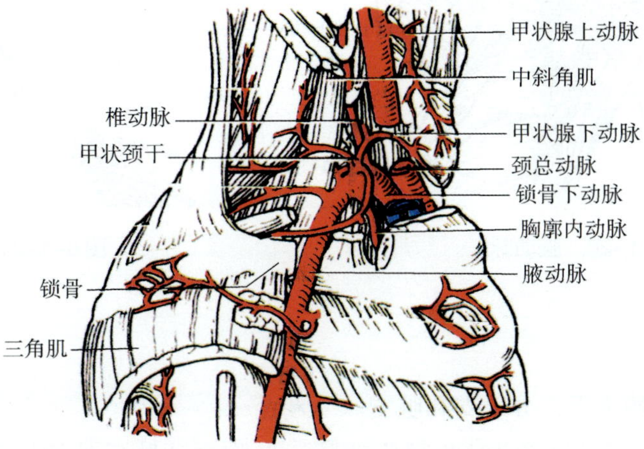

图8-1-19　锁骨下动脉

（三）上肢动脉

锁骨下动脉直接延续为腋动脉，该动脉为上肢的动脉主干。

1. 腋动脉　在第1肋外缘续于锁骨下动脉，经腋窝行向外下，至大圆肌下缘移行为肱动脉。腋动脉分支较多，分布于肩部、背部、胸前外侧壁和乳房等（图8-1-20）。

2. 肱动脉　续于腋动脉，沿肱二头肌内侧缘下行至肘窝，平桡骨颈高度分为桡动脉和尺动脉（图8-1-21）。在肘窝内上方、肱二肌头肌腱内侧，肱动脉位置表浅，可触及其搏动，是测量血压听诊的部位。当上肢远端大出血时，可在臂中部将肱动脉压向肱骨，进行止血。肱动脉主要分支是肱深动脉，斜向后外方，分布于肱三头肌和肱骨，其他分支分布于臂部和肘关节。

3. 桡动脉和尺动脉

（1）桡动脉　沿前臂肌前群桡侧下行，至桡骨茎突内上方，位置表浅，可触摸到其搏动，是中医触诊常选用的部位（图8-1-21）。桡动脉主干绕桡骨茎突至手背，穿第1掌骨间隙至手掌，其末端与尺动脉掌深支吻合形成掌深弓。其主要分支有掌浅支和拇主要动脉。

（2）尺动脉　沿前臂肌前群尺侧下行，绕豌豆骨桡侧至手掌，其末端与桡动脉掌浅支吻合形成掌浅弓（图8-1-21）。

4. 掌浅弓和掌深弓

（1）掌浅弓　位于掌腱膜深面，由尺动脉末端与桡动脉掌浅支吻合而成，由弓的凸侧发出1条小指尺掌侧动脉和3条指掌侧总动脉。指掌侧总动脉行至掌指关节附近，各分为2条指掌侧固有动脉，分别分布于第2~5手指相对缘和手掌。

（2）掌深弓　位于屈指肌腱深面，由桡动脉末端与尺动脉掌深支吻合而成，约平腕掌关节高度，其弓的凸侧发出3条掌心动脉，行至掌指关节附近，分别与相应的指掌侧总动脉吻合。

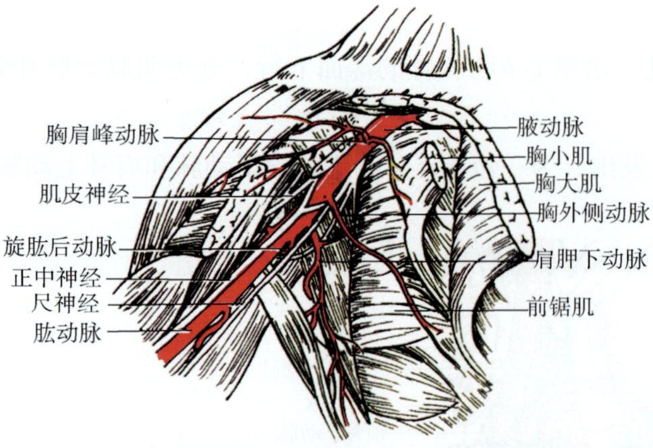

图8-1-20 腋动脉

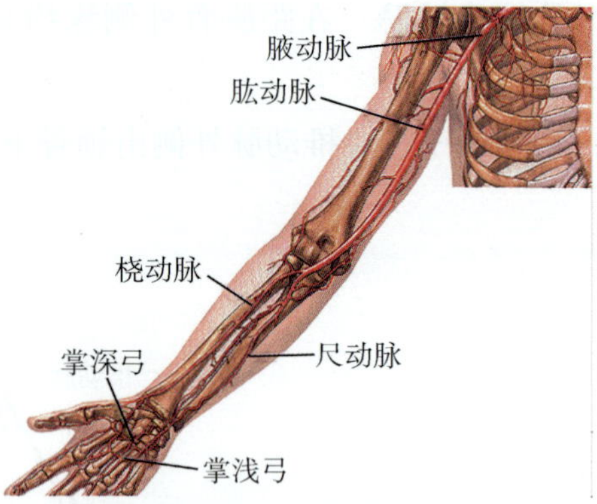

图8-1-21 上肢的动脉

（四）胸主动脉

胸主动脉是胸部动脉的主干，分壁支和脏支。

1. **壁支** 包括1对肋下动脉和9对肋间后动脉，自胸主动脉后外侧壁发出，主干分别走行于第3~11肋间隙和第12肋下方，分支分布于脊髓、背部的肌肉皮肤、胸壁和腹壁上部等处。

2. **脏支** 较细小，有支气管支、食管支和心包支，分别分布于气管、支气管、食管和心包。

（五）腹主动脉

腹主动脉是腹部动脉的主干，亦发出壁支和脏支，脏支比壁支粗大（图8-1-22）。

1. **脏支** 分为成对和不成对两种。成对脏支主要分布于成对脏器，包括肾上腺中动脉、肾动脉和睾丸动脉（卵巢动脉），不成对脏支主要分布于消化管道，包括腹腔干、肠系膜上动脉及肠系膜下动脉。

（1）肾上腺中动脉 平对第1腰椎高度，由腹主动脉侧壁发出，横行向外分布于肾上腺。

（2）肾动脉 平第1、2腰椎之间，由腹主动脉侧壁发出，横行向外分支经肾门入肾。

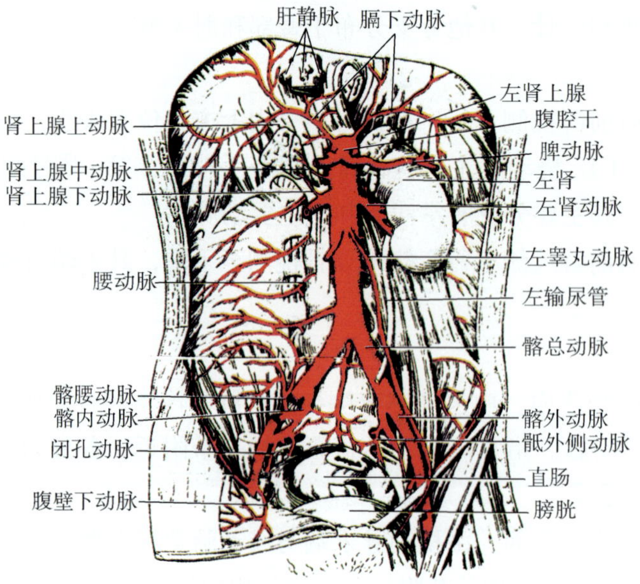

图8-1-22 腹主动脉及其分支

（3）睾丸动脉 细长，在肾动脉起始处稍下方，自腹主动脉前壁发出，斜向外下走行于腰大肌前面，跨输尿管经腹股沟管至阴囊，分布于睾丸和附睾。女性为卵巢动脉，经卵巢悬韧带下行入盆，分布于卵巢和输卵管。

（4）腹腔干　主干粗短，在主动脉裂孔稍下方自腹主动脉前壁发出，立即分为胃左动脉、肝总动脉和脾动脉3支（图8-1-23，图8-1-24）。

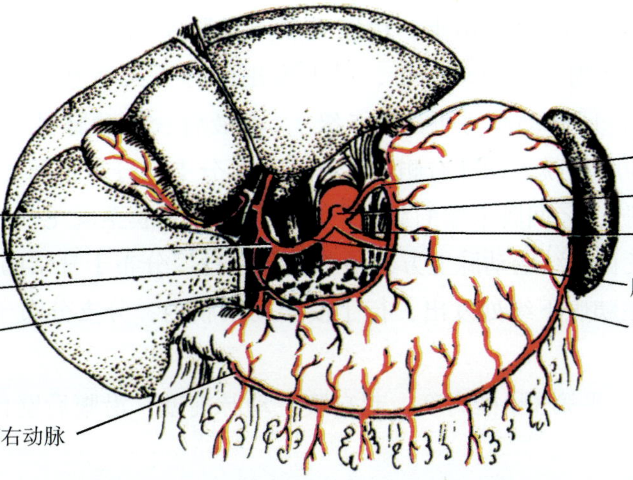

图8-1-23　腹腔干及分支（胃前壁）

1）胃左动脉：向左上行至胃贲门附近，再沿胃小弯向右下走行，分布于食管和胃小弯侧的胃前、后壁。

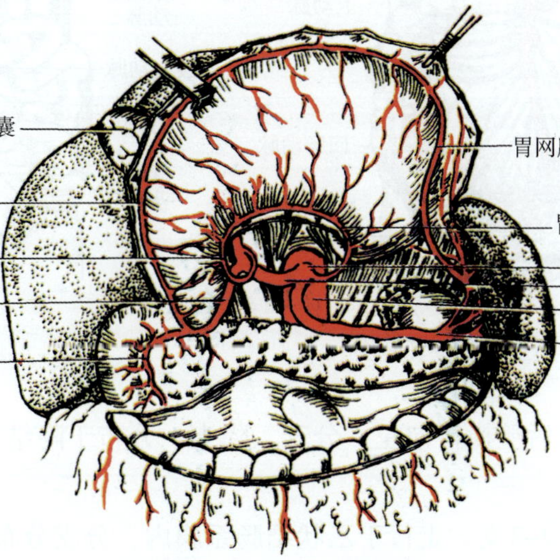

图8-1-24　腹腔干及分支（胃后壁）

2）肝总动脉：向右行至十二指肠上部上方，进入肝十二指肠韧带，分为肝固有动脉和胃十二指肠动脉。

肝固有动脉位于肝十二指肠韧带内，经肝门静脉前方、胆总管左侧上行至肝门，分左、右两支经肝门入肝。其右支入肝门前发出胆囊动脉，分布于胆囊。肝固有动脉起始部发出胃右动脉，胃右动脉行至幽门上缘，沿胃小弯向左走行与胃左动脉吻合，分布于十二指肠上部和胃小弯侧的胃前、后壁。

胃十二指肠动脉经十二指肠上部后方向下行，至幽门下缘分为胃网膜右动脉和胰十二指肠上动脉。胃网膜右动脉沿胃大弯向左行，分布于胃大弯和大网膜；胰十二指肠上动脉于胰头和十二指肠降部之间下行，分前后支分布于胰头和十二指肠降部。

3）脾动脉：沿胰腺上缘向左行至脾门，分数支入脾。沿途分支有胰支，分布于胰体和胰尾；胃短动脉，有3~5支，分布于胃底；胃网膜左动脉，沿胃大弯向右行，与胃网膜右动脉相吻合，分布于胃大弯和大网膜。

（5）肠系膜上动脉　在腹腔干起始处稍下方起自腹主动脉前壁，经胰头后方、十二指肠水平部前面向下行，进入小肠系膜根部，向右下至右髂窝。主要分支如下（图8-1-25）。

1）空肠动脉和回肠动脉：12~16支，由肠系膜上动脉左侧壁发出，走行于肠系膜内，分布于空、回肠。各支动脉分支相互吻合形成动脉弓，弓上发出的分支又相互吻合，如此反复，形成多级动脉弓（空肠动脉弓1~2级，回肠动脉弓可达3~5级），由最后一级动脉弓发出直小动脉分布于肠壁。

2）回结肠动脉：为肠系膜上动脉右侧最下方的一个分支，分布于回肠末端、盲肠、阑尾和升结肠。回结肠动脉发出阑尾动脉，经回肠末端的后面下行，沿阑尾系膜至阑尾。

3）右结肠动脉：发自回结肠动脉上方，沿腹后壁右行，分布于升结肠。

4）中结肠动脉：在胰腺下缘处发出，行于横结肠系膜内，分支分布于横结肠，并与右结肠动脉和左结肠动脉分支吻合。

（6）肠系膜下动脉　平第3腰椎高度，起自腹主动脉前壁，沿腹后壁行向左下。主要分支如下（图8-1-26）。

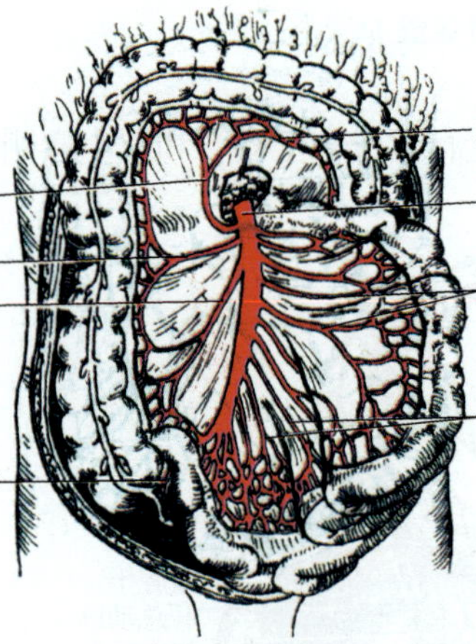

图8-1-25　肠系膜上动脉及其分支

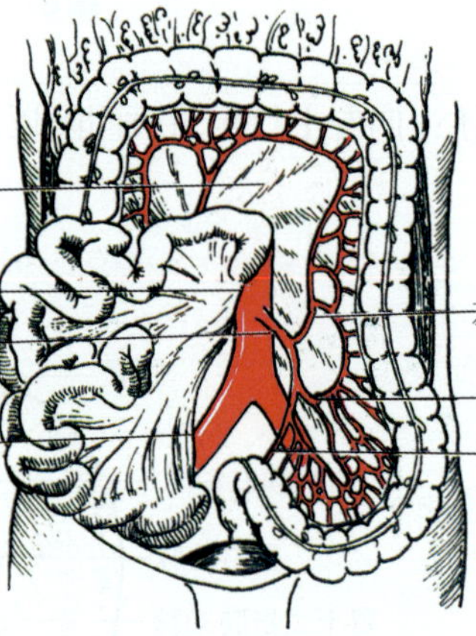

图8-1-26　肠系膜下动脉及分支

1）左结肠动脉：沿腹后壁横行向左，分升、降支，分布于降结肠，并与中结肠动脉与乙状结肠动脉分支吻合。

2）乙状结肠：动脉常2~3支，走行于乙状结肠系膜内，分支分布于乙状结肠。

3）直肠上动脉：为肠系膜下动脉的直接延续，下行至第3骶椎水平分两支，经直肠两侧下行，分布于直肠上部，并与直肠下动脉和肛动脉吻合。

2. 壁支　主要有4对腰动脉，起自腹主动脉后壁，横行向外，分布于腹后壁和脊髓。

（六）髂总动脉

髂总动脉由第4腰椎体下缘自腹主动脉发出，分左、右两支，沿腰大肌内侧向外下行至骶髂关节前面分为髂内动脉和髂外动脉。

1. 髂内动脉　是盆部动脉的主干，沿盆侧壁下行，发出脏支和壁支（图8-1-27）。

（1）脏支　包括①脐动脉，远侧闭锁形成韧带，近侧发出膀胱上动脉，分布于膀胱尖和膀胱体。

②膀胱下动脉，沿盆侧壁下行，分布于膀胱底、精囊及前列腺等处。③直肠下动脉，行向内下，分布于直肠下段，并与直肠上动脉和肛动脉吻合。④阴部内动脉，从梨状肌下孔出骨盆，穿坐骨小孔至坐骨直肠窝，分支分布于肛门周围、会阴和外生殖器。其中至肛门周围的分支称肛动脉。⑤子宫动脉，位于子宫阔韧带内，在子宫颈外侧约2cm处，跨过输尿管前面向内至子宫颈，发出阴道支至阴道，主干沿子宫侧缘迂曲上行，分布于子宫、输卵管和卵巢。在行子宫切除术结扎子宫动脉时，应靠近子宫颈，以免伤及输尿管。

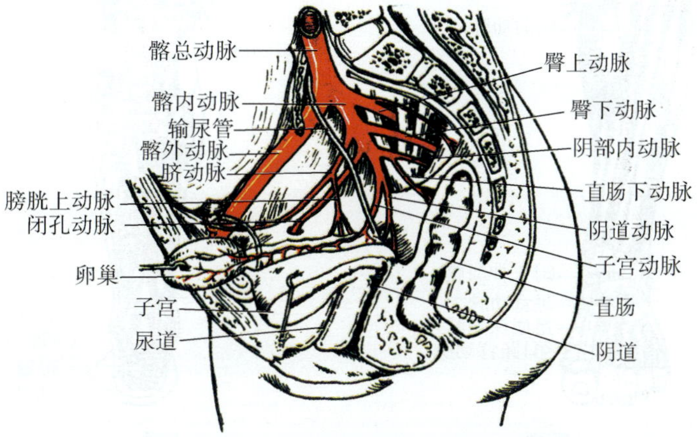

图8-1-27 髂内动脉及其分支（女）

（2）壁支 包括①闭孔动脉，沿盆侧壁前行，穿闭膜管至大腿内侧，分布于髋关节和大腿内侧肌群。②臀上动脉，从梨状肌上孔出盆腔，分布于臀中、小肌和髋关节。③臀下动脉，从梨状肌下孔出盆腔，分布于臀大肌和坐骨神经。

2. 髂外动脉 沿腰大肌内侧缘下行，经腹股沟韧带中点深面到股部，移行为股动脉。主要分支有腹壁下动脉，在腹股沟韧带上方发出，经腹股沟管深环内侧，行向内上，从腹直肌后面进入腹直肌鞘，分布于腹直肌，并与腹壁上动脉吻合。

3. 股动脉 在股三角内行向内下，经收肌管至腘窝，移行为腘动脉（图8-1-28）。分支分布于大腿肌和髋关节。在腹股沟韧带中点稍下方，股动脉位置表浅，可触及其搏动。

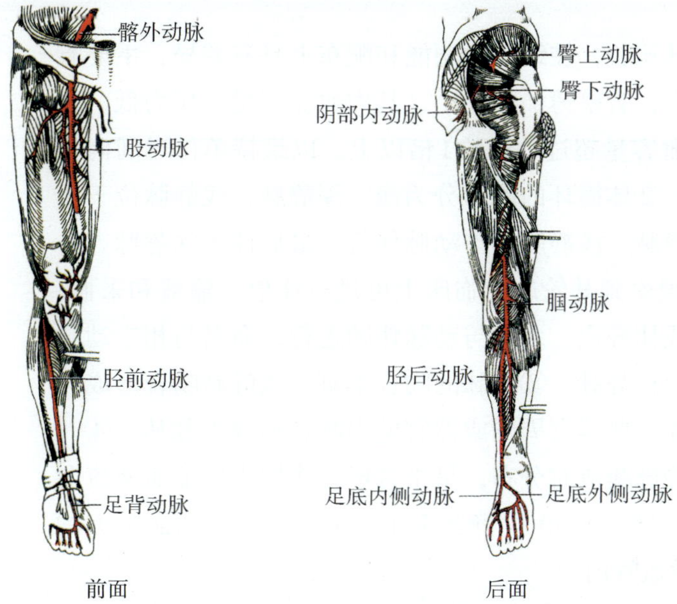

图8-1-28 下肢动脉

4. **腘动脉** 经腘窝深部下行，至腘窝下角分为胫前动脉和胫后动脉（图8–1–29）。在腘窝内腘动脉分支分布于膝关节和附近肌。

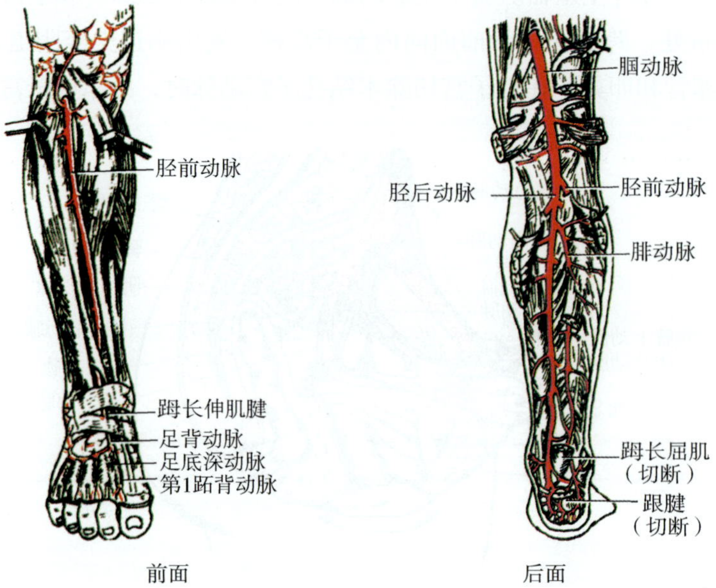

图8–1–29 小腿的动脉

5. **胫后动脉** 在小腿浅、深层肌之间下行，经内踝后方至足底，分为足底内侧动脉和足底外侧动脉（图8–1–28）。胫后动脉在小腿后面的分支分布于胫、腓骨和小腿后群与外侧肌群，在足底分支分布于足底与足趾。

6. **胫前动脉** 穿小腿骨间膜上部至小腿前面，在小腿前群肌之间下行，经踝关节前面至足背，移行为足背动脉（图8–1–29）。沿途发出分支，分布于小腿前群肌及附近皮肤。

足背动脉经足背内侧至第1跖骨间隙，分支分布于足背和足趾。踝关节前面足背动脉位置表浅，在内、外踝连线中点处可触及其搏动。

五、体循环的静脉

体循环的静脉与动脉比较，在结构、功能和配布上具有差异，主要有以下特点：①静脉管腔大，管壁薄，弹性小，其内血流缓慢，压力低，数量多于动脉，静脉内的血容量超过动脉的1倍以上，以维持单位时间内与动脉的血流量保持一致。②体循环的静脉分为浅、深静脉，浅静脉位于皮下浅筋膜内，又称皮下静脉。浅静脉不与动脉伴行，最后注入深静脉。一些大的浅静脉，体表可观察到其轮廓，临床上可进行注射、输液和采血。深静脉位于深筋膜深面或体腔内，多数与动脉伴随走行，命名与相应动脉对应，有的动脉有两条伴行静脉。③静脉的吻合丰富，浅静脉吻合形成静脉网或静脉弓，深静脉在一些器官周围或器官壁内吻合形成静脉丛。④一些静脉内具有静脉瓣，静脉瓣成对分布，呈半月形，作用为保证血液流向回心方向，防止其逆流（图8–1–30）。静脉瓣主要分布于受重力影响大的静脉血管，如四肢的静脉血管内。

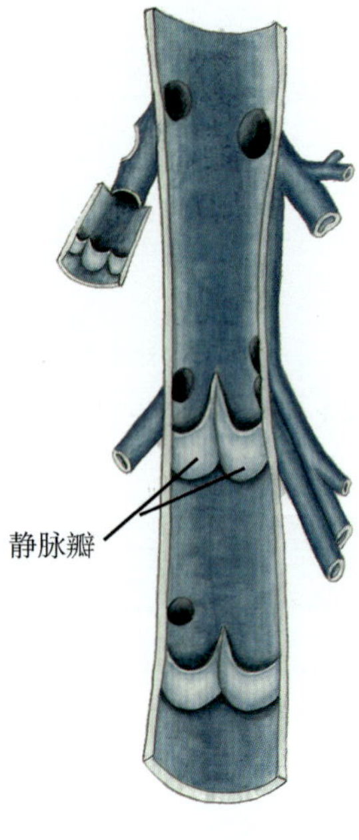

图8–1–30 静脉瓣

体循环的静脉包括上腔静脉系、下腔静脉系和心静脉系。

（一）上腔静脉系

由上腔静脉及其属支组成，收集头颈、上肢、胸部（心除外）和脐以上腹前外侧壁的静脉血。

上腔静脉由左、右头臂静脉在右侧第1胸肋关节后方汇合而成，沿升主动脉右侧下降，在右侧第3胸肋关节水平注入右心房（图8-1-31）。上腔静脉注入右心房之前有奇静脉汇入。

头臂静脉又称无名静脉，左、右各一，由同侧颈内静脉和锁骨下静脉在胸锁关节后方汇合而成，汇合处的夹角称静脉角，有淋巴导管注入。

1. 头颈部的静脉

（1）颈内静脉　在颈静脉孔处与乙状窦相续，伴随颈内动脉和颈总动脉下行，至胸锁关节后方与锁骨下静脉汇合形成头臂静脉。颈内静脉与颈内、颈总动脉共同位于颈动脉鞘内，其壁与颈动脉鞘筋膜相连，管腔常处于开放状态。当颈内静脉损伤破裂时，管腔不易闭锁，加之胸腔负压对静脉回流的吸引，从而使空气容易进入，导致空气栓塞发生。

颈内静脉的属支分为颅内支和颅外支。颅内支通过硬脑膜静脉窦收集脑、视器及颅骨等处的静脉血。颅外支收集面部和颈部的静脉血，属支多，主要有以下分支（图8-1-32）。

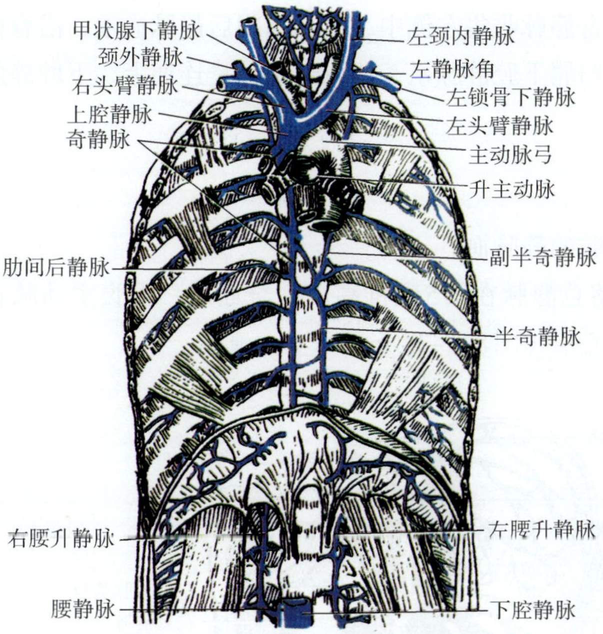

图8-1-31　上肢静脉及其属支

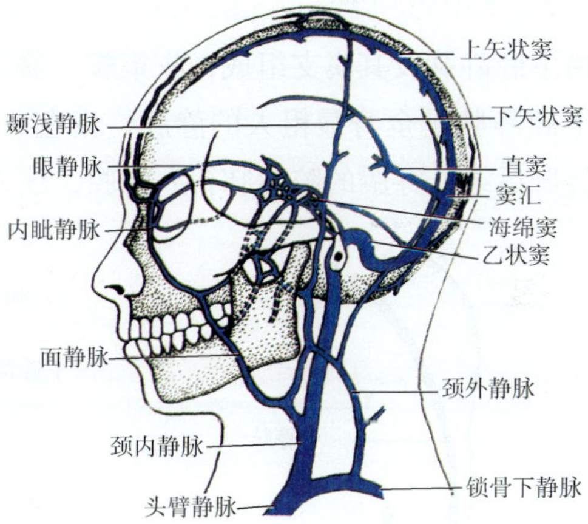

图8-1-32　头颈部静脉

1）面静脉：起自内眦静脉，与面动脉伴行，在平舌骨高度注入颈内静脉。面静脉借内眦静脉、眼静脉与颅内海绵窦交通。在口角平面以上，面静脉内无静脉瓣，在外力作用下血液可发生逆流。该区域发生感染时，若处置不当（如挤压），可导致细菌蔓延至颅内，引起颅内感染，严重时可危及生命。故临床上将鼻根至两侧口角之间的区域称为“危险三角区”。

2）下颌后静脉：由颞浅静脉与上颌静脉在腮腺实质内汇合而成，收集颞浅动脉和上颌动脉分布区域的静脉血。在腮腺下端，下颌后静脉分前、后两支，前支注入面静脉，后支汇入颈外静脉。

（2）颈外静脉　是颈部最大的浅静脉，由耳后静脉与下颌后静脉后支汇合而成。沿胸锁乳突肌表面下行，注入锁骨下静脉。颈外静脉体表可见，可行静脉穿刺。颈外静脉穿深筋膜处，管壁附着于深筋膜，此处若损伤，管壁不易自行闭合，吸气时空气可被吸入，从而导致空气栓塞的发生。

（3）锁骨下静脉　在第1肋的外缘续腋静脉，向内经前斜角肌前面至胸锁关节后方，与颈内静脉汇合形成头臂静脉。

2. 上肢的静脉　分浅静脉和深静脉。

（1）上肢的深静脉　与同名动脉伴行，收集同名动脉分布区域的静脉血。尺、桡动脉与肱动脉下部有两条伴行静脉。

（2）上肢的浅静脉　上肢的浅静脉较多，相互吻合，比较恒定的有以下3条（图8-1-33）。

1）头静脉：起自手背静脉网桡侧，逐渐转向前臂前面的外侧到肘窝，再沿肱二头肌外侧上行，经三角肌与胸大肌之间的浅沟，穿深筋膜注入腋静脉。

2）贵要静脉：起自手背静脉网的尺侧，逐渐转向前臂尺侧上行，至臂中份穿深筋膜注入肱静脉。

3）肘正中静脉：位于肘窝前方，连于头静脉与贵要静脉之间，常接受不恒定的前臂正中静脉。临床上常用于采血或静脉注射。

3. 胸部的静脉　主要有奇静脉，起自右腰升静脉，穿膈沿脊柱右侧上行，至第4胸椎高度弓形向前跨右肺根上方，注入上腔静脉。奇静脉沿途收集右侧肋间后静脉、支气管静脉、食管静脉和半奇静脉的静脉血。半奇静脉起自左腰升静脉，沿脊柱左侧上行，至9~10胸椎高度，跨脊柱注入奇静脉，收集左侧下部肋间后静脉及副半奇静脉的血液。副半奇静脉收集左侧中、上部肋间后静脉血液，沿脊柱下行注入半奇静脉或奇静脉。奇静脉下端的腰升静脉归属下腔静脉系，所以奇静脉是连通上、下腔静脉系的重要通道之一（图8-1-31）。

（二）下腔静脉系

由下腔静脉及其属支组成，收集腹、盆、下肢的静脉血。

下腔静脉是全身最粗大的静脉，由左、右髂总静脉在第5腰椎高度汇合而成，沿腹主动脉右侧上行，经肝后缘，穿膈的腔静脉孔入胸腔，注入右心房（图8-1-34）。

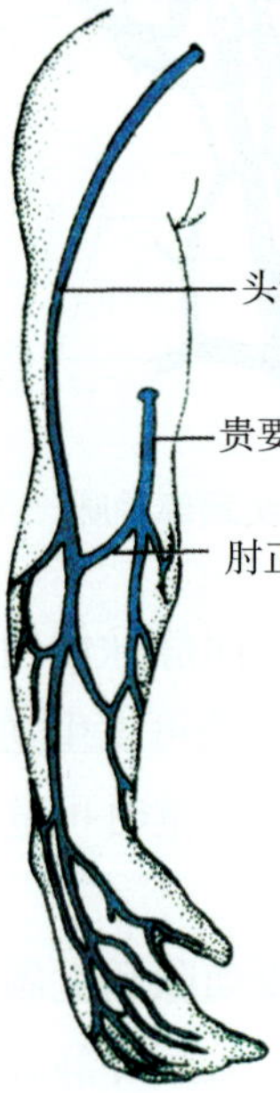

图8-1-33　上肢浅静脉

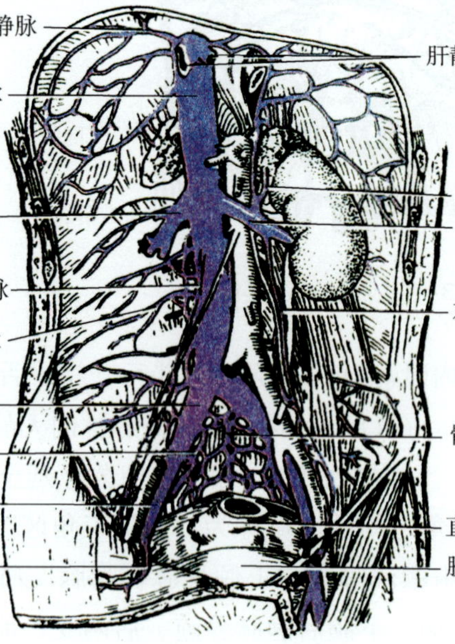

图8-1-34　下腔静脉及其属支

1. 腹部的静脉　分为壁支和脏支。

（1）壁支 主要有4对腰静脉，同侧腰静脉相连形成腰升静脉，左、右腰升静脉向上分别延续为半奇静脉和奇静脉，向下连于髂总静脉。

（2）脏支 腹腔内成对脏器的静脉和肝静脉直接或间接注入下腔静脉，不成对脏器的静脉（肝静脉除外）先汇合形成肝门静脉后入肝，再经肝静脉汇入下腔静脉。

1）肾上腺静脉：左侧注入左肾静脉，右侧直接注入下腔静脉。

2）肾静脉：在肾动脉前方横行向内，注入下腔静脉。左肾静脉较长，向右跨过腹主动脉前面，并接受左肾上腺静脉和左睾丸静脉。

3）睾丸静脉：起自睾丸和附睾的数条小静脉，在精索内相互吻合形成蔓状静脉丛，在腹股沟管深环处汇合形成睾丸静脉。行向内上，右睾丸静脉以锐角形式注入下腔静脉，左睾丸静脉以直角注入左肾静脉。左睾丸静脉行程长，血液回流较右侧不易，临床上睾丸静脉曲张以左侧多见。女性的相应静脉为卵巢静脉，起自卵巢，注入部位同男性。

4）肝静脉：位于肝实质内，有3条，分肝右、肝中和肝左静脉，在肝脏面的腔静脉沟内注入下腔静脉。

（3）肝门静脉系 由肝门静脉及其属支组成，收集腹腔内不成对脏器（肝除外）的静脉血。

肝门静脉由肠系膜上静脉和脾静脉在胰头后方汇合而成，长6~8cm，经十二指肠上部后方，行向右上，进入肝十二指肠韧带，在胆总管和肝固有动脉后方上行至肝门，分左、右两支经肝门入肝（图8-1-35）。

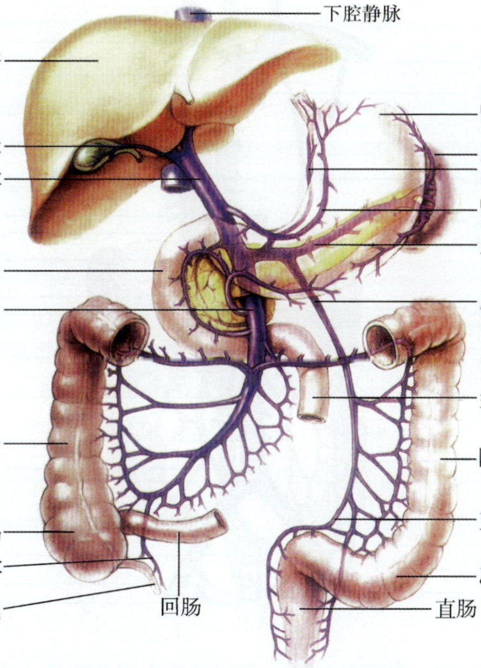

图8-1-35 肝门静脉及其属支

1）肝门静脉主要结构特点：①肝门静脉起始两端均是毛细血管。②在肝门静脉内流动的是有丰富营养物质的静脉血。③肝门静脉及其属支内一般无静脉瓣，当肝门静脉压力升高时，血液可发生逆流。

2）肝门静脉的主要属支：①肠系膜上静脉，在肠系膜内，行于同名动脉右侧，收集同名动脉分布区域的静脉血。②脾静脉，在脾门处由脾支汇合而成，沿胰后面经脾动脉下方右行，收集脾动脉分布区域的静脉血。③肠系膜下静脉，收集肠系膜下动脉分布区域的静脉血，一般注入脾静脉。④胃左静脉，与同名动脉伴行，在胃贲门处接受来自食管静脉丛的静脉血，右行注入肝门静脉。⑤胃右静脉，与胃右动脉伴行，右行注入肝门静脉，在幽门上方接受幽门前静脉，幽门前静脉位于幽门前方，是手术时确定幽门位置的标志。⑥胆囊静脉，收集胆囊壁的静脉血，注入肝门静脉或其右支。⑦附脐静脉，起自脐周静脉网，沿肝圆韧带走行，注入肝门静脉。

3）肝门静脉与上、下腔静脉的吻合：当肝门静脉压力升高时，肝门静脉内的血液可通过其与上、下腔静脉吻合的部位，进行回流。重要的吻合部位有3处（图8-1-36）。①食管静脉丛，肝门静脉→胃左静脉→食管静脉丛→食管静脉→奇静脉→上腔静脉。②直肠静脉丛，肝门静脉→脾静脉→肠系膜下静脉→直肠上静脉→直肠静脉丛→直肠下静脉（肛静脉→阴部内静脉）→髂内静脉→髂总静脉→下腔静脉。③脐周静脉网，肝门静脉→附脐静脉→脐周静脉网→胸壁和腹壁的静脉→上、下腔静脉。

2. 盆部的静脉

（1）髂外静脉　是股静脉的直接延续，伴随同名动脉走行，收集同名动脉分布区域的静脉血。

（2）髂内静脉　与同名动脉伴行，其属支分壁支和脏支。壁支收集壁支动脉分布区域的静脉血。脏支收集脏支动脉分布区域的静脉血，盆腔脏器周围或其壁内的静脉丰富，吻合形成静脉丛，主要有膀胱静脉丛、子宫静脉丛及直肠静脉丛等，这些静脉丛的血管吻合形成相应的脏支静脉。直肠静脉丛上部的静脉血流入直肠上静脉，再到肠系膜下静脉；中部的静脉血流入直肠下静脉，再到髂内静脉；下部的静脉血流入肛静脉，经阴部内静脉再到髂内静脉。

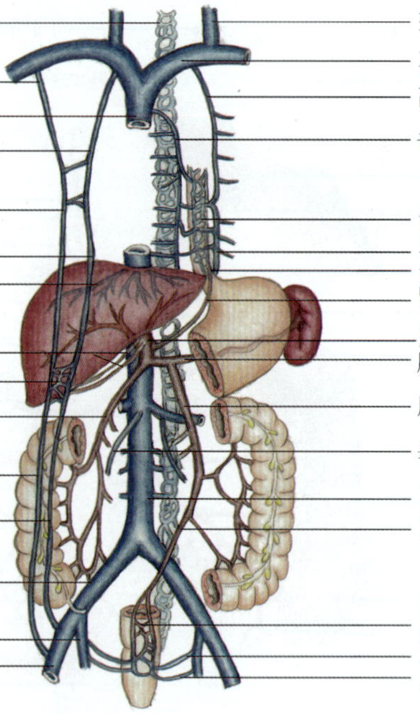

图8-1-36　肝门静脉与上下腔静脉之间的交通（模式图）

（3）髂总静脉　由同侧的髂内静脉和髂外静脉在骶髂关节前方汇合而成，行向内上，在第4或第5腰椎右前方，两侧髂总静脉汇合形成下腔静脉。

3. 下肢的静脉　分浅静脉和深静脉，静脉瓣比上肢静脉多。

（1）下肢的深静脉　与同名动脉伴行，收集同名动脉分布区域及浅层结构的静脉血。胫前、后静脉汇合成腘静脉，腘静脉经收肌腱裂孔移行为股静脉，股静脉经腹股沟韧带的深面向上移行为髂外静脉。

在股三角上部，股静脉位置恒定，位于股动脉的内侧，两者之间只隔一薄层结缔组织。故临床上要进行股静脉穿刺时，在股动脉搏动内侧进针即可。

（2）下肢的浅静脉　走行较恒定的有大隐静脉和小隐静脉（图8-1-37）。

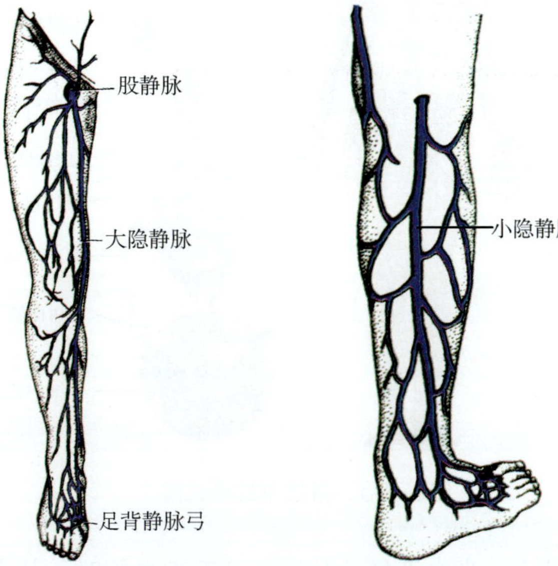

图8-1-37　下肢浅静脉

1）大隐静脉：起自足背静脉弓内侧，经内踝的前方，沿小腿内侧上行至膝关节内后方，再沿大腿的内侧逐渐转至其前面，在耻骨结节外下方3~4cm处穿隐静脉裂孔，注入股静脉。大隐静脉注入股静脉之前，接纳股外侧浅静脉、股内侧浅静脉、阴部外静脉、腹壁浅静脉和旋髂浅静脉等5条高位属支。大隐静脉在内踝前方，位置表浅恒定，是临床上静脉穿刺或静脉切开的常选部位。

2）小隐静脉：起自足背静脉弓外侧，经外踝后方，沿小腿后面上行，至腘窝穿深筋膜注入腘静脉。

岗位情景模拟 7

患者，男，17岁，饭后运动时感觉腹部隐隐疼痛，持续数日，到医院就诊，诊断为慢性阑尾炎，采用药物保守治疗。

问题与思考

药物从左头静脉注入体内，药物依次经何途径到达阑尾？

答案解析

第二节　淋巴系统

一、概述

淋巴系统是循环系统的重要组成部分，由各级淋巴管道、淋巴器官和散在的淋巴组织组成（图8-2-1）。淋巴管道包括毛细淋巴管、淋巴管、淋巴干和淋巴导管。淋巴器官包括淋巴结、脾、胸腺和扁桃体等。淋巴组织除参与淋巴器官的组成外，还分布于呼吸道、消化道等的黏膜。

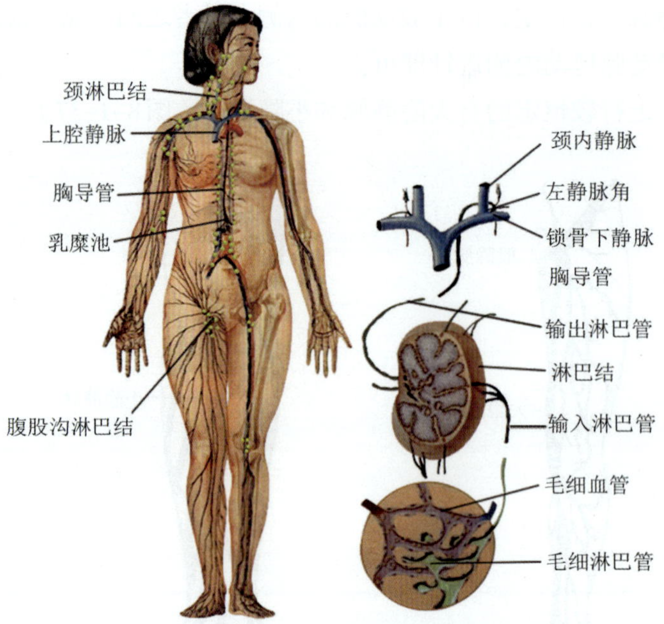

图8-2-1 淋巴系统模式图

淋巴管道内流动的液体称淋巴。当血液经动脉运行到毛细血管时，其中一部分液体经毛细血管壁滤出，进入组织间隙形成组织液。组织液与细胞进行物质交换后，大部分在毛细血管静脉端被吸收入静脉，小部分（主要是水和大分子物质，如蛋白质）进入毛细淋巴管成为淋巴。淋巴是一种无色的液体，沿各级淋巴管向心流动，最后汇入静脉。故淋巴管是协助体液回流的路径，可视为静脉系统的辅助部分。淋巴管在行程中，与结节状膨大的淋巴结相连。淋巴结有过滤淋巴的功能，而且它与其他淋巴器官（如脾、胸腺等）还可增生淋巴细胞和产生抗体，参与免疫应答，是身体重要的防御结构。

二、淋巴管道

（一）毛细淋巴管

毛细淋巴管是淋巴管道的起始部分，是最细小的淋巴管。它以膨大的盲端起始于组织间隙，彼此吻合成网。毛细淋巴管分布很广泛，除脑、脊髓、上皮、角膜、晶状体、牙釉质和软骨等外，遍布于全身各处。毛细淋巴管与毛细血管彼此紧邻，但不相通；形态相似，又有不同。其主要的特点是管径粗细不等，一般比毛细血管略粗，管壁很薄，仅由一层内皮细胞构成，基膜很薄或不存在；内皮细胞的间隙较宽，有些可达0.5mm以上。因此，毛细淋巴管具有比毛细血管更大的通透性，一些不易透过毛细血管壁的大分子物质如蛋白质、细菌、癌细胞等，较易进入毛细淋巴管。

（二）淋巴管

淋巴管由毛细淋巴管汇合而成，形态结构与小静脉相似，但其管径较细，管壁较薄，数量较多，彼此间的吻合更广泛，淋巴管有丰富的瓣膜，与静脉瓣的结构相似，可防止淋巴逆流。由于瓣膜附近管腔略扩张呈窦状，使充盈的淋巴管外观呈串珠状。淋巴管在向心行程中，通常有一个或多个淋巴结与之通连。根据淋巴管的分布位置，可分浅淋巴管和深淋巴管两种。浅淋巴管位于皮下组织中，多与浅静脉伴行，收纳皮肤与皮下组织的淋巴。深淋巴管与深部血管伴行，收纳深筋膜深面结构的淋巴。浅、深淋巴管间具有广泛的交通。

（三）淋巴干

全身各部的浅、深淋巴管经过一系列的淋巴结群后，其最后一群淋巴结的输出管汇合成较大的淋巴管，称为淋巴干。全身共有9条淋巴干（图8-2-2）：头颈部的淋巴管汇合成左、右颈干；上肢及部分胸、腹壁的淋巴管汇合成左、右锁骨下干；胸腔脏器及部分胸、腹壁的淋巴管汇合成左、右支气管纵隔干；腹腔不成对器官（消化器官和脾）的淋巴管合成一条肠干；下肢、盆部、腹腔成对器官（如肾、肾上腺）、腹壁下部的淋巴管汇合成左、右腰干。

（四）淋巴导管

全身9条淋巴干分别汇成两条大的淋巴导管，即胸导管和右淋巴导管（图8-2-2），分别注入左、右静脉角。

1. **胸导管** 是全身最大的淋巴导管，又称左淋巴导管。胸导管长30~40cm，管径2~5mm，内有瓣膜，由左、右腰干和肠干在第1腰椎前面汇合而成，其起始处膨大称乳糜池。胸导管自乳糜池向上，经膈的主动脉裂孔上行进入胸腔，在食管的后方，沿脊柱右前方上行，至4、5胸椎高度转向左侧，再沿脊柱左前方上行，出胸廓上口至颈根部，弓形弯曲向外注入左静脉角。在注入左静脉角之前，胸导管还接纳左颈干、左锁骨下干和左支气管纵隔干回流的淋巴。胸导管通过上述6条淋巴干收集两下肢、盆部、腹部、胸部左半、左上肢和头颈左半部的淋巴，所收集的淋巴约占全身的3/4。

2. **右淋巴导管** 为一短干，长1~1.5cm，管径约2mm，由右颈干、右锁骨下干和右支气管纵隔干汇合而成，注入右静脉角。右淋巴导管主要收纳头颈右半、右上肢和胸部右半的淋巴，即约占全身 1/4部位的淋巴。

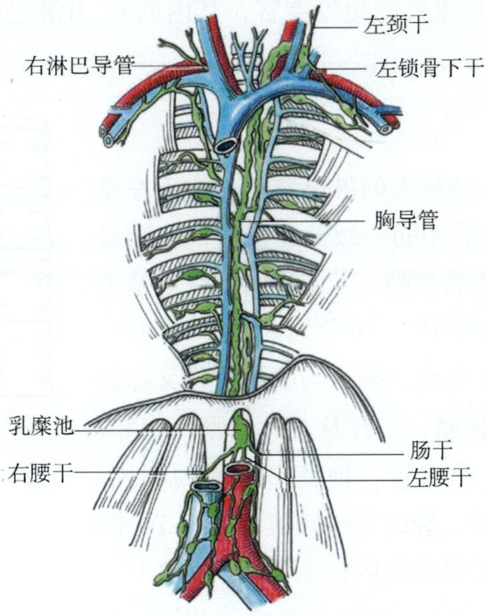

图8-2-2 淋巴干和淋巴导管

三、淋巴器官

淋巴器官是以淋巴组织为主构成的器官，包括淋巴结、脾、胸腺及扁桃体等。依据结构和功能的不同，淋巴器官分为中枢淋巴器官和周围淋巴器官。中枢淋巴器官包括胸腺和骨髓，分别是产生T淋巴细胞和B淋巴细胞的场所，不直接参与机体的免疫应答。周围淋巴器官包括淋巴结、脾和扁桃体等，是T淋巴细胞、B淋巴细胞的定居部位和发生免疫应答的主要场所。

（一）胸腺

1. 胸腺的位置和形态 胸腺位于胸骨柄后方，上纵隔前部，心包前上方，有时可向上突入颈根部。一般分为不对称的左、右两叶，质柔软，呈长扁条状，两叶间借结缔组织相连。胸腺有明显的年龄变化，胚胎晚期开始发育，出生时重10~15g，至青春期达25~40g。胸腺在青春期是一生中重量相对最大的时期，青春期后逐渐萎缩退化，到成人时期常被结缔组织所取代。

2. 胸腺的功能 胸腺的功能主要是分泌胸腺激素和产生T淋巴细胞。皮质内的上皮性网状细胞分泌的胸腺激素主要有胸腺素和胸腺生成素，能促进淋巴干细胞增殖、分化为T淋巴细胞。T淋巴细胞在胸腺内产生后，再随血液循环迁移到其他淋巴组织或淋巴器官的胸腺依赖区。

（二）淋巴结

1. 淋巴结的形态 淋巴结为大小不等的圆形或椭圆形小体，质地软，色灰红。一般一侧凸隆，一侧凹陷，凸侧连有数条输入淋巴管，凹侧中部为淋巴结门，有1~2条输出淋巴管及血管、神经出入，一个淋巴结的输出淋巴管，可同时是另一个淋巴结的输入淋巴管。

2. 淋巴结的功能

（1）滤过淋巴　细菌、病毒等抗原物质侵入机体，易通过毛细淋巴管壁进入淋巴循环。当淋巴流经淋巴结内的淋巴窦时，窦内的巨噬细胞可吞噬清除其内的异物，起到滤过淋巴的作用。

（2）产生淋巴细胞　在抗原的刺激下，淋巴结内的淋巴细胞可分裂增殖，产生新的淋巴细胞。

（3）参与免疫应答　淋巴结是重要的免疫器官，其内的T、B淋巴细胞在受到抗原刺激时，将行使细胞免疫与体液免疫功能。

（三）脾

1. 脾的位置和形态 脾是人体最大的淋巴器官，位于左季肋区，与第9~11肋相对，长轴与第10肋一致。正常时，左肋弓下缘不能触及脾。脾呈暗红色，质软而脆，若左季肋区受到暴力打击，容易导致脾破裂。脾呈扁椭圆形，可分为内、外侧两面，前、后两端和上、下两缘。脾的外侧面凸隆，与膈相对，又称膈面；脾的内侧面凹陷，与胃底、胰尾、左肾及左肾上腺等相邻，又称脏面，其近中央处称脾门，是血管、神经出入脾的部位。脾的前、后端圆钝。脾的下缘钝厚，脾的上缘较薄，有2~3个凹陷，称脾切迹，是临床上脾肿大时触诊脾的标志（图8-2-3）。

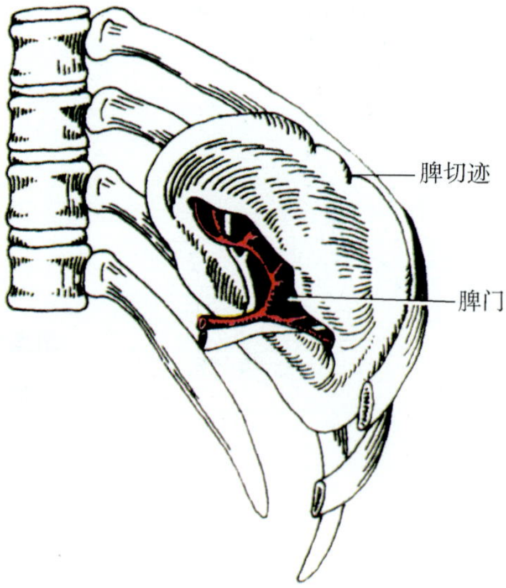

图8-2-3　脾

2. 脾的功能 脾具有造血、储血、滤血和免疫等功能。胚胎时脾具有造血功能，出生后脾能产生淋巴细胞，其内储存约40ml血液。脾内的巨噬细胞，能吞噬清除侵入血液的细菌、异物及衰老的红细胞和血小板等，对血液起过滤的作用，其内的T、B淋巴细胞可参与机体的免疫反应。

四、人体各部的淋巴结

人体各部淋巴结常聚集成群，与淋巴管一样，也有浅、深之分，多沿血管周围分布，位于人体安全、隐蔽且活动较大部位。人体局部或器官的淋巴引流一般都遵循就近原则，局部区域最先注入的淋巴结群，称局部淋巴结或哨位淋巴结。当某器官或某部位发生病变时，细菌、病毒或癌细胞可沿淋巴管到达相应的局部淋巴结，引起该淋巴结肿大。如果该淋巴结群不能阻截或消灭这些细菌、病毒，则病变可沿淋巴管的流向进一步扩散和转移。所以了解淋巴结群的位置、收集范围及其引流去向具有重要临床意义。

（一）头颈部的淋巴结

1. 头部的淋巴结 多位于头颈交界处，从后向前依次如下。

（1）枕淋巴结 位于枕部皮下，斜方肌起点的表面，收纳枕部和项部的淋巴。

（2）耳后淋巴结 位于胸锁乳突肌止点表面，又称乳突淋巴结，收纳颅顶、颞区和耳廓后面的淋巴。

（3）腮腺淋巴结 位于腮腺表面及实质内，分浅、深两组，收纳额、颞区、耳廓和外耳道及腮腺等处的淋巴。

（4）下颌下淋巴结 位于下颌下腺附近，收纳面部及口腔器官的淋巴。

（5）颏下淋巴结 位于颏下三角内，引流颏部、下唇中部及舌尖的淋巴。

以上各组淋巴结的输出管汇入颈外侧淋巴结。

2. 颈部的淋巴结 分为颈前和颈外侧淋巴结，包括如下。

（1）颈前淋巴结 位于舌骨下方，喉、甲状腺及气管颈段的前方，收纳上述器官的淋巴，输出管注入颈外侧深淋巴结。

（2）颈外侧淋巴结 可分为浅、深两群。

1）颈外侧浅淋巴结：位于胸锁乳突肌表面，沿颈外静脉排列，收纳颈部浅层及头部淋巴结的输出管，其输出管注入颈外侧深淋巴结。

2）颈外侧深淋巴结：沿颈内静脉排列，其中位于锁骨上方部分的颈外侧深淋巴结称为锁骨上淋巴结。颈外侧深淋巴结直接或间接收纳头颈部各群淋巴结的输出管，其输出管汇成颈干。右侧颈干注入右淋巴导管，左侧颈干注入胸导管。在颈干注入胸导管处，常无瓣膜，故胃癌或食管癌患者，癌细胞可经胸导管转移到左锁骨上淋巴结，可在锁骨上方触及肿大的淋巴结。

（二）上肢的淋巴结

上肢的浅淋巴管伴浅静脉行于皮下组织中，深淋巴管与深血管伴行。浅、深淋巴管都直接或间接注入腋淋巴结。腋淋巴结按位置分为外侧淋巴结、胸肌淋巴结、肩胛下淋巴结、中央淋巴结和尖淋巴结等5群，位于腋腔内，分布于腋血管及其分支的周围，收纳上肢、胸前外侧壁、乳房和肩部等处的淋巴，其输出管形成锁骨下干。左侧的锁骨下干注入胸导管，右侧的锁骨下干注入右淋巴导管。乳腺癌常转移到同侧腋淋巴结。

（三）胸部的淋巴结

胸部的淋巴结可分为胸壁和胸腔脏器淋巴结。

1. 胸壁淋巴结 主要有胸骨旁淋巴结、膈上淋巴结及肋间淋巴结。胸骨旁淋巴结沿胸廓内动、静脉排列，收纳脐以上腹前壁、乳房内侧部、膈和肝上面的淋巴，输出管汇入支气管纵隔干或直接汇入胸导管。

2. 胸腔脏器淋巴结 包括纵隔前淋巴结、纵隔后淋巴结、支气管肺门淋巴结，后者位于肺门处，又称肺门淋巴结。引流肺、支气管和胸膜脏层等淋巴，其输出管注入气管支气管淋巴结，气管支气管淋巴结位于支气管杈上、下方，其输出管注入气管旁淋巴结，后者的输出管汇合成支气管纵隔干。左、右支气管纵隔干分别注入胸导管和右淋巴导管。

（四）腹部的淋巴结

腹部的淋巴结包括腰淋巴结、腹腔淋巴结和肠系膜上、下淋巴结。

1. 腰淋巴结 位于下腔静脉和腹主动脉周围，有30~50个，除收纳腹后壁的淋巴管外，还收纳腹腔成对器官的淋巴管以及髂总淋巴结的输出管。腰淋巴结的输出管汇成左、右腰干，参与合成乳糜池。

2. 腹腔淋巴结 位于腹腔干周围，收纳肝、胆囊、胰、脾、胃、十二指肠等器官的淋巴。沿腹腔干的分支排列的淋巴结有：①胃左淋巴结，位于胃左动脉周围。②胃右淋巴结，位于胃右动脉附近。③脾门处脾淋巴结。④胃网膜左淋巴结，位于胃网膜左动脉周围。⑤胃网膜右淋巴结，沿胃网膜右动脉排列，它们分别收集同名动脉分布区的淋巴。⑥幽门下淋巴结，位于幽门的下方，收纳幽门部、十二指肠上部和胰头的淋巴管以及胃网膜右淋巴结的输出管。其输出管向上汇入位于幽门上方的幽门上淋巴结。以上这些淋巴结的输出管最后都汇入腹腔淋巴结。

3. 肠系膜上淋巴结 位于肠系膜上动脉根部周围，收集十二指肠下半部、空肠、回肠、阑尾和盲肠、升结肠、横结肠及胰头的淋巴，发出输出淋巴管组成肠干。

4. 肠系膜下淋巴结 位于肠系膜下动脉根部，收集自结肠左曲至直肠上部的淋巴管，其输出管与肠系膜上淋巴结及腹腔淋巴结的输出管共同组成肠干。

（五）盆部的淋巴管和淋巴结

盆部的淋巴结主要包括髂外淋巴结、髂内淋巴结、骶淋巴结和髂总淋巴结。

1. 髂外淋巴结 沿髂外动、静脉排列，收纳腹股沟浅、深淋巴结的输出管以及腹前壁下部深层、膀胱、前列腺或子宫、阴道上部的部分淋巴管。

2. 髂内淋巴结 沿髂内动脉及其分支排列，收纳大部分盆壁、盆腔脏器、会阴深部及臀部的深淋巴管，髂内、髂外淋巴结的输出管都注入髂总淋巴结。

3. 骶淋巴结 位于骶骨前面，收纳盆后壁、直肠、前列腺或子宫的淋巴管，其输出管也注入髂总淋巴结。

4. 髂总淋巴结 位于髂总动、静脉周围，通过上述3组淋巴结的输出管，收集下肢、盆部及腹壁下部的淋巴，其输出管注入腰淋巴结。

（六）下肢的淋巴管和淋巴结

下肢的淋巴管分为浅、深淋巴管，浅淋巴管伴浅静脉行于皮下组织中，深淋巴管与深部血管束伴行，浅、深淋巴管都直接或间接注入腹股沟淋巴结。下肢淋巴结主要如下。

1. 腹股沟淋巴结 位于腹股沟韧带下方，股前面上部，以阔筋膜为界可分为腹股沟浅淋巴结和腹股沟深淋巴结。

（1）腹股沟浅淋巴结　分上、下两组，上组位于腹股沟韧带下方，与其平行排列，收集腹前壁下部、臀部、会阴与外生殖器浅层的淋巴。下组位于大隐静脉根部周围，收集足内侧、小腿前内侧及大腿浅层的淋巴。其输出淋巴管注入腹股沟深淋巴结。

（2）腹股沟深淋巴结　位于股静脉根部的周围，收集下肢深部和腹股沟浅淋巴结输出的淋巴，其输出淋巴管注入髂外淋巴结。

2. 腘窝淋巴结　位于腘窝内，收纳小腿后外侧部的浅淋巴管和足、小腿的深淋巴管。

实训实练七　心血管系统器官结构的辨识

【实训目的】

1. 辨认心的位置与外形；心腔的内部结构；心壁的构造；心包与心包腔的构成。

2. 辨认左、右冠状动脉的起始和分布范围，冠状窦的位置、注入部位和主要属支。

3. 辨认主动脉的起始、行程、分部、主要分支和分布。

4. 辨认颈总动脉、颈内动脉、颈外动脉、面动脉、颞浅动脉、锁骨下动脉、腋动脉、肱动脉、桡动脉、尺动脉、腹腔干及其分支（胃左动脉、肝总动脉、脾动脉）、肠系膜上动脉、肠系膜下动脉、肾动脉、髂总动脉、髂内动脉、髂外动脉、股动脉的起始和分布范围。

5. 辨认上、下腔静脉的组成、行程、主要属支的名称和收集范围。

6. 辨认头臂静脉、颈内静脉、锁骨下静脉的组成和收集范围。

7. 指认颈外静脉、头静脉、贵要静脉、肘正中静脉、大隐静脉、小隐静脉的起始、行程和注入部位。

8. 辨认肝门静脉的组成、行程、主要属支的名称和收集范围，肝门静脉系的侧支循环途径。

【实训用品】

1. 胸腔的解剖标本。

2. 离体心标本（不带心包和带心包）和模型。

3. 心的血管标本和模型。

4. 躯干后壁、全身、头颈部、上肢、盆部和下肢的动脉标本和模型。

5. 头颈部、上肢、下肢、躯干后壁、盆部、腹部的静脉标本和模型。

【实训方法】

1. 取胸腔的解剖标本，观察心的位置，心与肺、胸膜、胸骨和肋的毗邻关系。取离体心标本和模型，观察心的外形，心尖、心底、心的三缘、胸肋面、膈面的形态和构成，心表面的冠状沟，前、后室间沟，心的各腔，心的开口，瓣膜。取心的血管标本和模型，观察左、右冠状动脉的起始、行程、分支和分布，冠状窦的位置、注入部位和接受的属支。取胸腔的解剖标本、离体带心包的标本，观察纤维心包和浆膜心包，区分浆膜心包的脏层和壁层，观察心包腔的构成。取胸腔的解剖标本，结合活体，在胸前壁确定心的体表投影。

2. 取躯干后壁的动脉标本和全身的动脉标本，观察主动脉的起始、行程、分部和各部分支概况。取胸腔的解剖标本和离体心标本，观察升主动脉发出左、右冠状动脉，分布于心。取全身的动脉标本、头颈部和上肢的动脉标本，观察从主动脉弓的凸侧发出的三个分支（头臂干、左颈总动脉和左锁骨下动脉）。观察左、右颈总动脉的起始、行程和分支，颈内动脉的行程，颈外动脉的行程、各主要分支（甲状腺上动脉、舌动脉、面动脉、颞浅动脉、上颌动脉）的行程和分布。在颈总动脉末端和颈内动脉起始处辨认颈动脉窦，在颈总动脉分叉处后方辨认颈动脉小球，结合标本，在活体上找出颈总动脉、面动脉、颞浅动脉的压迫止血点。观察左、右锁骨下动脉的起始、行程和各主要分支（椎动脉、胸廓内动脉、甲状颈干）的行程和分布。结合标本，在活体上找出锁骨下动脉的压迫止血点。观察腋动脉的位置和分布。观察肱动脉的行程、与肱二头肌腱的位置关系和分布概况。结合标本，在活体上确定肱动脉的压迫止血点和测听血压的部位。观察桡动脉、尺动脉在前臂的行程和分布，结合标本，在活体上找出桡动脉的摸脉点。取躯干后壁的动脉标本，观察胸主动脉的行程和分支概况，观察肋间后动脉的行程和分布。取全身的动脉标本和模型、躯干后壁的动脉标本和模型观察腹腔干、肠系膜上动脉、肠系膜下动脉、肾动脉、睾丸动脉起始、行程、分支。取盆部和下肢的动脉标本，观察髂总动脉的位置和分支，观察髂外动脉、股动脉、腘动脉、胫前动脉、胫后动脉的行程和分布，并结合标本，在活体上确定股动脉的压迫止血点。

3. 取离体心标本和胸腔的解剖标本，观察上腔静脉的组成、行程和注入部位。观察头臂静脉、颈内静脉、锁骨下静脉、面静脉、颈外静脉的行程、属支、注入部位和收集范围，并在活体上胸锁乳突肌的表面观察颈外静脉。取头颈部和上肢的静脉标本观察上肢的静脉，注意桡静脉和尺静脉、肱静脉、腋静脉的延续关系。观察上肢的浅静脉，观察头静脉、贵要静脉和肘正中静脉的起始、行程和注入部位。结合标本，在活体上观察手背静脉网、头静脉、贵要静脉和肘正中静脉。取躯干后壁的静脉标本和离体心标本，观察奇静脉的行程、收集范围和注入部位。取躯干后壁的静脉标本，观察下腔静脉的组成、行程和注入部位，并观察髂总静脉、髂内静脉、髂外静脉的组成、属支和位置。

4. 取盆部和下肢的静脉标本，观察下肢的深静脉，注意胫前静脉和胫后静脉、腘静脉、股静脉、髂外静脉的延续关系。观察下肢的浅静脉，在内踝的前方和外踝的后方分别确认大隐静脉和小隐静脉，追踪它们的起始、行程和注入部位。在活体上观察大隐静脉和小隐静脉的起始和行程。

5. 取腹部的静脉标本，观察睾丸静脉、肾静脉、肝静脉的行程和注入部位，观察肝门静脉的组成、行程、主要属支和注入部位。

6. 在肝门静脉系的侧支循环途径模型上，观察肝门静脉系的侧支循环途径。取胸导管和右淋巴导管标本进行观察，观察胸导管的起始、行程、注入部位和收集范围，观察右淋巴导管的注入部位和收集范围。

【注意事项】

1. 实训开始前要穿好隔离衣、戴好口罩和手套，做好个人防护。

2. 翻看标本时要认真细致、动作轻柔，不要生拉硬扯。

【思考题】

1. 简述心脏的位置和形态及各心腔的结构。

2. 简述肝门静脉与上、下腔静脉之间的吻合。

【技能测试】

在大体标本上，指认心脏、各部位的血管，并简要介绍心的结构特点、动脉的分布、静脉的收集范围。

目标检测

答案解析

一、单项选择题

1. 关于脉管系统的描述中，错误的是（　）

A. 包括心血管系统和淋巴系统
B. 心血管系统由心、动脉、毛细血管和静脉组成
C. 淋巴管系统包括淋巴管道、淋巴器官和淋巴组织
D. 为开放的连续管道
E. 淋巴管道常被看成是静脉和辅助管道

2. 关于心血管系统，描述正确的是（　）
A. 动脉是导心回心的管道
B. 静脉在走行中逐渐分支，管径渐细
C. 毛细血管是血液与组织液进行物质交换的场所
D. 心有4个腔，由瓣膜分隔，互不相通
E. 动脉内均流动着氧饱和的动脉血

3. 关于血管吻合，描述正确的是（　）
A. 人体的血管有动脉—毛细血管—静脉相通连
B. 动脉间吻合不包括动脉网和动脉弓
C. 静脉间吻合不包括静脉丛
D. 不包括侧支吻合
E. 静脉吻合远不如动脉丰富

4. 关于肺循环，描述正确的是（　）
A. 只通过肺，主要使动脉血转变成静脉血
B. 血由右心室搏出
C. 血由肺静脉回左心室
D. 肺动脉干内流着动脉血
E. 肺静脉引流静脉血回心

5. 关于体循环，描述正确的是（　）
A. 以静脉血起于左心室
B. 以动脉血终于右心房
C. 循环与神经体液调节无关
D. 循环路程短
E. 以动脉血滋养全身各部

6. 关于心，描述正确的是（　）
A. 约1/3在身体正中面左侧
B. 心底朝后上方，大部分由左心房组成
C. 心尖平对第5肋间锁骨中线内侧1~2cm处
D. 冠状沟为心房和心室在心表面的分界标志
E. 心尖由左、右心室构成

7. 关于心腔，描述正确的是（　）
A. 左、右心室借室间孔相通
B. 右心房有4个肺静脉口
C. 左房室瓣又称三尖瓣
D. 腱索连于心室壁的肉柱上
E. 左心房有4个肺静脉口

8. 关于上腔静脉，描述正确的是（　）
A. 由左、右头臂静脉汇合而成
B. 在升主动的左侧下降
C. 注入左心房
D. 入心前，有右锁骨下静脉注入
E. 左、右头臂静脉汇合处的夹角为静脉角

9. 关于肝门静脉系，描述正确的是（　）
A. 由肝静脉及其属支组成
B. 由肠系膜上静脉和脾静脉汇合而成
C. 收集腹腔除肝以外所有器官的静脉
D. 收集腹腔所有不成对器官的静脉血
E. 可看作肝的营养性血管

10. 不成对的淋巴干是（　）
A. 肠干
B. 颈干
C. 支气管纵隔干
D. 腰干
E. 锁骨下干

二、简答题

1. 心的表面有哪些沟？各有何解剖学意义？

2．某患者确诊阑尾炎，经手背静脉网的尺侧静脉滴注抗生素，抗生素经过哪些途径到达阑尾（可用“→”表示）？

3．全身共有哪些淋巴干？它们各注入哪条淋巴导管？

（夏　菁）

书网融合……

知识回顾　　微课　　习题

第九章 感觉器

PPT

学习目标

知识要求：

1. 掌握眼球壁的结构及特点；视网膜的微细结构；眼的折光装置；房水的形成及其循环途径；内耳的位置、分部；内耳感受器的名称和位置；声波的传导路径。

2. 熟悉感受器和感觉器的概念；眼球外肌的名称、位置及作用；鼓室的位置和6个壁的名称。

3. 了解眼的血管；乳突小房和乳突窦的位置；皮肤的微细结构。

技能要求：

学会在模型、标本上辨认眼球壁的层次、眼球内容物和眼副器以及外耳、中耳、内耳及相关结构。

感受器是机体接受内外环境各种刺激并产生兴奋的结构。

感觉器官又称感觉器，由特殊感受器及其附属结构所构成，如眼、耳等。

感受器的分类方法较多，按感受器所在的部位和所接受刺激的来源，可分为：①外感受器，分布于皮肤、黏膜、眼和耳等处，接受来自外环境的刺激，如痛觉、温度觉、触觉、压觉、光波和声波等的刺激。②内感受器，分布于内脏和心血管等处，接受来自内环境的物理或化学刺激，如压力、渗透压、温度、离子和化合物浓度等的刺激。③本体感受器，分布于肌、肌腱、关节和内耳位觉器等处，接受机体运动和平衡变化时所产生的刺激。

感受器或感觉器官接受各种刺激后，将刺激转化成神经冲动，经传导通路传至大脑皮质，从而产生相应的感觉。

第一节 视 器

视器又称眼，由眼球和眼副器两部分构成。眼球包括眼球壁和眼球内容物。眼球可以接受可见光的刺激，并将刺激转变为神经冲动，经视觉传导通路传导到大脑皮质视觉中枢，产生视觉。眼副器位于眼球附近，包括眼睑、结膜、泪器和眼球外肌等，对眼球有保护、运动和支持的作用。

一、眼球

眼球位于眶内，近似球形，后面借视神经连于间脑的视交叉。

（一）眼球壁

眼球壁由外向内依次分为外膜、中膜和内膜3层（图9-1-1）。

1. 外膜 又称纤维膜，由厚而坚韧的致密结缔组织构成，具有支持和保护眼球内容物、维持眼球形态的作用。外膜包括角膜和巩膜两部分。

（1）角膜 位于眼球前部，占眼球外膜的前1/6，无色透明，曲度较大，富有弹性，具有屈光作用。角膜内无血管和淋巴管，有丰富的感觉神经末梢（图9-1-2）。当角膜发生病变时，可影响视觉。

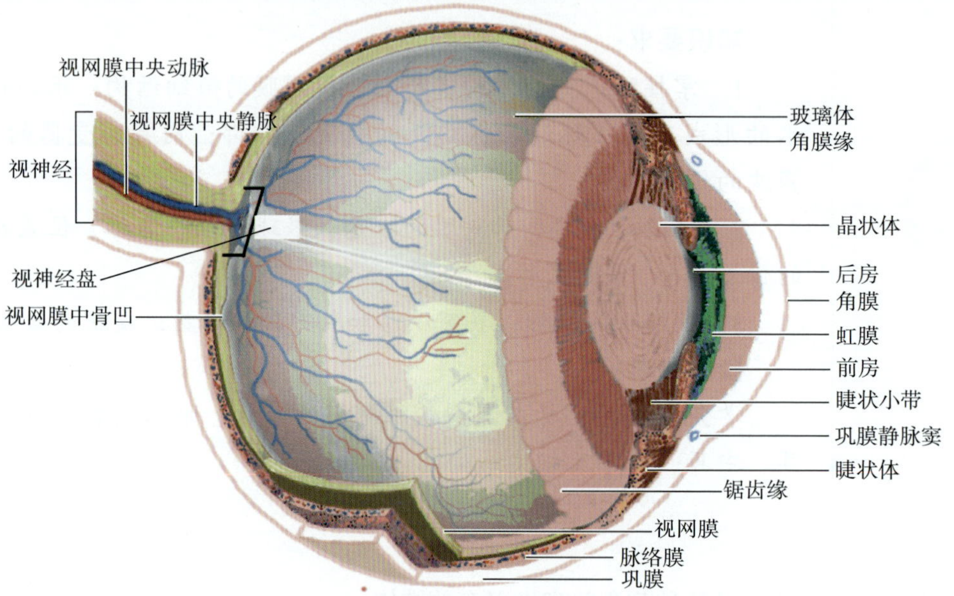

图9-1-1 眼球

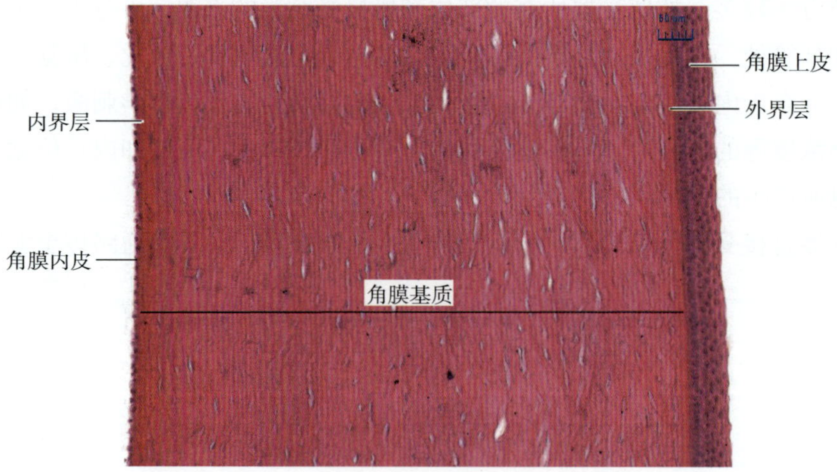

图9-1-2 角膜

（2）巩膜 占外膜的后5/6，厚而坚韧，呈乳白色，不透明。巩膜与角膜交界处的深面有一环形小管，称巩膜静脉窦，是房水流归静脉的通道。

2. 中膜　也称血管膜或色素膜，由疏松结缔组织构成，富含血管和色素细胞，呈棕黑色。中膜由前向后分为虹膜、睫状体和脉络膜三部分。

（1）虹膜　位于角膜后方，呈圆盘状，中央有圆形的孔，称瞳孔（图9–1–3）。在活体上透过角膜可看到虹膜和瞳孔，瞳孔是光线进入眼球的通路。虹膜内含有两种排列方向不同的平滑肌。环绕瞳孔排列的，称瞳孔括约肌，收缩时可缩小瞳孔；自瞳孔向周围呈辐射状排列的，称瞳孔开大肌，收缩时可开大瞳孔。瞳孔的缩小与开大可调节进入眼内光线的多少。虹膜的颜色取决于色素的多少，有种族差别。

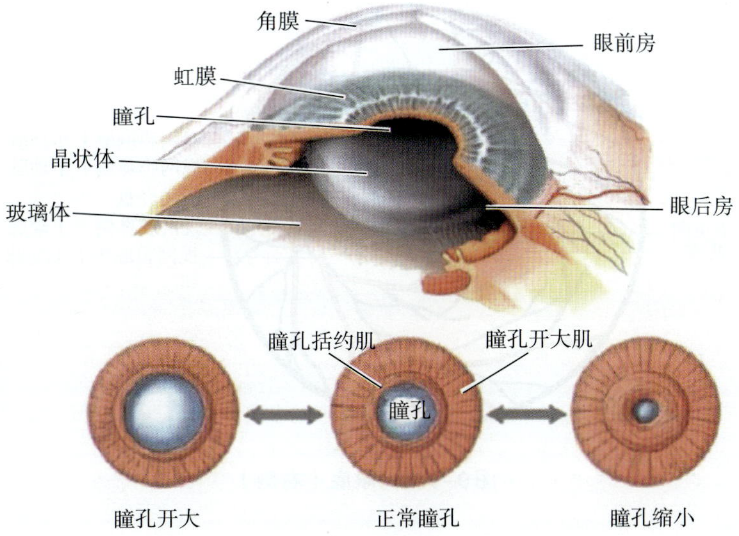

图9–1–3　虹膜

（2）睫状体　是位于虹膜与脉络膜之间的肥厚部分，其前部有向内突出呈辐射状排列的皱襞，称睫状突；后部平坦，称睫状环。睫状突借睫状小带与晶状体相连（图9–1–4）。睫状体内含放射状排列的平滑肌，称睫状肌，该肌收缩与舒张可使睫状小带松弛与紧张，从而改变晶状体曲度，调节屈光能力。睫状体还可产生房水。

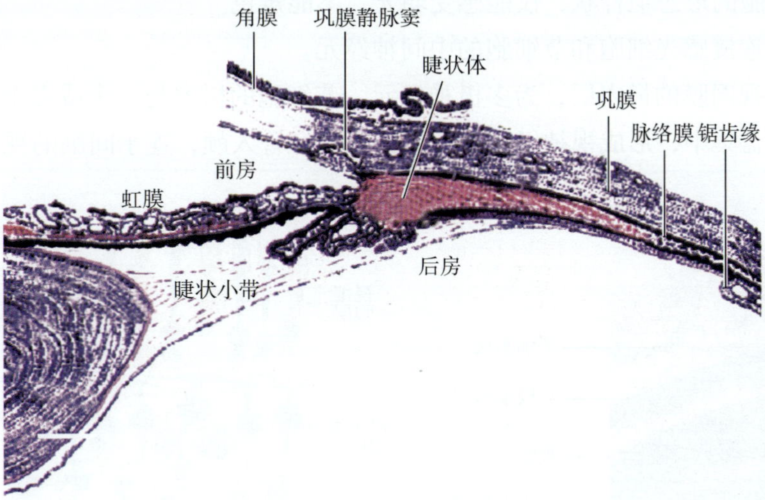

图9–1–4　眼球前半部水平切面

（3）脉络膜　为中膜的后部，贴于巩膜内面，占中膜的2/3，光滑有弹性。此膜富含色素细胞和血管，呈棕黑色，具有吸收眼内分散光线和营养眼球的作用。

3. 内膜　即视网膜，位于眼球血管膜的内面，分为视网膜盲部和视网膜视部两部分。

（1）视网膜盲部　贴附于虹膜和睫状体的内面，无感光作用。

（2）视网膜视部　贴附在脉络膜内面，有感光作用。在视网膜后部中央稍偏鼻侧处有一白色圆盘状隆起，称视神经盘，又称视神经乳头，此处无感光作用，称生理性盲点。在视神经盘的颞侧3.5mm稍偏下方，有一黄色小区，称黄斑，其中央凹陷称中央凹，此处视网膜最薄，无血管，只有视锥细胞和色素上皮细胞，为感光最敏锐处（图9-1-5）。

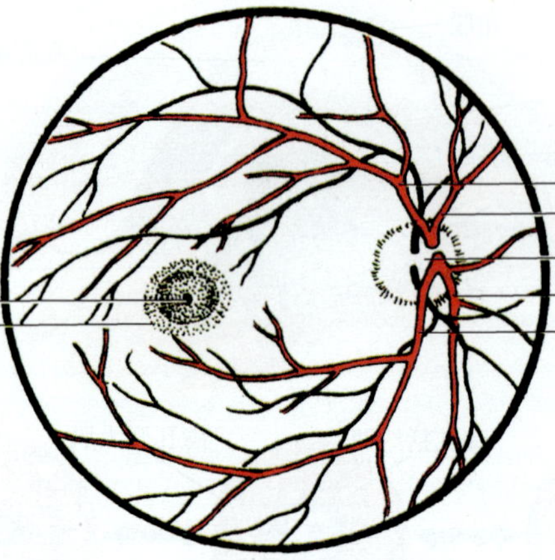

图9-1-5　眼底（右侧）

视网膜视部是高度特化的神经组织，其组织结构分内、外两层。外层为色素上皮层，内层为神经层（图9-1-6）。

1）色素上皮层：由单层矮柱状的色素上皮细胞构成。色素上皮细胞的胞体和突起内含有丰富的黑色素颗粒，其突起伸入神经层。色素上皮细胞有吸收光线的作用，可保护视细胞免受过强光线的刺激。

2）神经层：由3层神经细胞构成，由外向内依次为视细胞、双极细胞和节细胞。

①视细胞：是感光细胞，分为视锥细胞和视杆细胞两种。视锥细胞的形态似圆锥状，有感受强光和辨色的能力。视杆细胞的形态似杆状，仅能感受弱光，不能辨色。

②双极细胞：是连接感光细胞和节细胞的中间神经元。

③节细胞：位于视网膜的最内层，为多极神经元。节细胞的树突与一个或多个双极细胞的轴突形成突触，轴突向视神经盘集中，形成视神经，向后方穿视神经管入颅，连于间脑的视交叉。

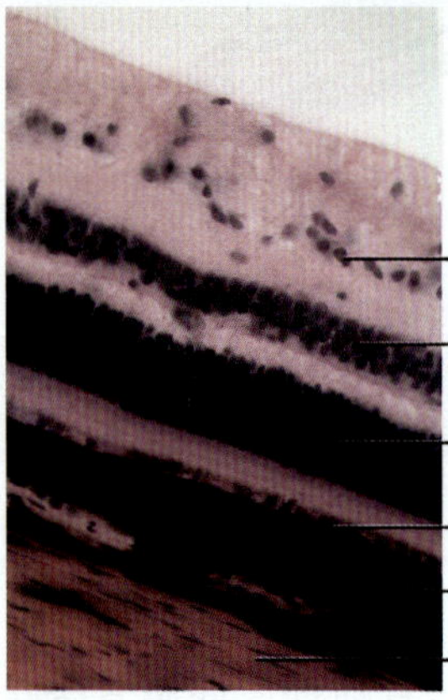

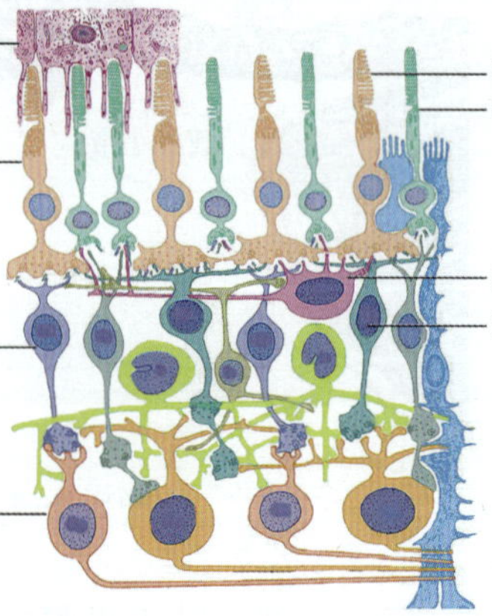

图9-1-6　视网膜结构示意图

（二）眼球内容物

眼球内容物包括房水、晶状体和玻璃体。这些结构和角膜一样都是透明而无血管，具有屈光作用，它们和角膜合称为眼的屈光装置或屈光系统。

1. 房水　房水存在于眼房内。

（1）眼房　是位于角膜后方和晶状体前方的不规则腔隙。眼房被虹膜分隔为眼球前房和眼球后房两部分，两者借瞳孔相通。在眼球前房的周边部，即虹膜与角膜之间的夹角，称虹膜角膜角（前房角）。

（2）房水　为无色透明的液体，充满于眼房内。房水由睫状体产生，经眼球后房、瞳孔到眼球前房，再经虹膜角膜角渗入巩膜静脉窦，最后汇入眼静脉。

房水的正常循环有维持眼内压，输送营养物质以及营养角膜和晶状体的功能。若房水回流受阻，则引起眼内压升高，致使视力减退甚至失明，临床上称青光眼。

2. 晶状体　位于虹膜与玻璃体之间，呈双凸透镜状，无色透明而有弹性。晶状体外面包有高度弹性的被膜，称晶状体囊，周缘借睫状小带连于睫状体。

晶状体的曲度可随睫状肌的舒缩而改变。当看近物时，睫状肌收缩，睫状小带松弛，晶状体由于本身的弹性而变厚，折光能力增强；当看远物时，睫状肌舒张，睫状小带被拉紧，晶状体变薄，折光能力减弱。晶状体的上述调节使所看物像恰好聚焦到视网膜上。晶状体的弹性随年龄增长而逐渐减弱，睫状肌也逐渐萎缩，调节功能降低，看近物时模糊不清，称为“老花眼”。若晶状体因疾病或创伤而变混浊，称为白内障。

3. 玻璃体　是无色透明的胶状物质，表面被覆有玻璃体膜，位于晶状体与视网膜之间。玻璃体除有屈光作用外，还有支撑视网膜的作用，若支撑作用减弱，可导致视网膜剥离。若玻璃体浑浊，可影响视力，临床称为飞蚊症。

岗位情景模拟 8

患者，男，62岁，双眼视物不清2年并逐渐加重，无眼痛、眼胀，无畏光流泪，无复视和视物变形，无眼部外伤史。否认有糖尿病、高血压、心脏病等全身病史。检查：双眼结膜无充血，角膜透明，前房不浅，瞳孔圆，d=3mm，对光反射灵敏，双晶体浑浊呈乳白色，左眼明显，双眼底窥不清。初步诊断为白内障。

问题与思考

说出患者的病变部位。

答案解析

二、眼副器

眼副器包括眼睑、结膜、泪器、眼球外肌和眶内结缔组织等结构，对眼球起保护、运动和支持的作用。

（一）眼睑

眼睑俗称眼皮，位于眼球的前部，构成保护眼球的屏障。眼睑分为上睑和下睑。上、下睑之间的裂隙称睑裂。睑裂的内侧角和外侧角呈锐角，分别称内眦和外眦。眼睑的游离缘称睑缘，生有睫毛。近内眦处，上、下缘各有一小孔称泪点，是上、下泪小管的开口。

眼睑由浅入深依次是皮肤、皮下组织、肌层、睑板和睑结膜5层（图9-1-7）。

1. 皮肤　薄而柔软。睑缘处生有睫毛。睫毛的皮脂腺称睑缘腺，开口于睫毛毛囊。临床上睑缘腺发炎时会发生肿胀称睑腺炎，又称麦粒肿。

2. **皮下组织** 为薄层疏松结缔组织，是容易发生水肿的部位。

3. **肌层** 主要为骨骼肌，包括眼轮匝肌和上睑提肌。

4. **睑板** 由致密结缔组织构成，硬如软骨，是眼睑的支架。睑板内有许多平行排列的分支管泡状皮脂腺，称睑板腺，导管开口于睑缘，分泌物有润滑睑缘和保护角膜的作用。若睑板腺导管阻塞，分泌物在睑板腺内潴留，可形成睑板腺囊肿，又称霰粒肿。

5. **睑结膜** 为薄层黏膜。

（二）结膜

结膜是覆盖在上、下眼睑内面和眼球巩膜前面的一层黏膜（图9-1-8）。

1. **睑结膜** 衬于眼睑内面的部分。

2. **球结膜** 覆盖在巩膜前面的部分。

3. **结膜穹窿** 为睑结膜与球结膜移行处，分为结膜上穹和结膜下穹。闭眼时全部结膜围成一个囊状腔隙，称结膜囊，此囊通过睑裂与外界相通。临床上滴眼药即滴入此囊内。

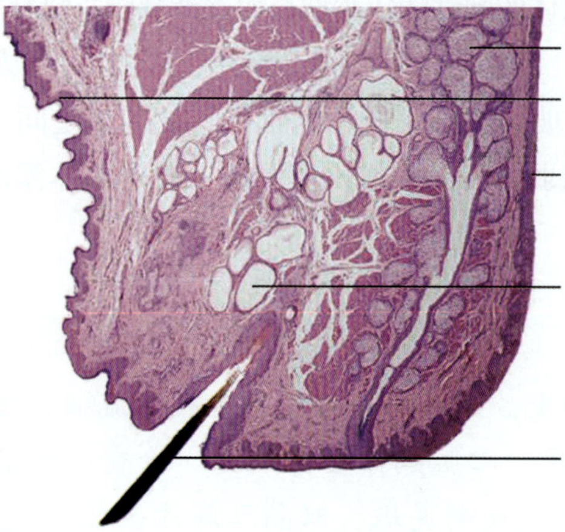

图9-1-7 眼睑光镜图（低倍）

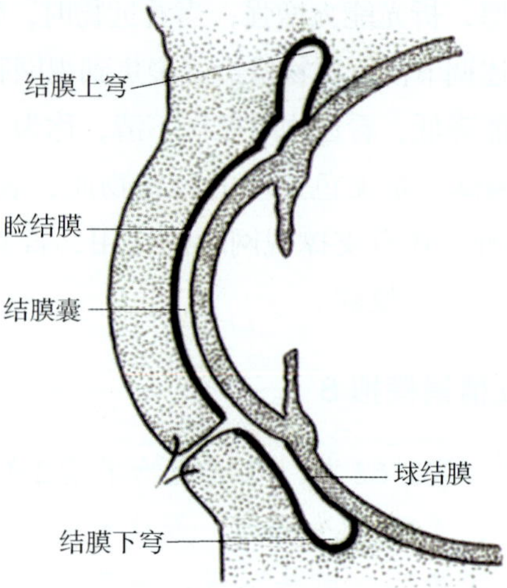

图9-1-8 结膜

（三）泪器

泪器由泪腺和泪道组成（图9-1-9）。

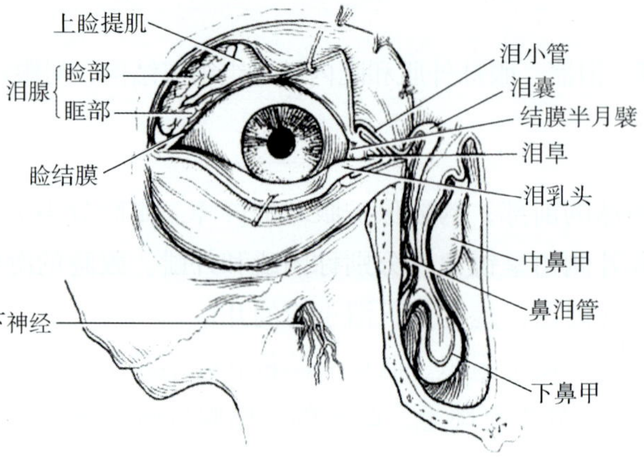

图9-1-9 泪器

1. 泪腺　位于眶的外上方泪腺窝内，其排泄小管开口于结膜上穹，泪腺分泌的泪液借眨眼动作涂于眼球表面，以湿润角膜和保护眼球。

2. 泪道　包括泪点、泪小管、泪囊和鼻泪管。泪小管起于上、下睑缘的泪点，两管汇合开口于泪囊。泪囊位于泪囊窝内，其上部为盲端，下端延续为鼻泪管。鼻泪管下端开口于下鼻道。

（四）眼球外肌

眼球外肌为视器的运动装置，包括运动眼球和眼睑的肌，均属骨骼肌（图9-1-10）。

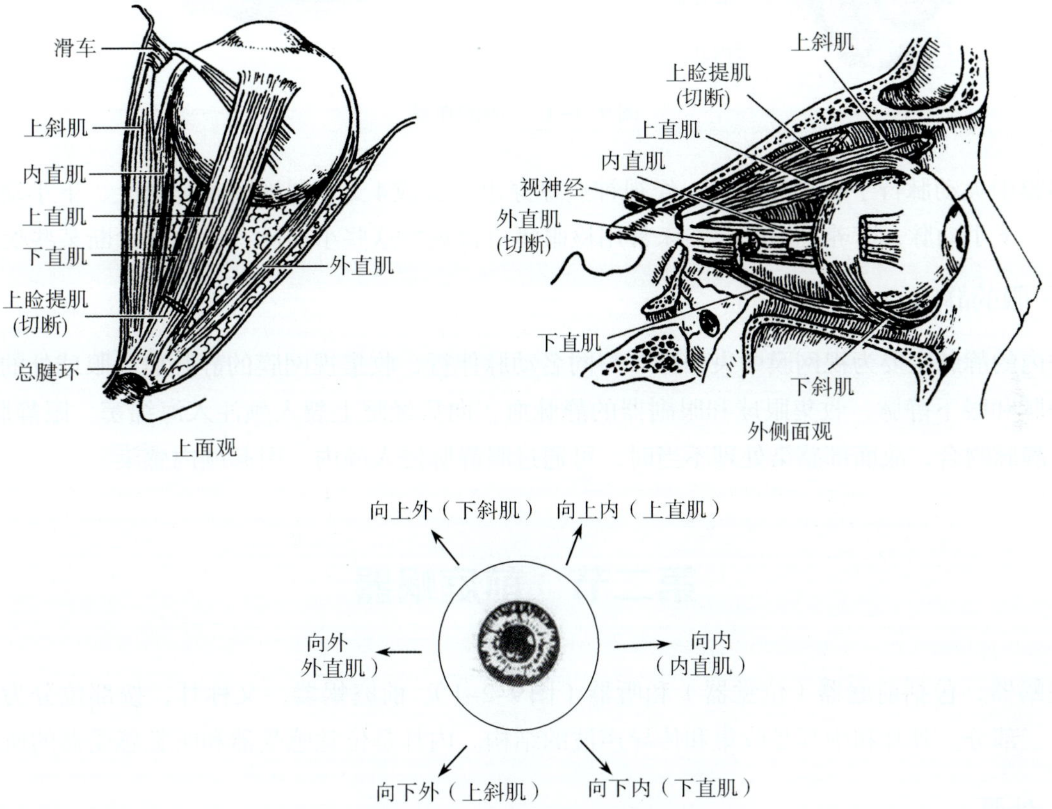

图9-1-10　眼球外肌及其功能

运动眼球的肌有上直肌、下直肌、内直肌、外直肌、上斜肌和下斜肌，共6块。4块直肌共同起自视神经管周围的总腱环，沿眼球壁向前行，各肌分别止于巩膜的上、下、内侧、外侧。上、下直肌分别使瞳孔转向上内和下内；内、外直肌分别使瞳孔转向内侧和外侧。上、下斜肌分别使瞳孔转向下外和上外。正常眼球的灵活运动，是两眼数肌协同作用的结果。

运动眼睑的肌有上睑提肌，起自视神经管的上方，在上直肌上方前行，止于上睑。其作用是提上睑。

三、眼的血管

（一）眼的动脉

眼动脉是颈内动脉在颅内的分支。眼动脉在视神经下方经视神经管入眶，在眶内发出分支营养眼球、眼球外肌、泪腺和眼睑等。其主要分支为视网膜中央动脉（图9-1-11）。

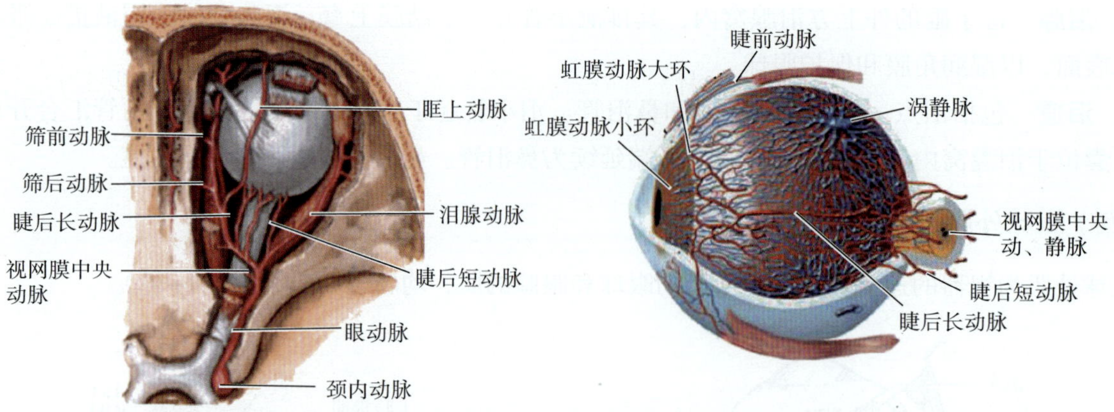

图9-1-11 眼的血管

视网膜中央动脉行于视神经中央，经视神经盘穿出，分成4支，即视网膜鼻侧上、下小动脉和视网膜颞侧上、下小动脉，营养视网膜。临床常用检眼镜直接观察这些小动脉，以协助诊断某些疾病。

（二）眼的静脉

眼球内的静脉主要为视网膜中央静脉，与同名动脉伴行，收集视网膜的静脉血。眼球外的静脉主要有眼上静脉和眼下静脉，收集眼球和眼副器的静脉血，向后经眶上裂入颅注入海绵窦。眼静脉无瓣膜，向前与面静脉吻合，故面部感染处理不当时，可通过眼静脉侵入颅内，引起颅内感染。

第二节 前庭蜗器

前庭蜗器，包括前庭器（位觉器）和听器（图9-2-1）。前庭蜗器，又称耳，按部位分为外耳、中耳和内耳三部分。外耳和中耳是收集和传导声波的结构。内耳是位觉感受器和听觉感受器的所在部位。

一、外耳

外耳包括耳廓、外耳道和鼓膜。

（一）耳廓

耳廓主要由皮肤和弹性软骨构成，血管和神经丰富，有收集声波的作用。耳廓下部无软骨，富含结缔组织和脂肪，称耳垂，是临床采血的常用部位。中医学常以耳廓外形作为耳穴定位的标志，并通过观察患者耳廓及其各区域的色泽、形态变化诊察疾病。

（二）外耳道

外耳道为外耳门至鼓膜之间的弯曲管道。成人外耳道长约2.5cm，其外侧1/3为软骨部，朝向内后上方；内侧2/3为骨部，朝向内前下方。因软骨部可被牵动，检查鼓膜时可将耳廓拉向后上，外耳道被拉直，有利于鼓膜检查。幼儿外耳道较短且平直，检查时应拉耳廓向后下方。外耳道皮肤与软骨膜和骨膜之间结合紧密，缺乏皮下组织，故外耳道发生疖肿时，疼痛剧烈。外耳道皮肤内有耵聍腺可分泌耵聍，耵聍为淡黄色黏稠液体，干燥后形成薄片状，具有保护作用，积存过多可影响听力。

（三）鼓膜

鼓膜位于外耳道与鼓室之间，呈倾斜位，为椭圆形半透明薄膜，中心向内凹陷部称鼓膜脐。鼓膜的上1/4部称松弛部，下3/4部称紧张部。在活体，鼓膜前下部有一个三角形反光区称光锥，光锥消失是鼓膜内陷的标志（图9-2-2）。

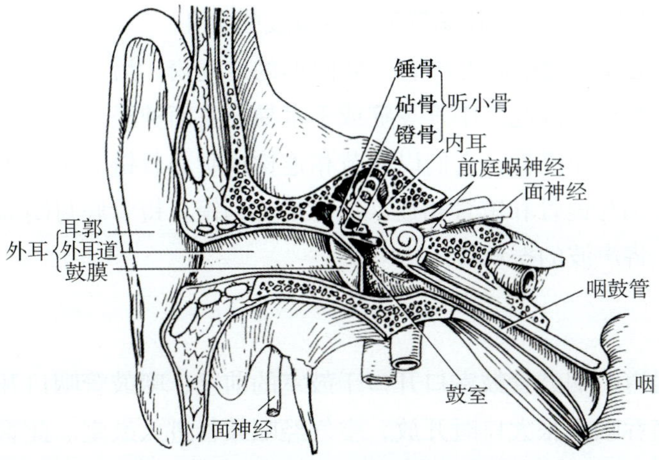

图9-2-1 前庭蜗器概况

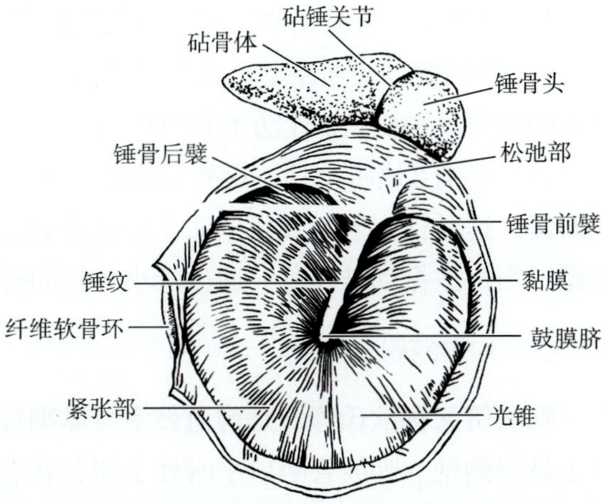

图9-2-2 鼓膜（右侧）

二、中耳

中耳由鼓室、咽鼓管、乳突窦和乳突小房组成。

（一）鼓室

鼓室位于鼓膜与内耳之间，是颞骨岩部内一个不规则的含气小腔。鼓室有6个壁（图9-2-3）。

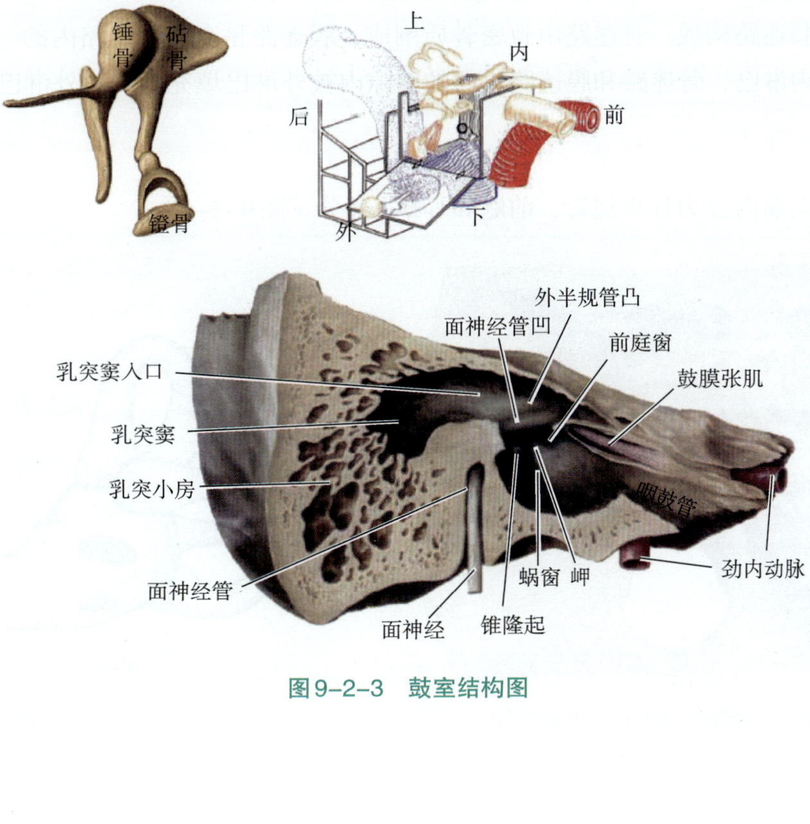

图9-2-3 鼓室结构图

1. **上壁** 为盖壁，即鼓室盖，借薄骨板与颅中窝相邻。中耳炎时，若此壁破坏，脓液可蔓延至颅内。

2. **下壁** 为颈静脉壁，分隔鼓室与颈静脉球起始部，鼓室手术时易损伤颈静脉球引起出血。

3. **前壁** 为颈动脉壁，即颈动脉管的后壁，其上部有咽鼓管的鼓室口。

4. **后壁** 为乳突壁，上部有乳突窦的开口，向后通乳突小房。鼓室的炎症可向后蔓延至乳突小房引起乳突炎。

5. **外侧壁** 为鼓膜壁，主要由鼓膜构成，中耳炎时脓液可破坏鼓膜，造成鼓膜穿孔。

6. **内侧壁** 为迷路壁，由内耳迷路的外侧面构成，此壁后上部有一卵圆形的前庭窗，后下部有一圆形的蜗窗。前庭窗后上方有面神经管凸，内藏面神经。因此，中耳炎症或手术易伤及面神经。

鼓室内有3块听小骨，由外向内依次为锤骨、砧骨和镫骨，它们以关节相连构成听小骨链。锤骨形似鼓锤，锤骨柄附着于鼓膜内面。砧骨形如砧，分别与锤骨和镫骨相连。镫骨形如马镫，镫骨底封闭前庭窗。当声波振动鼓膜时，通过听小骨链的传导，将声波的振动传入内耳。

（二）咽鼓管

咽鼓管又称欧氏管，是沟通鼓室与鼻咽部的通道。咽鼓管鼓室口开口于鼓室的前壁，咽鼓管咽口开口于鼻咽侧壁。咽鼓管咽口平时处于闭合状态，当吞咽或张大口时开放，空气经咽鼓管进入鼓室。此管的作用是维持鼓膜内外气压的平衡，保证鼓膜的正常振动。婴幼儿的咽鼓管较成人短而平直，管径相对较大，故咽部感染易沿此管侵入鼓室，引起中耳炎。

（三）乳突小房和乳突窦

乳突小房是颞骨乳突内的许多含气小腔，相邻的小房相互通连。

乳突窦是介于乳突小房与鼓室之间的腔隙，向前开口于鼓室后壁的上部，向后下通乳突小房。

三、内耳

内耳由于结构复杂，又称为迷路，全部埋藏于颞骨岩部骨质内（图9-2-4），介于鼓室与内耳道底之间，由骨迷路和膜迷路构成。骨迷路由致密骨质围成，膜迷路是套在骨迷路内的一封闭的膜性管腔或囊。膜迷路内充满内淋巴，骨迷路和膜迷路之间的腔隙内被外淋巴填充，内、外淋巴互不相通。

（一）骨迷路

骨迷路由后外向前内分为骨半规管、前庭和耳蜗3部分（图9-2-5）。

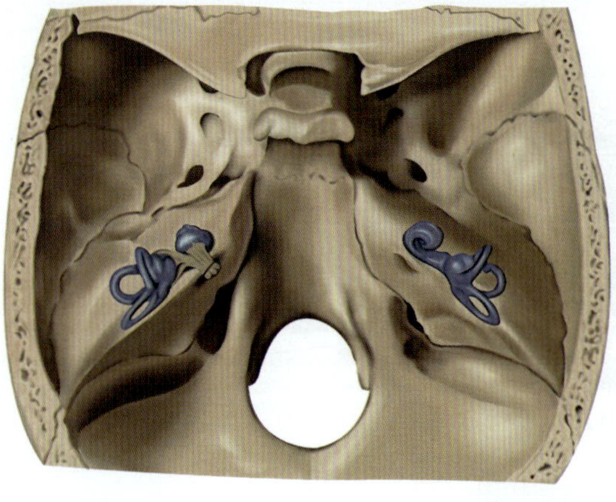

图9-2-4 颞骨内部内耳位置俯视图

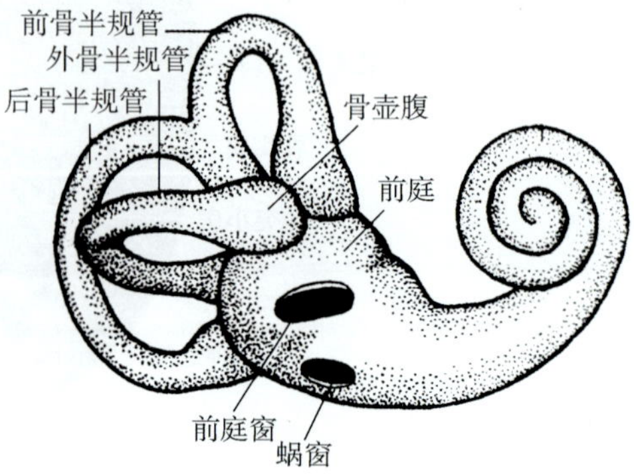

图9-2-5 骨迷路

1. **骨半规管** 为3个相互垂直的半环形小管。按其位置分别为前骨半规管、后骨半规管和外骨半规管，每个管都有一个膨大的壶腹脚和一个较小的单脚。前、后骨半规管的单脚合成一个总脚，因此3个骨半规管以5个孔开口于前庭。

2. **前庭** 为位于骨迷路中部的不规则腔隙。前庭的外侧壁上有前庭窗和蜗窗，内侧壁为内耳道底。前庭的前下方借一大孔与耳蜗相通，后上方以5个小孔与3个骨半规管相通。

3. **耳蜗** 形似蜗牛壳，由一条蜗螺旋管环绕蜗轴约两圈半而成。耳蜗尖端称为蜗顶，朝向前外侧；耳蜗底部称为蜗底，对向内耳道底；蜗顶至蜗底之间锥形的部分称为蜗轴。蜗轴向蜗螺旋管内伸出骨螺旋板，此板与膜迷路的蜗管相连，从而将蜗螺旋管分成3部分：近蜗顶者称前庭阶，近蜗底者称鼓阶，二者之间膜性管道称蜗管。前庭阶与鼓阶内充满外淋巴，在蜗顶处借蜗孔彼此相通。

（二）膜迷路

膜迷路是套在骨迷路内的膜性管和囊，分为膜半规管、椭圆囊和球囊、蜗管3部分。

1. **膜半规管** 形态与骨半规管相似，套在同名骨半规管内。膜半规管的一端膨大为膜壶腹，其内侧壁上的隆起结构称壶腹嵴，壶腹嵴是位觉感受器，能感受头部旋转变速运动的刺激。

2. **椭圆囊和球囊** 位于前庭内，为互相通连的两个膜性囊。囊内各有一特殊分化的感觉上皮，分别称为椭圆囊斑和球囊斑。二者也是位觉感受器（图9-2-6），能感受头部的空间位置及直线变速运动的刺激。

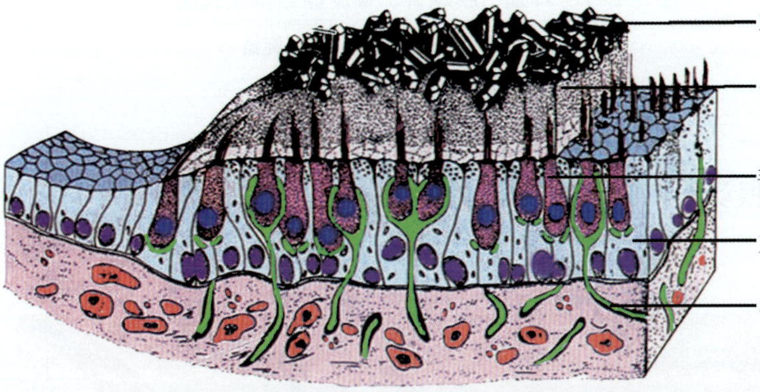

图9-2-6 椭圆囊斑和球囊斑模式图

3. **蜗管** 套在蜗螺旋管内，内缘接骨螺旋板，断面呈三角形。蜗管有3壁：外侧壁贴于蜗管的骨壁上，上壁称前庭膜，下壁称基底膜。在基底膜上有螺旋器，又称Corti器，是听觉感受器。螺旋器由支持细胞、毛细胞和盖膜构成，能感受声波刺激（图9-2-7）。

四、声波的传导途径

声波传入内耳的途径有两条，一是空气传导，二是骨传导。

（一）空气传导

声波经外耳道传至鼓膜，引起鼓膜振动，再经听小骨链传至前庭窗，引起前庭阶和鼓阶的外淋巴波动，此部外淋巴的波动再引起蜗管的内淋巴和基底膜振动，刺激螺旋器产生神经冲动，经蜗神经传到中枢，最后至大脑皮质的听区产生听觉（图9-2-8）。空气传导是引起正常听觉的主要途径。

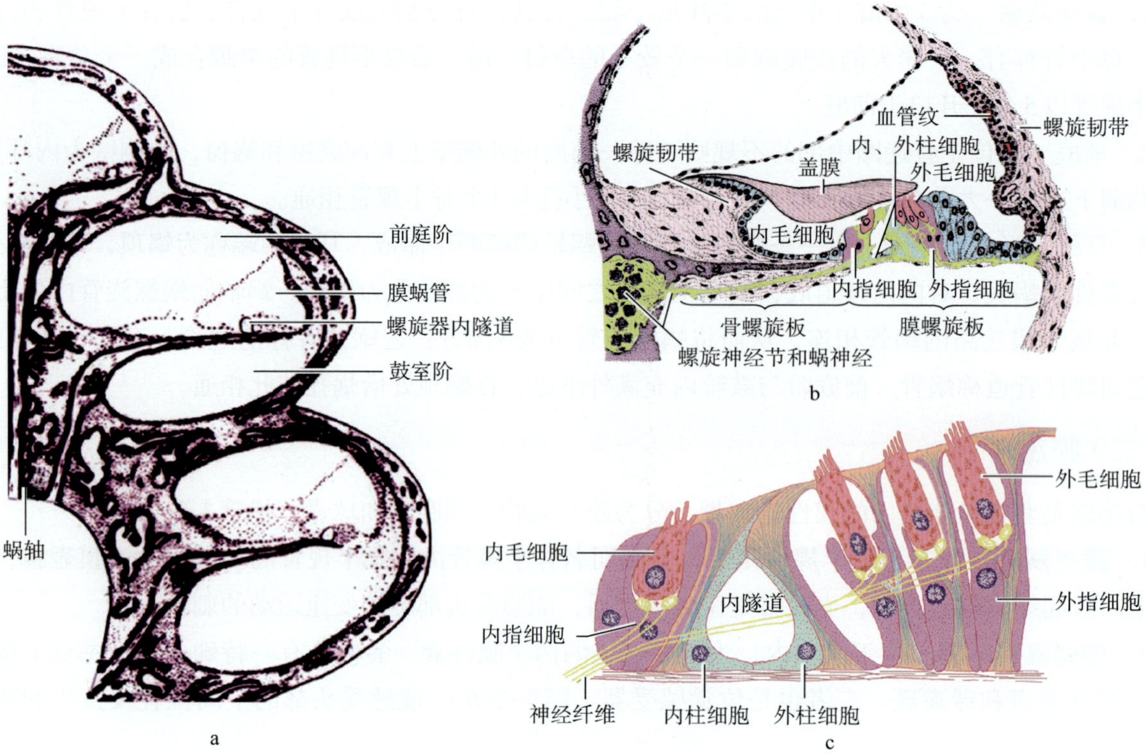

图 9-2-7　耳蜗、膜蜗管、螺旋器结构模式图

a. 耳蜗；b. 膜蜗管和螺旋器；c. 螺旋器

（二）骨传导

声波直接引起颅骨的振动，从而导致内耳的内淋巴波动，刺激螺旋器产生神经冲动引起听觉。此路径传导效能极微。

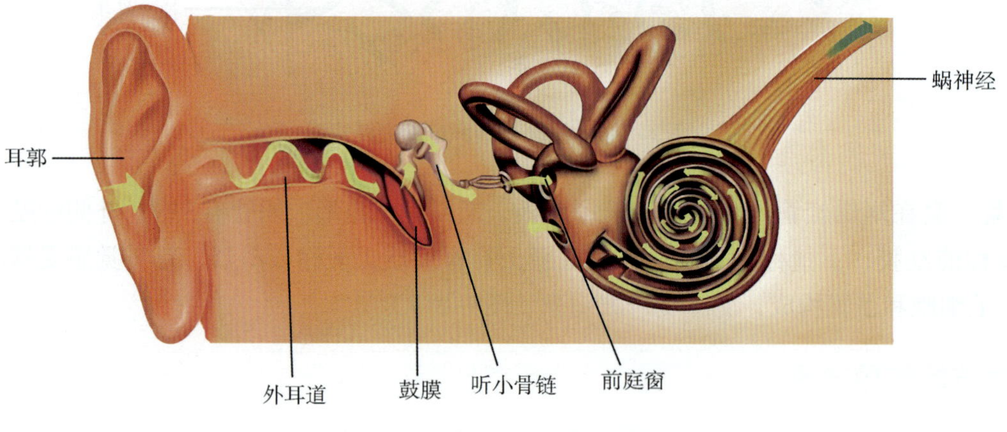

图 9-2-8　声音传导途径示意图

第三节　皮　肤

皮肤覆盖全身，是人体面积最大的器官。皮肤由表皮和真皮构成。其深面主要为皮下组织，含有丰

富的血管、淋巴管等。皮肤具有分泌、排泄、感觉、调节体温、屏障保护、参与免疫反应等作用。

一、皮肤的结构

皮肤由表皮和真皮组成，并借皮下组织与深部的结构相连。

（一）表皮

表皮由角化的复层扁平上皮构成，基底面起伏不平，借基膜与真皮相连。表皮上有丰富的神经末梢，无血管。身体各部的表皮厚薄不均，手掌、足底部最厚。表皮由两类细胞组成：一类是角质形成细胞，数量多，是表皮的主要组成细胞；另一类是非角质形成细胞，数量少，散在分布于角质形成细胞之间。

1. 角质形成细胞 表皮由基底至表面依次分为以下5层：基底层、棘层、颗粒层、透明层和角质层（图9–3–1）。由基底层到角质层的结构变化是角质形成细胞增殖、分化、向表面逐层推移和脱落的动态变化过程。角质层的细胞不断脱落，而深层的细胞不断增殖分化补充，以保持表皮的正常厚度。更新周期一般为3~4周。

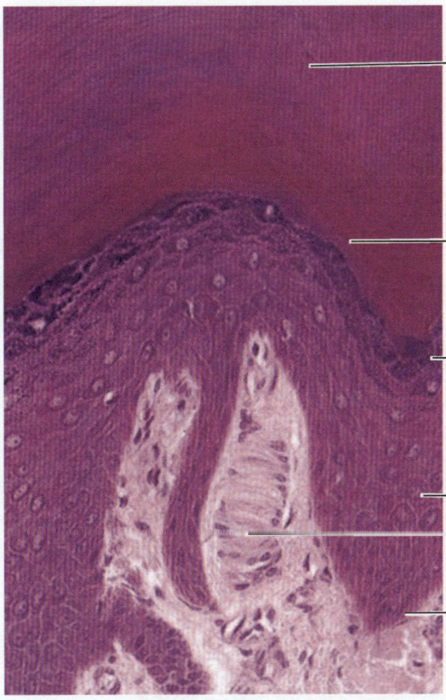

图9–3–1 指皮光镜图

2. 非角质形成细胞 包括黑素细胞、朗格汉斯细胞等。黑素细胞散在于基底细胞之间，内含黑色素，黑色素是决定皮肤颜色的主要成分，能吸收和散射紫外线，保护表皮深层幼稚细胞免受损伤。朗格汉斯细胞主要分布于棘层，是一种免疫辅助细胞，参与机体的免疫应答（图9–3–2）。

（二）真皮

真皮位于表皮深层，由致密结缔组织构成。真皮可分为乳头层和网织层，两者无严格界限。

1. 乳头层 借基膜与表皮相连，并向表皮底部凸出形成许多嵴状或乳头状隆起，含丰富的毛细血管、游离神经末梢和触觉小体。

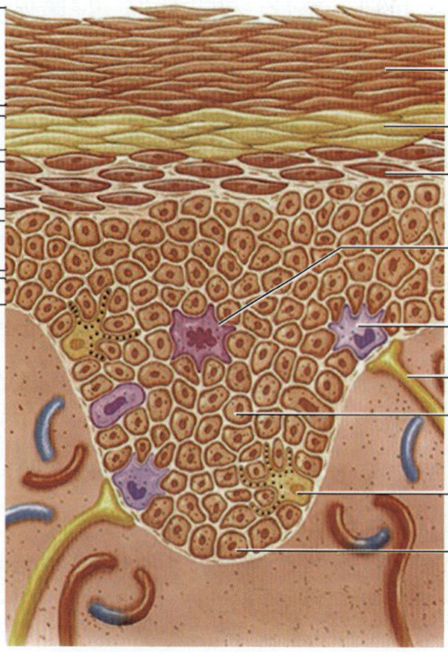

图9-3-2 角质形成细胞和非角质形成细胞相互关系模式图

2. 网织层 位于乳头层下方，是真皮的主要部分。由不规则的致密结缔组织组成，内含粗大的、交织成网的胶原纤维束和弹性纤维束，使皮肤既具有韧性，又有弹性。此层还有较多的血管、淋巴管和神经。毛囊、皮脂腺、汗腺多位于此层，并有较多环层小体（图9-3-3）。

皮下组织常称为浅筋膜，不属于皮肤的组成部分，是真皮深面的疏松结缔组织，有防止散热、储备能量和抵御外来机械性冲击的功能。皮下组织的厚薄依年龄、性别、部位及营养状态而异。

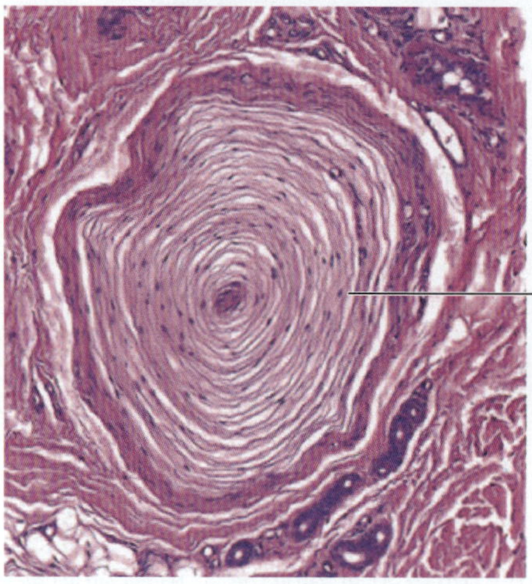

图9-3-3 环层小体

二、皮肤附属器

皮肤附属器包括毛、皮脂腺、汗腺、指（趾）甲等（图9-3-4）。

（一）毛

毛广泛分布于全身表面，手掌及足底除外。伸出皮肤外面的部分称毛干，埋在皮肤内的部分称毛根。毛根周围包有上皮和结缔组织组成的毛囊。毛和毛囊与皮肤表面呈钝角的一侧有一束斜行的平滑肌，称立毛肌，其一端附于毛囊，另一端终止于真皮浅部。立毛肌收缩，可使毛发直立。

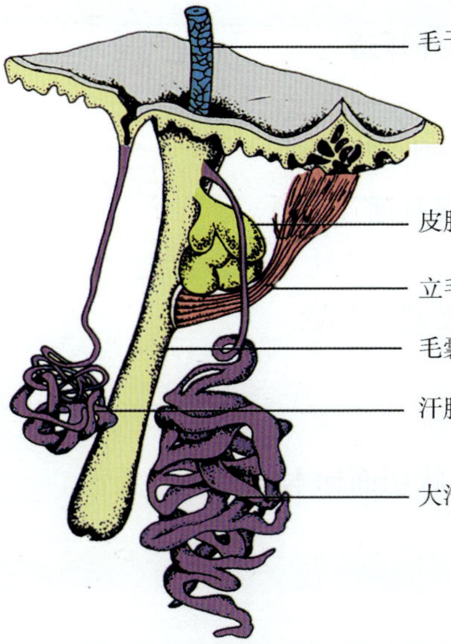

图 9-3-4　皮肤附属器模式图

（二）皮脂腺

皮脂腺为泡状腺，由2~5个腺泡（分泌部）和1个共同的短导管组成。除手掌、足底外，其余部位的皮肤均有皮脂腺存在。

（三）汗腺

汗腺几乎分布于人的全身皮肤，以手掌、足底和腋窝处最多。在人的腋窝、乳晕、脐周、会阴部、肛门周围、包皮、阴囊、阴阜和小阴唇等处还有一种大汗腺，其腺腔较大，为分支管状腺，导管开口于毛囊。分泌物为浓稠的乳状液，被细菌分解后产生异味。

（四）指（趾）甲

指（趾）甲为指（趾）端背面的硬角质板。甲体是长在指（趾）末节背面的外露部分，为坚硬透明的长方形角质板，由多层连接牢固的角化细胞构成，细胞内充满角蛋白丝。甲体深面的组织称甲床，由非角化的复层扁平上皮和真皮组成。甲体的近端位于皮肤内的部分，称甲根。甲体周边的皮肤，称甲襞。甲根周围为复层扁平上皮，其基底层细胞分裂活跃，称甲母质，是甲体的生长区。

实训实练八　感觉器结构的辨识

【实训目的】

1. 辨认眼球壁的层次，各层次的分部和主要形态结构。
2. 指认眼球内容物的组成及其位置和形态结构。
3. 辨认结膜的分部及其位置。
4. 辨认泪器的组成、各部的位置。

5．指认各眼球外肌。

6．辨认眼睑的结构。

7．辨认前庭蜗器的组成。

8．辨认外耳的组成，指认耳廓和外耳道。

9．指认鼓膜的位置和形态。

10．辨认鼓室的6个壁，指认听小骨。

11．指认乳突小房和咽鼓管的位置及通连关系。

12．辨认骨迷路和膜迷路。

13．指认听觉感受器和位置觉感受器的位置。

【实训用品】

1．眼球标本和模型。

2．新鲜猪或牛眼球冠状切面和矢状切面标本。

3．泪器的解剖标本和模型。

4．眼球外肌的解剖标本和模型。

5．耳的解剖标本。

6．颞骨的锯开标本。

7．听小骨标本。

8．耳模型。

9．颞骨与鼓室模型。

10．内耳模型、听小骨模型

【实训方法】

1．取眼球标本，观察其外形及视神经的附着部位。

2．取眼球冠状切面标本和模型，观察眼球壁由外向内分为3层：眼球纤维膜、眼球血管膜和视网膜。

3．取眼球冠状切面标本和模型，观察充满于眼球内的透明胶状物为玻璃体，移去玻璃体，可见晶状体；用镊子轻提晶状体，可见其与睫状体的睫状突之间有纤细的睫状小带，角膜与晶状体之间的间隙为眼房，被虹膜分为眼球前房和眼球后房。

4．在眼球矢状切面标本上，观察眼球前房、眼球后房、晶状体和玻璃体，辨认眼球壁的三层结构。

5．在活体上，确认角膜、巩膜、虹膜、瞳孔和眼球前房等结构。

6．在标本和活体上，观察上、下睑缘、内眦、外眦、睫毛。

7．在标本和活体上，观察睑结膜、球结膜、结膜上穹、结膜下穹。

8．取泪器解剖标本和模型，观察泪腺的位置，在上、下睑缘近内眦处观察泪点，在泪囊窝内观察泪囊的形态及其上、下泪小管和鼻泪管的关系。

9．取眼球外肌解剖标本和模型，观察各眼球外肌的位置和肌束的方向。

10．取耳的解剖标本并结合活体观察耳廓的形态、外耳道的分部和弯曲以及鼓膜的位置和形态。

11．取颞骨的锯开标本和耳的解剖标本、颞骨和鼓室模型、听小骨模型，观察中耳各部的位置，听小骨的组成和连结关系，乳突小房和咽鼓管的位置及连通关系。

12．取耳的解剖标本和内耳模型，观察内耳在颞骨中的位置、骨迷路和膜迷路的位置关系。

【注意事项】

1．实训开始前要穿好隔离衣，戴好口罩和手套，做好个人防护。

2. 翻看标本时要认真细致、动作轻柔，不要生拉硬扯。

【思考题】

1. 眼球壁分为哪几层？各层有哪些结构？

2. 简述鼓室的6个壁。

【技能测试】

在大体标本上，指认眼球壁的各层、眼球内容物、耳的各部，并简要介绍它们的结构特点。

答案解析

目标检测

一、单项选择题

1. 关于角膜描述正确的是（　）

A. 白色不透明　　B. 无屈光作用　　C. 表面盖有球结膜
D. 富有血管　　E. 富有感光神经末梢

2. 不属于屈光系统的结构是（　）

A. 角膜　　B. 虹膜　　C. 房水　　D. 晶状体　　E. 玻璃体

3. 听觉感受器是（　）

A. 螺旋器　　B. 壶腹嵴　　C. 椭圆囊斑　　D. 球囊斑　　E. 前庭窗

4. 关于房水描述错误的是（　）

A. 睫状体产生　　B. 从前房流入后房　　C. 有屈光作用
D. 无色透明　　E. 有维持眼内压的作用

5. 视觉最敏锐的部位是（　）

A. 视神经盘　　B. 黄斑　　C. 角膜　　D. 虹膜　　E. 中央凹

6. 关于晶状体描述不正确的是（　）

A. 无色透明　　B. 具有屈光作用　　C. 浑浊称白内障　　D. 富含血管　　E. 是凸透镜

7. 位于鼓室和外耳道之间的结构是（　）

A. 耳屏　　B. 外耳门　　C. 鼓膜　　D. 咽鼓管　　E. 前庭窗

8. 临床检查鼓膜时需将耳廓拉向（　）

A. 后下方　　B. 下方　　C. 后上方　　D. 上方　　E. 前上方

二、简答题

1. 简述房水的产生及循环途径。

2. 根据成人和小儿咽鼓管的特点，解释小儿较成人容易患中耳炎的原因。

（于　宁）

第十章 内分泌系统

PPT

学习目标

知识要求：

1. 掌握内分泌系统的组成；甲状腺和肾上腺的位置、形态、光镜结构和功能；甲状旁腺的位置、形态；垂体的位置、形态；腺垂体的光镜结构和功能。

2. 熟悉内分泌腺的特点；甲状旁腺的结构和功能。

3. 了解神经垂体的构成；下丘脑与垂体的关系。

技能要求：

1. 学会在标本、模型上分辨各内分泌腺。

2. 学会在显微镜下分辨垂体、甲状腺和肾上腺的组织结构。

内分泌系统由内分泌腺（即内分泌器官）、内分泌组织和单个分散在其他组织或器官内的内分泌细胞构成。内分泌腺是指以腺上皮为主要成分的无导管器官，包括甲状腺、甲状旁腺、肾上腺、垂体、松果体等；内分泌组织仅为一些细胞团，分散存在于其他器官之内，如胰腺内的胰岛、睾丸内的间质细胞、卵巢内的卵泡和黄体等；内分泌细胞包括散在于消化管壁的单个内分泌细胞以及其他一些脏器内具有内分泌功能的细胞。

内分泌腺的结构特点是：腺细胞通常排列成索状、团状或围成滤泡状，无导管，腺细胞周围窦状毛细血管丰富。腺细胞合成和分泌的生物活性物质称为激素。多数激素通过血液循环运输并作用于远隔的特定器官、组织和细胞。少数激素通过弥散作用直接作用于邻近的细胞，称为旁分泌。激素所作用的器官、组织和细胞分别称为该激素的靶器官、靶组织、靶细胞。激素在血液内的含量虽少，但对机体的生长、发育、新陈代谢和生殖活动等起着重要调节作用。内分泌腺的体积和质量都很小，最大的甲状腺不过几十克。内分泌腺有丰富的血液供应和神经分布，其结构和功能活动有显著的年龄变化。

内分泌系统是机体内重要的调节系统，激素与神经系统互相协调，共同完成生理功能的调节。

第一节 甲状腺

一、甲状腺的形态和位置

甲状腺呈“H”形，分为左、右两个侧叶，中间以峡部相连。侧叶贴于喉下部和气管上部的两侧，上达甲状软骨中部，下抵第6气管软骨环（图10-1-1）。峡部常位于第2~4气管软骨环的前方。有时从峡部向上伸出一个长短不一的锥状叶，长者可达到舌骨。甲状腺表面有纤维囊包裹，囊外还有颈筋膜包绕。甲状腺借筋膜形成的韧带固定于喉软骨上，故吞咽时甲状腺可随喉上下移动。

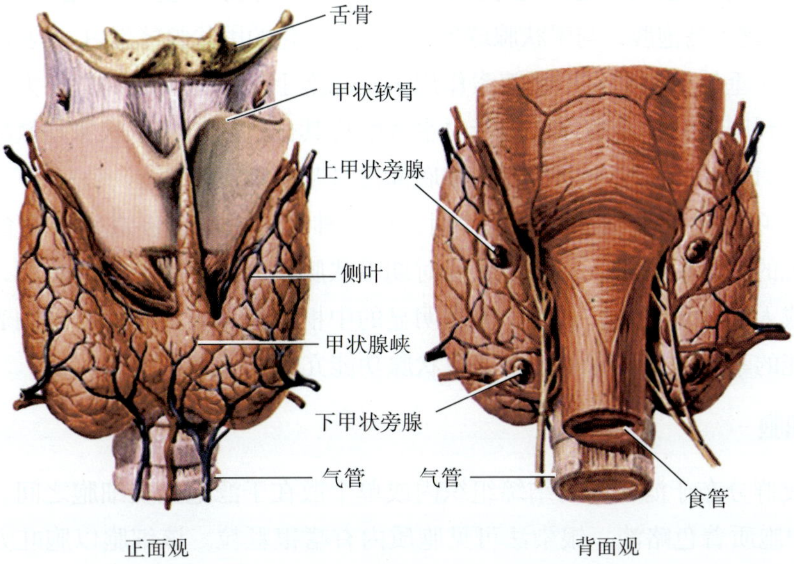

图10-1-1　甲状腺和甲状旁腺

二、甲状腺的微细结构

甲状腺表面有薄层结缔组织被膜，被膜结缔组织深入腺实质，把实质分成许多不完整的小叶，每个小叶内含有20~40个滤泡。滤泡呈球形或椭圆形，滤泡腔内充满胶质，被伊红染成红色，为碘化的甲状腺球蛋白。滤泡壁主要由单层的滤泡上皮细胞围成。滤泡间有少量结缔组织、丰富的毛细血管网和成群的滤泡旁细胞（图11-3）。

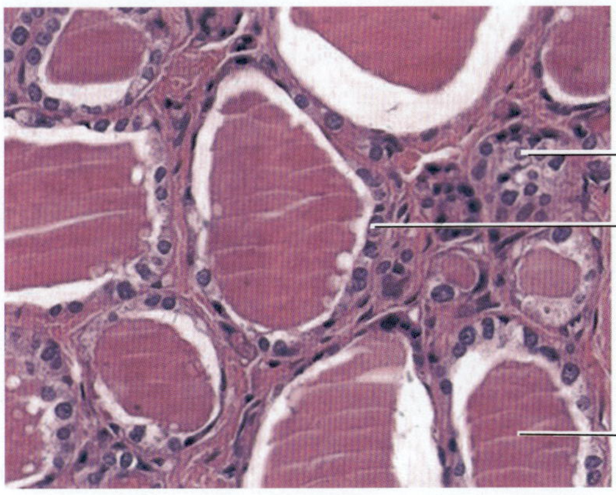

图10-1-2　甲状腺光镜图

（一）滤泡上皮细胞

滤泡上皮细胞一般为立方形，可因其功能状态不同而有形态变化，是组成滤泡的主要细胞。功能活跃时的滤泡上皮细胞增高呈低柱状，滤泡腔内胶质较少；而功能不活跃的滤泡上皮细胞变矮呈扁平状，滤泡腔内胶质较多。电镜下，滤泡上皮细胞的游离面有少量微绒毛，胞质内有发达的粗面内质网，可见散在的线粒体、溶酶体和高尔基复合体，胞质顶部可见分泌颗粒和吞饮小泡，细胞基底面有质膜内褶。

滤泡上皮细胞可以合成、贮存和分泌甲状腺激素。滤泡上皮细胞从血液中摄取氨基酸和碘离子，氨基酸在粗面内质网内合成甲状腺球蛋白肽链，经高尔基复合体加工，分泌到滤泡腔。滤泡上皮摄取的碘在过氧化物酶的作用下活化后，进入滤泡腔，与甲状腺球蛋白结合成碘化的甲状腺球蛋白，构成胶状物的主要成分。

根据机体需要，在垂体分泌的促甲状腺素作用下，滤泡上皮细胞又以吞饮的方式将滤泡腔内的碘化甲状腺球蛋白重吸收到胞质内，溶酶体内的蛋白水解酶将其分解成四碘甲状腺原氨酸（T4）和少量三碘甲状腺原氨酸（T3），T4和T3从滤泡上皮细胞基底部透过基膜释放入血。

甲状腺素的主要功能是增进机体的新陈代谢，提高神经兴奋性，促进生长发育，尤其对婴幼儿的骨骼和中枢神经系统的发育影响很大。若婴幼儿时期甲状腺素分泌不足则发育迟缓，身材矮小，智力低下，形成呆小症。成人甲状腺功能亢进时，出现明显的中枢神经系统兴奋性增高的表现，同时引起心血管、消化等系统功能的紊乱，即临床上常见的甲状腺功能亢进症，简称甲亢。

（二）滤泡旁细胞

滤泡旁细胞常成群分布于滤泡间的结缔组织内或单个散在于滤泡上皮细胞之间。细胞较大，在苏木精－伊红染色标本中胞质着色略淡，银染法可见胞质内有嗜银颗粒。该细胞以胞吐方式释放颗粒内的降钙素。降钙素是一种多肽，可促进成骨细胞的活动，使骨盐沉积于类骨质，并抑制肾和胃肠道对钙的直接或间接吸收，从而使血钙降低。

岗位情景模拟 9

患者，女性，50岁，5个月前无明显诱因出现畏寒，颜面浮肿，伴记忆力差，食欲减退，腹胀，无尿频、尿急、尿痛。病程中少言懒动，动作迟缓，明显乏力，体重增加6kg。大便每3~4天一次。

问题与思考

1. 该患者的诊断是什么？
2. 解释患者上述临床表现的原因。

答案解析

第二节 甲状旁腺

一、甲状旁腺的形态和位置

甲状旁腺呈扁椭圆，棕黄色，形状大小似黄豆，一般有上、下两对（图10–1–1）。上一对多位于甲状腺侧叶后面的上、中1/3交界处，下一对常位于甲状腺下动脉附近。甲状旁腺多附于甲状腺侧叶后面的纤维囊上，有时也可埋于甲状腺组织内，致使手术时寻找困难。

二、甲状旁腺的微细结构

甲状旁腺表面包有薄层结缔组织被膜，实质的腺细胞排列成团或索状，细胞团、索之间有丰富的毛细血管和少量结缔组织。其腺细胞分为主细胞和嗜酸性细胞两种（图10–2–1）。

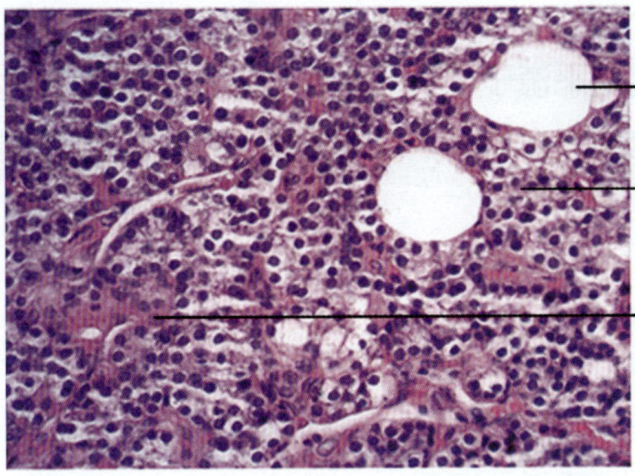

图 10-2-1　甲状旁腺光镜图

（一）主细胞

主细胞数量最多，呈圆形或多边形，体积较小，HE染色标本中胞质染色浅，核圆，位于细胞中央。电镜下可见粗面内质网、高尔基复合体和被膜分泌颗粒，还有一些糖原和脂滴。主细胞合成和分泌甲状旁腺素，甲状旁腺素主要作用于骨细胞和破骨细胞，使骨盐溶解，并能促进肠及肾小管吸收钙，从而使血钙升高。在甲状旁腺素和降钙素的共同调节下，维持机体血钙浓度的稳定。甲状腺手术时，应注意保留甲状旁腺。甲状旁腺分泌不足时，可引起血钙下降，出现手足抽搐，甚至死亡。

（二）嗜酸性细胞

嗜酸性细胞青春期才出现，随年龄增长而增多。单个或成群分布于主细胞之间。嗜酸性细胞比主细胞大，呈多边形，核小而色深，胞质内充满嗜酸性颗粒，此细胞功能不明。

第三节　肾上腺

一、肾上腺的形态和位置

肾上腺是成对器官，呈黄色，位于肾的内上方，与肾共同包在肾筋膜和脂肪囊内（图 10-3-1）。左侧者近似半月形，右侧者呈三角形。

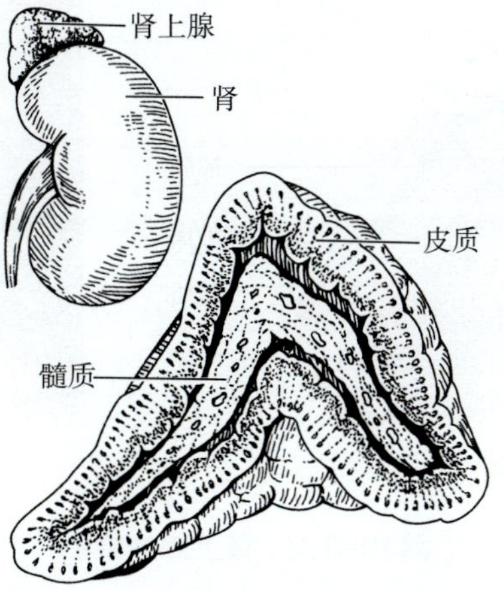

图 10-3-1　肾上腺的位置形态

肾上腺表面包以结缔组织被膜，少量结缔组织伴随血管和神经伸入实质内。肾上腺实质由周围的皮质和中央的髓质两部分构成。肾上腺皮质来源于胚胎的中胚层，腺细胞具有类固醇激素分泌细胞的结构特点。肾上腺髓质来自外胚层，腺细胞具有含氮类激素分泌细胞的结构特点。

二、肾上腺的微细结构

（一）皮质

占肾上腺体积的80% ~90%。根据皮质细胞的形态结构和排列等特征，由表及里可将肾上腺皮质分为3个带，即球状带、束状带和网状带（图10–3–2）。

1. 球状带 紧贴被膜下，较薄，约占皮质总体积的15%。细胞排列成球状团块，细胞团之间为窦样毛细血管和少量结缔组织。细胞较小，呈矮柱状或多边形，细胞核小，染色深，胞质少，弱嗜酸性，含少量细小脂滴。

球状带细胞分泌盐皮质激素，主要是醛固酮，能促进肾远曲小管和集合管重吸收Na^+及排出K^+，同时也刺激胃黏膜吸收Na^+，使血Na^+浓度升高，K^+浓度降低，维持体液和电解质的动态平衡。

2. 束状带 位于球状带的深部，最厚，约占皮质总体积的78%。腺细胞排列成单行或双行的细胞索，索间为窦样毛细血管和少量结缔组织。细胞较大，呈多边形，胞核圆，着色浅，胞质内富含脂滴。在HE染色标本中，脂滴被溶解，故胞质成泡沫状。

束状带细胞分泌糖皮质激素，主要为皮质醇和皮质酮，可促使蛋白质及脂肪分解并转变为糖，即糖异生，此外，还有抑制免疫应答及抗炎症等作用。束状带细胞受腺垂体分泌的促肾上腺皮质激素的调节。

3. 网状带 位于皮质的最内层，紧靠髓质，占皮质总体积的7%。网状带细胞小，排列成索状，细胞索相互吻合成网，网眼中为窦样毛细血管和少量结缔组织。

网状带细胞主要分泌雄激素、少量糖皮质激素和雌激素，也受促肾上腺皮质激素的调节。

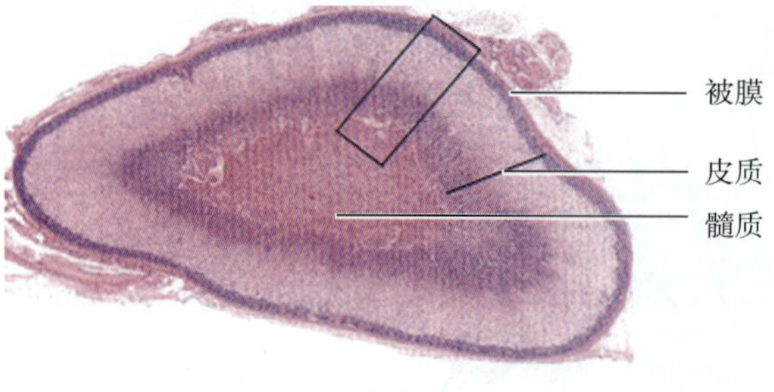

a. 横切面

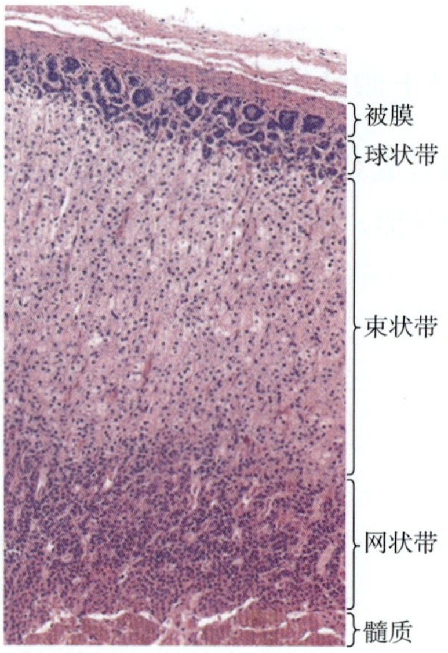

b. 纵切面

图10–3–2 肾上腺光镜图

（二）髓质

髓质位于肾上腺的中央，主要由排列成索或团状的嗜铬细胞组成，其间有窦状毛细血管和少量结缔组织。嗜铬细胞呈多边形，核圆，着色浅，胞质嗜碱性。用含铬盐的固定液固定标本，胞质内出现黄褐色的嗜铬颗粒。髓质内还有少量散在的交感神经节细胞。电镜下根据颗粒内涵物的不同，嗜铬细胞分为两种：一种数量多，为肾上腺素细胞，分泌肾上腺素；另一种为去甲肾上腺素细胞，分泌去甲肾上腺素。

肾上腺素和去甲肾上腺素均为儿茶酚胺类物质，它们的分泌受交感神经的调控，当交感神经节前纤维释放乙酰胆碱作用于髓质细胞时，引起激素的释放。肾上腺素的主要作用是提高心肌的兴奋性，使心率加快，心脏和骨骼肌血管扩张。去甲肾上腺素的主要作用是促进全身小血管收缩，升高血压，使心脏、脑和骨骼肌内的血流加速。

第四节　垂　体

垂体呈椭圆形，色灰红，位于颅底蝶鞍的垂体窝内，上端借漏斗连于丘脑。根据发生和结构特点，垂体可分为前方的腺垂体和后方的神经垂体两部分。腺垂体又分为远侧部、中间部和结节部，而神经垂体包括神经部和漏斗，漏斗上方连于下丘脑的正中隆起（图10-4-1）。腺垂体的远侧部和结节部合称垂体前叶，神经垂体的神经部和腺垂体的中间部合称垂体后叶。

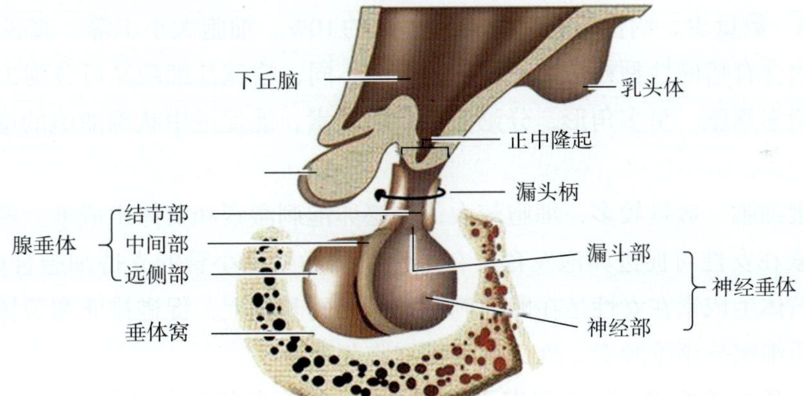

图10-4-1　垂体模式图

一、腺垂体

（一）远侧部

远侧部是构成腺垂体的主要部分，约占垂体的75%。腺细胞排列成团索状，少数围成小滤泡，细胞间有丰富的窦状毛细血管和少量结缔组织。HE染色标本中，腺细胞可分为两大类：嗜色细胞和嫌色细胞。嗜色细胞又分为嗜酸性细胞和嗜碱性细胞两种（图10-4-2）。

1. 嗜酸性细胞　数量较多，约占远侧部腺细胞总数的40%，细胞呈圆形或椭圆形，胞体较大，直径14~19 μm，胞质内含许多粗大的嗜酸性颗粒。根据所分泌的激素不同，嗜酸性细胞又分生长激素细胞和催乳激素细胞。

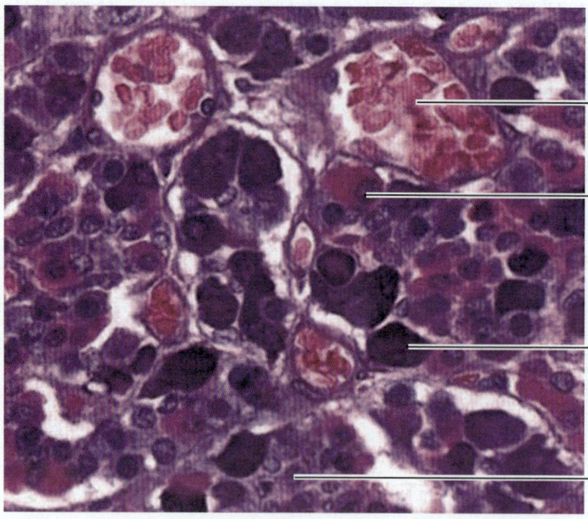

图10-4-2 腺垂体远侧部光镜图

（1）生长激素细胞 数量较多，能合成和释放生长激素，此激素能促进体内多种代谢过程，尤其是促进骨骼的生长。幼年时期，该激素分泌不足，可导致生长激素缺乏性侏儒症，分泌过多会引起巨人症。成人时期，该激素分泌过多则发生肢端肥大症。

（2）催乳激素细胞 数量较少，妊娠和哺乳期妇女含有大量催乳激素细胞，而非妊娠和非哺乳期的妇女，此细胞数量少，男性更少。催乳激素细胞分泌催乳激素，促进乳腺发育和乳汁分泌。

2. 嗜碱性细胞 数量少，约占远侧部腺细胞总数的10%。细胞大小不等，直径15~25 μm，呈椭圆形或多边形，胞质内含有嗜碱性颗粒。按所分泌激素的不同，嗜碱性细胞又可分为3种。

（1）促甲状腺激素细胞 呈多角形，分泌促甲状腺激素，能促进甲状腺滤泡的增生和甲状腺素的合成和释放。

（2）促性腺激素细胞 数量较多，细胞较大，分泌卵泡刺激素和黄体生成素。两种激素可共存于同一细胞。卵泡刺激素在女性可促进卵泡发育，在男性则刺激生精小管的支持细胞合成雄激素结合蛋白，促进精子的发生。黄体生成素在女性是在卵泡刺激素作用的基础上，促进排卵和黄体的形成及分泌，在男性则刺激睾丸间质细胞分泌雄激素，故又称间质细胞刺激素。

（3）促肾上腺皮质激素细胞 细胞形态不规则，有突起。此细胞分泌促肾上腺皮质激素和促脂素，前者主要促进肾上腺皮质束状带分泌糖皮质激素，后者作用于脂肪细胞，使其分解产生脂肪酸。

3. 嫌色细胞 数量多，约占远侧部腺细胞总数的50%，多数细胞体积小，呈圆形或多角形，胞质少，着色浅，细胞界限不清。

（二）中间部

中间部是位于远侧部和神经部之间的狭长区域。有少量嗜碱性细胞和嫌色细胞，细胞排列成滤泡状，滤泡腔内含有胶质。

（三）结节部

结节部包围在神经垂体的漏斗的表面，漏斗前面的部分稍厚，后面薄或缺如。结节部内可见嫌色细胞及少量的嗜酸性细胞和嗜碱性细胞。

二、神经垂体

神经垂体主要由无髓神经纤维和神经胶质细胞组成，并含有丰富的窦状毛细血管和少量网状纤维。下丘脑的视上核和室旁核内的神经内分泌细胞，其轴突经神经垂体的漏斗终止于神经部，构成该部的无髓神经纤维。神经内分泌细胞合成的分泌颗粒，沿轴突运输到神经部，常在轴突内聚集成串珠样膨大，HE染色标本上显示出大、小不等的嗜酸性团块，称赫令体（图10-4-3）。

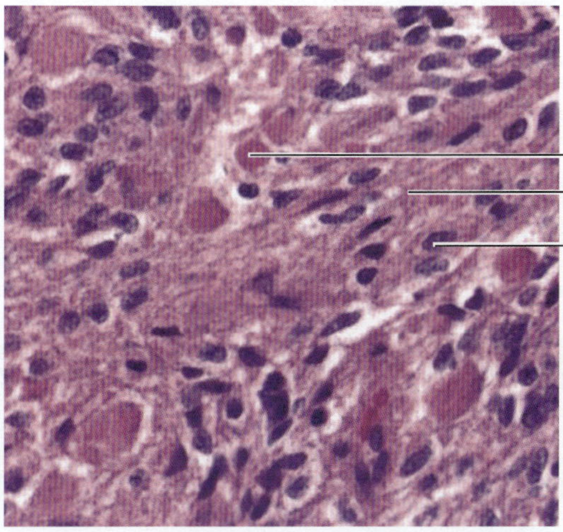

图10-4-3　神经垂体光镜图

神经垂体本身无内分泌功能，只是储存和释放来自下丘脑的内分泌激素，即抗利尿激素和催产素。

1. **抗利尿激素**　又称加压素，来自视上核神经内分泌细胞。可促进肾远曲小管和集合管对水的重吸收，使尿量减少；超过生理剂量时，可使小动脉平滑肌收缩，血压升高。

2. **催产素**　来自室旁核神经内分泌细胞。可引起妊娠子宫平滑肌收缩，加速分娩过程，并能促进乳腺分泌。

第五节　松果体

松果体为一淡红色的椭圆形小体，位于背侧丘脑的后上方，借细柄连于第三脑室顶的后部。儿童期较发达，一般7岁以后开始退化，成年后不断有钙盐沉着，常可在X线片见到，临床上可作为颅片定位的一个标志。

松果体分泌的褪黑素有抑制性成熟的作用。在儿童期，松果体病变引起其功能不全时，可出现性早熟或生殖器官过度发育。

实训实练九　内分泌系统器官结构的辨识

【实训目的】

1. 指认甲状腺的形态和位置。
2. 指认甲状旁腺的形态和位置。

3. 指认肾上腺的形态和位置。

4. 指认垂体的形态和位置

5. 指认胸腺、松果体的位置和形态。

【实训用品】

1. 颈部的解剖标本。

2. 离体的喉、气管和甲状腺的标本。

3. 腹膜后间隙的器官标本。

4. 头部的正中矢状切面标本。

5. 颅底标本。

6. 小儿胸腺标本（童尸）。

7. 甲状腺、肾上腺、垂体模型。

8. 间脑、脑干标本和模型。

【实训方法】

1. 取颈部的解剖标本，离体的喉、气管和甲状腺的标本，观察甲状腺的形态（左叶、右叶、甲状腺峡、锥状叶）和位置。

2. 取离体的喉、气管和甲状腺的标本，在甲状腺左、右叶的后缘寻察甲状旁腺，注意甲状旁腺的形态、数量以及与甲状腺的关系。

3. 取腹膜后间隙的器官标本，观察肾上腺的位置和形态。

4. 取头部正中矢状切面标本，结合颅底标本，观察垂体的位置、形态以及与视交叉的毗邻关系。

5. 取小儿胸腺标本（童尸），观察胸腺的位置和形态。

6. 取头部的正中矢状切面标本，间脑、脑干标本和模型，观察松果体的位置和形态。

【注意事项】

1. 实训开始前要穿好隔离衣、戴好口罩和手套，做好个人防护。

2. 翻看标本时要认真细致、动作轻柔，不要生拉硬扯。

【思考题】

简述垂体的位置、形态和功能。

【技能测试】

在大体标本上，指认内分泌系统中各器官，并简要介绍它们的结构特点。

目标检测

答案解析

一、单项选择题

1. 不属于内分泌腺的是（　）

A. 肾上腺　B. 胰腺　C. 甲状腺　D. 甲状旁腺　E. 垂体

2. 肾上腺皮质球状带可以合成和分泌（　）

A. 盐皮质激素　B. 糖皮质激素　C. 雄激素　D. 雌激素　E. 肾上腺激素

3. 下列不是腺垂体分泌的是（　）

A. 生长激素　B. 催乳激素　C. 促甲状腺激素　D. 促肾上腺激素　E. 催产素

4．关于甲状腺描述，错误的是（　）
A．是最大的内分泌腺　B．合成甲状腺激素
C．位于喉下部，气管上部两侧　D．有两个侧叶
E．都有锥状叶

5．幼年缺乏甲状腺激素将导致（　）
A．侏儒症　B．呆小症　C．肢端肥大症　D．巨人症　E．库欣综合征

二、简答题

1．简述内分泌腺的组成。

2．简述甲状腺、肾上腺、垂体的形态和位置。

（于　宁）

书网融合……

知识回顾　微课　习题

第十一章 神经系统

PPT

学习目标

知识要求：

1. 掌握神经系统的基本组成和常用术语；脊髓的位置、外形和内部结构；脑干的组成和外形；小脑的外形、分叶和功能；间脑的位置、组成；端脑的位置、外形和分叶；大脑皮层的功能定位、内囊的位置、通过的纤维束及临床意义；脊神经的构成；颈丛、臂丛、腰丛和骶丛的位置、主要分支及分布；12对脑神经的名称、性质和分布范围；交感神经和副交感神经的主要区别；躯干与四肢本体位置觉和精细触觉传导通路；躯干与四肢痛、温觉和粗触觉传导通路；头面部及躯干、四肢运动传导通路；脑和脊髓的3层被膜；脑脊液的产生和循环途径。

2. 熟悉神经系统的活动方式和常用术语；间脑各部的结构和功能；基底核的组成；纹状体的概念；头面部痛觉及温度觉传导通路；锥体系上、下运动神经元损伤后的临床症状；脑、脊髓被膜及周围间隙；脑动脉的来源及分支分布。

3. 了解神经系统的基本功能和神经系统的活动方式；间脑的功能；小脑的内部结构和功能；交感神经和副交感神经的分布；内脏感觉神经的特点；锥体外系、视觉传导通路、听觉传导通路。

技能要求：

1. 学会在活体上指出神经系统的组成和分布，确认脑和脊髓的位置，描述脑的分部和位置。

2. 学会结合标本描述颈丛、臂丛、腰丛和骶丛的位置、主要分支和走行，描述三叉神经、面神经、舌咽神经和迷走神经的主要分支、走行，指认脑和脊髓的3层被膜。

第一节 概 述

神经系统由脑和脊髓以及与其相连的分布于全身的周围神经共同构成，是人体各系统中结构和功能最为复杂，并起主导作用的调节系统。神经系统控制和调节机体各系统器官的功能活动，从而使人体成为一个完整的统一体，以维持机体与内、外界环境的相对平衡。

一、神经系统的组成和区分

（一）神经系统的组成

神经系统主要由神经组织构成。神经组织包括神经细胞和神经胶质细胞。神经细胞又称神经元，具有感受刺激和传导神经冲动的功能，神经胶质细胞对神经元有支持和保护作用（见第二章第四节神经组织）。

1. 神经元　神经元形态多样，一般由胞体和突起两部分组成。胞体是神经元的代谢和营养中心，一般位于脑、脊髓和神经节内。突起分为树突和轴突。每个神经元有一个或多个树突，树突的功能是接受刺激，产生兴奋并把兴奋传向细胞体。神经元一般只有一个轴突，由胞体发出，短者仅数微米，长者可达1m多。轴突的功能是传导神经冲动，将胞体传出的冲动传给另一个神经元或效应器。

2. 神经元的种类　神经元的数量多，类型较多样。

根据突起的数量可分为：①多极神经元，主要分布在脑和脊髓，具有多个树突和一个轴突。②双极神经元，神经元有一个轴突和一个树突，主要位于前庭蜗神经节和视网膜等部位。③假单极神经元，由神经元胞体发出一个短突起，在离开胞体不远处即分为两支，形如字母“T”，一支进入中枢神经系统，称为中枢突，另一支分布到周围组织或器官，称为周围突。

根据神经元的功能可分为：①感觉神经元，多为假单极神经元，是将体内、外环境的各种信息由周围传向中枢的神经元，又称传入神经元。②运动神经元，一般为多极神经元，是将冲动自中枢传至周围效应器的神经元，又称传出神经元。③联络神经元，主要为多极神经元，位于感觉神经元和运动神经元之间，起信息加工和传递作用，又称中间神经元。

（二）神经系统的区分

神经系统通常分为中枢神经系统和周围神经系统两部分。中枢神经包括位于颅腔内的脑和位于椎管内的脊髓；周围神经包括与脑相连的12对脑神经和与脊髓相连的31对脊神经。根据分布的对象不同，周围神经又可分为躯体神经和内脏神经。躯体神经分布于体表、骨、关节和骨骼肌；内脏神经分布于内脏、心肌、平滑肌和腺体。躯体神经和内脏神经均含有感觉神经和运动神经。感觉神经将神经冲动从感受器传向中枢，故又称传入神经；运动神经将神经冲动从中枢传向效应器，故又称传出神经。内脏运动神经支配平滑肌、心肌运动和腺体分泌，其活动不受人的主观意识控制，故又称自主神经或植物神经，依其功能不同可分为交感神经和副交感神经。

二、神经系统的活动方式

神经系统在调节机体的活动中，对内、外环境的刺激所作出的反应，称为反射。反射是神经系统的基本活动方式。反射的结构基础是反射弧。反射弧由感受器、传入神经、神经中枢、传出神经、效应器组成。如果反射弧任何一部分损伤，都会出现反射减弱或消失。临床上常用检查反射活动的方法来诊断神经系统的疾病。

三、神经系统的常用术语

在神经系统中，由于神经元胞体和突起在不同部位有不同的组合编排方式，故用不同的术语表示。

（一）灰质和白质

在中枢神经系统，神经元胞体和树突聚集的部位，在新鲜标本中色泽灰暗，称灰质。位于大脑和小脑表面的灰质称皮质。中枢神经系统内，神经纤维聚集的部位，在新鲜标本上色泽白亮，称白质。位于大脑和小脑深部的白质称髓质。

（二）神经核和神经节

在中枢神经系统，形态、结构和功能相似的神经元胞体聚集成团或柱称神经核。在周围神经系统，神经元胞体集聚处称神经节。

（三）纤维束和神经

起止、行程和功能基本相同的神经纤维聚集成束，位于中枢神经系统的称纤维束，位于周围神经系统的称神经。

（四）网状系统

在中枢部的某些部位，神经纤维交织成网，内有神经元胞体或小的神经核团，这些区域称网状系统。

第二节　中枢神经系统

中枢神经系统包括位于颅腔内的脑和位于椎管内的脊髓。

一、脊髓

（一）脊髓的位置和形态

1. 位置　脊髓位于椎管内，上端于枕骨大孔处与延髓相连，下端在成人平第1腰椎椎体下缘，新生儿可达第3腰椎下缘。全长42~45cm。

2. 外形　脊髓呈前、后略扁的圆柱体，全长粗细不等，有两个膨大。上部的称颈膨大，在此发出至上肢的神经；下部的称腰骶膨大，在此发出至下肢的神经。腰骶膨大以下逐渐变细成圆锥状，称脊髓圆锥，末端延续为无神经组织的终丝，附于第1尾椎背面，有固定脊髓的作用。

脊髓表面有6条平行的纵沟。前面正中较深的沟称前正中裂，后面正中较浅的沟为后正中沟，二者将脊髓分为左、右对称的两半。脊髓前正中裂和后正中沟两侧分别有成对的前外侧沟和后外侧沟，沟内均有成列根丝出入。数根出入的根丝构成脊神经根。在前外侧沟者，称为前根，由运动纤维组成。在后外侧沟者，称为后根，由感觉纤维组成。每一个后根在与前根汇合之前，形成一个膨大，称脊神经节，内含假单极神经元的胞体。前、后根在椎间孔处合成脊神经（图11-2-1，图11-2-2）。

脊髓在外观上并无明显的节段标志，通常把每一对脊神经前、后根所附着的一段脊髓称为一个脊髓节段。因有31对脊神经，故脊髓被分成31个节段：脊髓颈部（C）8个节段、脊髓胸部（T）12个节段、脊髓腰部（L）5个节段、脊髓骶部（S）5个节段和脊髓尾部（C_0）1个节段（表11-2-1，图11-2-3）。

由于从胚胎第4个月起，脊髓增长速度慢于脊柱，因此脊髓长度短于脊柱。脊髓上端连于延髓，位置固定，导致脊髓节段的位置高于相应的椎骨，脊神经又由相应的椎间孔穿出，所以腰、骶、尾神经根在出椎间孔之前须近似垂直地在椎管内下行。在脊髓圆锥下方，腰、骶、尾神经根围绕终丝聚集成束，形成马尾。

在成人，第1腰椎以下的椎管内已无脊髓，只有浸泡在脑脊液中的马尾和终丝，故临床上腰椎穿刺部位一般为第3、4或第4、5腰椎棘突之间，以免伤及脊髓。

表 11-2-1　脊髓节段与椎骨序数对应关系

脊髓节段	椎骨序数	对应关系
$C_{1\sim4}$	$C_{1\sim4}$	与同序数椎骨一致
$C_{5\sim8}$，$T_{1\sim4}$	$C_{4\sim7}$，$T_{1\sim3}$	比同序数椎骨高 1 个椎体
$T_{5\sim8}$	$T_{3\sim6}$	比同序数椎骨高 2 个椎体
$T_{9\sim12}$	$T_{6\sim9}$	比同序数椎骨高 3 个椎体
$L_{1\sim5}$	$T_{10\sim12}$	平 10~12 胸椎高度
$S_{1\sim5}$，C_{01}	L_1	约平第 1 腰椎高度

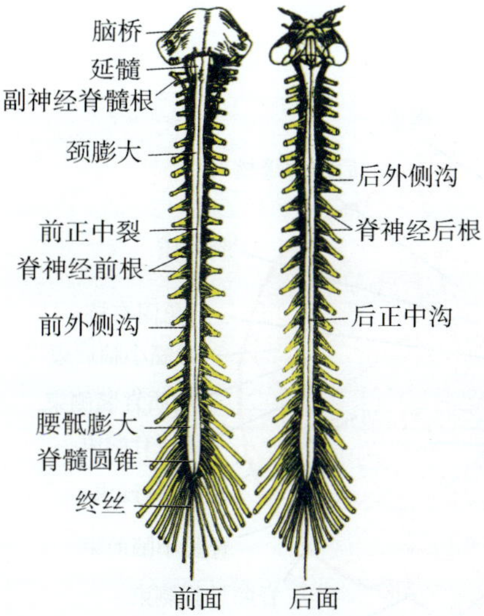

图 11-2-1　脊髓的外形

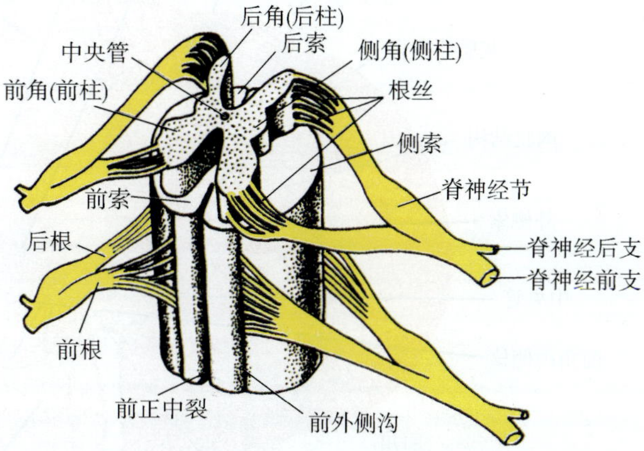

图 11-2-2　脊髓结构示意图

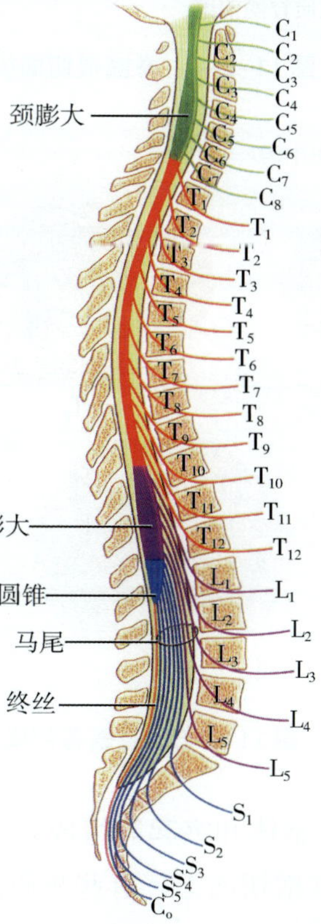

图 11-2-3　脊髓节段与椎骨的对应关系

（二）脊髓的内部结构

脊髓由灰质和白质组成。在脊髓的横切面上（图11-2-4，图11-2-5），可见中央有一纵贯全长的细管，称中央管，内含脑脊液。围绕在中央管周围的是呈“H”形的灰质，每一灰质分别向前、后伸出前角和后角，在胸髓和部分腰髓（T_1~L_3）可见向外伸出的侧角。中央管前、后的灰质分别称为灰质前连合和灰质后连合，连接两侧的灰质。

灰质的周围是白质，借脊髓的纵沟分为3个索：前正中裂与前外侧沟之间为前索；前、后外侧沟之间为外侧索；后正中沟与后外侧沟之间为后索。在中央管前方，左、右前索间有纤维横越，称白质前连合。

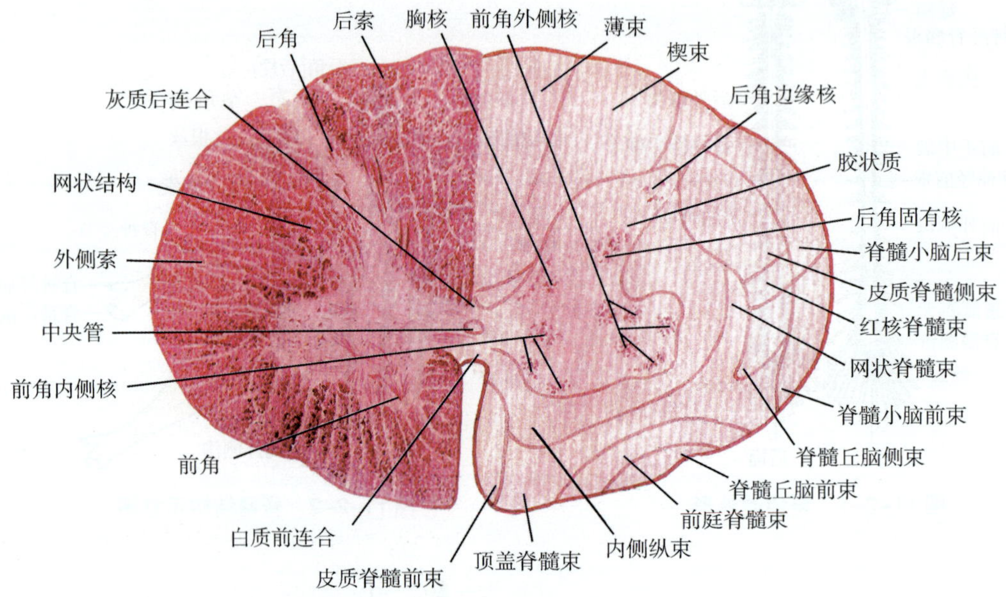

图11-2-4 脊髓横切面模式图

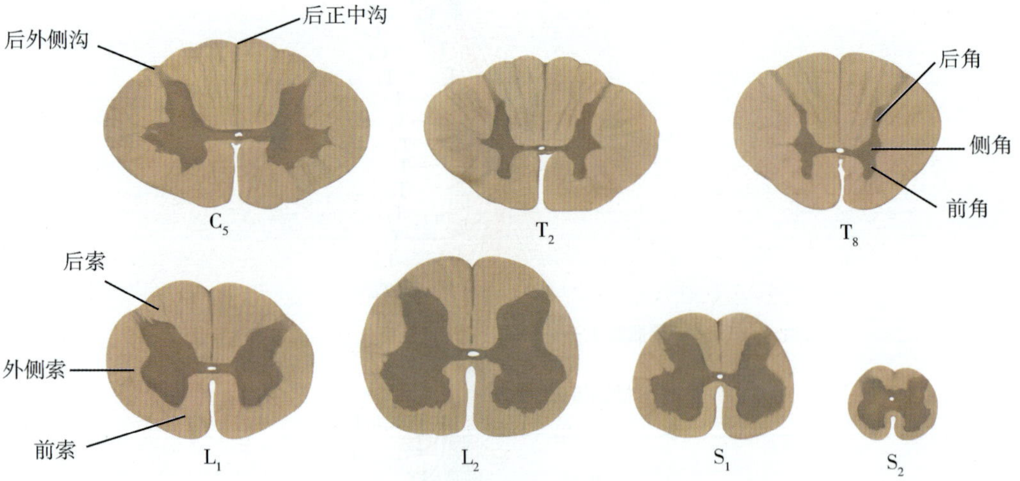

图11-2-5 脊髓各部横切面

1. 灰质 脊髓灰质主要由神经元胞体和突起等组成，神经元胞体往往聚集成群或层，称为神经核或板层。在纵切面上灰质纵贯成柱。在横切面上，有些灰质柱呈突起状，称为角。

（1）前角 每侧的灰质，前部膨大称前角（柱），含有较大的 α 运动神经元和小型 γ 运动神经元的胞体，其轴突伸向前外穿过白质，经前外侧沟穿出脊髓组成脊神经前根，支配躯干和四肢骨骼肌运动。

（2）后角　后部狭细称后角（柱），主要由中间联络神经元构成，接受脊神经后根的传入神经纤维，其轴突有的进入对侧白质，组成上行的纤维束，将后根传入的感觉冲动传导到脑，有的则在脊髓不同节段间起联络作用。

（3）侧角　在T_1~L_3节段前、后角之间向外伸出侧角（柱），内含交感神经元的胞体，是交感神经的低级中枢，它们的轴突与前角运动神经元的轴突共同组成前根出脊髓。在$S_{2\sim4}$节段，在相当于侧角的位置有骶副交感核，内含副交感神经元的胞体，是副交感神经的低级中枢，其轴突加入前根出脊髓。

思政课堂

脊髓灰质炎和“糖丸爷爷”顾方舟

脊髓灰质炎病毒是一种人类肠道病毒，可引起麻痹性脊髓灰质炎。当病毒感染脊髓前角的运动神经元时会快速破坏细胞并导致急性弛缓性麻痹的突然发作。

顾方舟是我国病毒学家，脊髓灰质炎疫苗的研发生产的拓荒者。在艰难的情况下，生产的第一批疫苗通过了动物实验。在找不到人来进行真正的临床试验的情况下，顾方舟第一个喝下疫苗溶液，以身试药。为了在儿童身上试药，顾方舟不到1岁的儿子率先服用了活疫苗，并无任何不良反应。自此，三期临床试验陆续顺利通过。2000年7月21日，74岁的顾方舟在原卫生部举行的“中国消灭脊髓灰质炎证实报告签字仪式”上签上了自己的名字。中国自此正式成为消灭脊髓灰质炎的国家。

2. 白质　白质内有许多纤维束，根据行程将纤维束分为长、短两类。长的纤维束又有上行纤维束和下行纤维束之分：上行纤维束将各类感觉信息上传至脑，下行纤维束将信息从脑传至脊髓。短的纤维束紧靠脊髓灰质排列，称固有束，起、止都在脊髓内。

（1）上行纤维束　主要有薄束和楔束、脊髓丘脑束。

1）薄束和楔束：位于白质后索。起自脊神经节神经元的中枢突，经脊神经后根进入脊髓，沿后角内侧部进入后索，组成薄束和楔束。薄束起自同侧第5胸节及以下的脊神经节，楔束起自同侧第4胸节及以上的脊神经节。这些神经元的周围突分布至肌、腱、关节和皮肤的感受器。中枢突经后根进入脊髓，在后索上行，止于延髓的薄束核和楔束核。在第5胸节以下薄束占据后索的全部，在第4胸节以上薄束占据后索的内侧部，楔束占据后索的外侧部。

薄束和楔束传导同侧躯干和上、下肢的肌、腱、关节的本体觉（位置觉、运动觉和震动觉）和皮肤的精细触觉（如通过触摸辨别两点间的距离和物体纹理粗细等）的冲动。

2）脊髓丘脑束：脊髓丘脑束位于外侧索的前半部和前索。此纤维束主要起自后角，其纤维大部分斜经白质前连合交叉到对侧，在外侧索和前索内上行，行经脑干，止于间脑的背侧丘脑。交叉至对侧外侧索内上行的纤维束，称为脊髓丘脑侧束，主要传导痛觉和温度觉；交叉至对侧前索内上行的纤维束，称脊髓丘脑前束，主要传导粗触觉和压觉。

（2）下行纤维束　主要为皮质脊髓束。此纤维束起自大脑皮质躯体运动区，下降至延髓锥体交叉时，大部分纤维交叉至对侧外侧索后部，形成皮质脊髓侧束，沿途止于脊髓灰质前角运动神经元，控制四肢骨骼肌的随意运动；少部分未交叉的纤维在同侧前索下降，形成皮质脊髓前束，陆续止于胸髓节段以上的双侧灰质前角运动神经元，控制躯干骨骼肌的随意运动。

下行纤维束除皮质脊髓束外，尚有红核脊髓束和前庭脊髓束等，其功能是参与肌张力的调节和维持身体平衡。

岗位情景模拟 10

患者，女性，23岁，因不慎从3楼阳台坠落后入院。入院检查，发现患者左下肢随意运动消失，肌张力升高，腱反射亢进，Babinski征阳性。左半身痛、温觉正常，左侧剑突以下本体感觉消失。右下肢随意运动正常，右半身肋弓平面以下痛、温觉消失，本体感觉基本正常。初步诊断为脊髓半横断损伤。

问题与思考

1. 分析患者的病变部位。
2. 解释患者上述临床表现的解剖学基础。

答案解析

（三）脊髓的功能

1. 传导功能 脊髓白质内有大量的上行和下行纤维束，是脑接收外周感觉信息并向外周发送运动指令的重要通道。

2. 反射功能 脊髓是许多反射活动的低级中枢，如屈肌反射、排尿反射等。正常情况下，脊髓的反射活动始终在脑的控制下进行。

二、脑

脑位于颅腔内。成人脑平均重约1400g，由下而上分为脑干、小脑、间脑和端脑4部分（图11-2-6，图11-2-7）。脑内有腔隙存在，称为脑室。

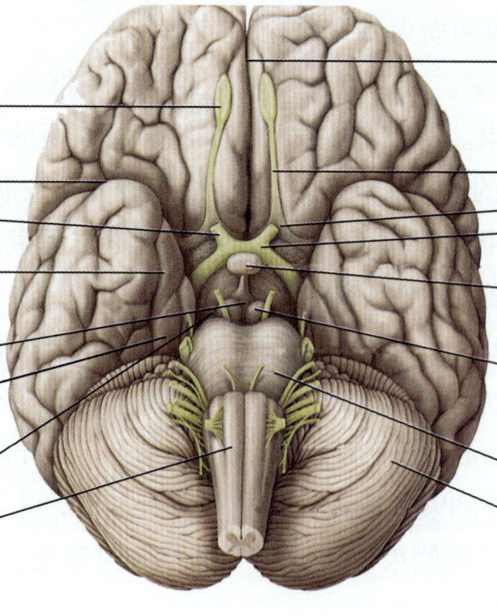

图11-2-6 脑的底面

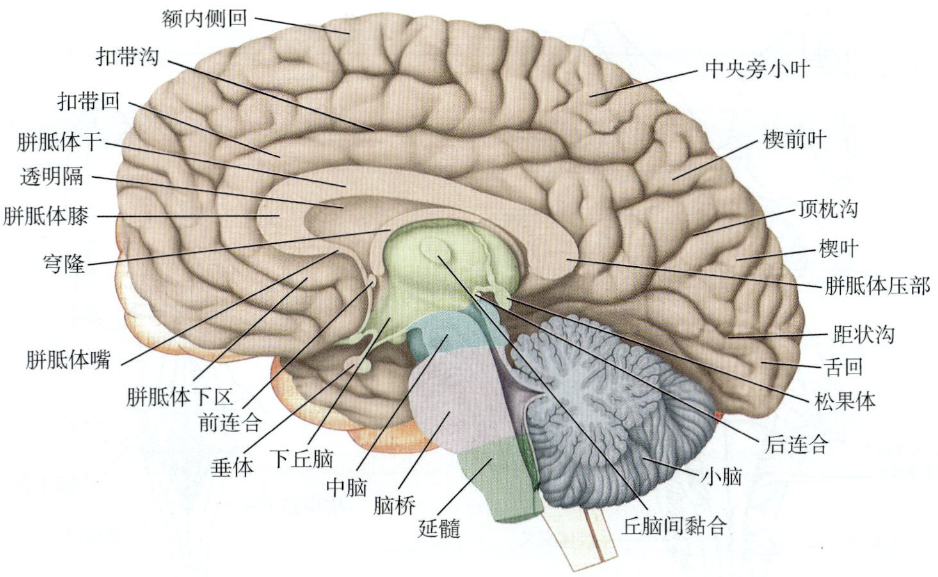

图11-2-7　脑正中矢状切面

（一）脑干

脑干位于颅底内面的斜坡上，上接间脑，下续脊髓，背面与小脑相连。自下而上由延髓、脑桥和中脑组成。

1. 脑干的外形

（1）腹侧面　延髓形似倒置的圆锥体。延髓腹侧面有与脊髓相续的前正中裂，其上部两侧各有一纵行的隆起，称锥体，内有皮质脊髓束通过。此束的大部分纤维在锥体下部左右交叉，构成锥体交叉。延髓腹侧面连有第Ⅸ、Ⅹ、Ⅺ、Ⅻ对脑神经。

脑桥下缘借延髓脑桥沟与延髓分界。沟中由内向外依次连有第Ⅵ、Ⅶ、Ⅷ对脑神经。脑桥腹侧面正中有一纵行的浅沟，称基底沟，有基底动脉通过。基底部外侧变细延为小脑中脚，连接小脑。基底部两侧连有第Ⅴ对脑神经。

中脑腹侧面有两个粗大的柱状结构称大脑脚，其间的凹陷称脚间窝，第Ⅲ对脑神经由此出脑（图11-2-8）。

（2）背侧面　延髓下部后正中沟两侧各有两个纵行隆起，分别是薄束结节和楔束结节。其深面分别含有薄束核、楔束核。延髓背侧面上部与脑桥共同形成菱形窝，构成第四脑室底部。

中脑的背侧面有4个隆起，称四叠体。上方的一对隆起，称上丘，是视觉反射中枢；下方的一对隆起，称下丘，是听觉反射中枢。下丘的下方连有第Ⅳ对脑神经，是唯一自脑干背面出脑的脑神经（图11-2-9）。

（3）第四脑室　位于延髓、脑桥和小脑之间，呈四棱锥形，内容脑脊液。底为菱形窝，顶朝向小脑。第四脑室向上经中脑水管通第三脑室，向下续为延髓中央管。脉络组织中部分血管反复分支成丛，突入室腔形成第四脑室脉络丛，可产生脑脊液。第四脑室通过两个外侧孔和一个正中孔与蛛网膜下隙相通（图11-2-10）。

2. 脑干的内部结构　脑干的内部结构由灰质、白质和网状结构组成。灰质以神经核的形式存在，包括脑神经核和非脑神经核。脑神经核是直接与脑神经相连的神经核。非脑神经核不与脑神经相连，但是参与神经传导。白质主要由上、下行纤维束组成。

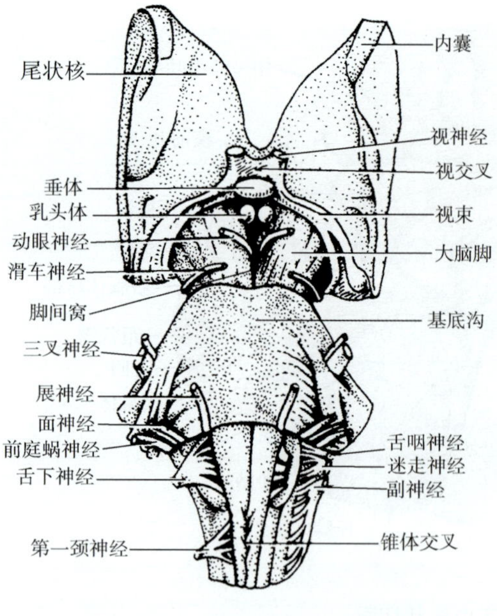

图11-2-8 脑干外形（腹侧面）

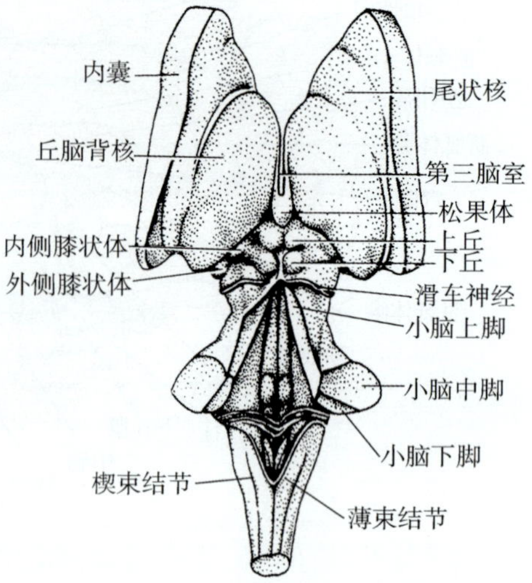

图11-2-9 脑干外形（背侧面）

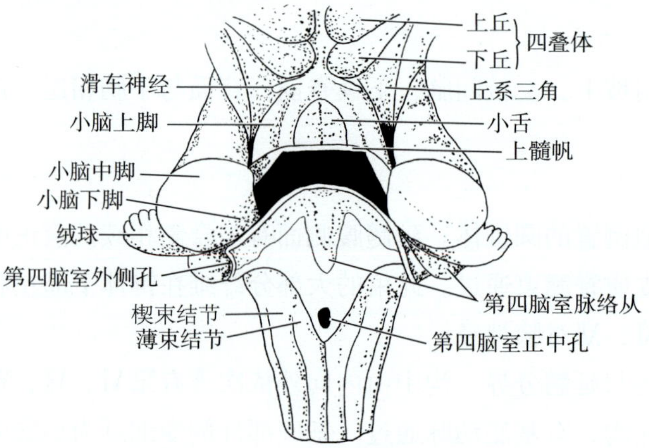

图11-2-10 第四脑室脉络组织

（1）脑神经核　指脑干内直接与Ⅲ~Ⅻ对脑神经相连的神经核。分7种：①一般躯体运动核4对，包括动眼神经核、滑车神经核、展神经核和舌下神经核。它们发出一般躯体运动纤维，支配眼外肌和舌肌的随意运动。②特殊内脏运动核4对，包括三叉神经运动核、面神经核、疑核和副神经核。它们发出特殊内脏运动纤维，支配由鳃弓衍化而成的表情肌、咀嚼肌、咽喉肌及胸锁乳突肌和斜方肌的运动。因为在种系发生上，鳃弓与属于内脏的呼吸等功能有关，故将鳃弓衍化的骨骼肌视为“内脏”。③一般内脏运动核4对，包括动眼神经副核、上泌涎核、下泌涎核和迷走神经背核。它们发出一般内脏运动纤维，支配头、颈、胸、腹部的平滑肌、心肌和腺体。④一般内脏感觉核1对，孤束核下部。接受来自内脏器官和心血管的一般内脏感觉纤维传递的信息。⑤特殊内脏感觉核1对，孤束核上部。接受来自味蕾的味觉传入纤维。⑥一般躯体感觉核3对，即三叉神经中脑核、三叉神经脑桥核、三叉神经脊束核。接受头面部皮肤及口、鼻黏膜的一般躯体感觉冲动。⑦特殊躯体感觉核2对，即前庭神经核和蜗神经核。接受来自内耳的平衡觉和听觉纤维。因为内耳迷路在发生上起源于外胚层，故将听觉和平衡觉归入“躯体感觉”（图11-2-11）。

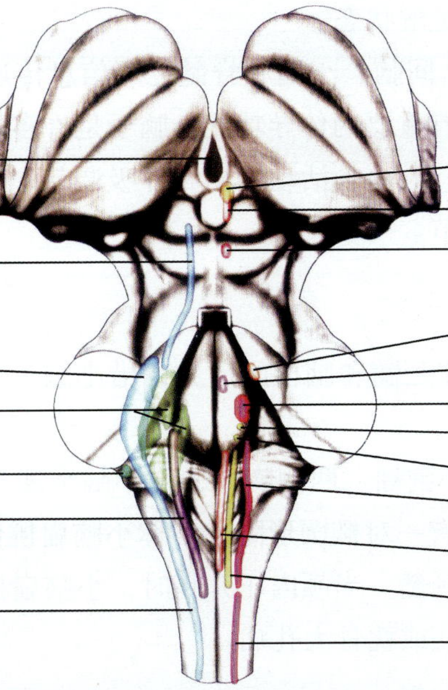

图11-2-11　脑神经核在脑干背侧面的投射

（2）非脑神经核　为脑干内上、下行传导通路的中继站，参与构成各神经传导通路或反射通路，因此又称为传导中继核。包括薄束核和楔束核、红核、黑质。①薄束核和楔束核分别位于薄束结节和楔束结节的深面，是薄束和楔束的终止核。由此二核发出的纤维，在中央管腹侧越中线交叉至对侧，形成内侧丘系交叉。交叉后的纤维转折上行形成内侧丘系。薄束核和楔束核是传导躯干和四肢本体感觉和精细触觉冲动的中继核团。②红核位于上丘至间脑尾侧平面，呈卵圆柱状。主要接受来自小脑和大脑皮质的纤维，并发出红核脊髓束，交叉到对侧，下行至脊髓。红核参与对躯体运动的控制。③黑质位于中脑和大脑脚底之间，是参与基底核调节躯体运动的关键结构。黑质多巴胺能神经元可合成多巴胺，调节新纹状体的功能活动。故黑质病变，可使新纹状体多巴胺水平下降，引起震颤麻痹。

（3）纤维束　包括上行纤维束和下行纤维束。

1）上行纤维束：①内侧丘系，由对侧薄束核和楔束核发出的感觉纤维，经内侧丘系交叉后继续上行，终于背侧丘脑腹后外侧核。内侧丘系传递对侧躯干和上、下肢意识性本体感觉和精细触觉。②脊髓丘脑束，又称脊髓丘系。是脊髓丘脑侧束和脊髓丘脑前束进入脑干后的延续，两者在脑干内逐渐靠近，终于背侧丘脑腹后外侧核。传导对侧躯干、四肢的痛、温觉和粗略触压觉。③三叉丘脑束，又称三叉丘系。由三叉神经脑桥核和三叉神经脊束核发出的感觉纤维交叉至对侧组成，终于背侧丘脑腹后内侧核。传导对侧头面部皮肤、牙及口鼻黏膜的痛、温度和双侧的触压觉。④外侧丘系，由双侧蜗神经核发出的横行纤维组成。蜗神经核发出的大部分纤维与纵行内侧丘系交错后越过中线沿脑桥对侧上行，形成外侧丘系；小部分纤维不交叉，加入同侧外侧丘系。该丘系大部分纤维止于下丘，小部分纤维止于内侧膝状体。一侧外侧丘系传导双侧耳的听觉冲动。

2）下行纤维束：主要为锥体束。锥体束是由大脑皮质中央前回的巨型锥体细胞发出的控制骨骼肌随意运动的下行纤维束，途经内囊、中脑的大脑脚，进入脑桥基底部后继续下行入延髓的锥体。锥体束分为皮质核束和皮质脊髓束。皮质核束管理双侧头面部骨骼肌，但睑裂以下的表情肌和舌肌只接受对侧的皮质核束管理。皮质脊髓束管理躯干及对侧肢体骨骼肌的随意运动。

（4）脑干网状结构　在脑干，神经纤维交织成网，神经核团散在其中。网状结构与脑的其他部位和脊髓有广泛的联系。脑干网状结构是中枢神经的一个重要整合机构，参与躯体和内脏各种感觉和运动功能的调节，并参与维持大脑皮质的觉醒状态。

3. 脑干的功能　脑干是端脑、间脑、小脑和脊髓之间信息传递的桥梁，是大脑与小脑、脊髓之间的上、下行纤维束的必经之路，具有重要的传导功能。脑干是许多反射活动的中枢。瞳孔对光反射的中枢在中脑；角膜反射的中枢在脑桥；心血管活动中枢和呼吸调节中枢在延髓。脑干是网状结构的主要部位，参与躯体运动和内脏活动的调节。

（二）小脑

1. 位置　小脑位于颅后窝，在延髓和脑桥的后方，借小脑上、中、下3对小脑脚与脑干相连。小脑与脑干间的腔隙即第四脑室。

2. 外形　小脑中间缩细，称小脑蚓。两侧膨大，称小脑半球。小脑上面平坦，下面凹凸不平，在小脑半球下面，靠近小脑蚓的两侧有一对椭圆形隆起，称小脑扁桃体（图11-2-12，图11-2-13）。小脑扁桃体靠近枕骨大孔，前下方邻近延髓。当颅内压升高时，小脑扁桃体被挤入枕骨大孔内，压迫延髓而危及生命，临床上称为小脑扁桃体疝或枕骨大孔疝。

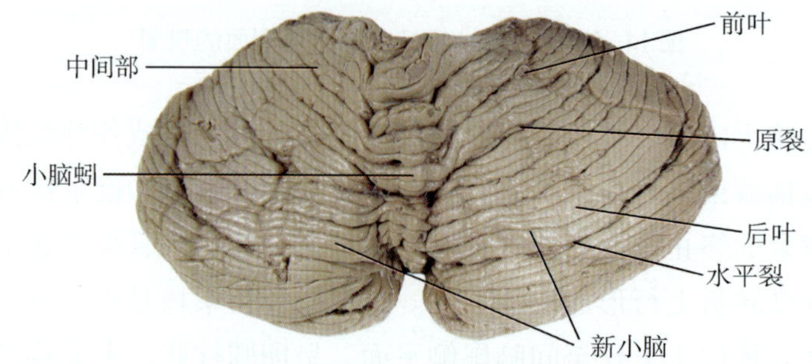

图11-2-12　小脑（上面）

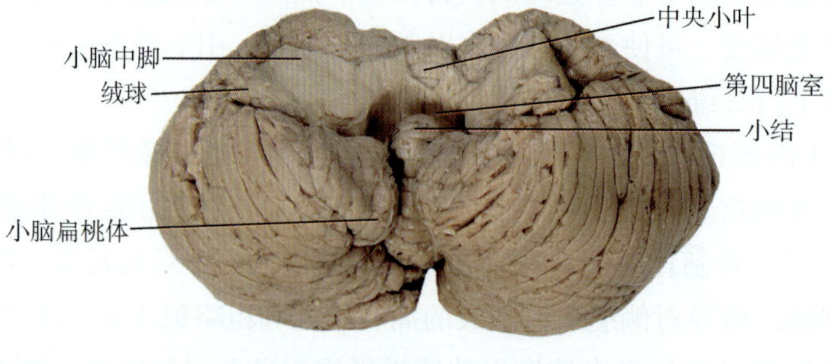

图11-2-13　小脑（前面）

3. 小脑的分叶　小脑表面有许多相互平行的浅沟，沟之间的突起称小脑叶片。其中小脑上面前、中1/3交界处有一略呈“V”字形的深沟，称为原裂。小脑下面绒球和小结的后方有一深沟，为后外侧裂。原裂和后外侧裂于小脑表面几乎形成一个环，此环的前上部分为小脑前叶，后下部分为小脑后叶，前叶和后叶合称小脑体。占据后外侧裂的绒球、绒球脚和小结为绒球小结叶（图11-2-14）。

小脑的分区（解剖分区和功能分区）与小脑的种系发生密切相关。绒球小结叶在进化上出现最早，构成原小脑，因其纤维联系及功能与前庭密切相关，故又称前庭小脑。小脑体内侧区和中间区在进化上出现较晚，共同组成旧小脑，因主要接受来自脊髓的信息，又称脊髓小脑。小脑体的外侧区在进化中出现最晚，构成新小脑，因其与大脑皮质同步发展，而且与大脑皮质构成纤维联系环路，因此又称大脑小脑。

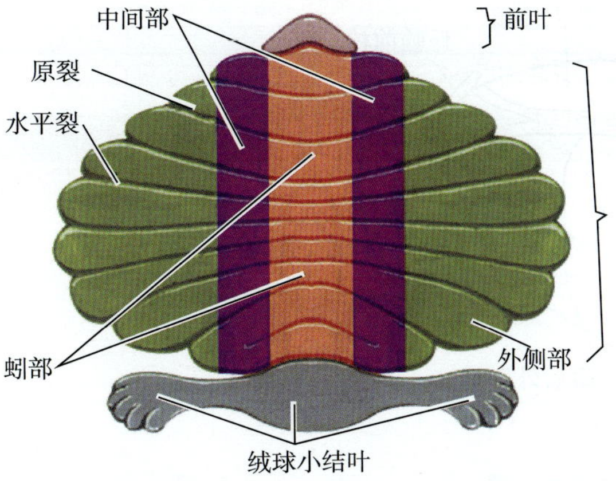

图11-2-14　小脑分叶示意图

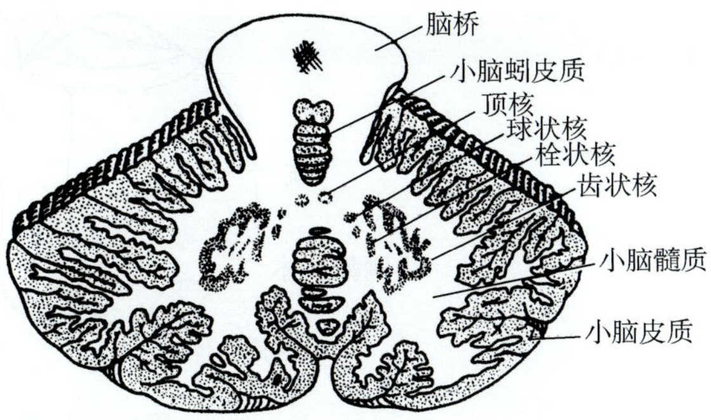

图11-2-15　小脑的水平切面

4. 小脑的内部结构　小脑表面的皮质，称小脑皮质，深面的白质，称小脑髓质，髓质内埋有的灰质块称小脑核。由内侧向外侧依次为顶核、球状核、栓状核和齿状核，其中齿状核最大（图11-2-15）。

5. 小脑的功能　小脑是机体重要的躯体运动调节中枢之一，其主要功能是维持身体平衡，调节肌张力，协调骨骼肌的随意、精细运动。小脑损伤后可出现平衡失调、肌张力低下、意向性震颤、共济失调等表现。

（三）间脑

间脑位于中脑和大脑半球之间，两侧和背面被大脑半球所掩盖，仅腹侧部的一部分外露于脑底。间脑由背侧丘脑、后丘脑、上丘脑、下丘脑和底丘脑组成。两侧间脑之间有一矢状位的窄腔，称第三脑室（图11-2-16）。

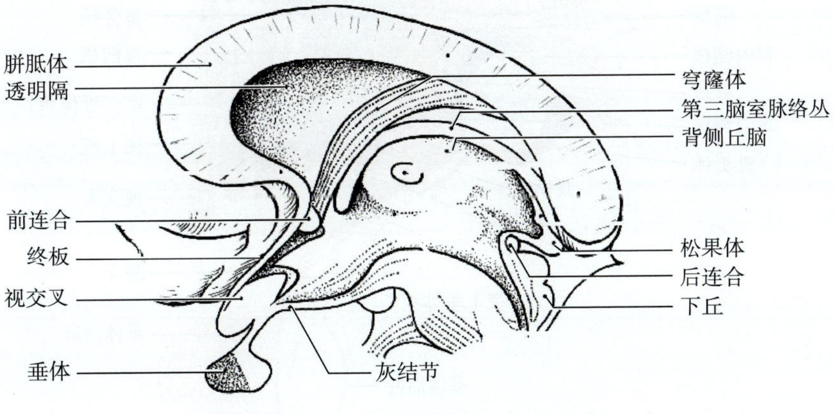

图11-2-16　间脑正中矢状切面

1. 背侧丘脑　又称丘脑，为一对卵圆形的灰质团块，借丘脑间黏合相连。其前方的突出部称丘脑前结节，后端膨大，称丘脑枕。背侧丘脑灰质内部有一在水平面上呈Y字形的内髓板，将背侧丘脑分为前核群、内侧核群、外侧核群。外侧核群分为背侧核和腹侧核，腹侧核是丘脑的主要组成部分，腹侧核从前向后分为腹前核、腹外侧核和腹后核。腹后核又分为腹后外侧核和腹后内侧核，前者接受内侧丘系、脊髓丘系的纤维，后者接受三叉丘系的纤维。由腹后核发出的纤维组成丘脑皮质束，经过内囊向上投射到大脑皮质躯体感觉中枢（图11-2-17）。

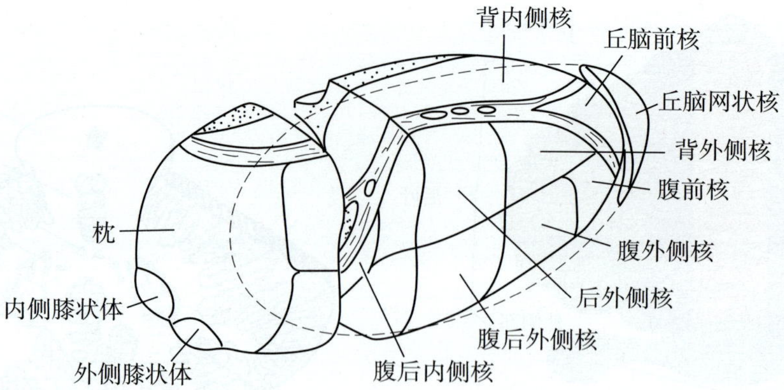

图 11-2-17　背侧丘脑核团模式图

2. 后丘脑　位于背侧丘脑后下方，包括内侧膝状体和外侧膝状体。前者是听觉传导通路的中继站，接收下丘来的听觉纤维；后者是视觉传导通路的中继站，接收视束的传入纤维。

3. 上丘脑　由丘脑髓纹、缰三角、缰连合、松果体组成。

4. 下丘脑　位于背侧丘脑的前下方，构成第三脑室的下壁和侧壁的下部。从脑底面观察，视交叉居前部，向后依次为视束、灰结节、乳头体。灰结节向前下方形成中空的圆锥状部分为漏斗，漏斗下端与垂体相连。灰结节后方的一对圆形隆起为乳头体。下丘脑内部有一些重要的神经核团，如视上核、室旁核等（图 11-2-18）。

下丘脑是调节内脏活动的皮质下中枢，对体温调节、情绪反应、摄食、水盐代谢、生殖活动、内分泌功能以及调节机体昼夜节律等方面都有广泛的影响。

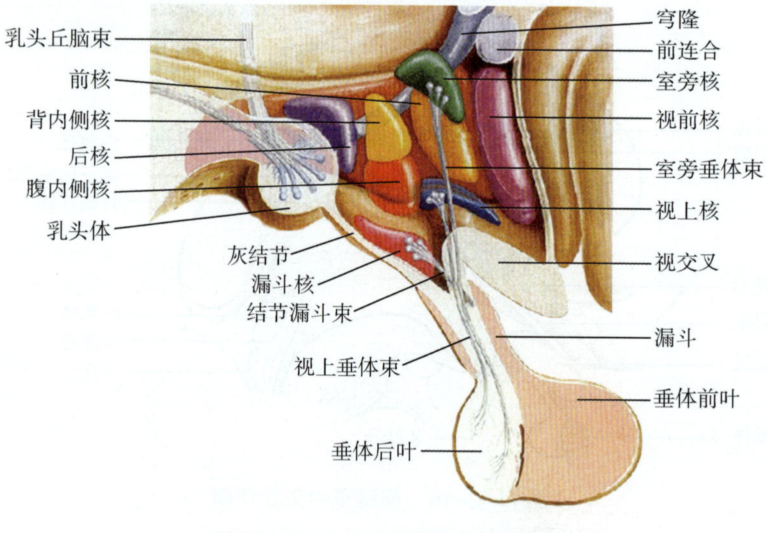

图 11-2-18　下丘脑的主要核团

5. 底丘脑　位于间脑和中脑被盖的过渡区，内含丘脑底核及部分黑质、红核，属锥体外系的重要结构。

6. 第三脑室　第三脑室是位于两侧背侧丘脑和下丘脑之间的狭窄腔隙。前方借左、右室间孔与两侧大脑半球内的侧脑室相通，后方通过中脑水管与第四脑室相通。

（四）端脑

端脑是脑的最高级部分，被大脑纵裂分为左、右大脑半球，并借胼胝体相连。大脑半球与小脑之间有大脑横裂。大脑半球表面的灰质称大脑皮质，深面的白质称髓质。埋在大脑髓质深部的灰质核团称基底核。大脑半球内的腔隙为侧脑室。

1. 大脑半球的外形 大脑半球的表面凹凸不平，凹陷处称脑沟，沟与沟之间的隆起称脑回。脑沟和脑回是因大脑高度发展，大脑皮质折叠而形成的。每侧大脑半球分为上外侧面、内侧面和下面（图11-2-19）。

每侧大脑半球有3条重要的沟。外侧沟位于半球的上外侧面，自前下斜行向后上方。中央沟起自半球上缘中点的稍后方，沿上外侧面斜向前下方。顶枕沟位于半球内侧面后部，并转至上外侧面。3条叶间沟将每侧大脑半球分为5个叶分别是额叶、顶叶、颞叶、枕叶及岛叶。额叶为外侧沟之上，中央沟之前的部分。顶叶为中央沟以后，顶枕沟以前的部分。颞叶为外侧沟以下的部分。枕叶位于顶枕沟后方。岛叶位于外侧沟的深面（图11-2-20）。

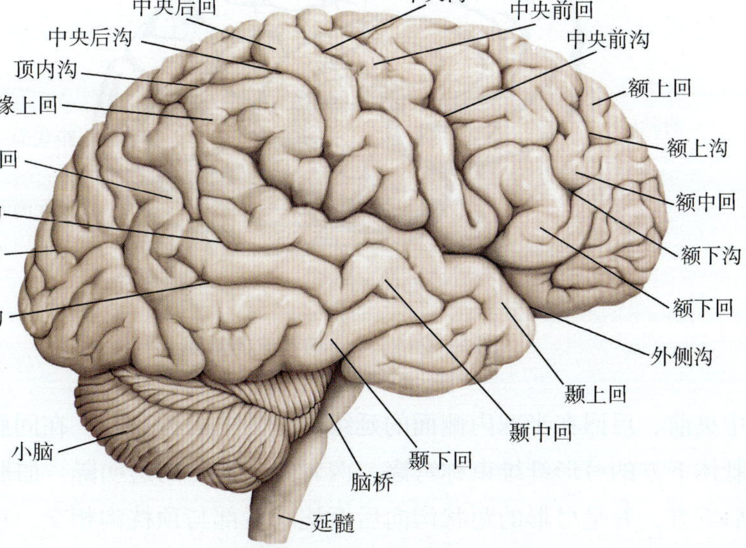

图11-2-19 大脑半球的外形（上外侧面）

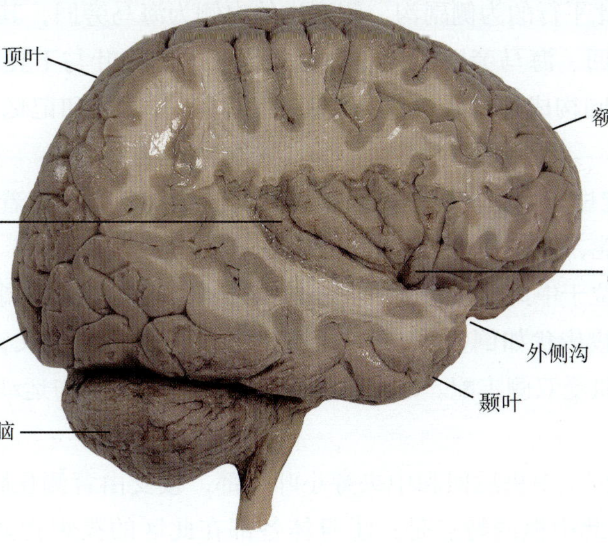

图11-2-20 岛叶

（1）上外侧面 在额叶，有与中央沟平行的中央前沟，二者间的部分称中央前回。自中央前沟向前发出两条与上缘平行的沟，分别称额上沟和额下沟。额上沟以上的部分为额上回。额上、下沟之间的部分为额中回，额下沟和外侧沟之间的部分为额下回。

在顶叶，有与中央沟平行的中央后沟，二者之间的部分称中央后回。在中央后沟中部向后发出与上缘平行的沟称顶内沟，此沟将中央后回以后的顶叶分为顶上小叶和顶下小叶。顶下小叶又分为围绕外侧沟末端的缘上回和围绕颞上沟末端的角回。

在颞叶，外侧沟下方有与之平行的颞上沟和颞下沟。颞上沟与外侧沟之间的脑回称颞上回。颞下沟与颞上沟之间脑回为颞中回。颞下沟以下的部分为颞下回。在外侧沟的下壁上有2~3条短的颞横回。

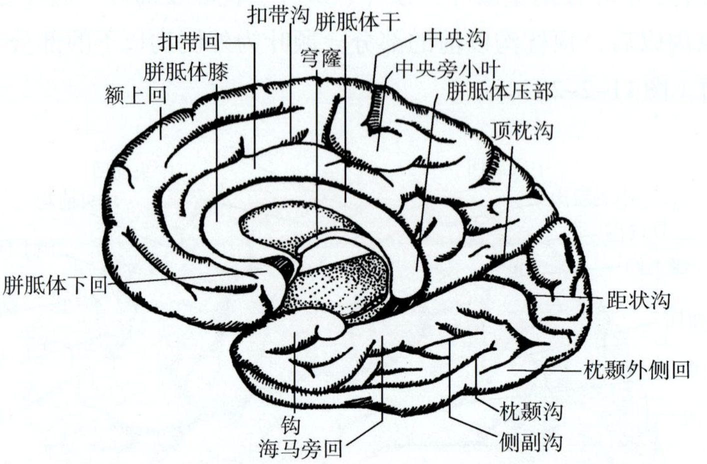

图11-2-21 大脑半球内侧面

（2）内侧面 中央前、后回在半球内侧面的延续部分为中央旁小叶。在间脑上方有联络左、右大脑半球的胼胝体。胼胝体下方的弓形纤维束称穹窿，两者间为薄层的透明隔。胼胝体背侧和头端的脑回为扣带回。在胼胝体后下方，有呈弓形的距状沟向后至枕叶后部与顶枕沟相交。顶枕沟与距状沟之间的三角区称楔叶。距状沟以下为舌回（图11-2-21）。

（3）下面 额叶下面有嗅束，前端膨大为嗅球，后端扩大为嗅三角。颞叶下面有与半球下缘平行的枕颞沟。在此沟内侧并与此平行的为侧副沟，侧副沟的内侧为海马旁回，其前端弯曲，称钩。

（4）边缘系统 扣带回、海马旁回及钩等合称边缘叶。边缘叶与下丘脑、杏仁体、丘脑前核群等皮质下结构密切联系，共同构成边缘系统，与内脏活动调节、学习和记忆、情绪反应、性活动等功能有关。

2. 大脑皮质的功能定位 大脑皮质是高级神经活动的物质基础。随着大脑皮层的发育和分化，不同的皮质区具有不同的功能，这些具有一定功能的脑区称为中枢。

（1）躯体运动中枢 位于中央前回和中央旁小叶前部，管理对侧半身骨骼肌的运动。此中枢的特点是：①身体各部在此区的投影犹如倒置的人形，但头部为正。②左右交叉，管理对侧半身骨骼肌运动，但一些与联合运动有关的肌受双侧支配。③身体各部分投影区的大小与运动的精细、复杂程度有关（图11-2-22）。

（2）躯体感觉中枢 位于中央后回和中央旁小叶后部，接受由背侧丘脑腹后核传来的对侧半身痛、温、触、压觉及位置觉。此中枢的特点是：①身体各部在此区的投影犹如倒置的人形，但头部为正。②左右交叉，一侧躯体感觉区管理对侧半身感觉。③身体各部在中枢代表区的大小取决于该部感觉的灵敏程度（图11-2-23）。

（3）视觉中枢　位于距状沟两侧的皮质。一侧视觉中枢接受来自同侧视网膜颞侧半和对侧视网膜鼻侧半的视觉冲动。

（4）听觉中枢　位于颞横回。每侧听觉中枢接受来自双耳的听觉冲动，因此一侧听觉中枢受损时，不会引起全聋。

（5）语言中枢　人类大脑皮质与动物的本质区别是能进行思维和意识等高级活动，并进行语言的表达，故在人类大脑皮质上具有相应的语言中枢（图11-2-24）。语言中枢多在左侧。

1）运动性语言中枢（说话中枢）：位于额下回后部。当其受损时，患者虽能发音，却失去说话能力，称运动性失语症。

2）听觉性语言中枢（听话中枢）：位于颞上回后部。若此中枢受损，虽能听到别人讲话，但不理解别人讲话的意思，称感觉性失语症。

3）书写中枢：位于额中回后部。若此中枢受损，虽然手的运动功能正常，但不能进行正常的书写，称失写症。

4）视觉性语言中枢（阅读中枢）：位于角回。若此中枢受损，虽然视觉正常，但不能理解文字含义，称失读症。

各语言中枢不是孤立的，彼此之间有着密切的联系，同时还需要听觉中枢、视觉中枢、运动中枢等有关大脑皮质区域的相互配合，才能完成语言功能。

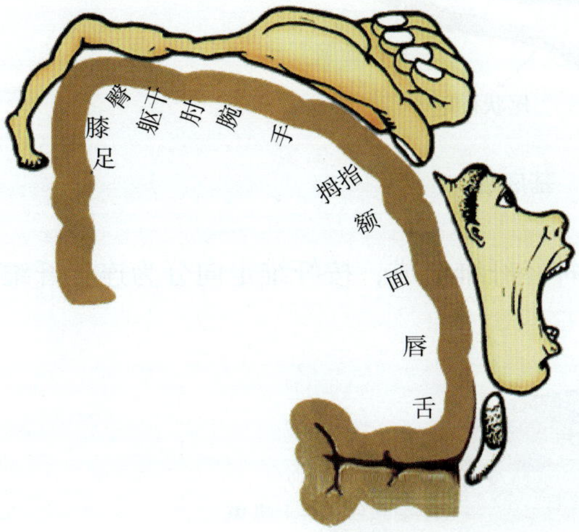

图11-2-22　人体各部在躯体运动中枢的定位

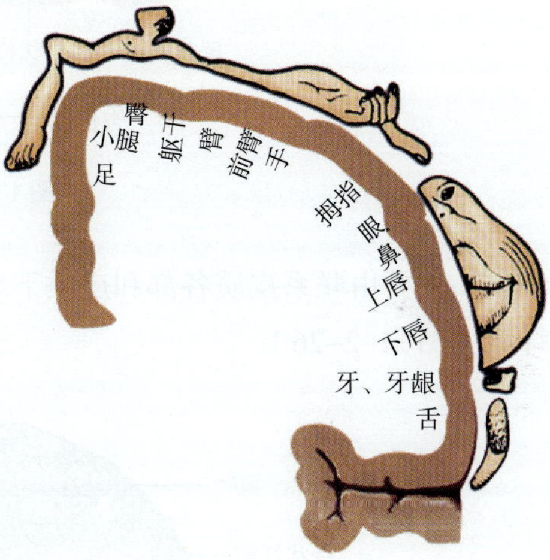

图11-2-23　人体各部在躯体感觉中枢的定位

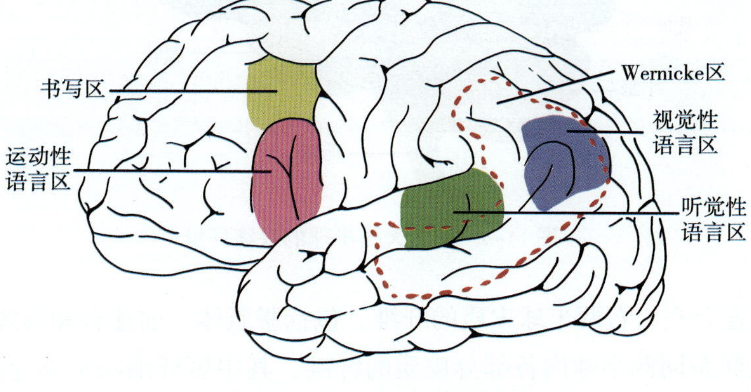

图11-2-24　左侧大脑半球的语言中枢

3. 端脑的内部结构 大脑半球内的腔隙为侧脑室，大脑髓质深部的灰质核团称基底核。

（1）侧脑室　左、右各一，位于两侧大脑半球内，延伸至半球的各脑叶内。分为4部分，中央部位于顶叶内，室间孔和胼胝体之间，前角伸向额叶，后角伸入枕叶，下角最长伸到颞叶内。侧脑室经左、右室间孔与第三脑室相通。侧脑室腔内有脉络丛和脑脊液。

（2）基底核　是埋藏在大脑底部白质内的灰质团块，包括尾状核、豆状核、屏状核和杏仁体（图11-2-25）。尾状核呈“C”形弯曲，分头、体、尾3部，围绕豆状核和背侧丘脑。豆状核位于岛叶的深部，尾状核和背侧丘脑的外侧。尾状核和豆状核合称纹状体。豆状核分为3部，外侧部称壳，内侧两部合称苍白球，亦称旧纹状体。尾状核和壳合称新纹状体。纹状体在调节躯体运动中起重要作用。屏状核位于岛叶皮质与豆状核之间。杏仁体与尾状核尾相连，与调节内脏活动和情绪有关。

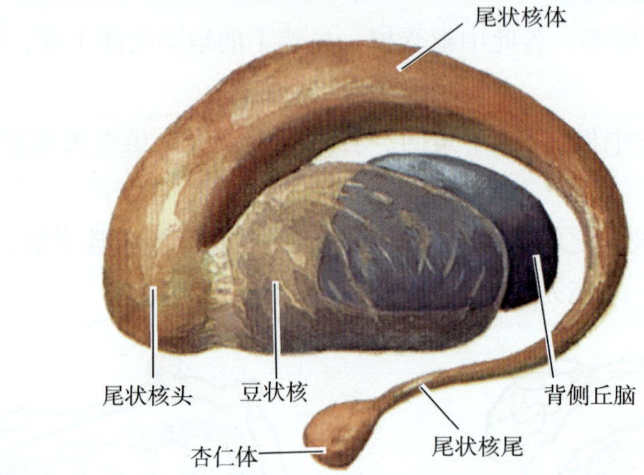

图11-2-25　基底核

（3）髓质　主要由联系皮质各部和皮质下结构的神经纤维组成，按纤维走向分为连合纤维、联络纤维和投射纤维（图11-2-26）。

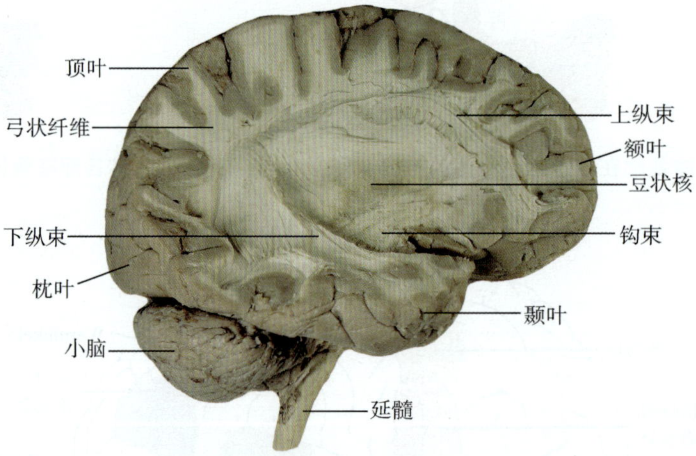

图11-2-26　大脑半球的联络纤维

1）连合纤维：是连合左、右两半球皮质的纤维。包括胼胝体、前连合和穹窿连合。

2）联络纤维：是联系同侧半球内各部分皮质的纤维。其中短纤维联系邻近脑回称弓状纤维，长纤维联系本侧半球各叶，主要有上纵束、下纵束、钩束。

3）投射纤维：是联系大脑皮质和皮质下中枢的上、下行纤维束。它们大部分经过内囊。内囊是位于背侧丘脑、尾状核和豆状核之间的白质板，在水平切面上呈“><”状，分前肢、膝和后肢3部（图11-2-27）。前肢伸向前外，位于豆状核和尾状核之间。后肢伸向后外，位于豆状核和背侧丘脑之间。前、后肢相交处为内囊膝。前肢有上行的丘脑前辐射和下行的额桥束通过。内囊膝有皮质核束经过。后肢主要有下行的皮质脊髓束、顶桥束和皮质红核束，上行的丘脑中央辐射、视辐射和听辐射等通过（图11-2-28）。

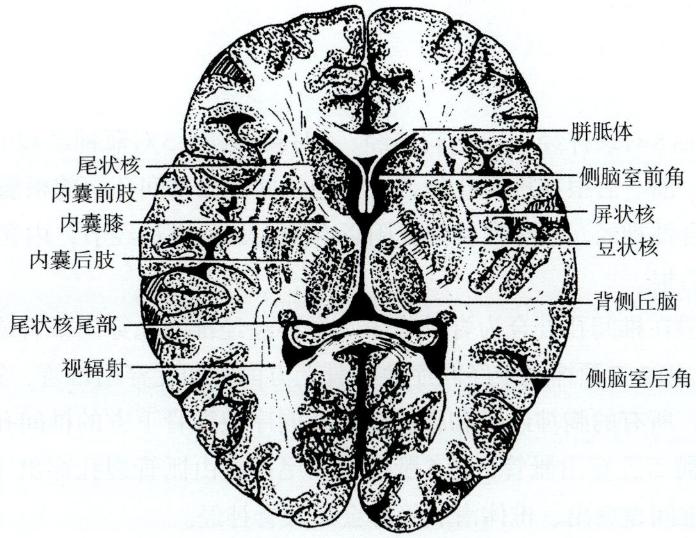

图11-2-27 大脑半球水平切面（示内囊）

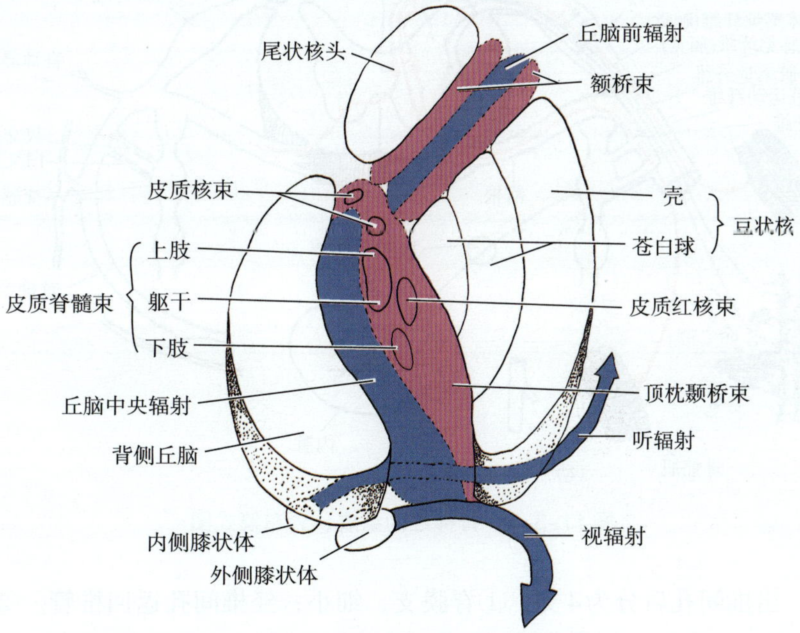

图11-2-28 内囊模式图

内囊是投射纤维高度集中的区域，如一侧内囊损伤，可导致对侧半身感觉障碍（丘脑中央辐射受损）、对侧半身随意运动障碍（皮质脊髓束和皮质核束损伤）和双眼对侧半视野偏盲（视辐射损伤），即所谓“三偏”综合征。

第三节　周围神经系统

周围神经系统，是指脑和脊髓以外的所有神经成分，包括与脊髓相连的31对脊神经和与脑相连的12对脑神经，两者都包含躯体神经和内脏神经两种成分。为了便于叙述，通常将周围神经系统分为脊神经、脑神经和内脏神经三部分。

一、脊神经

脊神经共31对，包括8对颈神经、12对胸神经、5对腰神经、5对骶神经和1对尾神经。每对脊神经借前根和后根连于脊髓，前、后根在椎间孔处合成脊神经并穿出椎间孔。前根属于运动性，后根属于感觉性，因此脊神经为混合性神经。后根在椎间孔附近有膨大，称脊神经节，内含假单极神经元胞体，其中枢突构成了脊神经的后根。

脊神经的前根和后根在椎间孔处合为脊神经干。脊神经经椎间孔穿出椎管或骶管。第1颈神经干由第1颈椎上方穿出椎管，第2~7颈神经干经同序数椎骨上方的椎间孔穿出椎管，第8颈神经干在第7颈椎下方的椎间孔穿出椎管，所有的胸神经干和腰神经干在同序数椎骨下方的椎间孔穿出椎管，第1~4骶神经在同序数的骶前孔和骶后孔穿出骶管，第5骶神经和尾神经由骶管裂孔穿出（图11-3-1）。椎间孔周围的结构发生改变，如椎间盘突出、椎体滑脱等都会累及脊神经。

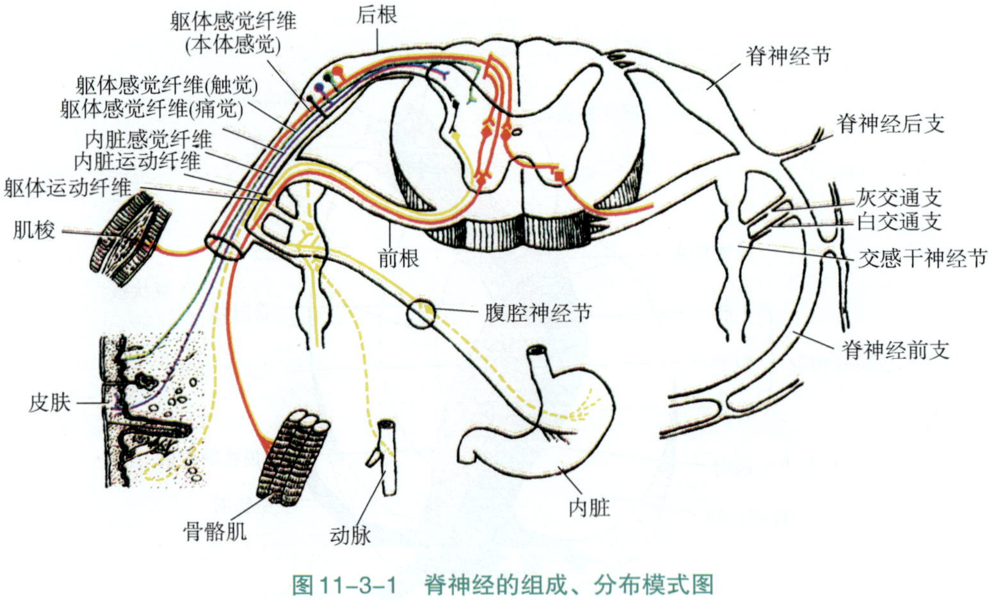

图11-3-1　脊神经的组成、分布模式图

脊神经干很短，出椎间孔后分为4支：①脊膜支，细小，经椎间孔返回椎管。②交通支，连于脊神经和交感神经之间的细支。③后支，比较细小，分布于项、背、腰、骶部的皮肤和深层的肌肉。④前支，混合性，粗大，分布于躯干前外侧部和四肢的皮肤与肌肉（图11-3-2）。除胸神经前支保留明显的节段性分布外，其余脊神经的前支均交织成神经丛，由各丛再分支分布于相应的区域。神经丛包括颈丛、臂丛、腰丛和骶丛。

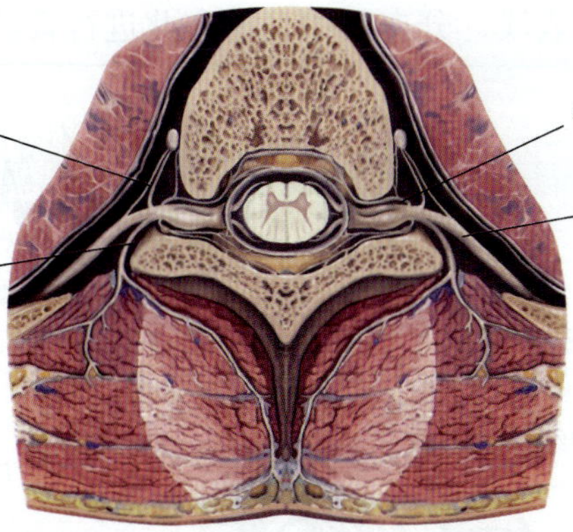

图 11-3-2　脊神经分支模式图

（一）颈丛

1. 颈丛的组成和位置　颈丛主要由 C_1~C_4 的前支组成，位于胸锁乳突肌上部的深面。

2. 颈丛的主要分支　颈丛的分支包括皮支和肌支，其主要分支如下。

（1）皮支　在胸锁乳突肌后缘中点附近穿出深筋膜至皮下，主要分支有枕小神经、耳大神经、颈横神经和锁骨上神经，呈放射状分布于枕部、耳后部、颈前部和肩部等处的皮肤。颈部手术时，可在胸锁乳突肌后缘中点进行阻滞麻醉（图 11-3-3）。

（2）肌支　最主要的肌支是膈神经，属于混合性神经。发出后沿前斜角肌表面下行，向下经锁骨下动、静脉之间入胸腔，沿心包外侧抵达膈，支配膈的运动。同时接受心包、胸膜和膈下面中央部的腹膜、肝和胆囊表面的腹膜等感觉（图 11-3-4）。

膈神经受刺激时产生呃逆，受损伤时产生膈肌麻痹，出现呼吸困难。

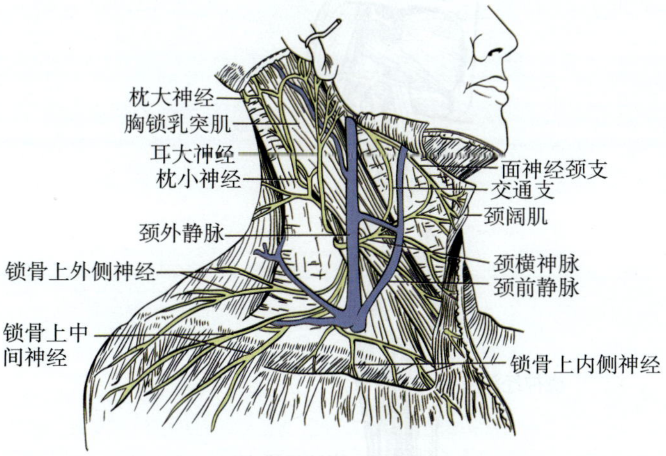

图 11-3-3　颈丛皮支

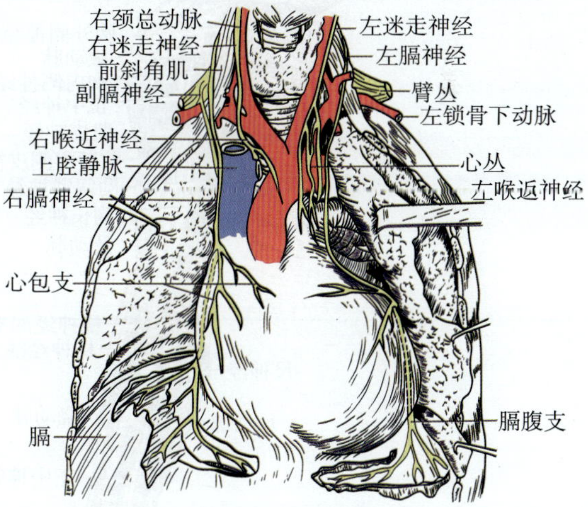

图 11-3-4　膈神经

（二）臂丛

1. 臂丛的组成和位置　臂丛由 C_5~C_8 前支和 T_1 前支的大部分组成，向外穿过斜角肌间隙，经锁骨后上方向外下进入腋窝，围绕腋动脉形成内侧束、外侧束和后束，由各束发出到上肢的神经（图 11-3-5）。

臂丛在锁骨中点的后上方位置表浅，分支集中，常在此进行臂丛上肢前面的神经阻滞麻醉。

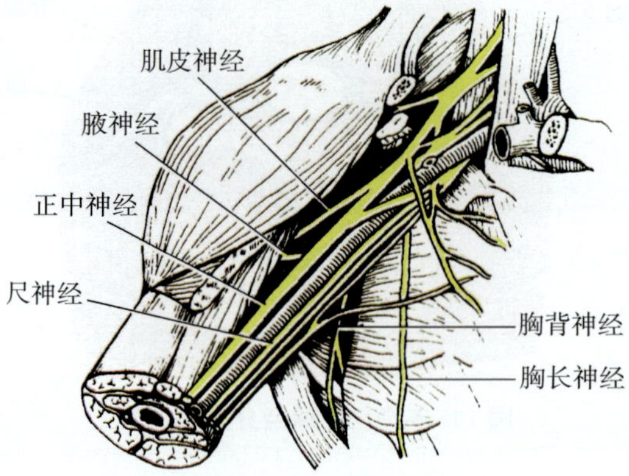

图11-3-5　臂丛及其分支

2. 臂丛的主要分支　按照走行分布分为锁骨上部和锁骨下部。锁骨上部的主要分支有胸长神经、肩胛背神经和肩胛上神经。锁骨下部的主要分支如下。

（1）腋神经　起自后束，向后外绕肱骨外科颈至三角肌深面。肌支支配三角肌和小圆肌；皮支管理肩部及臂外上部皮肤感觉（图11-3-5）。肱骨外科颈骨折时易伤及腋神经，表现为肩关节不能外展，因三角肌萎缩而呈现“方形肩”，臂外上部皮肤感觉障碍。

（2）肌皮神经　由外侧束发出，在肱二头肌深面下行，支配臂前群肌运动。皮支自肘关节外上方浅出，分布于前臂外侧部的皮肤（图11-3-6）。肌皮神经受损伤，患者表现为屈肘障碍，前臂外侧皮肤感觉迟钝或消失。

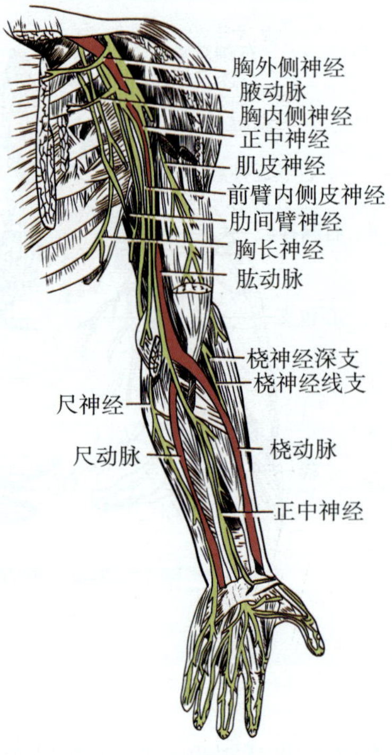

图11-3-6　上肢的神经（前面）

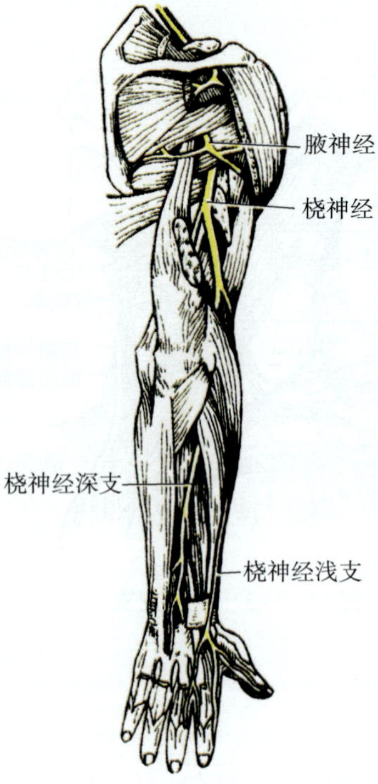

图11-3-7　上肢的神经（后面）

（3）正中神经　由发自内、外侧束的两个根合成，沿肱二头肌内侧伴肱动脉下降至肘窝，在指浅、深屈肌间下行至手掌。正中神经在上臂无分支。在前臂支配除肱桡肌、尺侧腕屈肌和指深屈肌尺侧半以外的所有前臂肌的前群。在手部，支配第1、2蚓状肌和鱼际肌（除拇收肌外），管理手掌桡侧半及桡侧3个半指掌面及其中节和远节手指背面的皮肤感觉（图11-3-6，图11-3-8~图11-3-11）。

正中神经损伤时，患者表现为前臂不能旋前，屈腕力减弱，拇指、食指不能屈曲，拇指不能对掌。感觉障碍以拇指、食指和中指的远节最为显著。如合并尺神经损伤，大、小鱼际萎缩，手掌变平坦，称为“猿手”。

（4）尺神经　由内侧束发出，沿肱二头肌内侧下降至臂中份穿深部组织到臂后区，经肱骨内上髁后方尺神经沟，伴尺动脉下行入手掌。尺神经在腕关节上方发出手背支至手的背面。在前臂，支配尺侧腕屈肌和指深屈肌尺侧半。在手部，分为深、浅两支。深支即肌支，支配小鱼际肌、拇收肌、骨间肌和第3、4蚓状肌；浅支即皮支，管理手掌尺侧1/3、尺侧1个半指掌面皮肤；手背尺侧半、小指和环指尺侧半背面的皮肤以及环指桡侧半和中指尺侧半近节背面的皮肤（图11-3-6，图11-3-9~图11-3-11）。

尺神经在肱骨内上髁后方位置表浅，容易在肱骨下端（髁上）骨折时合并损伤。尺神经损伤表现为屈腕力减弱，拇指不能内收，其余各指不能内收，第4、5指的指间关节弯曲，呈“爪形手”，手尺侧半皮肤，尤其是小指感觉丧失。

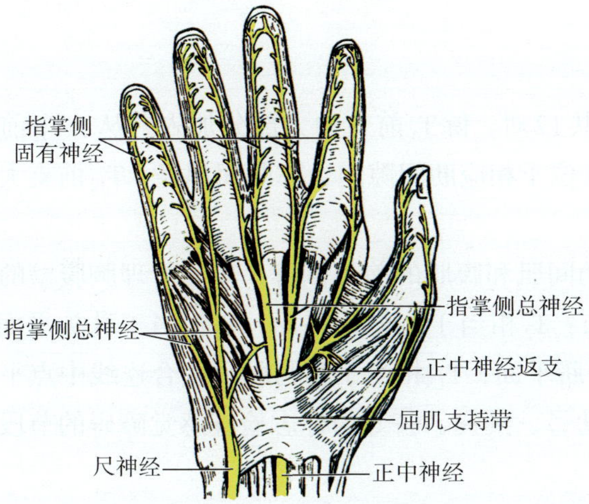

图11-3-8　手掌面的神经

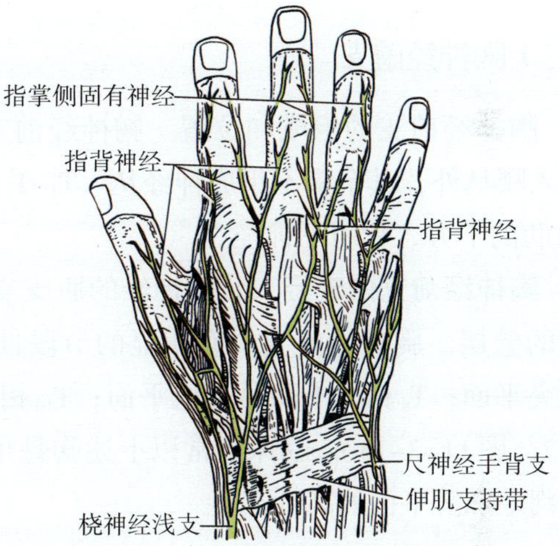

图11-3-9　手背面的神经

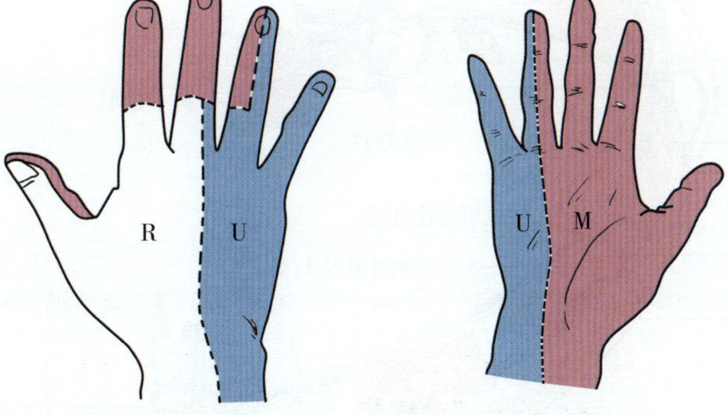

图11-3-10　手部皮肤的神经分布示意图

（M.为正中神经，U.为尺神经，R.为桡神经）

（5）桡神经　起自后束，在肱三头肌深面紧贴肱骨桡神经沟行向下外，经肱骨外上髁前方至前臂背侧，沿途发出浅、深两终支。浅支属于皮支，在桡动脉外侧与其伴行，在前臂中、下1/3交界处转至背侧至手背；深支属于肌支，穿旋后肌至前臂背侧。桡神经的肌支支配肱三头肌、肱桡肌和前臂所有伸肌；皮支管理手背桡侧半及桡侧2个半指近节背面皮肤感觉（图11-3-6~图11-3-11）。

肱骨中段骨折易合并损伤桡神经，表现为前臂伸肌瘫痪，抬臂时呈“垂腕”状态。感觉障碍以第1、2掌骨间隙背面“虎口区”皮肤最明显。

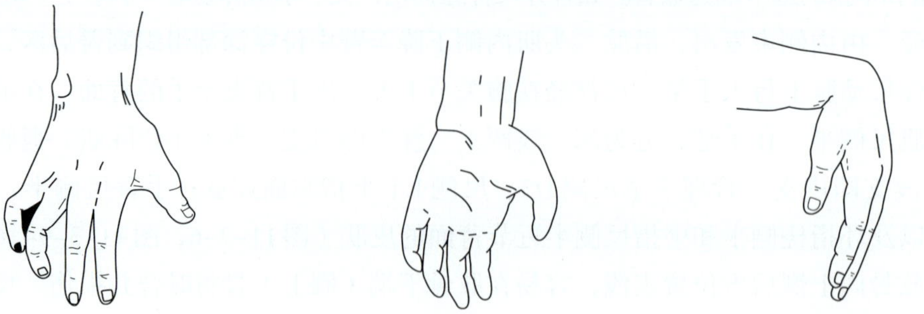

a.“爪形手”（尺神经损伤） b.“猿手”（正中神经合并尺神经损伤） c.垂腕（桡神经损伤）

图11-3-11 上肢神经损伤时的手性图

（三）胸神经前支

1. 胸神经前支的组成和位置 胸神经前支，共12对，除T_1前支的大部分加入臂丛、T_{12}前支的小部分加入腰丛外，其余都不组成神经丛。T_1~T_{11}前支位于相应肋间隙内，称肋间神经，T_{12}前支大部分位于第12肋的下方，称肋下神经。

2. 胸神经前支的走行 肋间神经的肌支支配肋间肌和腹肌的前外侧群，皮支管理胸腹壁的皮肤及胸腹膜的壁层。胸神经前支具有明显的节段性分布：T_2相当于胸骨角平面；T_4相当于乳头平面；T_6相当于剑突平面；T_8相当于肋弓最低平面；T_{10}相当于脐平面；T_{12}相当于脐与耻骨联合连线中点平面（图11-3-12，图11-3-13）。临床上常以上述胸骨角、肋弓、剑突、脐等为标志检查感觉障碍的节段，还可以用来判定麻醉平面的高低。

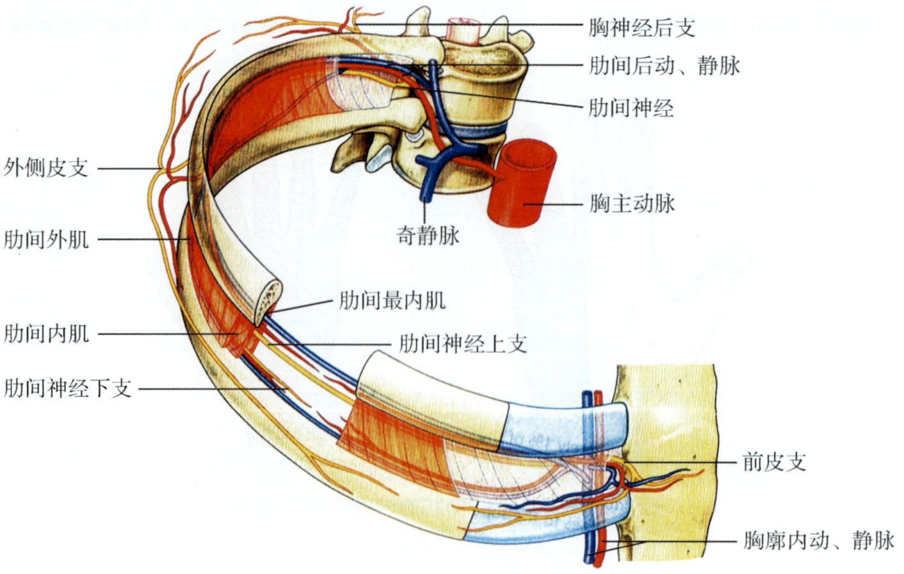

图11-3-12 肋间神经

（四）腰丛

1. 腰丛的组成和位置　腰丛由T_{12}前支的一部分、L_1~L_3前支和L_4前支的一部分组成（图11–3–14），位于腰大肌的深面，腰椎横突的前方。

2. 腰丛的主要分支　除发出肌支支配髂腰肌和腰方肌外，还发出分支分布于腹股沟及大腿前部和内侧部的肌肉和皮肤（图11–3–14，图11–3–15）。

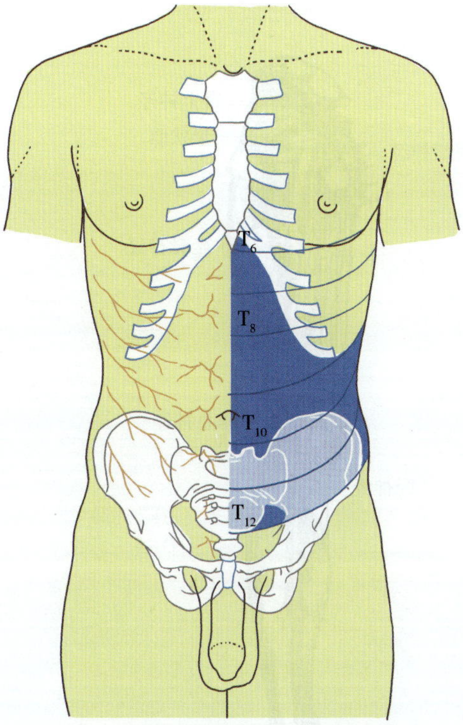

图11–3–13　肋间神经前支的节段性分布

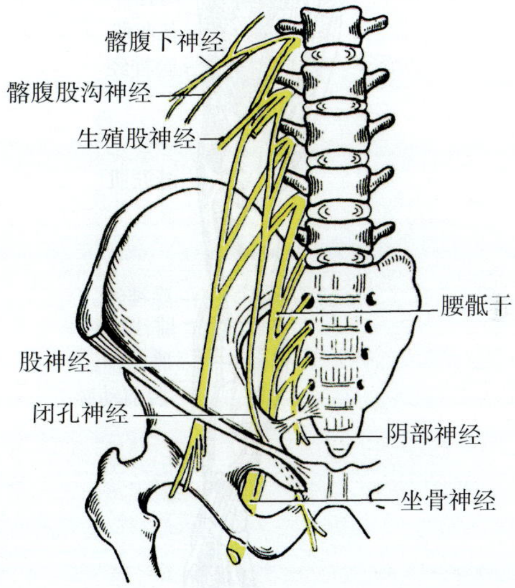

图11–3–14　腰丛、骶丛的组成

（1）股神经　是腰丛中最大的神经，经腹股沟韧带深面，在股动脉的外侧进入股三角，立即分为多个分支。肌支支配髂肌、股四头肌、耻骨肌和缝匠肌；皮支分布于膝关节和大腿前面的皮肤，其中最长的皮支为隐神经，在小腿内侧与大隐静脉相伴行，分布于小腿内侧面和足内侧缘皮肤。股神经损伤表现为屈髋无力，不能伸小腿，膝跳反射消失，大腿前面和小腿内侧面皮肤感觉障碍。

（2）闭孔神经　自腰大肌内侧缘穿出，沿盆腔侧壁下行，穿闭膜管至大腿内侧，分布于大腿内侧肌群和大腿内侧部皮肤。

（五）骶丛

1. 骶丛的组成和位置　骶丛由L_4前支的一部分、L_5和S_1~S_5、C_{01}前支组成。骶丛位于盆腔内，骶骨和梨状肌的前面，髂内动脉的后方（图11–3–14）。

2. 骶丛的分支　骶丛分布于臀部、会阴部以及大腿、小腿后面的肌肉和皮肤（图11–3–16，图11–3–17）。

（1）臀上神经　伴臀上动脉，经梨状肌上孔出盆腔，行于臀中肌、臀小肌之间，支配臀中肌和臀小肌。

（2）臀下神经　伴臀下动脉，经梨状肌下孔出盆腔，至臀大肌深面，支配臀大肌。

（3）股后皮神经　出梨状肌下孔，至臀大肌下缘浅出，分布于股后部和腘窝的皮肤。

（4）阴部神经　出梨状肌下孔，绕坐骨棘经坐骨小孔进入坐骨直肠窝，分布于会阴部和外生殖器的肌肉和皮肤。

（5）坐骨神经　是全身最粗大的神经。由梨状肌下孔出骨盆，在臀大肌深面下行至大腿后群肌之间，一般在腘窝上角附近分为胫神经和腓总神经。下行过程中发出分支支配大腿后群肌。坐骨神经干的体表投影，相当于股骨大转子与坐骨结节间连线的中点到股骨内、外侧髁之间中点连线的上2/3段。

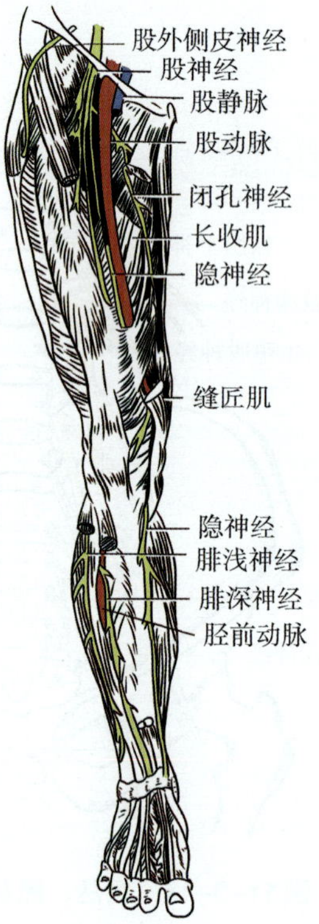

图11-3-15　下肢的神经（前面）

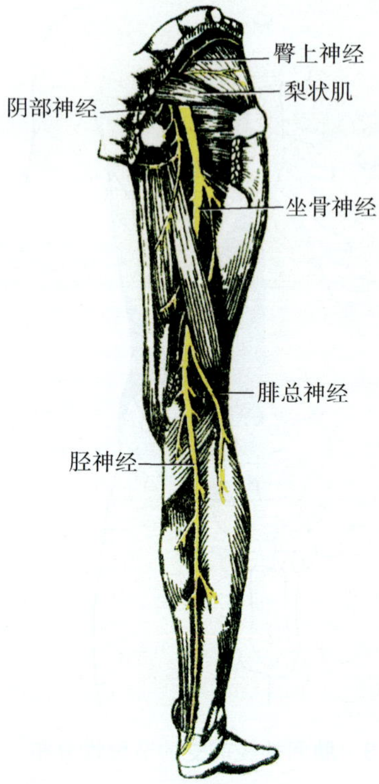

图11-3-16　下肢的神经（后面）

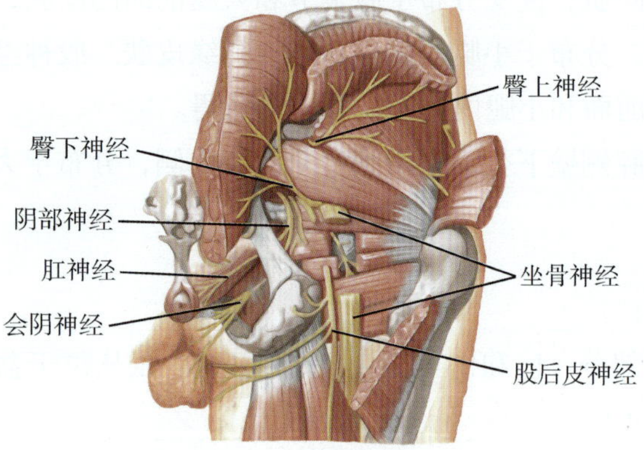

图11-3-17　臀部神经（后面）

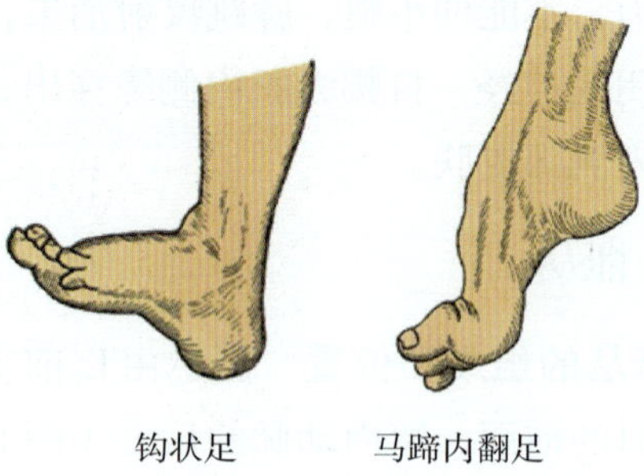

图11-3-18　小腿神经损伤后足畸形

1）胫神经：为坐骨神经干的直接延续。自腘窝向下，行于小腿三头肌深面伴胫后动脉下行，经内踝后方进入足底。肌支支配小腿后群肌和足底肌；皮支管理小腿后面和足底皮肤感觉。胫神经损伤后表现：足不能跖屈，内翻力弱，因小腿前群肌牵拉出现背屈外翻状态，为“钩状足”（图11-3-18）；小腿后面及足底皮肤感觉障碍。

2）腓总神经：自坐骨神经发出后沿股二头肌内侧行向外下，绕腓骨颈至小腿前面，再分为腓浅神经和腓深神经。腓浅神经在腓骨长、短肌和趾伸肌之间下行，肌支支配腓骨长、短肌，在小腿下1/3处浅出为皮支，管理小腿外侧面下部及足背大部分皮肤感觉。腓深神经与胫前动脉行于小腿前群肌深面，经踝关节前面至足背。肌支支配小腿前群肌和足背，皮支分布于第1、2趾相对缘背面的皮肤。腓总神经在腓骨头下方位置表浅，易受损伤。腓总神经损伤后表现：足不能背屈，不能外翻，足下垂并内翻，趾不能伸，称"马蹄内翻足"（图11-3-18），行走呈"跨阈步态"；小腿前外侧面和足背皮肤感觉障碍。

二、脑神经

脑神经是与脑相连的周围神经，共12对，其顺序和名称为Ⅰ嗅神经、Ⅱ视神经、Ⅲ动眼神经、Ⅳ滑车神经、Ⅴ三叉神经、Ⅵ展神经、Ⅶ面神经、Ⅷ前庭蜗神经、Ⅸ舌咽神经、Ⅹ迷走神经、Ⅺ副神经、Ⅻ舌下神经（图11-3-19）。

脑神经的纤维成分较脊神经的复杂，除了具有脊神经的4种纤维成分外，还有分布于视器和前庭蜗器的特殊躯体感觉纤维、分布于味蕾和嗅器的特殊内脏感觉纤维，以及支配由鳃弓衍化而来的横纹肌（咀嚼肌、面肌和咽喉肌）运动的特殊内脏运动纤维。因此脑神经的纤维成分共有7种。本教材将其简化为4种，具体如下。

1. 躯体感觉纤维　分布于头部皮肤、肌、肌腱和大部分口、鼻腔黏膜，将来自头面部的感觉冲动传入到脑内的脑神经躯体感觉核团。

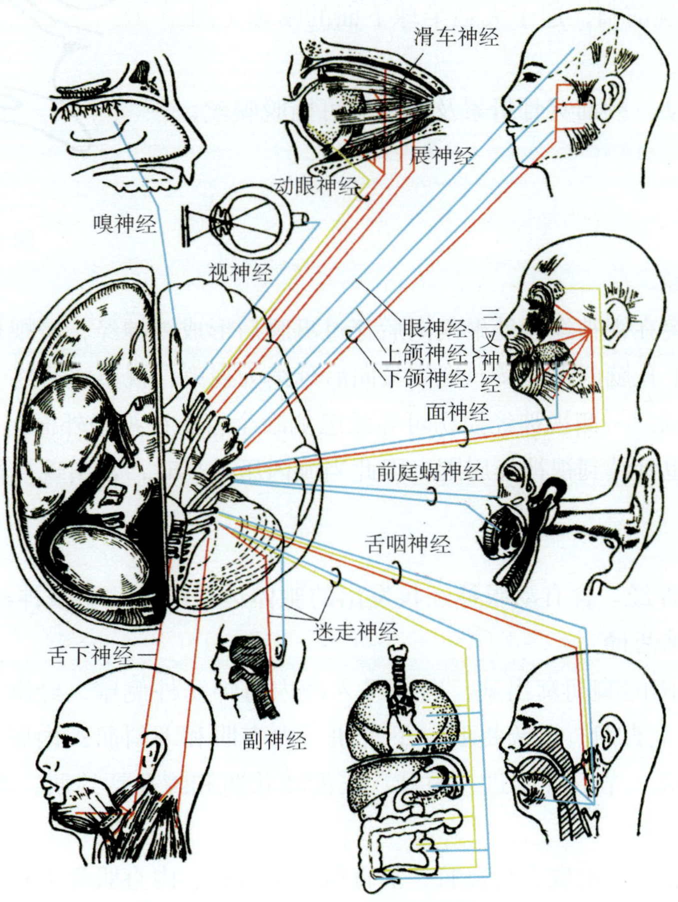

图11-3-19　脑神经概况

2. 内脏感觉纤维 分布于头、颈、胸、腹部内脏，将来自于上述部位的感觉传入到脑内的脑神经内脏感觉核团。

3. 躯体运动纤维 由位于脑干内的脑神经躯体运动核团发出的神经纤维，随有关脑神经支配眼球外肌、咀嚼肌、咽喉肌、面肌以及头颈部肌肉。

4. 内脏运动纤维 由位于脑干内的脑神经内脏运动核团发出的神经纤维（副交感纤维），随有关脑神经支配平滑肌、心肌和腺体。

脑神经与脊神经所含纤维成分不同。每对脊神经均为混合性神经，但每对脑神经的纤维成分不尽相同。第Ⅰ、Ⅱ、Ⅷ对脑神经只含有感觉纤维，为感觉性脑神经；第Ⅲ、Ⅳ、Ⅵ、Ⅺ、Ⅻ对脑神经只含有运动纤维，为运动性脑神经；第Ⅴ、Ⅶ、Ⅸ、Ⅹ对脑神经既含有感觉纤维，又含有运动纤维，为混合性脑神经。

脑神经中的感觉纤维的胞体所在的神经元大多数为假单极神经元，胞体在脑外集中形成脑神经节，一般位于脑神经穿越颅底孔、裂的周围，如Ⅴ三叉神经节，Ⅶ膝神经节，Ⅸ和Ⅹ的上、下神经节。与听觉、平衡觉传入相关的脑神经节由双极神经元的胞体构成，分别为Ⅷ前庭神经节和蜗神经节。

（一）嗅神经

嗅神经为感觉性神经。

嗅细胞位于鼻腔上部嗅区黏膜内，为双极神经元，其周围突分布于嗅区黏膜上皮，中枢突聚集形成20多条嗅丝组成嗅神经，向上穿过筛孔进入颅前窝，连于大脑半球下面的嗅球（图11-3-20）。

嗅神经传导嗅觉冲动。颅前窝骨折累及筛板时可撕脱嗅丝，造成嗅觉障碍。

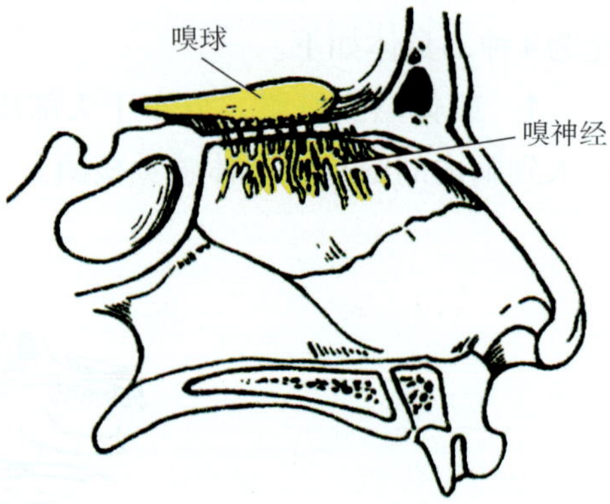

图11-3-20 嗅神经

（二）视神经

视神经为感觉性神经。

视网膜节细胞的轴突在视神经盘处聚集向后穿过巩膜后形成视神经，经视神经管进入颅中窝，向后内走行在垂体前方连于下丘脑的视交叉，视交叉向后延续为视束，视束主要终于间脑的外侧膝状体。

视神经传导视觉冲动。一侧视神经损伤可导致患侧眼全盲。视神经外面包有3层由脑膜延续而来的被膜，脑的蛛网膜下隙也延续到视神经周围，因此当颅内压升高时，常出现视神经盘水肿。

（三）动眼神经

动眼神经为运动性神经。含有动眼神经核发出的躯体运动纤维和动眼神经副核（E-W核）发出的内脏运动（副交感）纤维两种。

动眼神经自中脑腹侧的脚间窝出脑，向前进入颅内海绵窦外侧壁，经眶上裂入眶（图11-3-21）。其中躯体运动纤维支配上直肌、上睑提肌、下直肌、内直肌和下斜肌；内脏运动纤维（副交感纤维）在睫状神经节交换神经元，节后纤维进入眼球，支配睫状肌和瞳孔括约肌，参与瞳孔对光反射和调节反射。

一侧动眼神经损伤后，可出现上睑提肌、上直肌、下直肌、内直肌和下斜肌瘫痪，患者可出现上睑下垂、瞳孔斜向外下方、瞳孔散大、对光反射消失等症状。

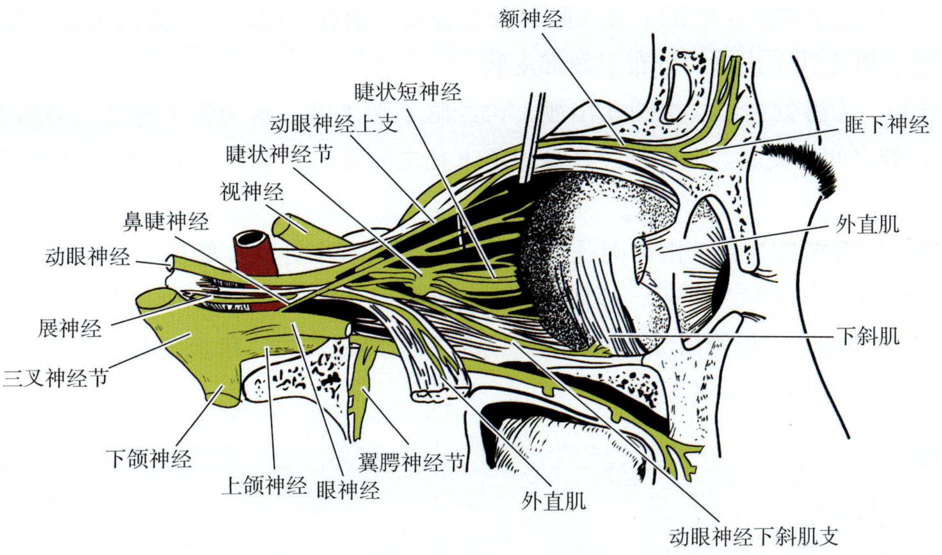

图 11-3-21　眼的神经（右外侧面观）

（四）滑车神经

滑车神经为运动性神经。

中脑的滑车神经核发出躯体运动神经纤维，由中脑下丘下方出脑，绕过大脑脚外侧前行，穿过海绵窦外侧壁，经眶上裂入眶，支配上斜肌。

滑车神经损伤，上斜肌瘫痪，患侧眼不能斜向外下方。

（五）三叉神经

三叉神经为混合性神经。连于脑桥，是最粗大的脑神经。含有躯体感觉和躯体运动两种纤维，组成粗大的感觉根和细小的运动根。感觉根上有膨大的三叉神经节，节内有假单极神经元胞体，其中枢突进入脑桥，止于三叉神经脑桥核和脊束核，周围突发出3个大分支，即眼神经、上颌神经和下颌神经（图 11-3-22）。躯体运动纤维起自三叉神经运动核，出脑后进入下颌神经。

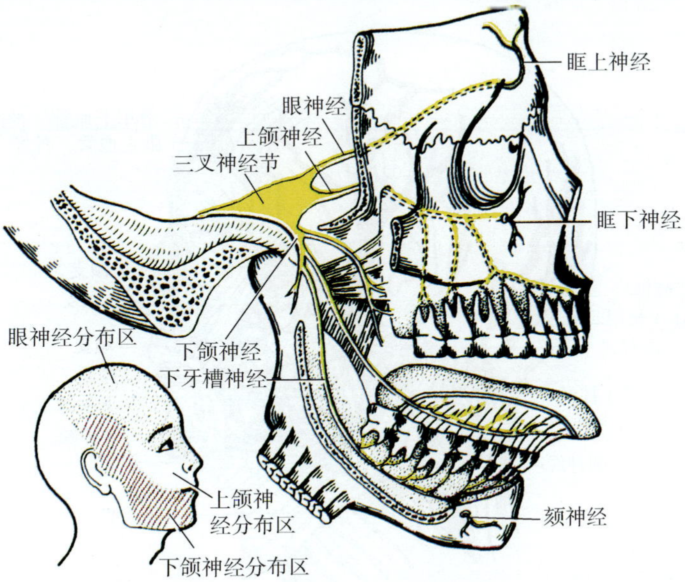

图 11-3-22　三叉神经的分布

1. 眼神经 为感觉神经。经眶上裂入眶，分支分布于泪腺、眼球、上睑及鼻背皮肤，其中的眶上神经由眶上切迹（眶上孔）出眶，分布于额部皮肤。

2. 上颌神经 为感觉神经。由圆孔出颅，再经眶下裂入眶，延为眶下神经，最后自眶下孔穿出，分布于睑裂与口裂之间的皮肤。上颌神经在穿出眶下孔之前发出分支到上颌牙齿、牙龈及上颌窦和鼻腔的黏膜等处。

3. 下颌神经 为混合神经。由卵圆孔出颅，立即发出多个分支。躯体运动纤维支配咀嚼肌运动；躯体感觉纤维分布于下颌牙齿、牙龈、颊黏膜、舌前黏膜以及耳前、颞区和口裂以下的面部皮肤。

一侧三叉神经损伤时，患侧面部皮肤及口、鼻腔黏膜感觉丧失，角膜反射消失，由于咀嚼肌瘫痪，患侧咬合无力，张口时下颌偏向患侧。

（六）展神经

展神经为运动性神经。

由展神经核发出，自脑桥下缘出脑，向前经眶上裂入眶，支配外直肌运动。展神经损伤后，外直肌瘫痪，产生内斜视。

（七）面神经

面神经于延髓脑桥沟，展神经的外侧出脑。面神经为混合性神经，含有躯体运动、内脏运动和内脏感觉4种纤维。躯体运动纤维是面神经的主要成分，起自面神经核，出脑后依次经内耳门、内耳道、面神经管，最后由茎乳孔穿出，向前进入腮腺并呈放射状分支支配面部表情肌（图11-3-23）。

1. 面神经管内的分支

（1）鼓索 内脏感觉纤维分布于舌前2/3黏膜的味蕾，管理味觉；副交感纤维进入下颌神经节，在节内交换神经元，节后纤维支配下颌下腺和舌下腺。

（2）岩大神经 含有副交感纤维，在翼腭神经节内交换神经元，节后纤维支配泪腺。

2. 面神经管外的分支 支配面部诸表情肌。

（1）颞支 支配额肌和眼轮匝肌。

（2）颧支 支配眼轮匝肌及颧肌。

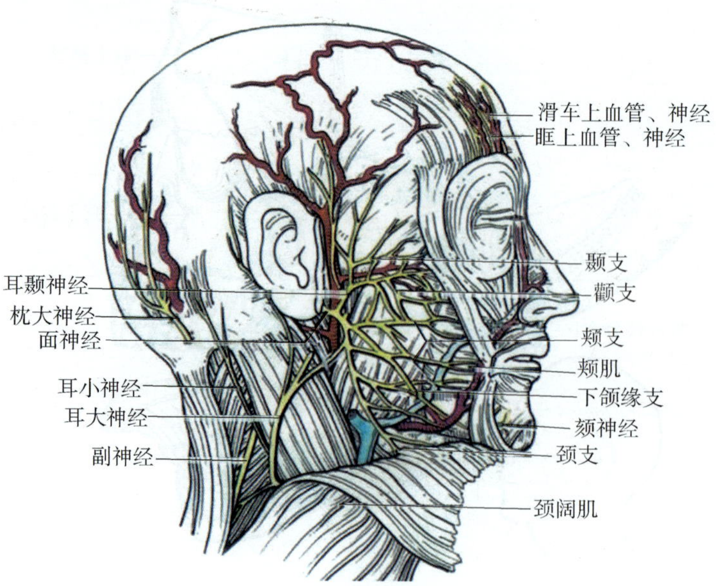

图11-3-23 面神经在面部的分支

（3）颊支 支配颊肌、口轮匝肌及其他口周围肌。

（4）下颌缘支 沿下颌下缘向前，支配下唇诸肌。

（5）颈支 支配颈阔肌。

面神经在颅外损伤时，出现患侧面肌瘫痪，表现为患侧鼻唇沟变浅或消失，口角偏向健侧，额纹消失，不能闭眼；如在面神经管内损伤，除上述表现外，还出现舌前2/3味觉丧失，下颌下腺、舌下腺和泪腺分泌障碍。

（八）前庭蜗（位听）神经

前庭蜗神经包括前庭神经和蜗神经，属于感觉性神经（图11-3-24）。

1. 前庭神经 感觉神经元的胞体位于内耳道底的前庭神经节，周围突穿内耳道底入内耳，分布于内耳球囊斑、椭圆囊斑和壶腹嵴。中枢突组成前庭神经，经内耳门入脑，终于脑干的前庭核群和小脑。前庭神经传导头部位置觉（平衡觉）。

2. 蜗神经 感觉神经元的胞体位于蜗轴内的蜗神经节，其周围突入内耳，分布至内耳螺旋器。中枢突组成蜗神经，经内耳门入颅腔，于脑桥延髓沟入脑，终于脑干蜗神经前、后核。蜗神经传导听觉。

前庭蜗神经损伤后，表现为患侧耳聋和平衡感觉障碍。

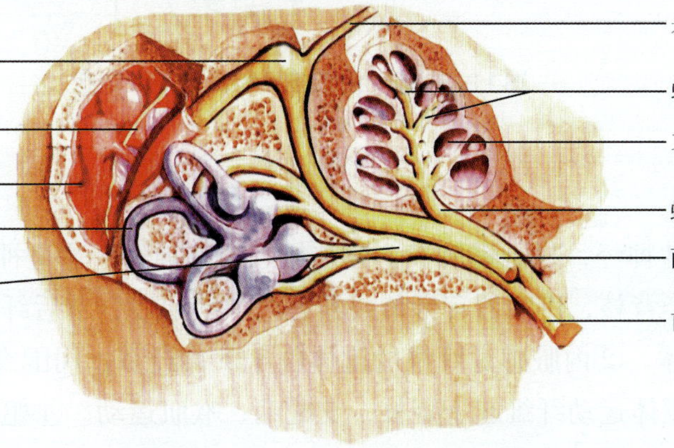

图11-3-24 前庭蜗神经

（九）舌咽神经

舌咽神经为混合性神经。舌咽神经在延髓的后外侧部出脑，经颈静脉孔出颅（图11-3-25），内含4种纤维成分：①内脏感觉纤维的胞体位于颈静脉孔附近的舌咽神经下神经节，其周围突分布于舌后1/3黏膜、咽部、咽鼓管和鼓室的黏膜，中枢突止于孤束核。②内脏运动纤维起自下泌涎核，支配腮腺分泌。③躯体运动纤维起自疑核，支配茎突咽肌。④躯体感觉纤维的胞体位于颈静脉孔附近的舌咽神经下神经节，其周围突分布于耳后皮肤，中枢突止于三叉神经脊束核。

1. 咽支 与迷走神经和交感神经的咽支交织成丛，由丛发出分支分布于咽壁，与咽反射有关。

2. 鼓室神经 发自下神经节，进入鼓室后与交感神经纤维交织成网，分支分布于鼓室、咽鼓管和乳突小房的黏膜。鼓室神经中含有起自下泌涎核的内脏运动纤维，在耳神经节换元后，节后纤维支配腮腺分泌。

3. 颈动脉窦支 沿颈内动脉下行，分布至颈动脉窦和颈动脉小球，将血压和呼吸的信息传入脑，反射性调节血压和呼吸。

4. 舌支　为舌咽神经终支，分布于舌后1/3黏膜和味蕾。

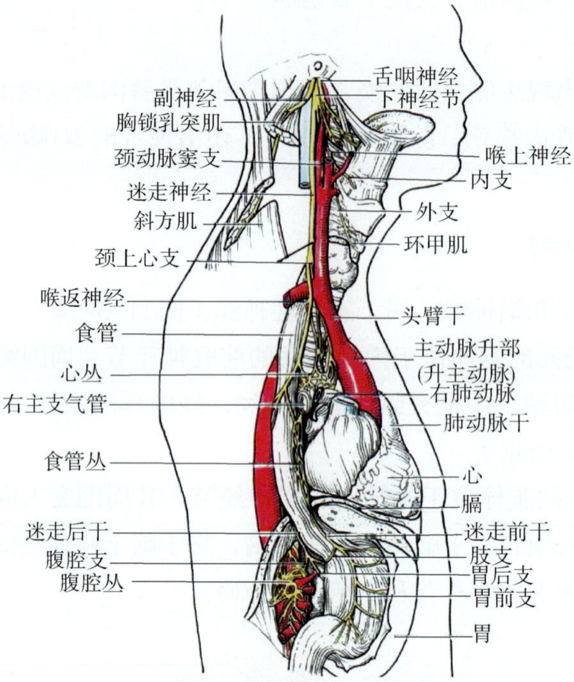

图11-3-25　舌咽神经和迷走神经走行

（十）迷走神经

迷走神经属于混合性神经，是行程最长、分布最广的脑神经。迷走神经含有4种纤维成分：①副交感神经纤维起于迷走神经背核，进入器官旁节或器官内节换元后，节后纤维分布到胸腔和腹腔大部分器官的平滑肌、心肌和腺体。②内脏感觉纤维的胞体位于下神经节，周围突分布于咽、喉及胸腹腔器官，中枢突止于孤束核。③躯体运动纤维起于疑核，支配咽、喉肌运动。④躯体感觉纤维的胞体位于上神经节，周围突分布于耳廓及外耳道皮肤，中枢突止于三叉神经脊束核（图11-3-26）。

迷走神经连于延髓的橄榄后沟、舌咽神经的下方，经颈静脉孔出颅，在颈部行于颈总动脉与颈内静脉之间，进入胸腔后沿食管下行，并经食管裂孔进入腹腔。在颈部发出喉上神经到喉，发出颈心支到心；在胸部发出喉返神经返回颈部，分布于喉；在腹部分支分布于肝、胆、胰、脾、肾及结肠左曲以上的消化管。

（十一）副神经

副神经为运动性神经。

自延髓外侧部、迷走神经下方出脑，经颈静脉孔出颅，行向外下，支配胸锁乳突肌和斜方肌运动。副神经损伤可引起此二肌瘫痪。

（十二）舌下神经

舌下神经为运动性神经。

自延髓锥体的外侧出脑，经舌下神经管出颅，呈弓状向前下方进入舌，支配一侧舌肌运动。一侧舌下神经损伤，伤侧舌肌瘫痪。由于颏舌肌瘫痪，伸舌时舌尖偏向瘫痪侧。

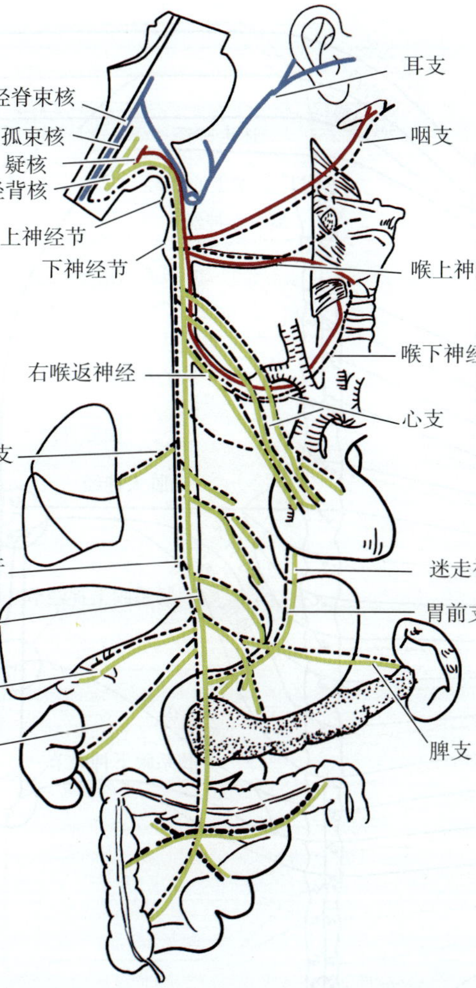

图 11-3-26 迷走神经的纤维成分及分布示意图

红色：特殊内脏运动纤维；黄色：一般内脏运动纤维
蓝色：一般躯体感觉纤维；黑色：一般内脏感觉纤维

三、内脏神经

内脏神经主要分布于内脏、心血管和腺体，是整个神经系统组成的一部分。按所在部位不同，可分为中枢部和周围部。中枢部位于脑和脊髓内；周围部主要分布于内脏、心血管和腺体。

与躯体神经一样，按照纤维的性质，内脏神经可分为内脏运动神经和内脏感觉神经。内脏运动神经支配平滑肌、心肌的运动和腺体的分泌，通常不受人的意志控制，故又称为自主神经系统或植物神经系统。

（一）内脏运动神经

内脏运动神经自中枢发出后到达效应器需要两级神经元。第1级神经元为节前神经元，胞体位于脑干和脊髓内，其轴突称节前纤维；第2级神经元为节后神经元，胞体位于周围部的内脏神经节内，其轴突称节后纤维（图 11-3-27）。

根据结构、功能等特点的不同，可将内脏运动神经分为交感神经和副交感神经两种纤维成分。

1. 交感神经 交感神经包括中枢部和周围部。

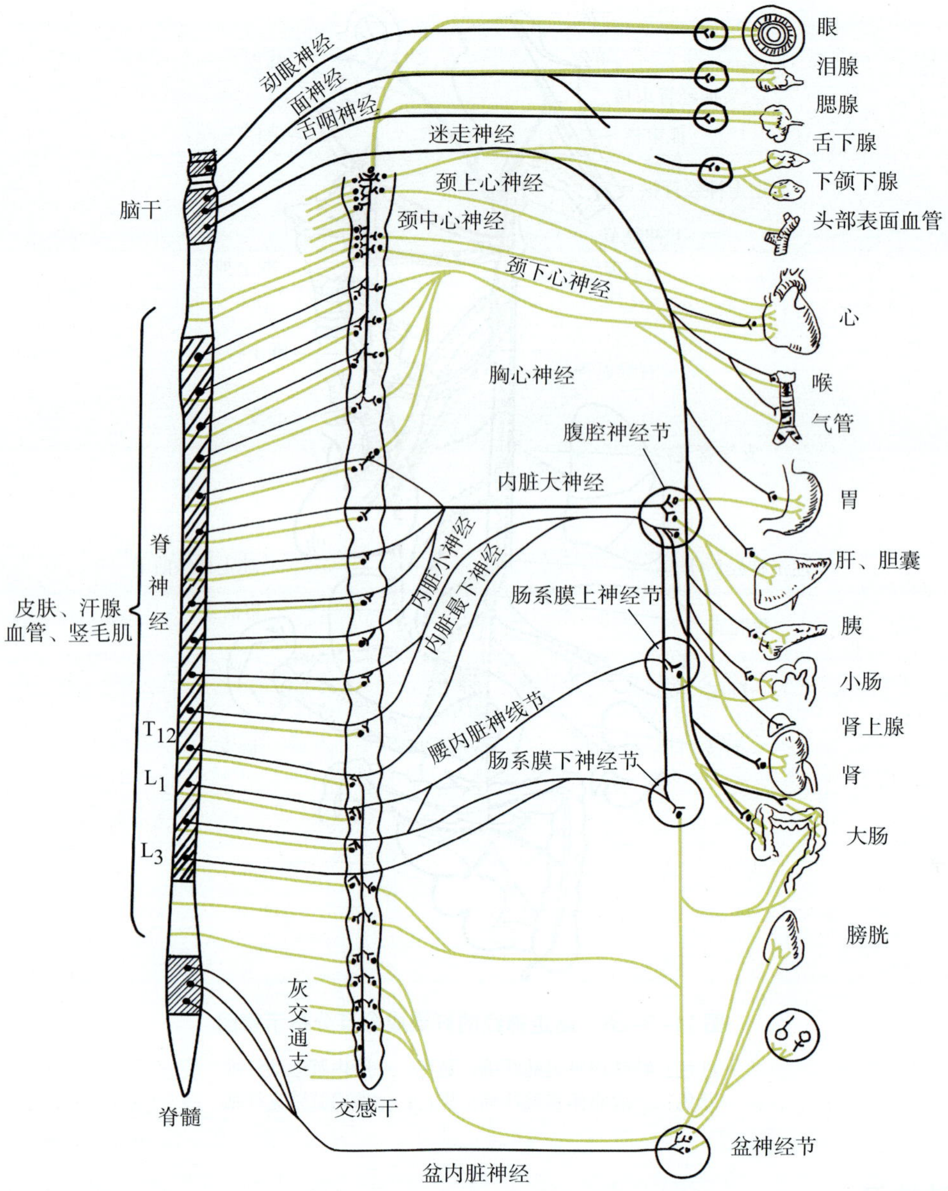

图 11-3-27 内脏运动神经分布、走行模式图

黑色：节前纤维；黄色：节后纤维

（1）中枢部 交感神经的低级中枢位于脊髓 T_1~L_3 节段的灰质侧角内。侧角内为交感神经节前神经元胞体所在处，发出的轴突为交感神经节前纤维。

（2）周围部 包括交感神经节、交感干和交感神经的分支及神经丛。

1）交感神经节：为交感神经节后神经元胞体所在处，发出的轴突为交感神经节后纤维。依其所在位置不同，可分为椎旁神经节和椎前神经节。

椎旁神经节位于脊柱两旁，借节间支连成两条串珠状的交感干，故又称为交感干神经节。交感干上自颅底，下至尾骨，两干在尾骨前方合并成单个的奇神经节。

椎前神经节位于脊柱前方，腹主动脉脏支的根部。主要包括腹腔神经节、主动脉肾神经节、肠系膜上神经节及肠系膜下神经节等，分别位于同名动脉根部的附近。

2）交通支：交感干神经节借交通支与相应的脊神经相连。交通支分为白交通支和灰交通支。白交通支是脊髓灰质侧角细胞发出的节前纤维离开脊神经进入交感干神经节的通路，因纤维包绕髓鞘，色泽白亮，故称白交通支。灰交通支是椎旁神经节发出的节后纤维进入脊神经的通路，因纤维无髓鞘包绕，色泽灰暗，故称灰交通支。

交感神经节前纤维自脊髓灰质侧角发出，经脊神经前根、脊神经、白交通支进入交感干后有3种去向：①终止于相应的交感干神经节，交换神经元。②在交感干内上升或下降，终止于其上方或下方的交感干神经节，交换神经元。③穿过交感干神经节后，至椎前神经节交换神经元。

由交感神经节发出的节后纤维也有3种去向：①由交感干神经节发出的节后纤维经灰交通支返回脊神经，随脊神经分布至头颈、躯干和四肢的血管、汗腺和立毛肌等。②攀附动脉走行并形成神经丛，随动脉及其分支到达所支配的器官。③由交感神经节直接发出分支分布到所支配的器官。

3）交感神经的分布：全身交感神经节前、节后纤维分布均有一定规律。

脊髓$T_{1\sim5}$节段侧角细胞发出的节前纤维交换神经元后，其节后纤维支配头、颈、胸腔脏器和上肢的血管、汗腺及立毛肌。

脊髓$T_{5\sim12}$节段侧角细胞发出的节前纤维交换神经元后，其节后纤维支配肝、脾、肾等实质性器官和腹腔内结肠左曲以上的消化管。

脊髓$L_{1\sim3}$节段侧角细胞发出的节前纤维交换神经元后，其节后纤维支配结肠左曲以下的消化管、盆腔脏器和下肢的血管、汗腺及立毛肌。

2. 副交感神经　副交感神经包括中枢部和周围部。

（1）中枢部　副交感神经的低级中枢位于脑干的副交感神经核和脊髓S_2~S_4节段的骶副交感核，是副交感神经节前神经元胞体所在处，发出的突起构成副交感神经的节前纤维。

（2）周围部　主要包括副交感神经节，副交感神经节位于器官的近旁或器官的壁内，分别称器官旁节和器官内节，节内的神经元为副交感神经节后神经元，发出的突起构成副交感神经节后纤维。

1）颅部副交感神经：颅部副交感神经是由位于脑干的动眼神经副核、上泌涎核、下泌涎核和迷走神经背核发出的节前纤维，分别随第Ⅲ、Ⅶ、Ⅸ、Ⅹ对脑神经走行。①中脑动眼神经副核发出副交感神经节前纤维随动眼神经走行，入眼眶后在睫状神经节内换元，其节后纤维分布于瞳孔括约肌和睫状肌。②脑桥上泌涎核发出副交感神经节前纤维随面神经走行，一部分经岩大神经至翼腭神经节换元，其节后纤维分布于泪腺和鼻腔黏膜的腺体；另一部分纤维通过鼓索加入舌神经，至下颌下神经节换元，其节后纤维分布于下颌下腺和舌下腺。③延髓下泌涎核发出的副交感神经节前纤维加入舌咽神经，至卵圆孔下方的耳神经节换元，其节后纤维随耳颞神经分布到腮腺及口腔黏膜内的腺体。④延髓迷走神经背核发出的副交感神经节前纤维随迷走神经走行，随迷走神经分布到胸、腹腔的器官旁节或器官内节换元，其节后纤维分布于胸、腹腔脏器（结肠左曲以上的消化管）。

2）骶部副交感神经：骶部副交感神经的节前纤维由脊髓S_2~S_4节段骶副交感核发出，随第2、3、4对骶神经前支出骶前孔后，离开骶神经，组成盆内脏神经，在盆腔器官附近或壁内的副交感神经节内交换神经元，节后纤维分布于结肠左曲以下的消化管、盆腔脏器及外阴等。

3. 交感神经与副交感神经的主要区别　交感神经与副交感神经都是内脏运动神经，常共同支配一个器官，形成对内脏器官的双重神经支配。但二者在来源、形态结构、分布范围和功能作用上又有区别（表11-3-1）。

表 11-3-1　交感神经与副交感神经的主要区别

	交感神经	副交感神经
低级中枢部位	脊髓 T_1~L_3 节段	脑干的副交感神经核和脊髓 S_2~S_4 节段
周围神经节位置	椎旁神经节和椎前神经节	器官旁节和器官内节
分布范围	广泛	较局限（一般认为血管、汗腺、立毛肌和肾上腺髓质无副交感神经支配）
神经纤维特点	节前纤维短、节后纤维长	节前纤维长、节后纤维短
对机体的作用	兴奋、活动加强（代谢加强、能量消耗加快）	安静、平和（体力恢复和能量储存）

（二）内脏感觉神经

内脏感觉神经分布到内脏器官和血管等处，接受内脏器官的各种刺激传至中枢，产生内脏感觉。内脏感觉神经元的胞体位于脊神经节和脑神经节内，这些神经元的周围突随交感神经或副交感神经分布。中枢突进入脊髓和脑干，分别终于脑干的孤束核和脊髓的灰质后角。

内脏感觉神经接受内脏器官的各种刺激后转变为神经冲动传至中枢，一部分参与完成内脏反射，如排尿和排便反射；另一部分则传至大脑皮质，产生内脏感觉。

内脏感觉与躯体感觉相比有以下特点：①由于内脏感觉纤维数量较少，纤维较细，痛阈较高，故内脏器官的一般刺激不引起感觉，较强烈的刺激才引起感觉。②内脏器官对牵拉、膨胀、缺血和炎症等刺激敏感，对切割、烧灼等刺激不敏感。③内脏感觉的传入途径比较分散，即一个脏器的感觉冲动可经几条脊神经后根传入脊髓的几个节段，而一条脊神经可含有来自几个脏器的感觉纤维，故内脏痛往往是比较弥散的，定位模糊，可出现牵涉痛。

（三）牵涉性痛

当某些内脏器官发生病变时，常在体表的一定区域产生疼痛或痛觉过敏，这种现象称为牵涉性痛。如心绞痛时，常在左胸前区和左臂内侧皮肤感到疼痛；肝、胆病变时，常在右肩部皮肤感到疼痛。

关于牵涉性痛的发生机制，目前尚未完全清楚。一般认为，患病内脏的感觉纤维和被牵涉区皮肤的躯体感觉纤维都进入同一个脊髓节段，并在后角内密切联系。因此，从患病内脏传来的冲动可以扩散到邻近的躯体感觉神经元，从而产生牵涉性痛。近年来，神经解剖学研究发现一个脊神经节神经元的周围突分叉分布到躯体部和内脏器官，并认为这是牵涉性痛机制的形态学基础。熟悉器官病变时牵涉性痛的发生部位，对诊断内脏器官的疾病有一定临床意义。

第四节　神经传导通路

神经传导通路是指从感受器到大脑皮质或从大脑皮质到效应器之间传导神经冲动的通路，由上、下行纤维束构成。从感受器到大脑皮质的神经通路称感觉（上行）传导通路；从大脑皮质到效应器的神经通路称运动（下行）传导通路。

一、感觉传导通路

感觉包括：①肌、腱、关节等处的位置觉、运动觉和震动觉，统称为本体觉或深感觉。②触摸体会物体纹理粗细和辨别两点间距离的实体感觉，称为精细触觉。③躯体皮肤、黏膜的痛觉、温度觉和粗触觉，统称为浅感觉。④视觉。⑤听觉等。

（一）躯干、四肢本体觉和精细触觉传导通路

本体觉和精细触觉经同一路径传导（图11-4-1）。

第1级神经元为脊神经节的假单极神经元，其周围突分布于肌、腱、关节的本体感觉感受器和皮肤的精细触觉感受器，中枢突经脊神经后根进入脊髓后索上行。第5胸节以下的纤维组成薄束，第4胸节以上的纤维组成楔束，两束上行分别终止于延髓的薄束核和楔束核。

第2级神经元的胞体在延髓的薄束核和楔束核，其发出的纤维交叉至对侧形成内侧丘系交叉，交叉后的纤维折而上行组成内侧丘系，经脑桥、中脑止于背侧丘脑。

第3级神经元胞体在背侧丘脑腹后外侧核，其发出的纤维组成丘脑皮质束，经内囊后肢投射到中央后回的上2/3区和中央旁小叶的后部。

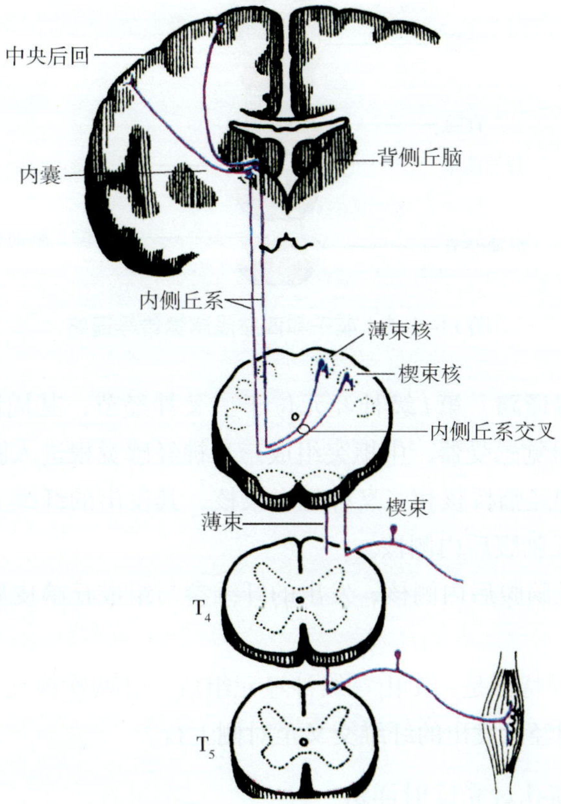

图11-4-1　深感觉传导通路

（二）躯干和四肢的痛、温觉及粗触觉传导通路

1. 躯干和四肢浅感觉的传导通路　第1级神经元的胞体位于脊神经节，其周围突分布于躯干、四肢皮肤的感受器，中枢突经脊神经后根进入脊髓，先上升1~2个节段后止于脊髓后角。

第2级神经元的胞体在脊髓后角，其发出的纤维交叉至对侧脊髓前索和外侧索，组成上行脊髓丘脑前束（传导粗触觉和压觉）和脊髓丘脑侧束（传导痛觉、温度觉），二者统称脊髓丘脑束，向上经延髓、脑桥、中脑止于背侧丘脑。

第3级神经元胞体在背侧丘脑腹后核，发出的纤维组成丘脑皮质束，经内囊后肢投射到中央后回的上2/3区和中央旁小叶的后部（图11-4-2）。

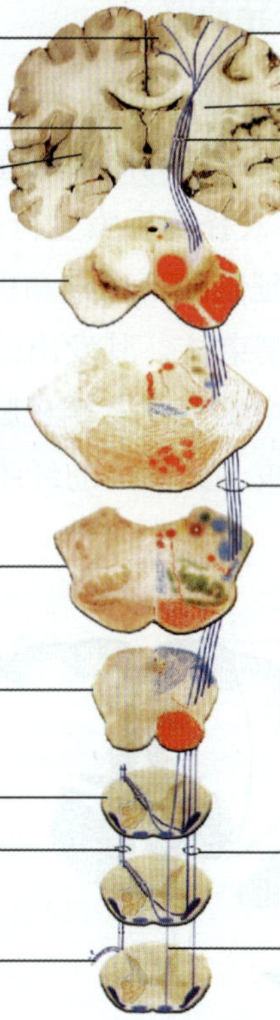

图11-4-2 躯干和四肢浅感觉传导通路

2. 头面部浅感觉的传导通路 第1级神经元位于三叉神经节，其周围突组成三叉神经分布于头、面部皮肤、黏膜的痛、温、触觉感受器，中枢突组成三叉神经感觉根进入脑桥。

第2级神经元位于三叉神经脑桥核和三叉神经脊束核，其发出的纤维交叉至对侧组成三叉丘系，在内侧丘系背侧上升止于背侧丘脑腹后内侧核。

第3级神经元位于背侧丘脑腹后内侧核，发出的纤维参与组成丘脑皮质束，经内囊后肢投射到中央后回下1/3区（图11-4-3）。

上述感觉传导通路的共同特征是：①由三级神经元组成。②两次换元，第3级神经元都位于背侧丘脑。③一次交叉，由第2级神经元发出的纤维交叉至对侧上行。

（三）视觉传导通路和瞳孔对光反射通路

1. 视觉传导通路 眼球固定向前平视时所能看到的空间范围称为视野。由于眼屈光系统的折射作用，使颞侧半视野的物像投射到鼻侧半视网膜上，而鼻侧半视野的物像投射到颞侧半视网膜上。

视网膜的视锥细胞和视杆细胞是光感受器，将冲动经第1级神经元双级细胞传给第2级神经元节细胞；节细胞的轴突在眼球后部组成视神经，经视神经管入颅腔后，来自双眼鼻侧半视网膜的纤维相互交叉，构成视交叉，而来自双眼颞侧半视网膜的纤维不交叉。交叉和不交叉的纤维向后延为视束，到达后丘脑；视束终于第3级神经元外侧膝状体。由外侧膝状体发出的纤维组成视辐射，经内囊后肢的后部，投射到大脑皮质枕叶距状沟两侧的视觉中枢（图11-4-4）。

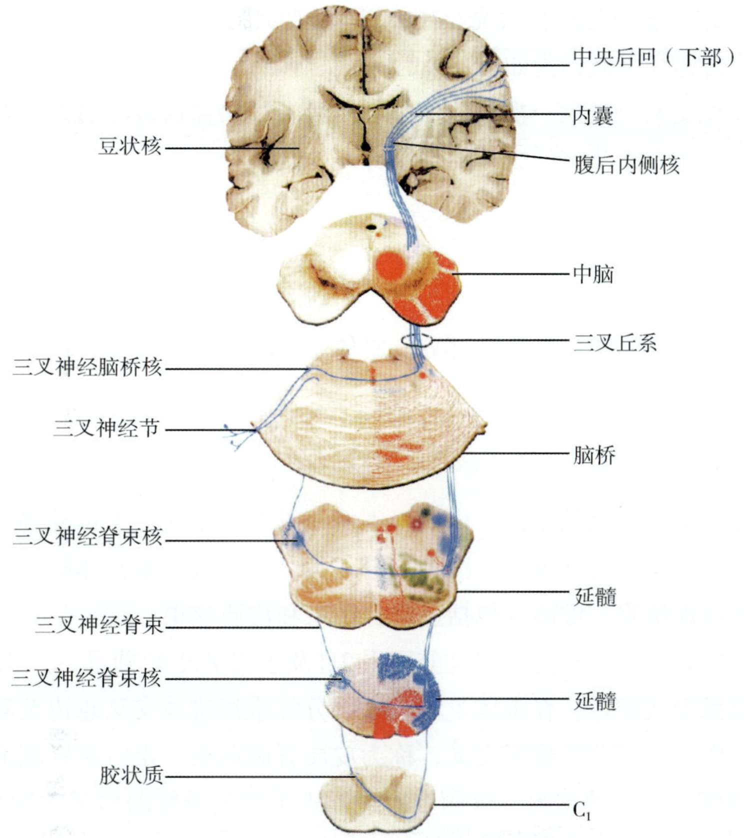

图 11-4-3 头面部浅感觉传导通路

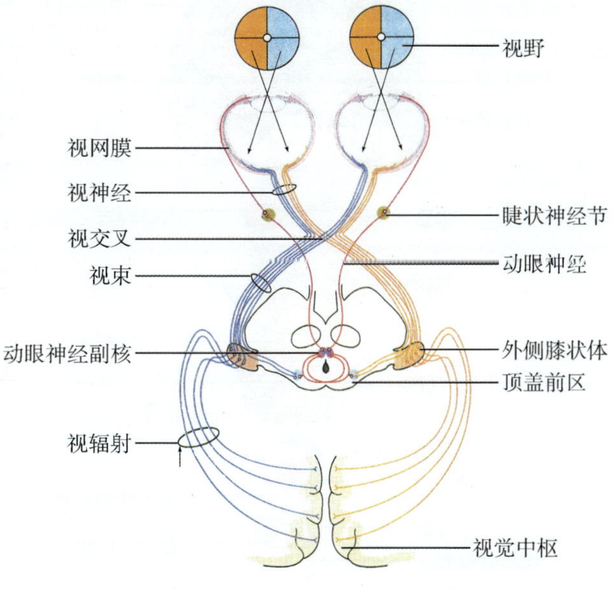

图 11-4-4 视觉传导通路和瞳孔对光反射通路

视觉传导通路不同部位的损伤，会有不同的临床表现：一侧视神经全部损伤，同侧眼视野全盲；视交叉中间部的纤维损伤（如垂体肿瘤压迫），引起双眼视野颞侧半偏盲；一侧视束或以后部位损伤，可出现双眼视野病灶对侧半同向性偏盲；视交叉外侧未交叉纤维双侧损伤，导致双眼视野鼻侧半偏盲。

2. 瞳孔对光反射通路 光照一侧瞳孔，引起两眼瞳孔都缩小，称瞳孔对光反射。光照侧瞳孔缩小称直接对光反射，对侧瞳孔缩小称间接对光反射。此反射的传入神经为视神经，传出神经为动眼神经，反射中枢在中脑。其反射路径可概括为如下。

视网膜→视神经→视交叉→视束→视束的部分纤维经上丘顶盖前区（对光反射中枢）→发出纤维→两侧动眼神经副核→发出副交感节前纤维→经动眼神经→睫状神经节→发出副交感节后纤维→分布于瞳孔括约肌→瞳孔缩小。

二、运动传导通路

运动传导通路包括锥体系和锥体外系两部分。锥体系的功能是管理随意运动；锥体外系是锥体系以外的传导通路，主要是调节随意运动。

（一）锥体系

锥体系是管理骨骼肌随意运动的系统，由上、下两级神经元组成。上运动神经元是中央前回和中央旁小叶前部的锥体细胞，发出下行纤维束，因大部分下行纤维通过延髓锥体故名锥体束；下运动神经元是脑神经核和脊髓前角运动细胞。锥体系包括皮质脊髓束和皮质核束。

1. 皮质脊髓束 上运动神经元位于中央前回上2/3及中央旁小叶前部，发出纤维经内囊后肢、中脑的大脑脚、脑桥至延髓形成锥体。在锥体下端，大部分纤维经锥体交叉越边至对侧，称为皮质脊髓侧束，走行在脊髓外侧索内；小部分纤维不交叉，称为皮质脊髓前束，走行在脊髓前索内。皮质脊髓束对侧控制支配四肢肌的脊髓前角运动细胞，双侧控制支配躯干肌的脊髓前角运动细胞（图11-4-5）。下运动神经元即脊髓前角运动细胞，发出纤维随脊神经支配躯干和四肢的骨骼肌。

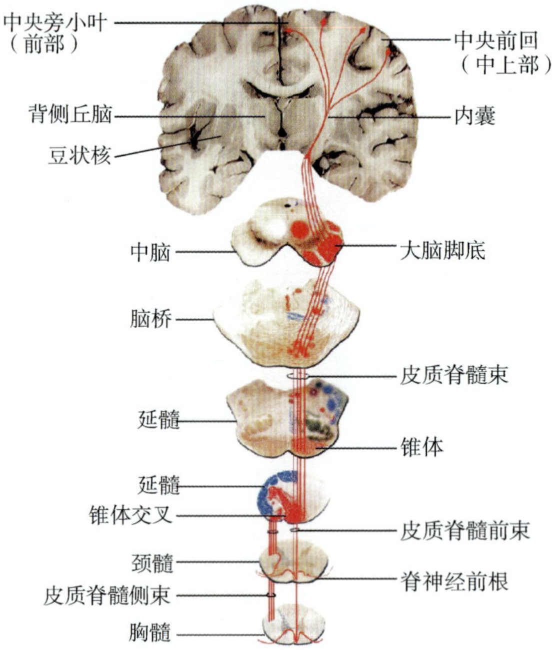

图11-4-5 皮质脊髓束

2. 皮质核束 上运动神经元位于中央前回下1/3，发出纤维下行经内囊膝部至脑干，陆续分出纤维终止于双侧脑神经运动核，但支配睑裂以下面肌的面神经核下部和支配舌肌的舌下神经核只接受对侧纤维支配。下运动神经元即脑神经运动核，发出纤维随脑神经分布到头、颈、咽和喉的骨骼肌（图11-4-6）。

一侧上运动神经元受损，可产生对侧眼裂以下的面肌和对侧舌肌瘫痪，表现为病灶对侧鼻唇沟消失，口角低垂并向病灶侧偏斜，流涎，不能做鼓腮、露齿等动作，伸舌时舌尖偏向病灶对侧，称核上瘫。一侧面神经下运动神经元受损，可致病灶侧所有面肌瘫痪，表现为额纹消失，眼不能闭，口角下垂，鼻唇沟消失等。一侧舌下神经下运动神经元受损，可致病灶侧全部舌肌瘫痪，表现为伸舌时舌尖偏向病灶侧，称核下瘫（图11-4-7）。

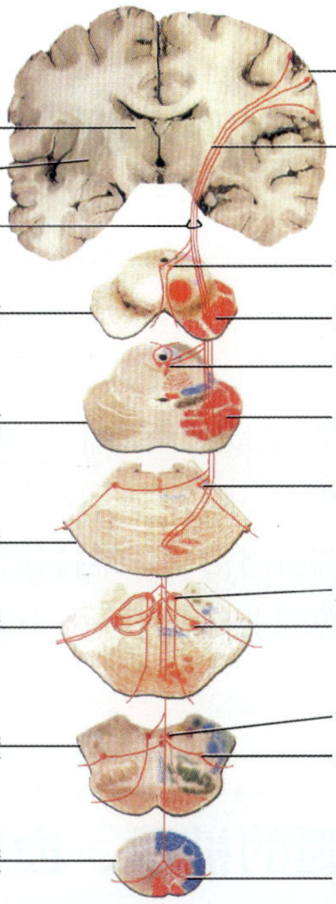

图11-4-6 皮质核束与脑神经运动核的联系

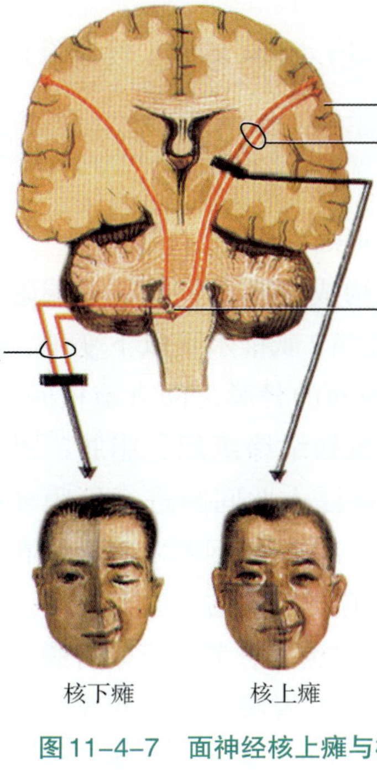

图11-4-7 面神经核上瘫与核下瘫

锥体系的任何部位损伤都可引起其支配区的随意运动障碍（瘫痪），可分为上运动神经元损伤和下运动神经元损伤（表11-4-1）。

表11-4-1　上、下运动神经元损伤后瘫痪表现的区别

	上运动神经元损伤（硬瘫）	下运动神经元损伤（软瘫）
损害部位	中央前回和中央旁小叶前部神经元	脊髓前角细胞和脑神经运动核
肌肉萎缩	无或早期肌肉不萎缩	明显，早期即可出现
肌张力	增强	降低或消失
反射	深反射亢进、浅反射减弱或消失	消失
病理反射	有	无

（二）锥体外系

锥体外系是指锥体系以外的控制骨骼肌活动的所有下行纤维束。包括大脑皮质、纹状体、背侧丘脑、底丘脑、红核、黑质、脑桥核、前庭核、小脑和脑干网状结构等以及它们之间的联系。

锥体外系主要功能是调节肌张力、协调肌肉活动、维持体态姿势和习惯性动作（例如走路时双臂自然协调地摆动）等。锥体系和锥体外系在功能上是互相不可分割的一个整体，二者协调统一，共同完成精细的随意运动。

第五节　脑和脊髓的被膜、血管及脑脊液循环

一、脑和脊髓的被膜

脑和脊髓的表面包有3层被膜，由外向内分别是硬膜、蛛网膜和软膜。被膜有保护、支持脑和脊髓的功能。

（一）脊髓的被膜

脊髓的被膜分为硬脊膜、脊髓蛛网膜和软脊膜（图11-5-1）。

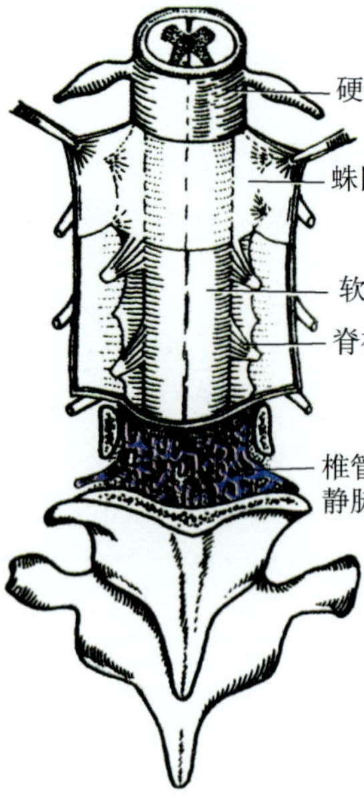

图11-5-1　脊髓的被膜

1. 硬脊膜　硬脊膜由致密结缔组织构成，厚而坚韧。上端附于枕骨大孔边缘，与硬脑膜相延续。下部在第2骶椎水平以下变细，包裹马尾，末端附于尾骨。硬脊膜与椎管内面的骨膜之间有疏松间隙，称硬膜外隙。硬膜外隙略呈负压，内含疏松结缔组织、脂肪、淋巴管、静脉丛和脊神经根等。临床上将药物注入此间隙进行硬膜外麻醉，以阻滞脊神经的神经传导。在硬脊膜与脊髓蛛网膜之间有潜在的间隙，称硬膜下隙。硬脊膜在椎间孔处与脊神经根的外膜相延续。

2. 脊髓蛛网膜　脊髓蛛网膜为半透明的薄膜，紧贴于硬脊膜的内面，向上与脑蛛网膜相延续。脊髓蛛网膜与软脊膜之间有较宽阔的间隙，称蛛网膜下隙，两层间有结缔组织小梁连接，其内充满脑脊液。蛛网膜下隙自脊髓下端至第2骶椎平面扩大称终池，内容马尾。因此，临床上常在第3、4或第4、5腰椎之间穿刺，抽取脑脊液或注射药

物而不损伤脊髓。脊髓蛛网膜下隙向上与脑蛛网膜下隙相通。

3. 软脊膜 软脊膜是富含血管的薄膜，紧贴脊髓表面并伸入脊髓的沟裂内，在脊髓下端移行为终丝。

（二）脑的被膜

脑的被膜分为硬脑膜、脑蛛网膜和软脑膜（图11-5-2）。

1. 硬脑膜 硬脑膜是坚韧的双层膜，外层为颅骨内面的骨膜，内层较外层坚厚，两层膜间有丰富的血管和神经。硬脑膜与颅盖骨连接疏松，易于分离，当硬脑膜血管损伤时，可在硬脑膜与颅骨之间形成硬膜外血肿；在颅底，硬脑膜与颅骨结合紧密，故颅底骨折时常造成硬脑膜与脑蛛网膜同时撕裂，使脑脊液外漏。硬脑膜在脑神经出颅部位移行为神经外膜，在枕骨大孔处与硬脊膜相延续。

硬脑膜不仅包裹于脑的表面，其内层折叠成若干板状突起，深入脑的裂隙中。这些结构包括：①大脑镰，呈镰刀形，伸入大脑纵裂分隔两侧大脑半球，后端连于小脑幕上面，下缘游离于胼胝体上方。②小脑幕，形似幕帐，伸入大脑横裂，分隔大脑和小脑。小脑幕后外侧缘附于枕骨横窦沟和颞骨岩部上缘，小脑幕的前内缘游离形成小脑幕切迹。当颅内压升高时，其上方的海马旁回和钩被挤到小脑幕切迹以下，形成小脑幕切迹疝压迫中脑的大脑脚和动眼神经。

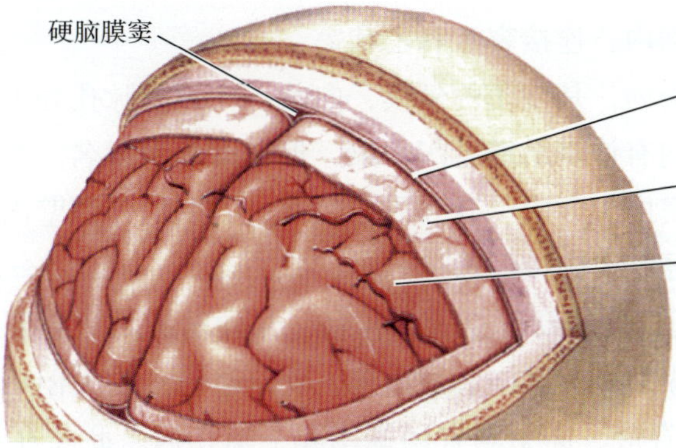

图11-5-2 脑的被膜

硬脑膜在某些部位内、外两层分开，内面衬以内皮细胞，形成特殊的颅内静脉管道，称硬脑膜窦。主要的硬脑膜窦有上矢状窦、下矢状窦、直窦、窦汇、横窦、乙状窦、海绵窦、岩上窦、岩下窦等（图11-5-3，图11-5-4）。硬脑膜窦收纳脑的静脉血，经乙状窦注入颈内静脉。

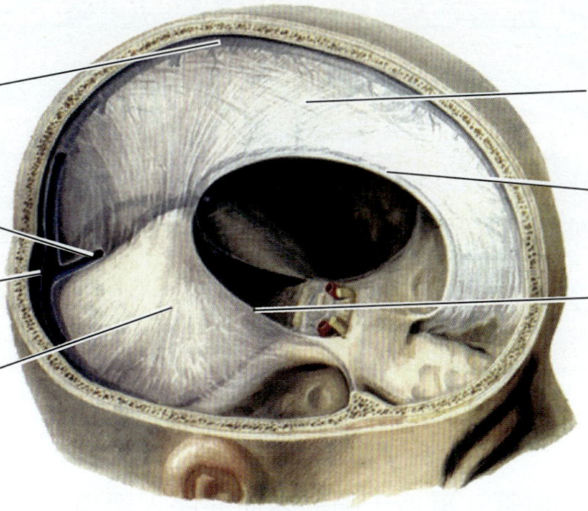

图11-5-3 硬脑膜及其形成的结构

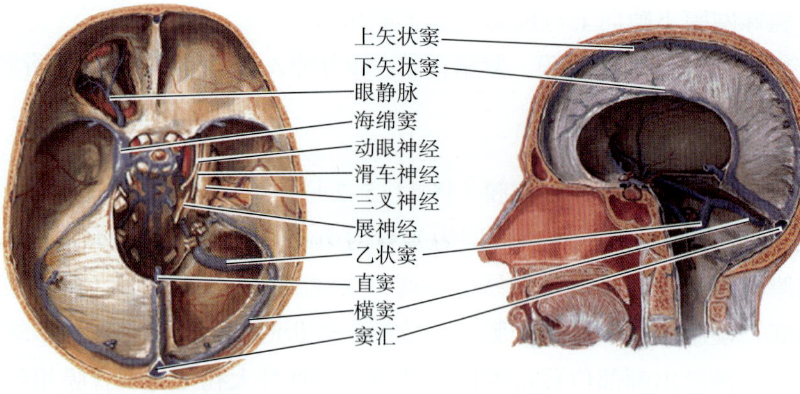

图11-5-4 硬脑膜窦

上矢状窦位于大脑镰上缘内，前端起自盲孔，向后流入窦汇。

下矢状窦位于大脑镰下缘内，其走行与上矢状窦走行一致，向后注入窦汇。

直窦位于大脑镰和小脑幕连接处，向后注入窦汇。

窦汇由上矢状窦和直窦在枕内隆凸处汇合而成，向左右两侧移行为横窦。

横窦，成对，位于枕骨横窦沟内，连接窦汇和乙状窦。

乙状窦，成对，位于乙状窦沟内，是横窦的延续，向前下在颈静脉孔处出颅续为颈内静脉。

海绵窦位于蝶鞍两侧，腔隙内有许多结缔组织小梁，形似海绵而得名。海绵窦向前借眼静脉与面静脉相通，向下与翼静脉丛相通。窦内有颈内动脉和展神经通过，窦的外侧壁内，自上而下依次有动眼神经、滑车神经、三叉神经的眼神经和上颌神经通过。

2. 脑蛛网膜　脑蛛网膜薄而透明，缺乏血管和神经。与硬脑膜之间有硬膜下隙，与软脑膜之间有蛛网膜下隙。脑蛛网膜除在大脑纵裂和大脑横裂处以外，均跨越脑的沟裂但不深入沟内，故蛛网膜下隙大小不一。蛛网膜下隙内充满脑脊液，向下与脊髓蛛网膜下隙相通。此隙在某些部位扩大称蛛网膜下池。在小脑与延髓之间有小脑延髓池，临床上可在此进行穿刺，抽取脑脊液。脑蛛网膜紧贴硬脑膜，在上矢状窦处形成许多绒毛状突起，突入上矢状窦内，称蛛网膜粒。脑脊液经过蛛网膜粒渗入上矢状窦，回流入静脉（图11-5-5）。

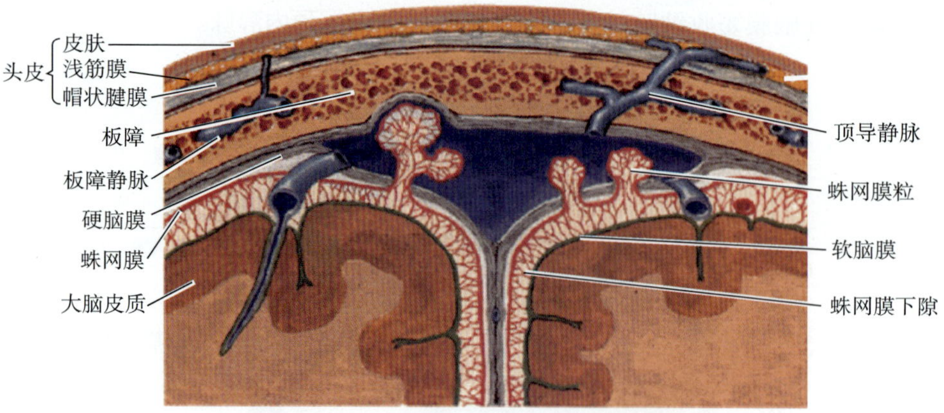

图11-5-5 脑的被膜、蛛网膜粒

3. 软脑膜　软脑膜薄而富含血管，覆盖于脑的表面并深入到沟、裂内。在脑室的一定部位，软脑膜上的血管与该部位的室管膜上皮形成脉络组织。某些部位脉络组织表面的血管从连同室管膜上皮共同突入脑室，构成脉络丛。脉络丛是产生脑脊液的主要结构。

二、脑和脊髓的血管

（一）脑的血管

1. **脑的动脉**　来源于颈内动脉和椎动脉。以顶枕裂为界，颈内动脉分支供应大脑半球的前2/3和部分间脑。椎动脉供应大脑半球的后1/3、部分间脑、脑干和小脑。可将脑的动脉归纳为颈内动脉系和椎－基底动脉系。此二系的动脉可分为皮质支和中央支，前者营养大脑皮质和髓质的浅层，后者营养髓质深层、基底核和间脑等。

（1）颈内动脉　起自颈总动脉，自颈动脉管入颅后，向前紧贴海绵窦内侧壁行向前上，至视交叉的外侧，分为大脑前动脉和大脑中动脉、后交通动脉等分支（图11-5-6）。①大脑前动脉，自颈内动脉发出后，斜经视交叉上方进入大脑纵裂内，沿胼胝体上方行向后（图11-5-7）。皮质支分布于顶枕沟以前的半球内侧面、额叶底面的一部分和额、顶两叶上外侧面的上部。中央支在大脑前动脉起始部发出，穿入脑实质，供应豆状核、尾状核前部和内囊前肢。左、右大脑前动脉进入大脑纵裂前以横支相连，称前交通动脉。②大脑中动脉，是颈内动脉的直接延续，进入外侧沟行向后，分为数支皮质支，分布于大脑半球上外侧面和岛叶（图11-5-8，图11-5-9）。大脑中动脉起始部发出细小的中央支，又称豆纹动脉，垂直向上穿入脑实质，供应尾状核、豆状核、内囊膝和后肢的前部。豆纹动脉行程呈S形弯曲，在高血压动脉硬化时容易破裂，导致脑出血，出现严重的功能障碍。③后交通动脉，自颈内动脉发出，向后与大脑后动脉吻合，是颈内动脉系与椎－基底动脉系的吻合支。④眼动脉，颈内动脉在穿出海绵窦处发出眼动脉，后者穿视神经管进入眶腔，分布于眼球及周围结构。

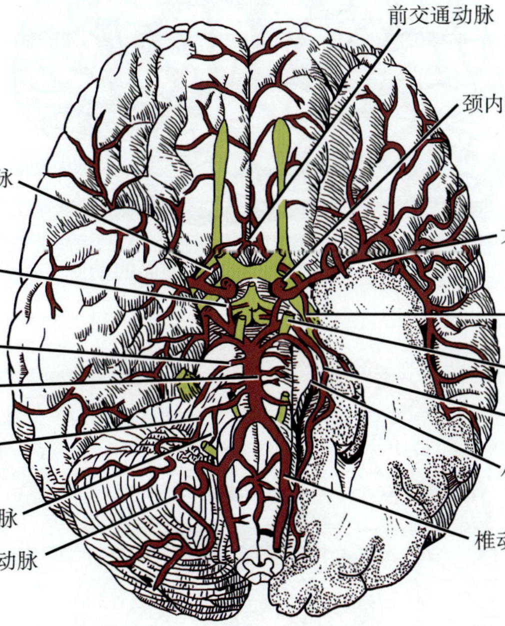

图11-5-6　脑底的动脉

（2）椎－基底动脉　起自锁骨下动脉，向上穿第6~第1颈椎横突孔，经枕骨大孔入颅。在脑桥基底部下缘，左、右椎动脉合成一条基底动脉，沿脑桥腹侧基底沟上行，至脑桥上缘分为左、右大脑后动脉两大终支。①小脑下后动脉，是椎动脉最大的分支，向后外行经延髓与小脑扁桃体之间，行程弯曲，供应小脑下部后面和延髓的后外侧部。②大脑后动脉，是基底动脉的终末分支。该动脉绕大脑脚向后，沿海马旁回行向颞叶下面、枕叶内侧面。皮质支分部于颞叶的底面、内侧面及枕叶。中央支自起始处发出，供应背侧丘脑、内侧膝状体、底丘脑和下丘脑等。

（3）大脑动脉环　又称Willis环，位于脑底面，围绕在视交叉、灰结节及乳头体周围。由前交通动脉、两侧大脑前动脉起始段、两侧颈内动脉末端、两侧后交通动脉和两侧大脑后动脉起始段共同组成（图11-5-6）。大脑动脉环使颈内动脉系与椎-基底动脉系相交通。当此环某一处发育不良或阻塞时，可在一定程度上使血液重新分配，以维持脑的血液供应。

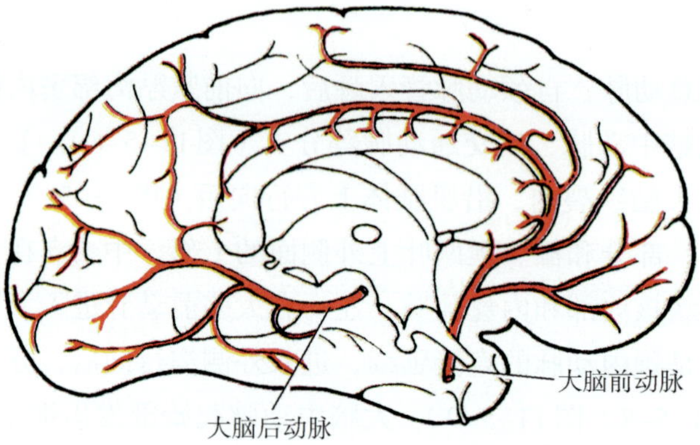

图11-5-7　大脑半球内侧面的动脉

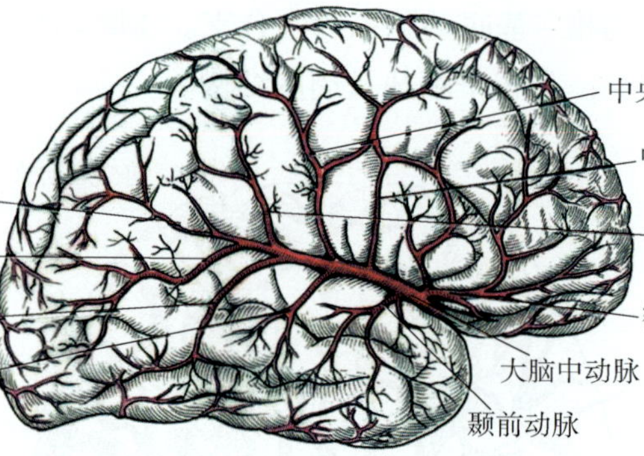

图11-5-8　大脑半球外侧面的动脉

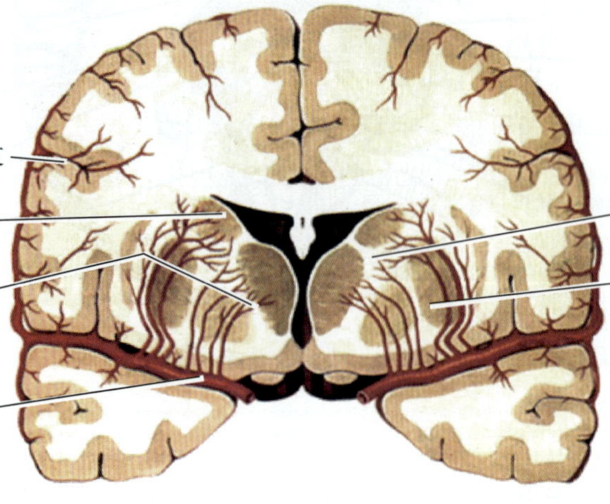

图11-5-9　大脑半球中部、纹状体和内囊的动脉分布

2. 脑的静脉 脑的静脉无瓣膜，不与动脉伴行，分为深、浅两组，两组之间互相吻合。脑的静脉主要收集脑和眼的静脉血，最后注入颈内静脉。

（二）脊髓的血管

1. 脊髓的动脉 来源于椎动脉发出的脊髓前动脉、脊髓后动脉，由颈升动脉、肋间后动脉和腰动脉等发出的节段性动脉等。节段性动脉对脊髓前、后动脉进行补充，以保证脊髓的血液供应（图11-5-10）。

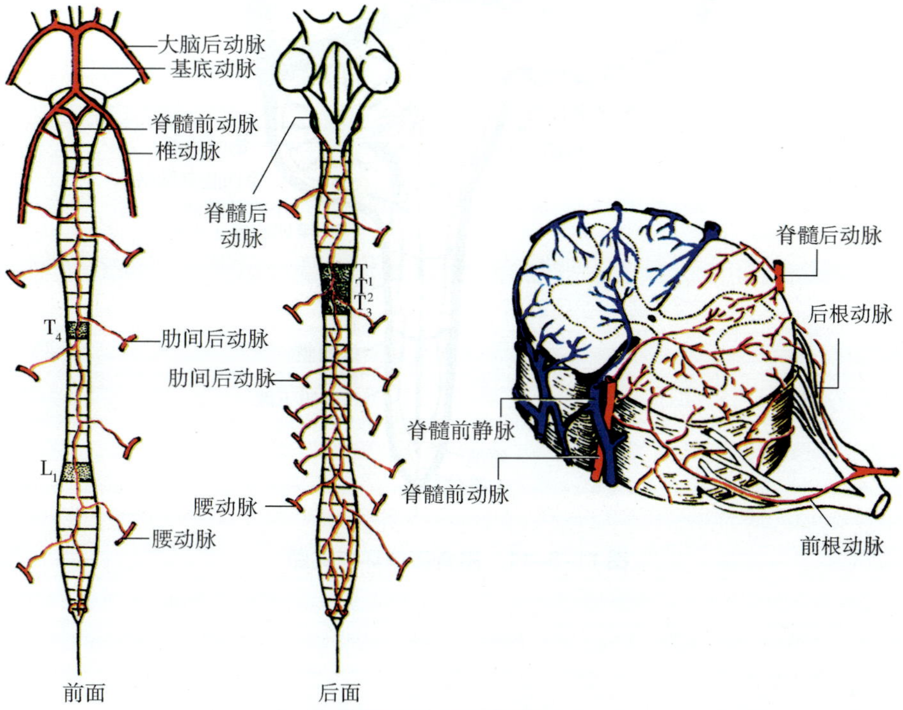

图11-5-10　脊髓的动脉

2. 脊髓的静脉 脊髓前、后静脉由脊髓内的小静脉汇集后注入硬膜外隙的椎内静脉丛。

三、脑脊液及其循环

（一）脑脊液

脑脊液是充满脑室系统、蛛网膜下隙和脊髓中央管内的无色透明液体，内含各种无机盐、葡萄糖和微量蛋白等。脑脊液对中枢神经系统起缓冲、保护、运输代谢产物和调节颅内压等作用。成人的脑脊液总量约150ml，它处于不断生成、循环和回流的平衡状态。

（二）脑脊液循环

脑脊液主要由脑室脉络丛产生。脑脊液由侧脑室经室间孔到第三脑室，与第三脑室脉络丛产生的脑脊液一起，经中脑水管至第四脑室，与第四脑室脉络丛产生的脑脊液汇合后，经第四脑室正中孔和两个外侧孔流入蛛网膜下隙，循环于脑和脊髓周围，最后经蛛网膜粒渗入硬脑膜窦，回流入血液（图11-5-11）。若脑脊液循环障碍，可导致脑积水和颅内压升高，使脑组织受压发生移位，甚至形成脑疝而危及生命。

脑脊液循环：左、右侧脑室→室间孔→第三脑室→中脑水管→第四脑室→正中孔和左、右外侧孔→蛛网膜下隙→蛛网膜粒→上矢状窦。

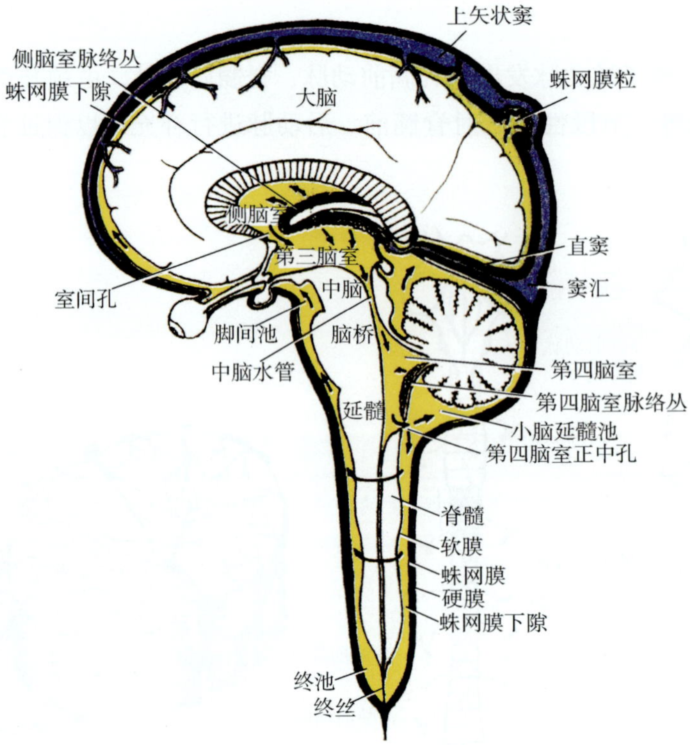

图 11-5-11　脑脊液循环模式图

实训实练十　中枢神经系统器官结构的辨识

【实训目的】

1. 辨认脊髓的位置与外形、脊髓的内部结构。

2. 辨认脑的分部；指认脑干的组成、外形及与有关脑神经的连接关系。

3. 辨认小脑、间脑的位置和外形。

4. 辨认大脑半球的外形、分叶、主要沟和回。叙述大脑皮质的功能定位、基底核的构成及其位置。指认内囊的位置、分部，叙述各部通过的主要纤维束。

5. 辨认脑和脊髓的被膜、蛛网膜粒、硬膜外隙、蛛网膜下隙。指认大脑镰、小脑幕的形态和位置。辨认各脑室及其连通关系。叙述脑脊液产生和排出途径。

6. 指认大脑前动脉、大脑中动脉和大脑后动脉的行程及分布范围，大脑中动脉中央支的分布。叙述大脑动脉环的位置和组成。

【实训用品】

1. 离体脊髓标本，切除椎管后壁的脊髓标本，脊髓横切面模型。

2. 整脑标本和模型，脑正中矢状切面标本和模型，脑干和间脑标本和模型。

3. 脑神经核模型，电动透明脑干模型。

4. 大脑水平切面标本。基底核模型。

5. 小脑标本、小脑水平切面标本。

6. 脑室标本及模型，硬脑膜标本，包有蛛网膜的整脑标本，头颈正中矢状切面标本。

7. 脊髓和脑的血管标本和模型。

【实训方法】

1. 取脊髓标本，观察脊髓的位置。自上而下观察颈膨大、腰骶膨大、脊髓圆锥及终丝。辨认前正中裂、后正中沟和前、后外侧沟。观察脊神经根，理解脊髓节段的概念，验证脊髓节段与椎骨的对应关系。取脊髓切面标本和模型，观察脊髓灰、白质的配布及脊髓中央管的位置。

2. 取整脑标本和脑的正中矢状切面、脑干标本或模型，观察脑可分为脑干、间脑、小脑和端脑；间脑可分为延髓、脑桥和中脑三部分。观察它们的形态、连接和位置关系，并找出脑神经的连脑部位。

3. 取脑神经核模型、电动透明脑干模型，观察各脑神经核、各主要非脑神经核的位置和脑干内的主要纤维束。

4. 在小脑标本上观察小脑蚓、小脑半球及小脑扁桃体。在头颈正中矢状切面标本上观察小脑扁桃体位置紧靠枕骨大孔的上方。

5. 取脑干和间脑标本或模型、脑正中矢状切面标本，观察间脑的位置和分部。

6. 取整脑标本，观察大脑纵裂、大脑横裂，观察大脑半球的外形、分叶、主要沟和回。取大脑水平切面标本和基底核模型，观察基底核的形态及其与背侧丘脑的位置关系。

7. 取切除椎管后壁的脊髓标本，观察脊髓被膜，并找出硬膜外隙、蛛网膜下隙，观察其内部的结构。

8. 取硬脑膜标本观察，硬脑膜与颅骨内面骨膜的愈合，观察硬脑膜深入大脑的裂内形成大脑镰、小脑幕和硬脑膜窦。

9. 在脑的血管标本上辨认和观察大脑中动脉、大脑前动脉、大脑后动脉的起始、行程和分布，椎动脉的起始、行程和分布，大脑动脉环的组成和位置。

【注意事项】

1. 实训开始前要穿好隔离衣、戴好口罩和手套，做好个人防护。

2. 翻看标本时要认真细致、动作轻柔，不要生拉硬扯。

【思考题】

1. 中枢神经系统的组成及各器官的位置和形态是怎样的？

2. 脑和脊髓的被膜有哪几层？形成哪些结构？

【技能测试】

在大体标本上，指认中枢神经系统中各器官，并简要介绍它们的结构特点。

目标检测

答案解析

一、单项选择题

1. 关于脊髓位置外形的描述，正确的是（　）

A. 位于椎管内，和椎管一样长　　B. 成人脊髓末端平第1腰锥体下缘　　C. 脊髓全长粗细一样

D．脊髓前面有正中沟，后面有正中裂　　E．脊髓下端变细为终丝

2．神经系统根据其位置可区分为（　）

A．脑神经和脊神经　　B．中枢神经和周围神经　　C．躯体神经和内脏神经

D．交感神经和副交感神经　　E．脑和脊髓

3．不是颈丛主要分支的是（　）

A．膈神经　　B．枕小神经　　C．耳大神经　　D．锁骨上神经　　E．耳颞神经

4．肱骨外科颈骨折，可能损伤了（　）

A．肌皮神经　　B．尺神经　　C．桡神经　　D．正中神经　　E．腋神经

5．躯体运动中枢为（　）

A．中央前回　　B．中央后回　　C．颞横回　　D．额上回　　E．角回

6．皮质脊髓束（　）

A．传导本体感觉　　B．传导痛觉、温度觉　　C．传导内脏运动冲动

D．传导视觉　　E．传导躯体运动

二、简答题

1．试述神经系统的分类。

2．交感神经和副交感神经有什么不同？

3．试述脑脊液的产生和循环途径。

（陈丹丹）

书网融合……

知识回顾　微课1　微课2　微课3　微课4　微课5

微课6　微课7　微课8　习题

第十二章 胚胎学概要

PPT

学习目标

知识要求：

1. 掌握受精的概念、部位；卵裂；胚泡的结构；植入的概念、部位；二胚层胚盘形成；三胚层胚盘形成；胎盘屏障。

2. 熟悉受精过程；胚泡形成；植入后子宫内膜的变化；三胚层的分化。

3. 了解植入过程；胎膜、胎盘的形成；胚体的形成；胚体外形的变化、长度测量与胚胎龄测定；双胎、联胎与多胎。

技能要求：

学会在标本上指认生殖细胞，结合标本说出胚泡的组成；在标本上指出植入的位置；进行预产期的推算；利用胚胎学概要的知识来初步指导优生优育。

人的个体发生起源于精子与卵子的结合，即受精。受精在女性输卵管壶腹部发生，其结果是产生了新一代个体的最初生命形态——受精卵。受精卵一旦形成，细胞功能即被激活，从而开始不断地分裂增殖，并遵循高度有序的机制逐步分化、发育出各种组织、器官、系统，直至演变成为结构和功能均十分复杂的人体而后出世。人体胚胎学是研究人体出生前的发生、发育过程及其规律的一门科学，由胚胎发育异常引起的先天性畸形也是人体胚胎学的重要研究内容。人体胚胎在母体内发育是一个连续而复杂的过程，经历38周（约266天）。可分为两个时期：①胚期，从受精卵形成到第8周末，包括受精、卵裂、胚层形成和器官原基的建立。②胎期，从第9周至出生，此期胎儿逐渐长大，各器官的结构和功能逐渐完善。将妊娠第28周胎儿至出生后7天的新生儿发育阶段称为围生期，或称为围产期。研究围生期孕妇、产妇、胎儿及新生儿卫生保健的科学称为围生医学，或称为围产医学。

第一节 生殖细胞与受精

一、生殖细胞

组成人体的细胞可分成两类，即体细胞和生殖细胞。体细胞（包括生殖腺中的早期生殖细胞）含有

23对同源染色体（共46条），其中22对为常染色体，1对为性染色体，这样的染色体组型称为二倍体。性染色体有两种类型，即X型和Y型。男性的1对性染色体是异型的，即包含1条X型和1条Y型，故男性的染色体组型简写成“46，XY”；而女性的性染色体则是同型的，2条都为X型，故女性的染色体组型简写成“46，XX”。体细胞在增殖时通常采取有丝分裂的方式，分裂前夕染色体复制倍增，分裂时2份染色体分别分配到2个子代细胞中，保持二倍体状态。

生殖细胞又叫配子，包括雄性配子（精子）和雌性配子（卵子），是由生殖腺（睾丸或卵巢）里的早期生殖细胞（精原细胞或卵原细胞）经过两次减数分裂而形成的。第1次减数分裂前夕染色体复制倍增，分裂时配对的同源染色体分离，分别分配到2个子代细胞中，此时染色体的条数虽然也是46条，但已不能配成23对。子代细胞不再进行染色体复制而直接进入第2次减数分裂，2份染色体分别分配到2个子代细胞中成为单倍体的细胞，即每个配子中仅有23条染色体，其中1条是性染色体。精子携带不同的性染色体（X或Y），染色体组型分别为“23，X”或“23，Y”；卵子的染色体组型均为“23，X”（图12-1-1）。

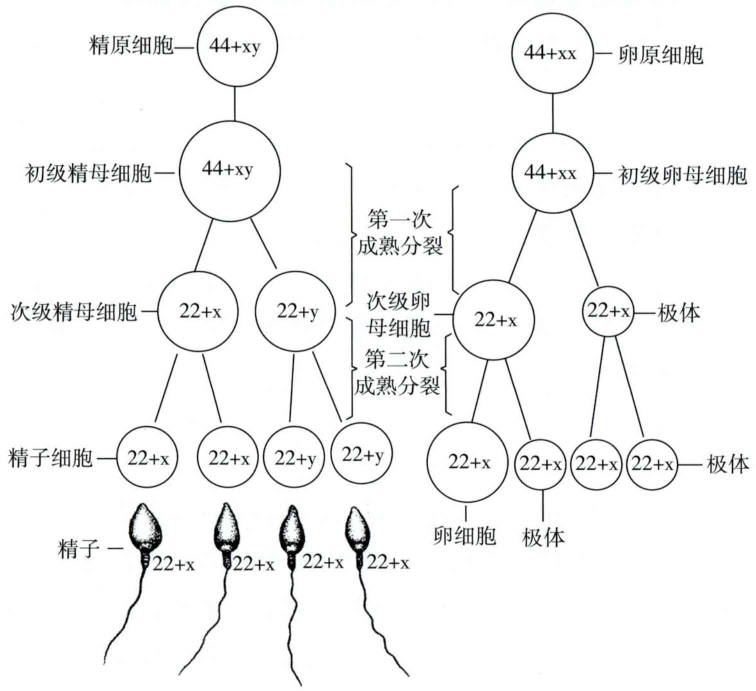

图12-1-1 精子和卵子发生模式图

（一）精子

精子产生于睾丸的生精小管，继而在附睾中发育成熟。精子的染色体为“23，X”或“23，Y”。精子形似蝌蚪，分头、尾两部分。头部正面呈椭圆形，侧面呈梨形，内含一个染色质十分致密的细胞核和一个顶体。尾的中心含一条贯串全尾的轴丝（类似鞭毛）。精子的主要功能为前向运动及与卵受精，借此将遗传物质送入卵细胞内。精子的鞭毛像摇橹一样摆动，从而使精子摇摆着快速向头部前方泳动，以便游向卵子。精子于射精时随精浆排出雄性体外，在穿越雌性生殖道之前，精子受到精浆中某些因子的抑制，代谢相对不活跃，因此运动相对较缓慢，其受精能力作为一种潜能蛰伏下来，以待时机。

精子在女性生殖管道运行过程中，精子头部抑制顶体酶释放的糖蛋白被子宫和输卵管分泌的酶降解，从而获得受精能力，此过程称为精子获能。射入到女性生殖管道内的精子受精能力大约维持24小时。

（二）卵子

卵子发生于卵巢中的卵泡，成熟于受精过程。女性排卵时，卵子从破裂的卵泡中随卵泡液一起从卵巢排出（排卵），被输卵管伞端所拾取并运送至输卵管壶腹部，等待精子受精。此时的所谓“卵子”其实是卵冠丘复合体。该复合体的中心是一个处于第2次减数分裂中期的卵母细胞以及一个体积相对小得多的极体，其外包裹着一层主要由卵母细胞分泌物形成的细胞外基质，称为透明带，卵母细胞与透明带之间留有一狭窄的空隙，即卵周间隙。透明带之外还围绕着若干层卵泡细胞，其最靠近透明带的一层被称为“放射冠”。此时卵母细胞正在进行第一次减数分裂。透明带在受精中起着至关重要的作用，诱导精子发生顶体反应，启动受精过程。若未受精，卵子将于排卵后12~24小时退化。

二、受精

成熟的精子与卵子结合形成受精卵的过程，称受精。受精部位多在输卵管壶腹部。成年男性一次射精量为2~5ml，含有3亿~5亿个精子，其中有300~500个强壮的精子到达输卵管壶腹部。

（一）受精过程

1. **卵子排出**　排出的卵子经输卵管伞端进入输卵管，在壶腹部等候精子。

2. **顶体反应**　获能精子进入女性生殖管道后借其尾部的摆动，向子宫、输卵管方向移动，在输卵管壶腹部与卵子相遇，顶体外膜与细胞膜局部融合形成小孔，顶体酶释放，精子释放顶体酶的过程，称为顶体反应。

3. **精卵融合**　精子顶体酶溶解卵母细胞局部的放射冠、透明带及卵细胞膜，精子与卵子细胞膜融合，精子钻入卵细胞中，形成二倍体的受精卵，又称合子。

4. **原核融合**　精子进入卵子后，卵子完成第二次成熟分裂，形成一个成熟卵细胞并放出第二极体，卵细胞核形成雌性原核，精子细胞核形成雄性原核，随即雌、雄原核融合在一起，受精卵恢复为二倍体，染色体数目恢复为46条，完成受精过程，开始了一个新个体的发育（图12-1-2）。

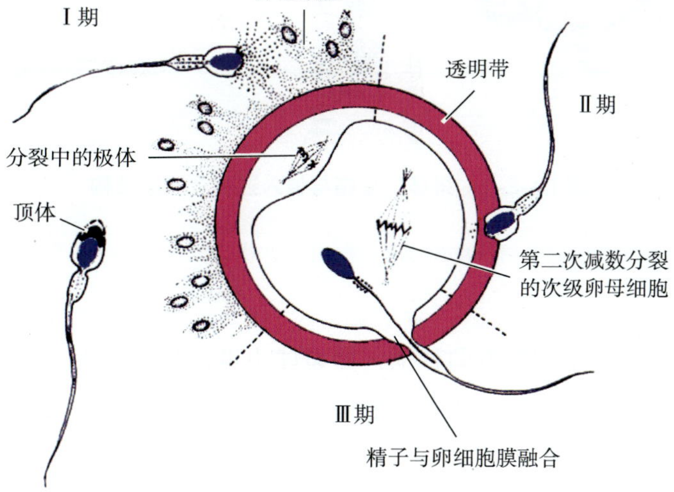

图12-1-2　受精过程

（二）受精的意义

受精是新生命的开端，是个体发育的第一步。在生物学上，受精至少具有以下重要意义：①遗传与变异的统一，受精使2个单倍体配子的染色体混合，恢复二倍体。合子的染色体来自父母双方，故其接受了父母双方的遗传信息。但生殖细胞在减数分裂时曾发生染色体联会和片断交换，遗传物质重新组合，使新个体又具有与亲代不尽相同的性状。因此，受精既维持了物种的稳定性，构成遗传的基础，也具有一定的变异，形成了物种的多样性。②卵子激活和发育决定，受精使卵子由缓慢代谢转入旺盛代谢，功能从相对静止变成活跃，更使配子中暂时缄默的某些基因得以激活，确定了发育的最初蓝图，从而启动细胞不断地分裂、分化，发育为早期胚。③性别决定，受精决定胚胎的性别。带有Y染色体的精子与卵子受精将使胚胎发育为男性；带有X染色体的精子与卵子结合则将发育为女性。

第二节　植入前的发育

一、卵裂

受精后，受精卵在输卵管上皮纤毛细胞的带动下向子宫运行，同时不断进行细胞分裂，即卵裂，卵裂后的子细胞称为卵裂球。卵裂和一般的细胞分裂略有不同，即卵裂是在透明带包裹着的限定空间内展开，且分裂间期无细胞生长，因而随着细胞数目增加，细胞体积逐渐变小。到第3天时，卵裂球数目达12~16个，因形似桑椹而称桑椹胚（图12-2-1）。在卵裂的同时，由于输卵管平滑肌的节律性收缩，黏膜上皮细胞纤毛摆动和输卵管腔内液体的流动，使受精卵逐渐向子宫方向移动，于受精后第4天到达子宫腔。

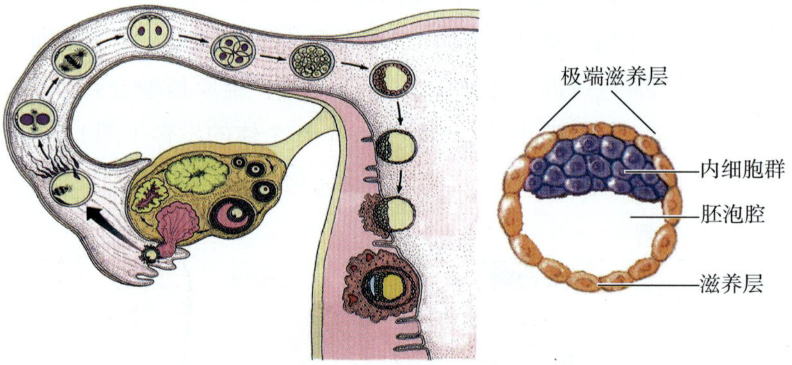

图12-2-1　排卵、受精与植入过程及胚泡结构

二、胚泡形成

1. 胚泡形成　桑椹胚边向子宫腔方向移动，卵裂球边迅速分裂增生，细胞数量不断增多，同时细胞之间出现许多小腔隙，以后又逐渐融合成一个大腔，形成囊状胚，称为胚泡，此时已是受精后第4天，胚泡已进入子宫腔。

2. 胚泡结构　进入子宫腔时，胚泡的细胞逐渐分化为两个部分，外表为一层扁平细胞，称为滋养层，中央的腔隙称为胚泡腔，聚集在胚泡一侧的成团细胞称为内细胞团或内细胞群，这是将来形成胚体的始基。紧靠内细胞团侧的滋养层称为极端滋养层（图12-2-1）。此时，透明带逐渐变薄而消失，胚泡贴近子宫内膜，准备植入。

第三节 植入和植入后的发育

一、植入

胚泡植入和胚层形成在早期胚的发育中是同步进行的。胚泡通过植入子宫内膜从而获得进一步发育的适宜环境和充足的营养供应，同时其内细胞群迅速增殖并分化为由内、中、外三个胚层构成的胚盘；胚泡的滋养层则开始形成胎膜与胎盘的雏形。

胚泡埋入子宫内膜功能层的过程称植入，又称着床。植入于受精后第5~6天开始，第11~12天完成。在胚泡植入子宫内膜的过程中，子宫内膜及胚泡均发生迅速的分化与发育。

（一）植入过程

植入时，脱离透明带的胚泡极端滋养层先载附于子宫内膜表面，并分泌蛋白酶消化与其接触的内膜组织，胚泡则沿着被消化组织的缺口逐渐埋入子宫内膜功能层，植入处的子宫内膜形成许多血窦。在植入过程中，极端滋养层细胞迅速增殖，使滋养层增厚并分化为内、外两层。外层细胞互相融合，称为合体滋养层；内层由单层立方细胞组成，称细胞滋养层。后者的细胞迅速分裂增殖使细胞数目不断增多，并补充合体滋养层。胚泡全部埋入子宫内膜后，内膜表面缺口修复，植入完成（图12-3-1）。此时整个胚泡的滋养层均分化为两层并迅速增殖，随后，合体滋养层内出现腔隙，与周围的子宫内膜血窦相通，因此其内含有母体血液，胚泡可以直接从母体血液中获得营养。

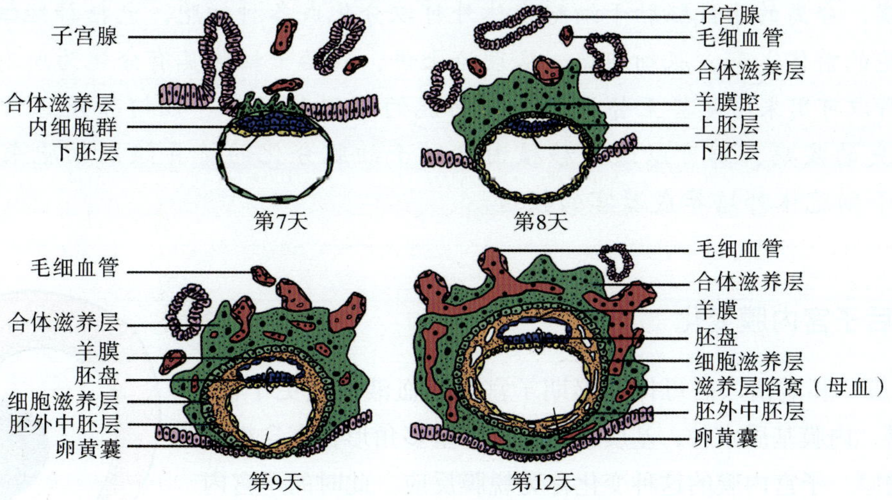

图12-3-1 植入过程

（二）植入部位

植入部位通常位于子宫体或底部。若植入近子宫颈处并形成胎盘，称前置胎盘。前置胎盘于妊娠晚期易发生胎盘早剥而导致大出血，分娩时可阻塞产道，导致胎儿娩出困难。胚泡在子宫以外部位植入，称宫外孕，常见于输卵管，也可发生于腹膜腔、肠系膜、卵巢等处（图12-3-2）。宫外孕的胚胎多数因营养供应不良早期死亡，少数植入输卵管的胚胎发育到较大后，可引起输卵管破裂，导致母体严重内出血。

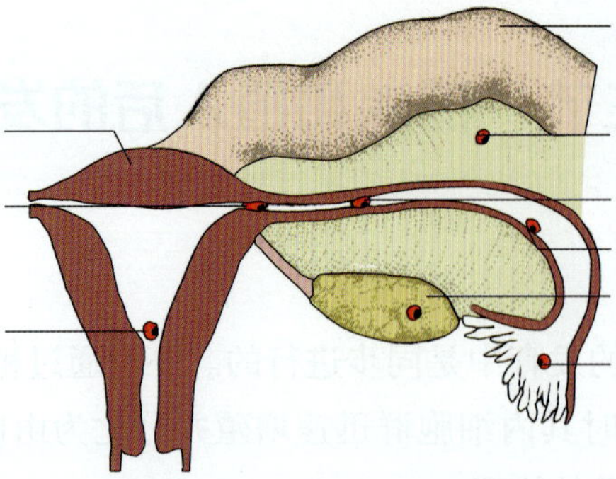

图12-3-2 异常植入部位

（三）植入条件

植入条件包括：①胚泡必须发育良好。②胚泡必须适时到达子宫腔。③透明带必须准时脱落。④子宫内膜必须处于分泌期。

知识拓展

胚胎干细胞

胚胎干细胞是人胚发育早期（受精后5~7天）位于胚泡腔一侧的内细胞群中未分化的细胞。这些未分化的细胞可进一步分裂、分化，发育成个体。由于内细胞群的每个细胞都可以发育成完整的个体，因而这些细胞具有全能性，换言之，它们能制造机体需要的全部细胞。已有实验证实，分离的小鼠胚胎干细胞在体外可以分化成各种细胞，包括神经细胞、造血干细胞（血细胞的前体）和心肌细胞等。从理论上讲，胚胎干细胞具有分化为所有类型组织细胞的能力，所以可用来修复甚至替换已丧失功能的组织和器官。任何导致正常细胞功能异常或结构丧失的疾病，都可以通过移植由胚胎干细胞分化的特异组织细胞来治疗。但目前还没有用干细胞体外培养成器官的报道。

二、植入后子宫内膜变化

1. 蜕膜反应 胚泡植入后母体分泌期子宫内膜血液供应更丰富，腺体分泌更旺盛，内膜基质水肿，基质细胞肥大，呈多角形，富含糖原和脂滴，内膜增厚。子宫内膜的这种变化称为蜕膜反应。此时的子宫内膜称为蜕膜。

2. 蜕膜分部 植入后，根据胚泡与蜕膜的位置，将蜕膜分为3部分，即胚泡与子宫肌层之间的蜕膜，称为基蜕膜，覆盖在胚泡子宫腔侧的蜕膜，称包蜕膜，子宫壁其余部分的蜕膜，称为壁蜕膜（图12-3-3）。

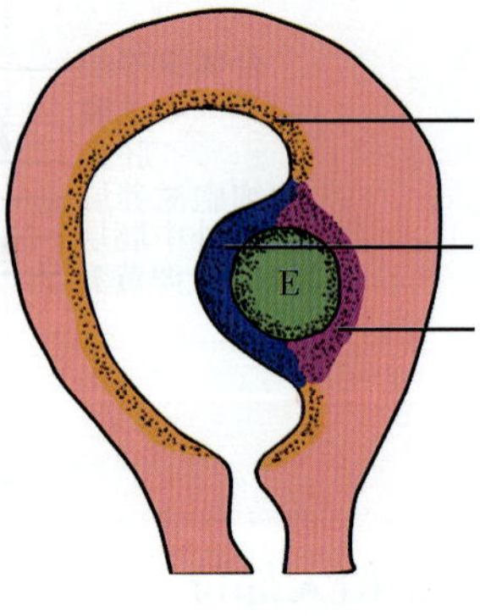

图12-3-3 蜕膜与胚的关系

（E胚胎）

知识拓展

胚胎植入前遗传学诊断

胚胎植入前遗传学诊断是辅助生育技术与分子生物学技术相结合而产生的产前诊断技术，俗称为“第三代试管婴儿”。胚胎植入前遗传学诊断对体外受精的胚胎取部分细胞进行遗传学分析，选择不含某种遗传缺陷的胚胎移植入子宫继续发育。它不仅可以防止遗传缺陷患儿的出生，对贯彻我国计划生育、优生优育政策，提高人口素质等都具有深远的意义。胚胎植入前遗传学诊断主要适用于患单基因相关遗传病、染色体病、性连锁遗传病及可能生育异常患儿的高风险人群等。

检测的细胞主要有：①极体，极体是卵母细胞成熟分裂的产物，含有和卵母细胞互补的遗传物质，可用第一极体或第二极体（分别含有二倍体和单倍体遗传物质），不影响卵母细胞受精和正常发育。②卵裂球细胞，多选择6~8细胞期的胚进行。从中取出1~2个卵裂球进行遗传学诊断。③胚泡滋养层细胞，滋养层细胞活检用于诊断，不影响胚胎的发育。目前根据遗传物质发生变化的方式不同，可将胚胎植入前遗传学诊断技术归为4类：染色体分析、DNA分析、RNA分析和蛋白质分析。

三、二胚层胚盘及三胚层胚盘

（一）二胚层胚盘及相关结构的发生

1. 二胚层胚盘及其附属结构　受精后第2周初，内细胞群逐渐分化形成一个由上胚层和下胚层组成的椭圆形盘状结构，称胚盘，即二胚层胚盘（图12-3-4）。上胚层是由内细胞群中央区的细胞分化而成的一层柱状细胞，下胚层是内细胞群邻近胚泡腔侧的细胞分化的一层立方细胞，两个胚层之间借助基膜紧贴在一起。随后，在上胚层的邻近滋养层一侧形成一个囊，即羊膜囊。囊腔为羊膜腔，充满液体（羊水）；囊壁称为羊膜，与上胚层的周缘相连，故上胚层构成羊膜腔的底。羊膜的近滋养层侧与极端滋养层相贴。下胚层的周缘向胚泡腔面迁伸并汇合形成另一个囊，称卵黄囊，故下胚层构成卵黄囊的顶。胚盘的羊膜腔面为胚盘的背侧，卵黄囊面为腹侧。

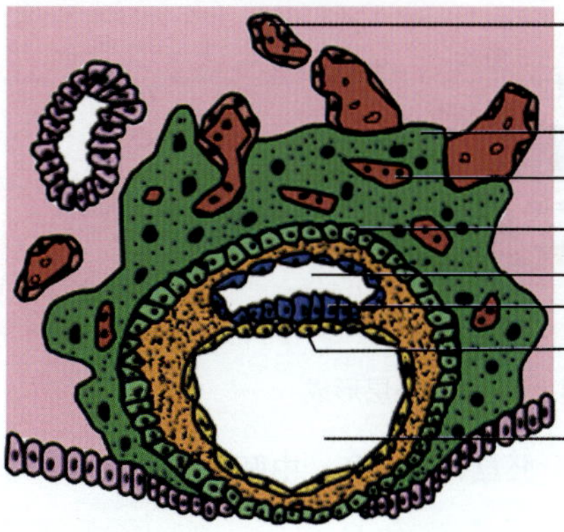

图12-3-4　二胚层胚盘及相关结构示意图

2. 胚外中胚层和胚外体腔　随着二胚层胚盘的形成，胚泡腔内逐渐出现松散分布的细胞，它们先填充于整个胚泡腔，构成胚外中胚层。继而，胚外中胚层的细胞间出现腔隙，并逐渐汇合形成一个大腔，称胚外体腔。胚外体腔的出现使胚外中胚层分成两层，内层覆盖于卵黄囊的外表面，外层则附着于羊膜的外表面和滋养层内面。第2周末，随着胚外体腔和羊膜囊的扩大，羊膜囊顶壁与滋养层之间的胚外中胚层相对缩小形成一条索状，称体蒂，将胚盘和羊膜囊、卵黄囊悬吊于胚外体腔中。

（二）三胚层胚盘及相关结构的形成

至第3周初，二胚层胚盘正中线的上胚层细胞迅速增生，在胚盘一侧的中线形成一条细胞索，称原条。原条的出现确定了胚盘的方位，原条所在的一侧为胚盘的尾端，将来发展为胚体的尾部，相反的一侧则为胚盘头端。原条的头端略膨大呈结节状，称为原结。继而，在原条的背侧中线出现一条浅沟，称原沟，原结的背侧中心出现浅凹，称原凹。原条和原结的细胞继续增殖并分别形成新的结构。

原条深面的细胞迅速增殖，其中一部分细胞进入下胚层，并在下胚层中继续增殖、扩展直至取代下胚层形成内胚层，而下胚层细胞则被推移向腹侧加入卵黄囊。原条增殖而来的另一部分细胞迁移到上下胚层之间，形成一个新的胚层，即胚内中胚层，简称中胚层，它将在胚盘边缘与胚外中胚层续连。与此同时，原结的细胞向头侧方向增生，形成头突，原凹也随着深陷，使头突成为一条中空的细胞索，改称脊索管，该管随后闭合，衍化为脊索。内胚层和中胚层形成后，上胚层改名为外胚层，内、中、外三个胚层组成三胚层胚盘。此时胚盘的平面观呈头端大、尾端小的梨形，在脊索的头侧和原条的尾侧，各有一个无中胚层的小区，该区的内、外胚层直接相贴呈薄膜状，将来分别发育为口咽膜和泄殖腔膜（图12–3–5）。

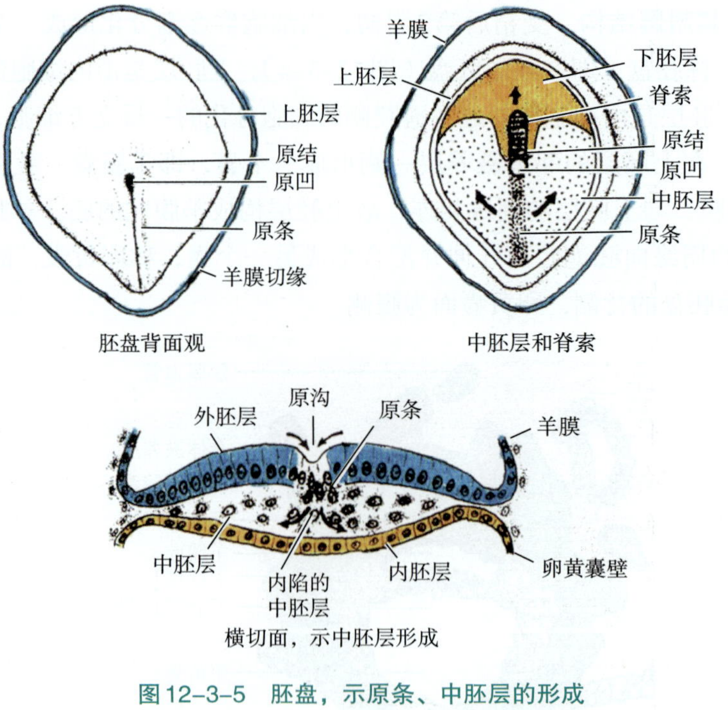

图12–3–5　胚盘，示原条、中胚层的形成

三胚层形成过程中，胚盘主要向头端方向生长，因此，悬挂胚盘及其附属结构的体蒂逐渐偏向尾侧。

三胚层胚盘的形成奠定了胚胎各种组织、器官发育的基础。外、中、内三个胚层分别发育演化成为不同的器官和组织，而原条和脊索则是一过性的结构。随着脊索向头端生长、加长，原条则相对缩短，最终消失。若原条细胞残留，在人体骶尾部可分化形成由多种组织构成的畸胎瘤。脊索在早期胚中起支持作用，且脊索及其前身头突对神经管和椎体的形成起重要的诱导作用。随着胚胎发育的进展，脊索最终退化成为椎间盘中的髓核。

（三）三胚层的分化和胚体形成

三胚层形成以后，各个胚层便开始一边继续细胞增殖一边进行细胞分化，形成各种组织和器官的原基，从而奠定了全身各器官、系统发生的基础。从第4周初至第8周末，各器官系统的雏形逐渐形成，胚体初具人形。此时期胚胎发育对环境因素的作用十分敏感，某些有害因素（如病毒、药物及环境毒物等）容易通过母体传递至胚胎而影响其发育，导致某些严重的先天畸形。

1. 外胚层的分化 外胚层分化的头突和脊索形成后，诱导其背侧的外胚层在中线处增厚形成神经板。随着脊索的生长，神经板增长且头端宽于尾端，继而其中央沿胚盘中轴下陷形成神经沟，沟两侧边缘隆起称神经褶，两侧神经褶在神经沟中段开始靠拢并逐渐向头尾闭合，演变为头端膨大、中后段较细长的神经管。外胚层在神经管的背侧靠拢并愈合，使神经管位居于表面外胚层的深面。神经管是中枢神经系统以及松果体、神经垂体和视网膜等器官的原基。在神经褶闭合过程中，该处的一些细胞迁移到神经管背侧，形成一条纵行的细胞索，继而分裂为两条，分列于神经管的背外侧，称神经嵴。神经嵴是周围神经系统的原基，神经嵴中的部分细胞将向远处迁移，形成肾上腺髓质等结构。位于体表的表面外胚层，将逐渐分化为皮肤的表皮及其附属器、牙釉质、角膜上皮、晶状体、内耳膜迷路、腺垂体以及口腔、鼻腔与肛门的上皮等器官和结构。

2. 中胚层的分化 中胚层从胚盘中轴向外依序分化为轴旁中胚层、间介中胚层和侧板中胚层。在器官发生过程中，中胚层往往形成间充质，参与某些组织和结构的发生。

紧邻脊索两侧的中胚层细胞迅速增殖，形成一对纵行的细胞索，即轴旁中胚层。轴旁中胚层随即呈节段性增生，形成块状细胞团，称为体节。体节左、右成对，从胚盘头端向尾端依次形成，每天大约形成3对，第5周时，体节全部形成，共42~44对。根据体节的数量可推算早期胚龄。体节将分化为皮肤的真皮和皮下组织、大部分中轴骨骼（如脊柱、肋骨）和骨骼肌。

间介中胚层位于轴旁中胚层与侧中胚层之间，将来分化为泌尿系统和生殖系统的大部分器官和结构。侧板中胚层是中胚层的外侧部分。侧板中胚层内出现一些腔隙并逐渐融合为大腔，形成胚内体腔，从而使侧板中胚层分裂为背、腹两层，即体壁中胚层和脏壁中胚层。前者与外胚层相贴，将来分化为胚体外侧和腹侧体壁（包括肢体）的骨骼、肌肉、血管和结缔组织；后者与内胚层相贴，将分化为消化和呼吸系统的肌组织、血管和结缔组织等。胚内体腔从头端到尾端依次分化为心包腔、胸膜腔和腹膜腔。胚盘头端的侧板中胚层与两侧的侧板中胚层在口咽膜的头侧汇合为生心区。随着胚体的形成，生心区后来移到胚体原始消化管的腹侧，分化形成心脏。

间充质是中胚层在参与器官发生过程中形成的胚胎组织，由间充质细胞和无定形的细胞外基质组成。间充质细胞有许多突起，因而细胞呈星状，彼此以突起相连成网，细胞核大，核仁显著，细胞质呈嗜碱性。间充质细胞是一种干细胞，可以分化为多种细胞，形成结缔组织、血管和肌组织等。胎儿出生后，间充质细胞依然以干细胞形式保留下来，在某些细胞组织的再生中起重要作用（图12-3-6，图12-3-7）。

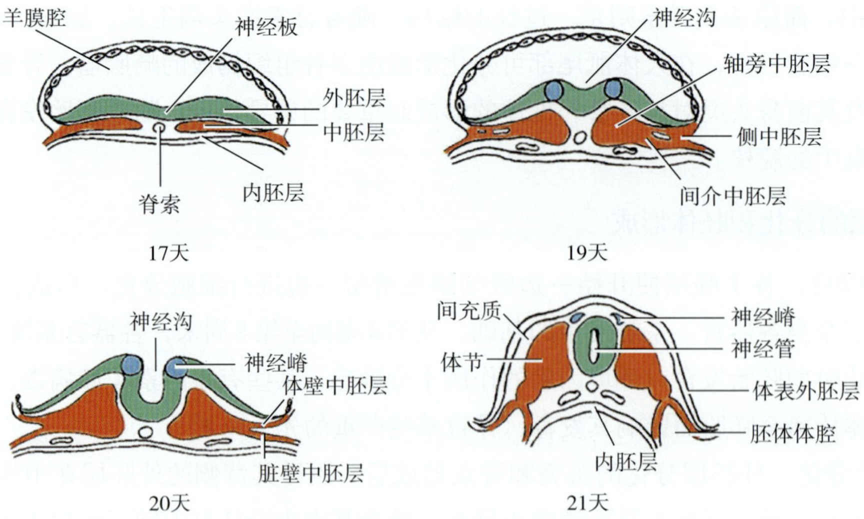

图12-3-6 外胚层和中胚层的早期分化

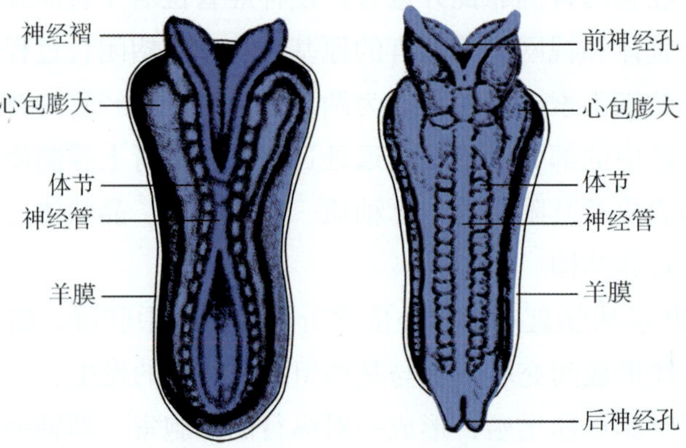

图12-3-7 神经管及体节的形成

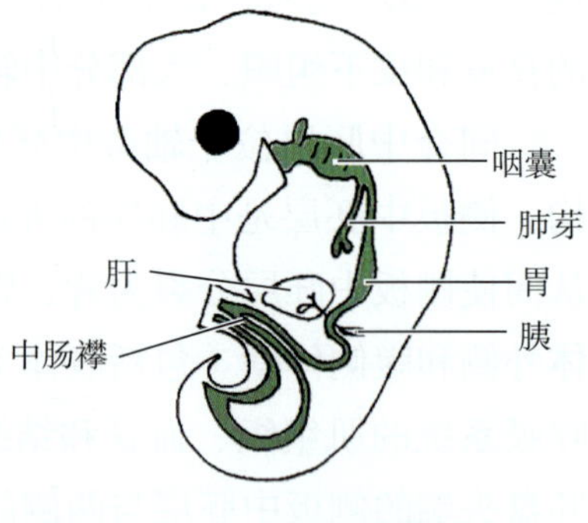

图12-3-8 内胚层的早期分化

3. 内胚层的分化 在胚体形成的同时，内胚层向腹侧卷折形成原始消化管，又称原肠。原肠将来分化为消化管、消化腺、呼吸道、肺、中耳、膀胱、阴道、甲状腺、甲状旁腺、胸腺等器官的上皮组织（图12-3-8）。

4. 胚体形成 在胚层分化过程中，胚盘中部的生长速度快于边沿部，头尾方向快于左右方向，外胚层的生长速度又快于内胚层。正是这种生长速度的不一致，导致胚盘的形状发生改变。首先，从原条形成时开始，扁平的二胚层胚盘就开始在中线处向背侧方隆起。随着神经管、体节等中轴结构的形成，胚盘中部隆起越甚，从而导致左右边沿向腹侧卷折形成筒状。内胚层因此被逐渐卷到胚的内部形成原始消化管，中胚层包裹其外，外胚层则覆盖于胚的外表，内、中、外三个胚层的命名从此名副其实。其次，头突、脊索和神经管形成后，胚盘头尾方向尤其是头端生长速度加快，导致胚盘的中轴线向腹侧弯曲，口咽膜及其头侧部分和泄殖腔膜及其尾侧部分分别转到胚体头端和尾端的腹侧方，口咽膜和泄殖腔膜则分别形成原始消化管的头尾边界。由此，胚胎形成“C”字形的筒状胚体，其外形也逐渐演化。

知识拓展

胚胎龄的推算

胚胎龄的推算方法：①受精龄，这是胚胎学家采用的方法，即以受精之日为起点来推算。完整的胚胎发育时期，从受精到胎儿娩出约经38周。②月经龄，这是临床医生常用的方法，即从孕妇末次月经的第1天算起，至胎儿娩出共约40周。由于妇女的月经周期常受环境变化的影响，故月经龄准确性稍差。

胚胎发育具有严格的时空次序。因此，不同时期胚胎的内部发育和外表形貌均有其特征。胚胎学家根据大量胚胎标本的观察、测量，总结出各时期胚胎的外形特征和长度值。用B型超声技术测定孕妇体内胚胎的长度与体外直接测量胚胎标本的数值很接近。这些特征和长度值可以作为判断胚胎龄的依据，从而判断胚胎发育是否正常，对进一步研究发育机制以及环境因素对胚胎发育的影响有重要意义。

第四节　胎膜与胎盘

一、胎膜

胎膜是胚胎的附属结构，对胚胎起保护、营养、呼吸和排泄等作用。胎膜包括绒毛膜、羊膜、卵黄囊、尿囊和脐带（图12-4-1）。其中，卵黄囊和尿囊都是早期胚的一过性结构，是种系发生和进化的一种反映，在胚胎后期它们先后退化而只保留残迹。胎儿娩出后，胎膜与子宫蜕膜一并排出。

1. 绒毛膜　绒毛膜由早期胚的滋养层和胚外中胚层发育而成，因为在相当长的一段时期内，其表面充满绒毛状突起而得名。早在胚泡植入期间，滋养层就逐渐增生并分化为两层，表层细胞互相融合形成合体滋养层，内层细胞不融合称为细胞滋养层。随后，细胞滋养层局部细胞增殖并伸入合体滋养层内，从而使滋养层外表面形成许多突起，即绒毛，直接插入子宫蜕膜。绒毛的形成使绒毛膜与蜕膜的接触面增大，有利于胚胎与母体间的物质交换。

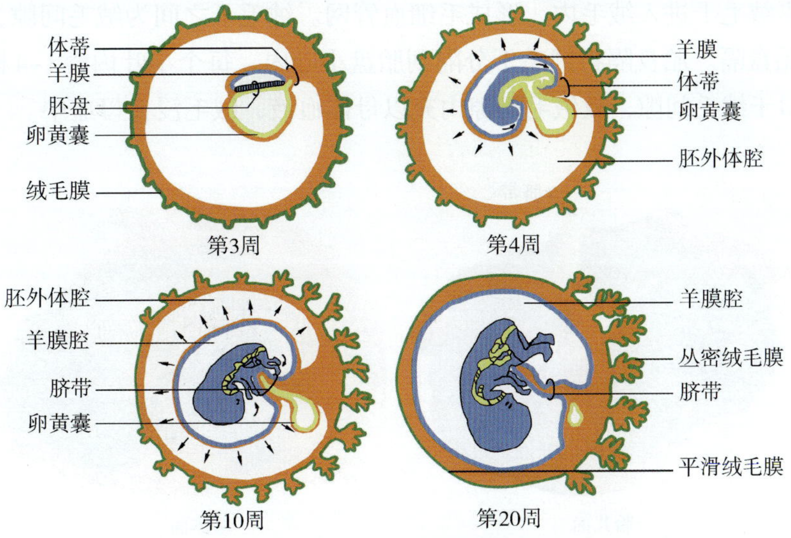

图12-4-1　胎膜的演变

2. 羊膜　羊膜由单层上皮细胞和外表面的薄层胚外中胚层组成，是一层厚0.2~0.5mm的半透明薄膜。羊膜不断向腔内分泌羊水，胎儿可吞饮羊水，胎儿体表和脐带、胎盘表面也可吸收羊水，故羊水处于不断更新之中。胚胎早期羊水澄清，由于胎儿的代谢产物和脱落的上皮细胞也不断排入羊水，故后期羊水变得浑浊。羊水在胚胎发育中起重要的支持和保护作用，胚胎在羊水中可自由伸展、活动，有利于体表器官和骨骼肌的正常发育，防止胚胎局部粘连并缓冲外力的压迫与震荡。分娩时，羊水还起扩张宫颈与冲洗产道的作用。

3. 卵黄囊　卵黄囊在鸟类胚胎很发达，囊内贮有大量卵黄，为胚胎发育提供营养。原始消化管发生后，卵黄囊缩小为卵黄蒂并卷入脐带，约于第6周闭锁。人胚卵黄囊的胚外中胚层和内胚层分别是造血干细胞和原始生殖细胞的发源地。

4. 尿囊　尿囊是从卵黄囊尾端向体蒂内伸出的一个盲管，随着胚体的形成而开口于原始消化管尾段的腹侧，其根部参与膀胱形成，余部则退化闭锁，形成膀胱至脐的脐正中韧带。尿囊壁的胚外中胚层形成脐血管。

5. 脐带　脐带是连于胚胎脐部与胎盘的索状结构。脐带外被羊膜，内含体蒂分化的黏液性结缔组织、闭锁的卵黄蒂和尿囊残迹以及两条脐动脉和一条脐静脉。脐血管在脐带内盘曲缠绕，两端分别与胚胎血管网和胎盘绒毛血管网相连。脐动脉将胚胎血液运送至胎盘绒毛内，脐静脉则将胎盘绒毛汇集的血液送回胚胎。胎儿出生时，脐带长40~60cm，粗1.5~2cm。脐带过长，易缠绕胎儿肢体或颈部，导致发育不良，甚至窒息死亡；脐带过短，胎儿娩出时易引起胎盘过早剥离，造成出血过多。

二、胎盘

胎盘是由胚胎的丛密绒毛膜与母体的基蜕膜共同组成的器官，是胎儿与母体进行物质交换的门户，也是重要的内分泌器官。

1. 胎盘的结构　胎盘为圆盘形，中央厚周边薄，具有两个表面，即胎儿面和母体面。胎儿面光滑，表面覆有羊膜，脐带附于中央或稍偏，透过羊膜可见脐血管发出放射状分支；母体面粗糙，为剥离后的基蜕膜，可见15~30个由浅沟分隔的胎盘小叶（图12-4-2）。足月胎儿的胎盘重约500g，直径15~20cm，平均厚约2.5cm。对胎盘做垂直切面，可见羊膜下方为绒毛膜的结缔组织，脐血管的分支行于其中。绒毛膜发出40~60根绒毛干，绒毛干又发出许多细小的游离绒毛，干的末端以细胞滋养层壳固着于基蜕膜上。脐血管的分支沿绒毛干进入绒毛内，形成毛细血管网。绒毛干之间为绒毛间隙，由基蜕膜构成的短隔伸入间隙内，称胎盘隔。胎盘隔将绒毛干分隔到胎盘小叶内，每个小叶内含1~4根绒毛干。子宫螺旋动脉与子宫静脉开口于绒毛间隙，故绒毛间隙内充以母体血液，绒毛浸在母血中。

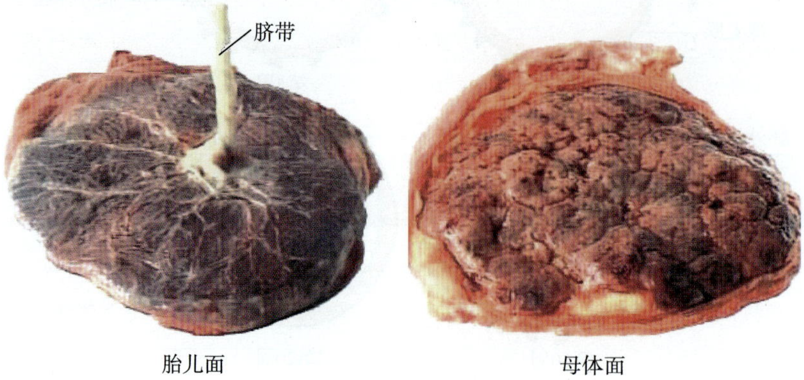

图12-4-2　胎盘整体观

2. 胎盘的血液循环和胎盘膜　胎盘内有母体和胎儿两套血液循环网络，两者的血液在各自的封闭管道内循环，互不相混，但可进行物质交换。母体动脉血从子宫螺旋动脉流入绒毛间隙，在此与绒毛内毛细血管的胎儿血进行物质交换后，由子宫静脉回流入母体。胎儿的静脉血经脐动脉及其分支流入绒毛毛细血管，与绒毛间隙内的母体血进行物质交换后，成为动脉血，又经脐静脉回流到胎儿。胎儿血与母体血在胎盘内进行物质交换所通过的结构，称胎盘膜或胎盘屏障。胎盘膜是一种分子筛，营养物质、代谢产物、抗体等可以定向通过，而有些大分子物质，特别是有害物质、细菌、细胞等不能通过。胎盘膜由合体滋养层、细胞滋养层及其基膜、薄层绒毛结缔组织及毛细血管内皮及其基膜组成（图12–4–3）。发育后期，由于细胞滋养层在许多部位消失以及合体滋养层在一些部位仅为一薄层胞质，故胎盘膜变薄，胎血与母血间仅隔以绒毛毛细血管内皮和薄层合体滋养层及两者的基膜，这样更有利于胎血与母血间的物质交换。

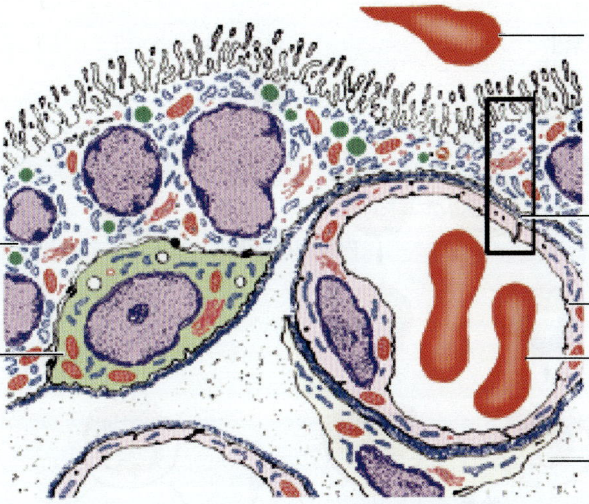

图12–4–3　胎盘屏障

3. 胎盘的功能

（1）物质交换和屏障作用　选择性物质交换是胎盘的主要功能。胎儿通过胎盘膜从母血中获得营养物质和O_2，排出代谢产物和CO_2。因此胎盘具有相当于出生后小肠、肺和肾的功能。胎盘膜可以阻挡有害物质，对胚胎具有屏障保护作用。由于某些药物、病毒和激素也可以透过胎盘膜进而影响胎儿，故孕妇用药需慎重。

（2）内分泌功能　胎盘的合体滋养层能分泌多种激素，对维持妊娠起重要作用。①人绒毛膜促性腺激素，在受精后第2周即开始分泌并进入母体。通过检测母体血和尿的人绒毛膜促性腺激素可诊断是否怀孕。人绒毛膜促性腺激素作用与黄体生成素类似，可促进孕妇卵巢黄体功能，使后者分泌孕激素和雌激素。②人绒毛膜促乳腺生长激素，能促使母体乳腺发育，人绒毛膜促乳腺生长激素于妊娠第2个月开始分泌，第8个月达高峰，直到分娩。③孕激素和雌激素，于妊娠第4个月开始分泌，以后逐渐增多。母体的黄体退化后，胎盘的这两种激素起着替代黄体的作用，使子宫内膜处于分泌期，以维持妊娠。此外，胎盘还分泌人绒毛膜促甲状腺激素、人绒毛膜促肾上腺皮质激素和前列腺素等。

第五节　双胎、多胎与联胎

妊娠通常为单胎，偶见一次妊娠多个胎儿，包括双胎、多胎和联胎。

一、双胎

双胎又称孪生，双胎的发生率占新生儿的1%。双胎有两种（图12-5-1）。

1. 双卵孪生 又称假孪生，一次排出两个卵子，分别受精后发育为双卵孪生，占双胎的大多数。他（她）们有各自的胎膜和胎盘，性别可以不同，相貌和生理特性的差异如同一般兄弟姐妹。

2. 单卵孪生 又称真孪生，由一个受精卵发育为两个胚胎，由于此种孪生的遗传基因完全一样，故两者性别一致，相貌和生理特征也极相似。单卵双胎的发生有以下情况：①形成2个卵裂球，由两个卵裂球各自发育成一个胎儿。②形成2个内细胞群，2个内细胞群各自发育成一个胎儿。③形成2个原条与脊索，诱导形成2个神经管，分别发育为2个胎儿。孪生儿同位于一个羊膜腔内，两个胎儿可能局部联接，形成联胎。

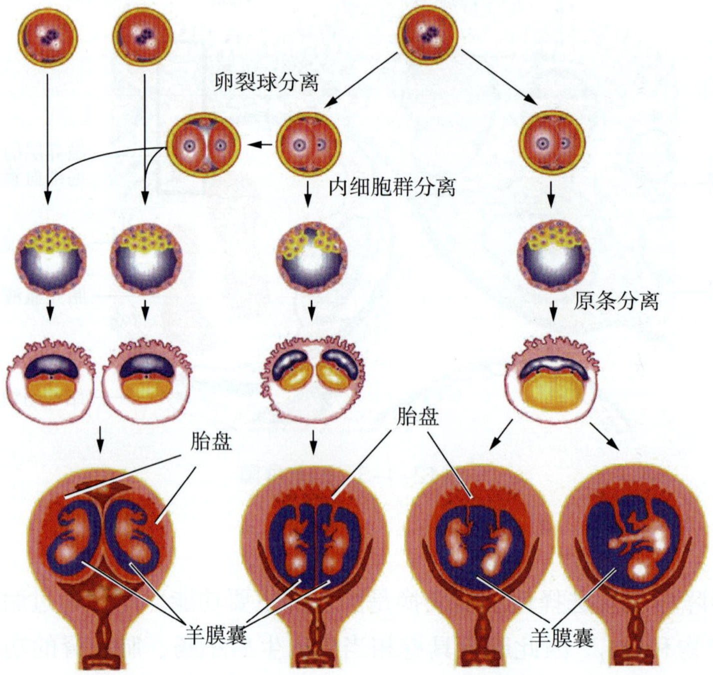

图12-5-1 双胎、联体双胎形成

二、多胎

一次妊娠两个以上胚胎为多胎。多胎的原因可以是单卵性、多卵性或混合性，以混合性为多。多胎发生率低，三胎约万分之一，四胎约百万分之一，四胎以上更为罕见，多不易存活。

三、联体双胎

在单卵孪生中，当一个胚盘出现两个原条时，如果两原条靠得较近，胚体形成时容易发生局部联结，形成联体双胎。联体双胎有对称型和不对称型两种。对称型指两个胎儿大小相似，又可根据联结的部位分为头联体双胎、臀联体双胎、胸腹联体双胎等；不对称型联体双胎是一大一小，小者常发育不全，形成寄生胎或胎中胎。

第六节　先天畸形

先天畸形是指胎儿出生时就表现出来的身体外形或内脏结构的发育异常。广义的先天畸形还包括出生时不易发现，但在生后发育中逐渐表现的功能、代谢和精神行为的异常，总称为出生缺陷。先天畸形多发生于胚胎发育早期，即妊娠的第2个月内，此时是器官发生的关键时期。胚胎中、后期发生的缺陷，主要是胎儿功能和代谢等的异常所致。研究先天畸形发生的病因、发病机制、流行病学及其预防、诊断和治疗的科学，称畸形学。

一、先天畸形的发生原因

先天畸形发生的病因由遗传因素、环境因素以及两种因素相互作用而致。约20%的畸形是遗传因素所致，10%由环境因素引起，其余70%为原因不明或推测是环境因素和遗传因素相互作用的结果。

1. 遗传因素　引起先天畸形的遗传因素包括基因突变和染色体畸变。许多遗传疾病是由亲代发生多次基因突变而致。

（1）基因突变　包括单基因突变和多基因突变，常可遗传数代，引起继代畸形。患者常有明显的家族史，遗传方式有常染色体显性或隐性遗传及伴性遗传。基因突变引起的畸形和病变类型甚多。一类是肉眼可见的，如软骨或骨发育不全、多指（趾）、并指（趾）、无虹膜、小头畸形、唇裂、脊柱裂、先天性巨结肠、多囊肾、睾丸女性化综合征等。一类是酶缺陷病，如白化病、苯丙酮尿症等，其他还有先天性神经性耳聋、精神分裂症、糖尿病、高血压病等。若致畸基因在性染色体上则表现为性连锁遗传，因致畸基因多在X染色体上，故又称X连锁遗传病，常见的如血友病、色盲、鱼鳞癣、家族性肾炎等。

（2）染色体畸变　包括染色体数目异常和染色体结构异常。染色体数目异常所致畸形以三体型为多见；性染色体超数常见的三体型为睾丸发育不全综合征。其他还有染色体缺失和染色体部分缺失、易位、倒立、重复等结构畸形引起的多种畸形。

2. 环境因素　凡可引起先天畸形的环境因素总称为致畸因子或致畸原。致畸因子包括生物性、物理性、化学性和药物等因素。

（1）生物性致畸因子　有风疹病毒、巨细胞病毒、单纯疱疹病毒、弓形体、梅毒螺旋体等，可能引起脑、眼、耳、心脏等发生多种类型的畸形。

（2）物理性致畸因子　包括射线、机械性作用等因素，高温和微波也有可能致畸。妊娠中羊水过多产生的压迫、羊水过少引起的粘连或脐带过长缠绕胎儿，均可导致畸形。

（3）致畸化学物质　农药、多种工业排废物、食品添加剂、防腐剂以及汞、铅、砷等重金属，均可引起多种畸形。

（4）致畸药物　一些抗肿瘤药、抗生素、抗惊厥药、抗凝血药、激素和治疗精神病药物等，均有不同程度的致畸作用，引起的畸形种类也甚多。

（5）其他因素　孕妇吸烟、酗酒、严重营养不良、维生素缺乏、缺氧等因素，均可引起胎儿发育障碍，发生畸形。由叶酸缺乏引起的神经管发育异常就是一个典型例子。

二、胚胎畸形的易发期

胚胎发育的各个时期都可因致畸因子和遗传因素的作用，使某个环节受到干扰而发生畸形，但在胚胎发育的不同时期，发生畸形的敏感度不同。在配子发生和受精时期，细胞进行减数分裂、精卵结合，遗传物质重新组合。此时发生的异常是染色体缺陷，严重染色体缺陷的胚胎大多早期自然流产。受精后2周内的胚早期，胚胎的主要变化是卵裂、胚泡形成、植入和胚层形成。此期胚胎虽易受致畸因子影响，但很少发生畸形，因为严重受损的胚胎均死亡而流产。若仅少数胚胎细胞受害死亡，其他完好的细胞往往予以补偿，胚胎仍可正常发育而不出现畸形。故胚早期不属畸形易发期，致畸因子对此期胚胎的作用是全或无的结果。受精后第3周起，尤其是从第4周初至第8周末的胚期，细胞增殖分化和迁移活跃，是形态发生和器官发育形成的关键时期，胚内部结构和外形的发育演变剧烈。此时的组织结构和器官原基最易受到干扰而发生异常演变，故此时期是先天畸形的易发期。各器官、系统的发生和发育先后不一，它们的畸形易发期也先后不同。

胎儿期的发育过程最长，此时期的躯体各部和器官生长迅速，各器官的功能逐步分化成熟。此时虽也可受致畸因子的影响，但较少发生肉眼可见的形态结构畸形，往往表现为微细结构和功能的异常。有的器官或系统其发生和演变较晚或历时较长，如外生殖器的发生和中枢神经系统的发育等，它们在胎儿期若受到致畸因子的作用，仍有可能发生形态结构的异常。

胚胎发育的全过程都是受基因调控的，诸多基因的表达相互影响、相互制约。先天畸形发生的机制，从根本上说是胚胎发育受外因和（或）内因的干扰，染色体上的基因单位发生突变，即DNA的核苷酸出现变化，如碱基缺失、颠倒或错误插入等，或DNA分子中核苷酸顺序发生变化。许多药物的致畸作用，就是由于药物干扰细胞DNA结构的完整性，进而影响RNA和蛋白质的合成导致的。

预防先天畸形的重要和有效措施是保护人类生存环境、减少和杜绝污染及先天性缺陷的筛查与预防。近年来基因工程和细胞工程的研究进展迅速，基因克隆、基因打靶等技术的发展应用，必将逐步揭示各种先天畸形的发生机制，提高先天畸形的预防、早期诊断和治疗水平。必须强调的是，健康教育更是一个减少先天畸形发生的重要环节。

目前常用先天畸形的宫内诊断方法有：①B型超声检查。②羊膜囊穿刺。③绒毛膜检测，在妊娠第15~17周使用最好。④胎儿镜检查，在妊娠第15~20周使用最好。⑤羊水和胎儿造影及X线检查。

知识拓展

环境致畸

20世纪30年代以来，胚胎学家们逐渐发现一些化学试剂、大剂量X线等可引起胚胎发生畸形。Gregg（1941年）调查发现，孕妇感染风疹病毒与胎儿发生白内障等畸形相关，引起人们对环境因素致畸的重视。20世纪60年代初，欧洲出现较多短肢畸形儿，经调查证明与孕妇妊娠早期服用一种止吐剂——反应停（沙利度胺）有关。20世纪50年代日本发生有机汞污染海水鱼虾，致使食用这些鱼虾的孕妇娩出的新生儿发生神经系统发育不全，称此为“水俣事件”。反应停事件和水俣事件引起人们对环境因素可能致畸的极大关注。随着社会生产力高速发展，人类生存环境也不断受到污染和破坏，人先天畸形的发病率与肿瘤等疾病的发生一样呈明显上升趋势。因此，控制人类生存环境中致畸、致病危险因素以及先天畸形的机制与防治已成为当今社会广泛关注的重大课题。

目标检测

答案解析

一、单项选择题

1. 正常的受精部位应该在（　）
   A. 子宫体部或底部　B. 输卵管峡部　C. 输卵管壶腹部　D. 输卵管漏斗部　E. 腹腔内
2. 精子在女性生殖管道内的受精能力大约可维持（　）
   A. 3小时　B. 6小时　C. 12小时　D. 24小时　E. 48小时
3. 透明带溶解消失发生在（　）
   A. 受精时　B. 卵裂时　C. 8个细胞期　D. 桑椹胚期　E. 胚泡期
4. 最为常见的宫外孕发生在（　）
   A. 子宫阔韧带　B. 输卵管　C. 肠系膜　D. 腹腔　E. 子宫直肠窝
5. 前置胎盘形成原因是（　）
   A. 胚泡植入子宫前壁　B. 胚泡植入子宫后壁　C. 胚泡植入子宫底壁
   D. 胚泡植入子宫角　E. 胚泡植入子宫颈部
6. 形成原结的是（　）
   A. 上胚层（初级外胚层）细胞　B. 中胚层细胞　C. 内胚层细胞
   D. 滋养层细胞　E. 胚外中胚层细胞
7. 诱导神经管形成的结构是（　）
   A. 原条　B. 原结　C. 原凹　D. 脊索　E. 体节

二、简答题

1. 试述受精的意义。
2. 简述胎盘的结构与功能。
3. 目前常用先天畸形的宫内诊断方法有哪些？

（柳　挺）

书网融合……

知识回顾　微课　习题

主要参考书目

[1] 周忠光. 组织学与胚胎学（第10版）[M].北京：中国中医药出版社，2016.
[2] 韩中保，苏衍萍. 人体解剖学与组织胚胎学[M].北京：中国医药科技出版社，2018.
[3] 陈地龙，范真. 人体解剖学[M].北京：中国中医药出版社，2018.
[4] 陈晓杰，孟繁伟. 人体解剖学（第4版）[M].北京：人民卫生出版社，2018.
[5] 谭毅，张义伟.人体形态与结构[M].北京：中国医药科技出版社，2018.
[6] 柏树令，应大君.系统解剖学（第9版）[M].北京：人民卫生出版社，2021.
[7] 汪华侨.功能解剖学（第2版）[M].北京：人民卫生出版社，2016.
[8] 陈尚，胡小和.人体解剖学（第1版）[M].北京：人民卫生出版社，2019.